OTC薬とセルフケアサポート

ー症状からの適剤探しー

・編 著・ 宮田 満男　石井 文由　小原 公一
　　　　 村上 泰興　渡辺 和夫

薬事日報社

推薦のことば

　本書の筆頭著者である宮田満男先生は共著の形で2008年12月に「OTC薬とセルフメディケーション―症状からの適剤探し―」を出版され，その3年後には時流に応じた改訂版を出されるという実績をおもちである．今回は構想も新たにセルフメディケーションに関わる薬剤師，そして登録販売者，さらには6年生薬学生の方々を念頭に置いて，薬局，ドラッグストアなど，それぞれの現場において訪れる生活者に対し，いかに適切に対応するかについて「OTC薬とセルフケアサポート―症状からの適剤探し―」と題する本書を4名の共同執筆者とともに刊行された．ここには最新かつ有用な情報が満載されている．

　いま薬局には多様なニーズが生じている．主要な業務が調剤であることは言うまでもないが，加えてかかりつけ薬局機能，さらには地域の健康ステーションとしての役割など多岐にわたっている．厚生労働省は2014年度から「薬局・薬剤師を活用した健康情報拠点推進事業」をスタートさせ，都道府県ごとに「医薬連携・セルフメディケーション推進協議会」を置き，「健康づくり支援薬局」の認定制度を設置した．認定された支援薬局は，食生活情報や介護，OTC薬などの情報を発信し，薬局を地域密着型の健康情報拠点にしたいとしている．これに対応する人材のレベルアップに必要な学習には，本書は最適な内容になっている．すなわち，本書の特徴は軽医療・生活習慣病を中心とするOTC薬等の適応探し・適剤探しについて，地域医療のパートナーとなる医師との間に共通する臨床的判断基準を持てるような記述がなされ，その基準がエビデンスに基づくものとなっていることにある．そしてその先のあるものは，2017年からスタートした「セルフメディケーション税制」への対応も考慮しつつ，来局する生活者に対しては，適切な受診勧奨等の臨床的指導を実践するまでを学べるように配慮されている．

　本書の構成は5つに分けられている．その1では基本の基本であるセルフケアサポートが，その2では「症状からの適剤探し」という現場に求められる最重要命題が詳述されている．その3ではセルフメディケーションサポートの3つの段階，すなわちステップⅠ（適応探し），ステップⅡ（適剤探し），ステップⅢ（服薬指導）が示されている．本書はこの点を確実に進める方法論を知るうえで大いに役立つ構成になっている．そして特筆されるのはその4で，OTC薬，一般用漢方製剤，特定保健用食品（トクホ）をMedicinal Productとして取りまとめ，700品目あまりを収載し，類書に例を見ない情報を提供している．これを一目瞭然で見られることは現場の備えつけ書として，また，日頃座右に置くにふさわしい書として大変優れている．なお，その5は薬学的管理のためのPPOV（Pharmacist's point of view）として1,000項目あまりのPPOVが提示され，薬剤師を中心にした薬局関係者に学習の要点と目標がつかめるように工夫されている．

　今後地域における薬局，ドラッグストア内の薬局も含めて，地元におけるかかりつけ薬局として選んでもらえるようになるためには，地域の生活者との接点を増やす仕掛けや，他の薬局との差別化対策も視野に入れていく必要があろう．セルフケアそしてセルフメディケーションの実を挙げていくうえで，本書が多くの方々に役立つことを願って止まない．

2018年5月

セルフメディケーション推進協議会　会長
一般社団法人日本生活習慣病予防協会　理事長
池田　義雄

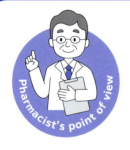

はじめに

　本書は「OTC薬とセルフケアサポート」と題されている．WHOによると，セルフケアは，「健康を管理し，病気を予防し，病気に対処するために，自分自身で行う行動」と定義され，健康に資する食事・運動，衛生管理を心がけること，セルフメディケーションを実践することなどが含まれる．一方，セルフメディケーションは「自分が認識している疾病・症状を緩和するために，Medicinal Productを個人が選定し，使用すること」とされている．それでは，ここで，本書に関する5つの基本方針等についてのまとめをしておきたい．

〔その1　セルフケアサポート（SCS）〕

　本書では，生活者の初回来局時におけるSCSの主な業務範囲（薬学的管理）として，①来局者（相談者）への推奨薬等の選定と，それに関連する疾病の評価（病態・病型・重症度等），②推奨薬等の使用後の効果及び予期しない有害反応（副作用）のモニタリング，③予後不良の疾患のスクリーニング（問診で得られる臨床症状等による鑑別診断），④苦痛あるいは不安の元となる関連症状に関わる疾病（症状）の精査・治療のための受診勧奨を想定している．

　さて，ここで，生活者がエパデールT（中性脂肪改善薬）あるいはセレキノンS（過敏性腸症候群（IBS）再発症状改善薬）を選択する場面を想定してみよう．2つの製品は「要指導医薬品」であり，エパデールTの添付文書の「してはいけないこと」，「相談すること」の記載事項によると，エパデールTのSCSでは，日本動脈硬化学会の「動脈硬化性疾患予防のための脂質異常症治療ガイド2013年版」及び特定健康診査・特定保健指導に基づく実践的知識と実務経験が要求される．他方，セレキノンSの添付文書をみると，OTC薬としては前例のないRome ⅢのIBSの診断基準に基づく承認申請を行っており，来局時にIBSの再発であることを確認できる例を適応とすると定められている．

　一方，医薬品医療機器法第1条の5（医薬関係者の責務）には，「医師，歯科医師，薬剤師，獣医師その他の医薬関係者は，医薬品等の有効性及び安全性，その他これらの適正な使用に関する知識と理解を深めるとともに，これらの使用の対象者及びこれらを購入し，又は譲り受けようとする者に対し，これらの適正な使用に関する事項に関する正確かつ適切な情報の提供に努めなければならない」と記載されている．

　したがって，軽医療・生活習慣病を中心とするOTC薬等の適応探し・適剤探しについては，地域医療のパートナーとなる医師との間に共通する臨床的な判断基準をもたなければならない．また，その基準は可能な限りエビデンスに基づくものでなければならない．その理由は，それらの判断基準等を尊重して，薬局・薬剤師が相談者に対して受診勧奨等の臨床的指導を実践しなければならないからである．

〔その2　症状からの適剤探し〕

　本書のサブタイトルは「症状からの適剤探し」である．OTC薬は症状とその経過等から，仮の診断（症状からの臨床診断）をつけ，その疾病（症状等）の強さ・生活等への影響（重症度など），病型（優勢症状の評価）を考慮して適剤探しを進める．適剤探しでは，セルフメディケーション・サポート（SMS）における「適応探し」での課題となる「症状からの予後不良の疾患のスクリーニング」の再度の確認，相談者が抱える疾病（症状等）への不安感に十分な配慮をする．

　なお，相談者が置かれている疾病・病態の適応となる医療用医薬品がある場合は，その選択による診療上の利点と配慮すべき点などについて適切な説明を行い，事前の納得を得ることが前提条件となる．

〔その3　セルフメディケーション・サポート（SMS）の3段階〕

　SMSの3段階とは，「ステップⅠ：プライマリ・ケア（適応探し）」，「ステップⅡ：適剤探し」，「ステップⅢ：服薬指導」のことを指しており，通常はこの順番でSMSを進めていく．

　また，脂質異常症，境界型糖尿病のような生活習慣病，あるいは，頭痛，かぜ症候群後咳嗽，IBS等の慢性の経過をたどる疾患（症状）については，相談者の要望に応じたフォローアップが行われる．

〔その4　Medicinal Product〕

　本書では，Medicinal Productの範囲をOTC薬，一般用漢方製剤，特定保健用食品（トクホ）等としている．本書では「第2部　Common Disease Ⅰ」で29疾病，「第3部　生活習慣病」で2疾病，「第4部　Appendix Common Disease Ⅱ」で7疾病について述べているが，特に第2部ではMedicinal Productとして700品目あまりを取り上げている．

　なお，SMS薬局で取り扱われる品目数の平均は300品目（中央値235品目）との報告があるが（「第3回　健康情報拠点薬局（仮称）のあり方に関する検討会」の参考資料（平成27年7月2日）），Common Disease Ⅰ・Ⅱ及び生活習慣病に関し，適切なSMSを実施するためには，Medicinal Productの範囲も的確なSMSの実施に見合うものでなければならない．

〔その5　Pharmacist's point of view（PPOV）と薬学的管理〕

　本書第1～3部では，各章ごとに「学習ポイント」と「PPOV」を示した．「学習ポイント」では，各章の学習要点または目標について掲げ，「PPOV」では，各章の細目に関する要点をまとめてある．

　薬剤師・薬局の日常業務は，SCSを中核とし，SCSは薬学的管理の精神によって支えられている．読者の皆様においては，創意と工夫で本書の意図するところを汲みとり，転換期にあるわが国の医療の中で，座右の書としてお役立ていただければ望外の喜びである．

　2018年5月

宮田　満男　　石井　文由　　小原　公一
村上　泰興　　渡辺　和夫

目 次

第1部　総　論　　　　　　　　　　　　　　　　　　　　　　1

1章　セルフメディケーション・サポート（Self-medication Support：SMS）………… 4
1.1. セルフメディケーションとは何か？　4
1.2. 軽医療を支える SMS　9
1.3. SMS の3段階　19

2章　適応探しの新戦略　……………………………………………………… 29
2.1. 適応探しと添付文書　29
2.2. 適応探しの SMS　34
2.3. 適応探しの類型化　42

3章　適剤探しの新局面　……………………………………………………… 54
3.1. 消化器系疾患と咳嗽にみる診断的治療　54
3.2. 合併症状がある例の適剤探し　59
3.3. 適剤探しの新局面　69

4章　超高齢化社会における薬剤師の役割　………………………………… 78
4.1. 超高齢化社会と薬剤師　78
4.2. 認知症施策推進総合戦略（新オレンジプラン）と薬剤師の役割　86
4.3. こころのゲートキーパーとしての薬剤師　93
4.4. 薬局・薬剤師に求められる SCS　98

第2部　Common Disease Ⅰ　　　　　　　　　　　　　　109

5章　かぜ症候群　……………………………………………………………… 112
5.1. かぜ症候群とは？　112
5.2. かぜ症候群の適応探し　115
5.3. かぜ症候群の適剤探し　119
5.4. かぜ症候群の服薬指導から生活指導まで　128

6章　インフルエンザ　………………………………………………………… 137
6.1. インフルエンザとは？　137
6.2. インフルエンザの適応探し　142
6.3. インフルエンザの適剤探し　146
6.4. インフルエンザの服薬指導から生活指導まで　150

7章　アレルギー性鼻炎（AR）······························154

- 7.1．アレルギー性鼻炎（Allergic Rhinitis：AR）とは？　154
- 7.2．アレルギー性鼻炎の適応探し　156
- 7.3．アレルギー性鼻炎の適剤探し　161
- 7.4．アレルギー性鼻炎の生活指導　175

8章　季節性アレルギー性鼻炎（花粉症）··················182

- 8.1．花粉症とは？　182
- 8.2．花粉症の適応探し　187
- 8.3．花粉症の適剤探し　193
- 8.4．花粉症の生活指導　199

9章　咳を伴う Common Disease ·······················206

- 9.1．咳を伴う Common Disease とは？　206
- 9.2．咳嗽の適応探し　210
- 9.3．咳嗽の適剤探し　217
- 9.4．咳を伴う Common Disease の生活指導　236

10章　COPD（慢性閉塞性肺疾患）と禁煙補助薬 ·········243

- 10.1．COPD（Chronic Obstructive Pulmonary Disease）とは？　243
- 10.2．COPD 疑診例に対する禁煙指導　247
- 10.3．禁煙の薬物療法と禁煙補助剤　254

11章　過敏性腸症候群（IBS）···························263

- 11.1．過敏性腸症候群（Irritable Bowel Syndrome：IBS）とは？　263
- 11.2．IBS の適応探し　264
- 11.3．IBS の適剤探し　266
- 11.4．IBS の FD・GERD 合併例に対する SCS　269

12章　機能性ディスペプシア（FD）·····················271

- 12.1．機能性ディスペプシア（Functional Dyspepsia：FD）とは？　271
- 12.2．FD の適剤探し　275
- 12.3．FD の SCS　280

13章　胃食道逆流症（GERD）··························282

- 13.1．胃食道逆流症（Gastroesophageal Reflux Disease：GERD）とは？　282
- 13.2．GERD の適応探し　284
- 13.3．GERD の適剤探しと SCS　285

14章　機能性下痢・食中毒・薬物性潰瘍（NSAIDs 潰瘍）·····292

- 14.1．機能性下痢　292
- 14.2．食中毒　295
- 14.3．薬物性潰瘍（NSAIDs 潰瘍）　298

15章　頭痛 ･･ 302

15.1. 頭痛とは？　302
15.2. 頭痛の適応探し　306
15.3. 頭痛の適剤探し　309

16章　月経困難症 ･･･ 312

16.1. 月経困難症とは？　312
16.2. 機能性月経困難症の治療　316
16.3. 月経困難症の SCS　322

17章　アレルギー性結膜疾患（ACD） ･･････････････････････ 324

17.1. アレルギー性結膜疾患（Allergic Conjunctival Disease：ACD）とは？　324
17.2. ACD の適応探し　326
17.3. ACD の適剤探し　328

18章　結膜炎・眼瞼炎・眼精疲労 ･･････････････････････････ 332

18.1. 一般用眼科用薬　332
18.2. 一般点眼薬におけるグルーピング　334
18.3. 一般点眼薬の適剤探し　336

19章　肛門疾患（痔核・裂肛） ････････････････････････････ 343

19.1. 肛門疾患（痔核・裂肛）とは？　343
19.2. 痔疾用薬の適剤探し　346
19.3. 肛門疾患の SCS　349

20章　腰痛 ･･ 351

20.1. 腰痛の疫学と診療ガイドライン　351
20.2. 腰痛の適応探し　352
20.3. 腰痛のセルフケアと SCS　355

21章　変形性膝関節症（膝 OA） ･･････････････････････････ 361

21.1. 変形性膝関節症（Osteoarthritis：膝 OA）とは？　361
21.2. 膝 OA の保存療法　363
21.3. 膝 OA の薬物療法　366

22章　アトピー性皮膚炎（AD） ････････････････････････････ 369

22.1. アトピー性皮膚炎（Atopic Dermatitis：AD）とは？　369
22.2. アトピー性皮膚炎の適応探し　371
22.3. アトピー性皮膚炎の適剤探し　374

23章　白癬（皮膚真菌症） ････････････････････････････････ 379

23.1. 白癬とは？　379
23.2. 浅在性白癬　380
23.3. 白癬の薬物療法　383

第3部　生活習慣病　　389

24章　特定健康診査・特定保健指導 ……… 392
24.1. 特定健康診査・特定保健指導 (特定健診・保健指導) とは？　392
24.2. 特定健康診査 (特定健診)　396
24.3. 特定保健指導　399

25章　境界型糖尿病 ……… 402
25.1. 糖尿病の診断基準　402
25.2. 境界型糖尿病　405
25.3. 境界型糖尿病の SCS　407

26章　脂質異常症 ……… 411
26.1. 脂質異常症とエパデール T　411
26.2. エパデール T と適正使用調査　414
26.3. 軽度高中性脂肪血症 (境界域)　417

第4部　Appendix　Common Disease Ⅱ　　423

Ⅰ　脱水と熱中症 ……… 426
1. 脱水と熱中症の概要　426
2. 熱中症の予防と治療　428
3. 経口補水液の3つの適応症　430

Ⅱ　こむら返り ……… 433
1. こむら返りと基礎疾患別の「芍薬甘草湯」の効果　433
2. 芍薬甘草湯の用法・用量と臨床効果　435
3. こむら返りの SCS　436

Ⅲ　誤嚥性肺炎 ……… 439
1. 誤嚥性肺炎とは？　439
2. 誤嚥性肺炎予防のための薬物療法　441
3. 誤嚥性肺炎の SCS　443

Ⅳ　ドライマウス ……… 447
1. ドライマウスとは？　447
2. ドライマウスの症状評価と適応探し　450
3. ドライマウスの治療と SCS　452

Ⅴ　老人性乾皮症 (SX) ……… 457
1. 老人性乾皮症 (Senile Xerosis：SX) とは？　457
2. SX の予防と治療　458

3. SX の適剤探し　460

VI 機能性便秘 467
1. 機能性便秘とは？　467
2. 機能性便秘の治療　469
3. 高齢者の機能性便秘の SCS　476

VII ロコモティブシンドローム（ロコモ） 480
1. ロコモティブシンドローム（Locomotive Syndrome）とは？　480
2. ロコモ度の評価とロコトレの継続　487
3. ロコモの SCS　491

薬剤索引 501
事項索引 511

本書のご利用にあたって

　本書に掲載した医薬品等の製品については，本書発刊の際において，販売終了や添付文書の改訂等，時間差が生じていることが考えられます．

　読者の皆様におきましては，本書掲載製品の製造元が発出する製品情報および添付文書改訂情報等により，常に最新の内容をご確認いただきたくお願い申し上げます．

　なお，本書の記載内容によって生じたいかなる問題につきましても，編著者および出版社はその責任を負いかねますので，あらかじめご了承いただきたくお願い申し上げます．

第1部

総論

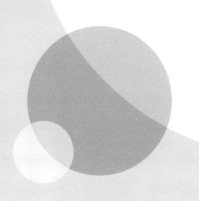
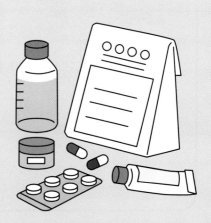

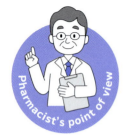

第1部

総論

　国民が自らの健康に責任をもち，セルフメディケーション等の徹底を図ることで，わが国の2025年の推定医療費は，55兆円から9.4～14.4兆円の節減ができるとする試算がある．セルフメディケーションによる医療費節減の負の要因には，医療費の出来高払いによる無駄使い，自己負担率による患者のモラルハザードの低下がある．逆に，セルフメディケーションの節減効果に欠かせない政策として，生活者のヘルスリテラシーの向上策が挙げられている．

　超高齢化社会における薬剤師の役割をふまえ，第1部では，横軸に「1章　セルフメディケーションサポート（SMS）」，「2章　適応探しの新戦略」，「3章　適剤探しの新局面」，「4章　超高齢化社会における薬剤師の役割」の各章を配し，縦軸に「Self-medication」，「Medicinal Product」，「SMSの3段階」などを織り交ぜて，「第2部　Common Disease Ⅰ」，「第3部　生活習慣病」，「第4部　Appendix Common Disease Ⅱ」との結びつきを図っている．

第1部の Clinical Key Concept

	1章	2章	3章	4章
	セルフメディケーション・サポート（SMS）	適応探しの新戦略	適剤探しの新局面	超高齢化社会における薬剤師の役割
セルフメディケーションの範囲	・軽医療から生活習慣病の発症予防まで ・セレキノンS	疾病ごとの医療受診とOTC需要の代替性を考慮	機能性消化管障害（FGID）・アレルギー性結膜疾患では合併症に留意する	セルフメディケーションを含むSelf careが薬局・薬剤師の仕事
医療費節減	2025年医療費9.4～14.4兆円の節減は，生活者のヘルスリテラシーが鍵	プライマリ・ケアのSMSの流れの中で適正化を図る	新EBMの発展と経済性の追求	健診未受診者と受診者における医療費の差は70歳代で大きくなる

	1章 セルフメディケーション・サポート（SMS）	2章 適応探しの新戦略	3章 適剤探しの新局面	4章 超高齢化社会における薬剤師の役割
Medicinal Product の範囲	・OTC薬・漢方製剤・健康食品（トクホ）等 ・セルフケアサポート（SCS）が軸	適応疾患ごとに最適な適応探しと適剤探しを行う	OTC薬の一部では診断的治療が行われる	高齢者に優しい有効性・安全性の追求を尊重
Self-care Support (SCS)	・安易な受診・高度な医療の享受に対しては，適正な受療行動を促す ・EBMの発展と適応探しの類型化によるSCSへの発展	・相談者との医療面接は症状から始める ・OTC薬・漢方製剤から始めない	適剤探しは，新たなSMSの出発点となることがあり，ときに高度な薬学的管理が要求される	・健康日本21 ・健康増進法 ・日本再興戦略
FGIDs の SCS	FGIDs 診療ガイドラインに準拠する医師との連携	他のFGIDsの合併に配慮する	機能性便秘のSCSが重要	健康情報拠点薬局では，食生活，禁煙，心の健康，介護ケア，OTC薬・健康食品の情報提供と受診勧奨等の相談を行う
SMS の 3 段階	・OTC薬の適正使用をEBM新モデルで行う ・プライマリ・ケアのSMS	受診判断・適剤探し・断薬タイミングなど，相談者の立場でサポート	適剤探しでは，常に新EBMモデルが求められる	
超高齢化社会の薬剤師の役割	軽医療・生活習慣病を中心とするOTC薬等の適応探し・適剤探しについて，地域医療のパートナーとなる医師との間に，共通する臨床的な判断基準をもたなくてはならない（可能な限りエビデンスに基づく）			

1章
セルフメディケーション・サポート
(Self-medication Support : SMS)

学習のポイント

本章は，①セルフメディケーションとは何か？ ②軽医療を支える SMS, ③SMS の 3 段階，を扱う．急激な高齢化を背景に，わが国では，①地域に根差したかかりつけ薬剤師・薬局づくり，②EBM (Evidence Based Medicine) を基礎とする SMS の実践，③豊かな健康年齢を目指す生活者支援が急務になっている．本書では，セルフメディケーションに対する WHO の定義から，一般用医薬品 (OTC 薬)，一般用漢方製剤 (漢方製剤)，特定保健用食品 (トクホ)・栄養機能食品を柱とする Medicinal Product の活用の意味について考える．

1.1. セルフメディケーションとは何か？

1.1.1. セルフメディケーションの 2 つの定義

セルフメディケーションは各国の状況に配慮した WHO の定義 (Medicinal Product による健康管理) と一般用医薬品 (OTC 薬) に焦点を当てた世界大衆薬協会の定義がある (表 1-1).

自分自身の健康に責任をもち，OTC 薬による軽度な身体の不調の手当てをすることをセルフメディケーションと解釈し，国は，①医薬品医療機器法を整備し，製薬企業は，②各薬効群の製造販売承認基準等に基づいた製品開発・供給に当たり，③添付文書を整えて，OTC 薬の有効性・安全性を確保する努力を尽くしてきた．

一方，2013 年 4 月，わが国初の生活習慣病 (高中性脂肪血症) 予防薬であるエパデール T (イコサペント酸エチル製剤) が発売され，セルフメディケーションの対象は，①軽医療から②生活習慣病の発症予防を視野に入れた「効能：健康診断等で指摘された，境界領域の中性脂肪値の改善」へと広がりを見せている．

表 1-1 セルフメディケーションの 2 つの定義

WHO	自分自身の健康に責任をもち，軽度な身体の不調 (minor ailments) を自分で手当てすること (Guidelines for the Regulatory Assessment of Medicinal Products for Use Self-medication in WHO Geneva 2000).
世界大衆薬協会	消費者が自己の責任のもとに，薬剤師等のアドバイスに基づいて，OTC 薬を使って自己の健康を維持すること (1999).

また 2013 年 5 月には,「過敏性腸症候群 (IBS) の諸症状の緩和 (腹痛又は腹部不快感を伴い, 繰り返し又は交互に現れる下痢及び便秘)」を効能にもつセレキノン S/セノレックス S (トリメブチンマレイン酸塩配合剤) が承認され, 注目されている.

1.1.2. 医療費節減と生活者のヘルスリテラシー

国民が自らの健康に責任をもち, セルフメディケーション等の徹底をはかることで, わが国の 2025 年の推定医療費は, 55 兆円から 9.4~14.4 兆円節減できるとする試算がある. また, 2010 年の生涯医療費は 2,400 万円と推計され, これを 2 つの年齢区分でみると 70 歳未満が 1,219 万円, 70 歳以上で 1,184 万円とされている. 2011/2012 年の生活習慣病 5 疾患 (高血圧・糖尿病・虚血性心疾患・脳血管疾患・悪性新生物) の医療費は 8 兆 2 千億円に達し, 総医療費の 31.6% を占めている (図 1-1).

セルフメディケーションによる医療費の節減には, ①医療費の出来高払いによる医療費の無駄使い, ②現在の医療費自己負担率による患者のモラルハザードの低下が負の要因となる. さらに, ③セルフメディケーションの節減効果に欠かせない政策として, 生活者のヘルスリテラシーの向上策が挙げられている.

さて, ここで, かぜ症候群に伴う生活者の医療行動について考えてみる. かぜ症候群は, 子供から成人までを平均すると, 1 年間に 6 回ほど罹患する. この数字は, 有名なクリーブランド・ファミリースタディからの引用で, 毎日生活者に体調をチェックさせ, 1 週間ごとに問診・診察を行う調査方法によって得られた結果である.

かぜ症候群は日常診療で一般的にみられる疾病 (Common Disease) の 1 つであり, 原因となるウイルスの種類は 200 を超えている. しかし, ウイルスへの感染から発症, そして治癒に至る過程は極めて類似しているため, かぜ症候群の罹患者は, かぜ症候群の症状と

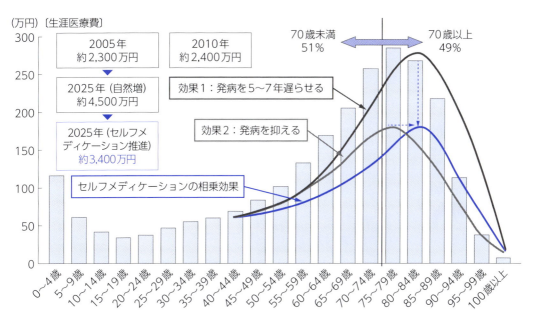

※2010 年度の年齢階級別 1 人あたり国民医療費をもとに, 平成 22 (2010) 年完全生命表による定常人口を適用して推計.

図 1-1 生涯医療費 (2010 年度)[1]

経過について，一定の知識と経験を積み重ねている．

そこで生活者は"かぜ症候群"罹患時の経験等を頼りに，①かかりつけ医の受診，②かかりつけ薬局への相談，③在宅での安静という行動をとっている（図1-2）．

さて，かぜ症候群を含む軽度の疾病について，生活者は何を頼りに行動しているのだろうか？ 生活者は，①これまでの罹病経験，②医療従事者（かかりつけ医・かかりつけ薬剤師等）との医療面接・説明資料等，③紙・電子媒体資料（患者用資材・パンフレット・診療ガイドライン・TV/新聞/雑誌等の医学記事・家庭医学書・製薬企業のホームページ・厚生労働省・医学系学会ホームページ），④家族・友人から得た情報，⑤地方自治体からのヘルスケアガイド，⑥地域医療機関のセミナー等の情報媒体によって，医療上の判断基準を得ているとする研究報告[3]がある（図1-3）．

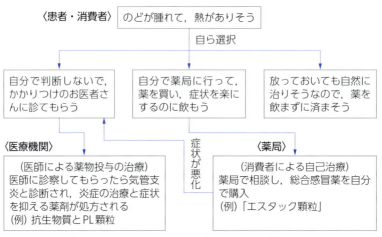

図1-2 かぜ症候群の症状に対する生活者の対応事例[2]

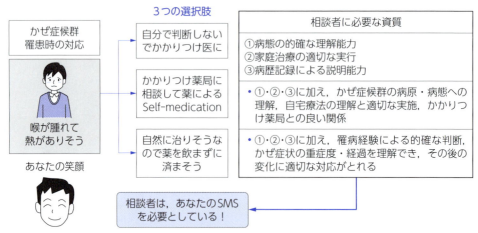

図1-3 かぜ症候群に対する3つの選択肢と相談者に必要なヘルスリテラシー

1.1.3. Medicinal Productの範囲

WHOのセルフメディケーションの定義では，セルフメディケーションに"Medicinal Product"が使われることを想定している．Medicinal Productとは，European Union

(Dir2001/83/EC) の中で, (a) ヒトの疾病治療, 予防に用いられる薬物あるいはその組み合わせたもの, (b) ヒトに用いられる薬物あるいは組み合わせたもののうち, 薬理学的・免疫学的・代謝の作用によって, ヒトの生理機能を回復, または調整する目的で用いられるか, 処方されるものと定義されている.

セルフメディケーションとは何かを考えるには, ①軽度な身体の不調とは何か, ②その不調からの回復の一助となる, Medicinal Product の範囲は何かを明らかにしなければならないが, 軽度な身体の不調については, 2 章以降で詳述するので, ここでは Medicinal Product の範囲について触れておきたい.

本書では, Medicinal Product の範囲を次の 3 つの理由から OTC 薬, 漢方製剤, 特定保健用食品 (トクホ)・栄養機能食品と定めている.

まず, 一般用医薬品承認審査合理化委員会等検討会が平成 14 (2002) 年 11 月に明らかにした, 「セルフメディケーションにおける一般用医薬品のあり方についての中間報告」がある. 中間報告では, 「Ⅲ. 一般用医薬品の役割の変化」が取り上げられている. これまでの OTC 薬は, ①軽度な疾病に伴う症状の改善, ②健康の維持・増進, ③保健衛生とされてきたが, 急激な高齢化を背景に多種疾患をかかえる高齢患者の増加に対応するために, 軽医療への対応, 生活習慣病の発症の遅延・予防のため, 薬剤師によるプライマリ・ケアにおける SMS の役割に大きな展開が見られている (図 1-4).

2 つ目は, ①2015 年改訂の「国際的な疾病等の国際統計に使われる ICD-11」に漢方医学が採用されたこと, ②一般用漢方製剤の総漢方製剤に対する生産金額比が 16.6％と, OTC 薬の総医薬品に対する生産金額比の 8.8％より大きいこと, ③日本の医師の 89％が漢方製剤を処方していることが背景にある (図 1-5).

3 つ目は医療経済のひっ迫を背景とする先進諸国のヘルスケアを取り巻く環境変化がある. 医療先進国の英国, カナダでは, セルフメディケーションはセルフケア (selfcare) の一部に位置づけられ, 生活者の高い医療モラルとヘルスリテラシーに支えられて, 薬局薬剤

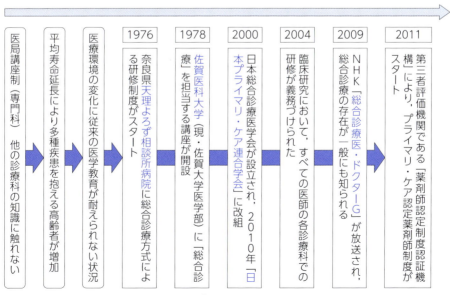

図 1-4 日本の総合診療医学の発展とプライマリ・ケア認定薬剤師

師は，かかりつけ医あるいは救急医への受診推奨を担うゲートキーパーとしての役割を演じている（図1-6）．

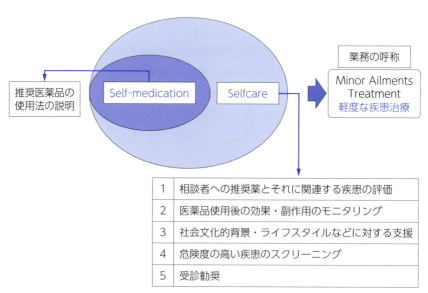

図1-5 ICD-11に組み込まれる漢方医学

- ICDとは疾病及び関連保健問題の国際統計分類を意味し，異なる国と地域から，異なる時点で集計された死亡・疾病データの体系的な記録・分析・解釈及び比較を行うため，WHOが作成した基準である．
- 2015年にICD-10は改訂され，ICD-11では加えられる予定の第23章に，漢方医学を含む東アジア伝統医学が盛り込まれている．

- ICD-11におけるマッピングは，①ICD-11と②「証」のダブル・コーディングとなる．伝統医学病名は用いない．

| 75歳男性　主訴　腰痛 |||||
西洋病名	ICD-11	漢方証	証コード
腰痛	M 47.8	虚証 寒証 気うつ 腹力虚 小腹不仁	2.1 4.1 6.2 7.1 7.14

1	相談者への推奨薬とそれに関連する疾患の評価
2	医薬品使用後の効果・副作用のモニタリング
3	社会文化的背景・ライフスタイルなどに対する支援
4	危険度の高い疾患のスクリーニング
5	受診勧奨

図1-6 現状における英国薬剤師の業務範囲

Pharmacist's point of view
セルフメディケーションとは何か？

- セルフメディケーションについてはWHOと世界大衆薬協会の定義が知られており，いずれも自分自身の健康に責任をもち，健康を維持することに主眼がおかれている．
- わが国では2013年に，①高中性脂肪血症予防，②過敏性腸症候群（IBS）の諸症状の緩和を効能とするOTC薬が承認されている．
- 医療資源の節減効果は，①医療資源を尊重する高いモラル，②自らの健康を守るヘルスリテラシーを基礎とするセルフメディケーションによって高められる．

- WHOが取り上げたMedicinal Productの範囲は，OTC薬，漢方製剤，トクホ・機能性食品と考えることができる．
- わが国では，プライマリ・ケア認定薬剤師制度が2011年にスタートしている．
- 英国，カナダでは，セルフメディケーションはセルフケアの一部に位置づけられ，薬剤師はかかりつけ医あるいは救急医への受診を振り分けるゲートキーパーとしての役割を担っている．

1.2. 軽医療を支えるSMS

1.2.1. 主要な軽疾患の患者数と患者比率

厚生労働省「薬事工業生産動態統計表（2010年度）」によると，医薬品の生産金額は6兆7,791億円，同年のOTC薬売上高は6,022億円（8.9％）である．わが国のOTC薬の生産金額は，1960年代には総医薬品生産金額の40％を超えていたが，1970年代に急激な減少傾向に転じ，2010年における欧米諸国のOTC薬の総医薬品に占める売上高比率と比較しても20～30％の隔たりがある（図1-7）．

急激な高齢化が進み，財政危機が極限に達するなか，国民皆保険制度の維持を図るために，セルフメディケーションには何ができるのだろうか？

セルフメディケーションの推進状況を推定するうえで，昨今，患者の受診動向が研究対象になっている．例えば，厚生省（当時）の「患者調査」（平成8年）をみると，軽疾患の割合が高くなると思われる4傷病（急性上気道感染症・便秘・結膜炎・その他の皮膚炎・湿疹）が病院の初診患者の24.6％を占めており[4]，この傾向は現在も続いている[5]．

さらに，「急性上気道感染症」について見ていくと，初診時の患者比率が19.6％なのに対し，再診時の患者比率は3.3％にまで低下していることから，急性上気道感染症の初診患者の多くはセルフメディケーションの対象になると推定される．

こうした医療環境のなかで，軽医療分野の医療費をセルフケアによって軽減しようとする

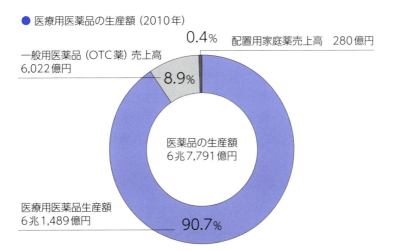

図1-7　2010年度の医薬品の生産額に占めるOTC薬の売上高の比率

10　1章　セルフメディケーション・サポート（Self-medication Support：SMS）

考え方が生まれ，この流れはわが国だけではなく，英国，カナダなどでも潮流になろうとしている（**表1-2**）．

表1-2　主要な軽疾患の患者数と患者比率[4]

主要な軽疾患	初診		再診		外来（計）	
歯科を除く総患者数	907.1	100%	5118.3	100%	6025.4	100%
急性上気道感染症	177.9	19.6%	167.3	3.3%	345.2	5.7%
便秘	2.4	0.3%	11.1	0.2%	13.5	0.2%
結膜炎	14.9	1.6%	35.8	0.7%	50.7	0.8%
その他皮膚炎・湿疹	27.5	3.0%	54.7	1.1%	82.2	1.4%
主要軽疾患（計）	222.7	24.6%	268.9	5.3%	491.6	8.2%

（単位：1000人）

1.2.2. 軽医療における2つの課題とSMS

国民皆保険制度は，日本国民がいつでもどこでも同質の医療サービスを受けることを保証している．また，本制度の持続と発展が，世界に類を見ない長寿国日本を誕生させたと解釈することもできる．しかし，現在の医療制度のもとでは，次の2つの課題が生まれ，これを解決することを難しくしている．

①医療費の本人負担は軽く，安易な受診行動をとる傾向が強く，自分の健康は自分で守ろうとするセルフメディケーションの考え方とは相容れない．

②軽い疾病でも保険に守られているので，より高度の医療を享受しようとする生活者が多くなっている．

これらの課題に対し，薬剤師等はどのようなSMSを心掛けたら良いのだろうか？　プライマリ・ケアのSMSでは，相談者の病歴と症状に対する的確な問診を進め，受診が必要な病態を鑑別し，セルフメディケーションの適応であることを見出し（適応探し），相談者の服薬制限因子を考慮した適剤探しと服薬後のフォローアップを必要条件としている．

1.2.3. 経験医学からEvidence-based Healthcare（EBH）への発展

2000年代に入り，わが国において臨床情報学（Clinical Bioinformatics）の研究が重ねられてきた．これはEBMの研究が飛躍的発展を遂げる時期と一致している．これまでの医療は，診断・治療の選択にあたり，権威者の意見，教科書的知識，患者・家族の要望が支配的影響力をもってきた．しかし，21世紀には，診断と治療の意思決定の条件として，①Evidence（科学的・実証的・臨床データ・疫学），②Value（信条・習慣・経験・社会文化的規範），③Resources（人的・技術物理的・時間的・費用地域的要因）を視野に入れた，EBHの考え方が浸透してきた（**図1-8**）．

診断と治療の意思決定には，Evidence，Value，Resourcesが重要である．本章の主題となるSMSにおける意思決定も同様である．本書2部のCommon Disease Iでは，疾病・症状ごとのSMSの流れを，適応探し（診断），適剤探し，服薬後のフォローアップに分けて解説している．その流れの第1段階に当たる適応探しは，疾病・症状ごとに最適と考えられるEvidenceを基礎に置いた問診によって進められる（**表1-3**）．

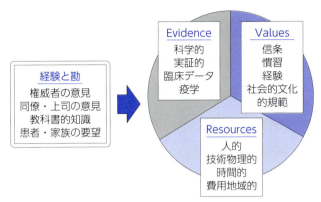

図 1-8　医療における意思決定上に必要な 3 つの要因

表 1-3　主要な軽疾患の適応探しの類型化

症状診断型	・かぜ症候群治療薬：かぜ症候群の適応探しは症状からなされるので，重篤な疾患との鑑別が主体となる． ・機能性消化管疾患治療薬：RomeⅢを参考に適応探しがなされる．FD・IBS・GERD 等は症状によって診断され，治療目標は主症状の寛解におかれる．
病態鑑別型	咳止め，胃腸薬の一部：適応疾患の病態の見極めが適応探しの促進につながる．
複合鑑別型	解熱鎮痛薬：効能・効果を①頭痛，②関節痛，③生理痛などに分け，それぞれについて病態を見極めて適応探しを行う．一部については治療 GL を利用．
重症度診断型	外用湿疹皮膚炎用薬：重症度の判断が適応探しの決定要因となる．
ガイドライン準拠型	発毛・育毛薬：男性型脱毛診療ガイドライン，円形脱毛症診療ガイドラインに準拠して適応探し，それに続く適剤探しへと結びつけていく．

※類型化の詳細については，本書「第 2 部　Common DiseaseⅠ」以降を参照．

　一方，Medicinal Product の選択にあたっては，相談者が辛いと感じている症状改善の根拠が重要な判断材料になる．しかし，その判断材料が権威ある診断・治療ガイドラインであっても，選択する Medicinal Product は限られた貴重な医療資源であることに変わりはない．例えば，2009 年に新型インフルエンザが爆発的に蔓延し，医療資源が枯渇する危機に遭遇した場合を考えてみよう．この時，インフルエンザ治療薬としてオセルタミビルが話題になったが，ハイリスク要因に問題がない例に麻黄湯を選ぶことで，医療費は 90 億円節減できるとする試算が示されている（図 1-9）．ちなみに，麻黄湯はインフルエンザに伴う発熱，筋肉痛，関節痛への効果が示され，注目されている．

　EBH では臨床的効果及び生活の質（QOL：Quality of Life）の改善だけではなく，費用と結果の両面からみた，個別医療の比較分析が研究課題になることを忘れてはならない（図 1-10）．

1.2.4．過敏性腸症候群（IBS）の SMS

　IBS の患者属性調査によると，女性群が 53％，男性群が 47％であり，男性推定患者数は，2005 年の 459,734 人から 2012 年には 971,397 人と急増傾向にある．また，日本全国の 20～60 代以上（各年代男女各 1,000 人）の一般生活者 10,000 人を対象とした 2006 年のアンケート調査では，下痢型・混合型 IBS 患者 974 例の下痢症状発現時の対処方法として，

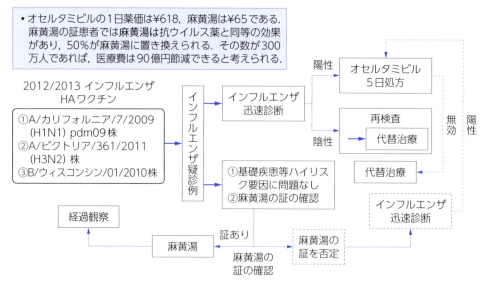

図1-9 インフルエンザ治療薬として漢方製剤を積極使用した場合の医療費節減効果[6]

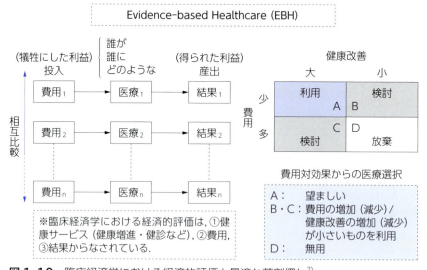

図1-10 臨床経済学における経済的評価と最適な薬剤探し[7]

診療機関を受診する例は7％，OTC薬で対処する例は36％に達していた（重複回答）．この調査結果から，IBSは地域薬局の薬剤師等によるEBHに基礎を置いたプライマリ・ケアのSMSが実施できる疾患として，深い関心と注目が集まっている（図1-11）．

　その理由として，トリメブチンマレイン酸塩（TM）配合剤（セレキノンS，セノレックスS）が，OTC薬では前例のない「IBSの診断基準に基づく承認申請」を行い，2013年5月に承認を得たことにある．セレキノンS等の適応疾患として，わが国の代表的なCommon DiseaseであるIBSが加えられたことの意義は，プライマリ・ケアの歴史に深く刻まれるものといえる（図1-12）．

　では，「セレキノンS等が適応となるIBSのSMS」について，想定されるSMSの流れを考えてみる．

1.2. 軽医療を支える SMS 13

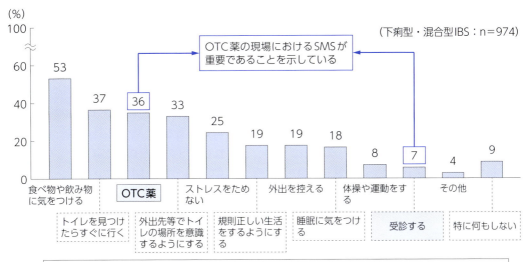

図 1-11 IBS 患者の下痢発症時の対処方法[8]

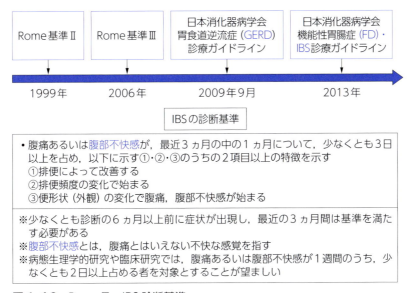

図 1-12 RomeⅢ・IBS 診断基準

　IBS は，軽症例が「かかりつけ医」，中等症以上は「消化器専門医」の診療を受けることになるが，薬局訪問の IBS 患者は，軽症例，再発例が多くなると予測される．患者への対応は RomeⅢ*の IBS 診断基準ガイドライン（RomeⅢ・IBS 診断基準）に従って進めなければならない．手順として，消化器系がん（器質的疾患）の疑いを添付文書の「してはいけないこと」にある 14 項目の問診によってほぼ完全に排除し，ひき続いて，「RomeⅢ・IBS 診断基準」に基づいた診断を行う．ここでいう IBS の診断には，①IBS であることの診断，②

---
* 現在は RomeⅣ（2016 年発表）．

セレキノンS等の適応であることの判定の2つが含まれる．また，IBSの診断・治療を受けたことがある患者の来局時には，①プライマリ・ケアの対応，②継続使用時の有用性判断，③受診勧奨，④セレキノンS等の適応時の対応が求められる（図1-13，図1-14）．

セレキノンSの適応の判定には，セレキノンSの添付文書の「してはいけないこと」，「相談すること」に示されるCQ*-A（14CQ）とCQ-B（9CQ）が用いられる．まず，IBSのSMSのステップⅠ（適応探し）で用いられるCQ-Aの内容，問診の狙いについて考える．

CQ-Aの最初のCQ-1は，問診の相手がIBSの再発であるか，それ以外の症状なのかに関する設問である．CQ 2〜9までの8問は，いずれもIBSの診断基準には適合しない症状について，CQ 10・11は器質的疾患を疑う症状，CQ 12・13・14はセレキノンS等の服薬制限因子に関する設問である．服薬制限因子とは，何らかの治療薬の適応と考えられる

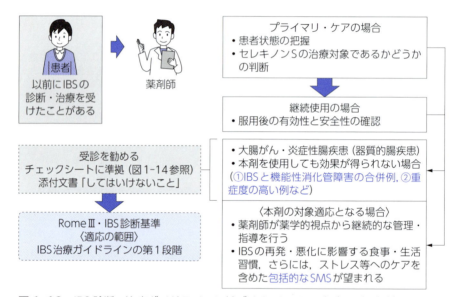

図1-13 IBS診断・治療ガイドラインに基づくSMSのあり方（TM報告書）

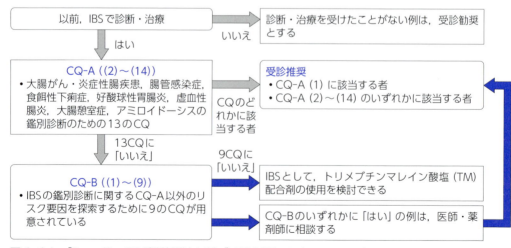

図1-14 「RomeⅢ・IBS診断基準」に基づく適応探しのチェックシート

* CQ：Clinical Question

IBS のうち，ある特定の治療薬（セレキノン S 等）の服薬が制限されることを指し，これは患者要因，年齢，授乳婦，妊娠あるいは妊娠の可能性のある女性等の要件に分類される（**表 1-4**）.

次は IBS の SMS のステップⅡ（適剤探し）で用いられる CQ-B（9CQ）の狙い・内容を考える．CQ-B の 9CQ は，セレキノン S 等の添付文書の「相談すること」の記載内容に一致しており，IBS 相談者の服薬制限因子，IBS の重症度等の因子が含まれている（**表 1-5**）.

CQ-B による問診は，IBS の SMS のステップⅡ（適剤探し）の前に行われる．しかし，その問診過程では，推奨薬となるセレキノン S 等と同じ成分の TM を含有する①タナベ胃腸薬〈調律〉の基本情報，②SMS のステップⅡ（適剤探し）に必要な「IBS の診療ガイドライン・第 1 段階の治療薬選択基準」についての知識が必要になる．なお，タナベ胃腸薬〈調律〉とセレキノン S 等の TM の 1 日含有量は 300 mg であるが，IBS に適応のないタナベ胃腸薬〈調律〉には，さらにロートエキス（30 mg），3 種類の制酸薬，2 種類の消化酵素などが配合されている（**表 1-6**）.

「Rome Ⅲ・IBS 診断基準」に示される薬剤の選択基準は，3 段階に分けられており，セルフケアの対象となる軽症例では，第 1 段階の基準が適応される．第 1 段階の薬剤選択基準には，消化管機能調節薬（TM 含有製剤等）が第 1 選択薬の 1 つに位置づけられている（**図 1-15**）.

一方，高分子重合体・消化管運動調節薬に抵抗性のある IBS 症例には，その優勢症状によって，①下痢が優勢である例にはプロバイオティクス（乳酸菌製剤），②腹痛が優勢であ

表 1-4 IBS の適応探しに必要な 14 の CQ

CQ 1：医師から IBS の診断・治療を受けたことのない人	CQ 8：急性の激しい下痢がある人
CQ 2：IBS の再発かどうかよく分からない人（例えば，今回の症状は以前に IBS の診断を受けた時と違う）	CQ 9：排便があった後も，症状の寛解が見られない人
CQ 3：就寝中など夜間にも，便意でトイレに行きたくなる，腹痛がある	CQ 10：嘔吐がある人
CQ 4：発熱がある人	CQ 11：6ヵ月以内に，体重が 3 kg 以上，予期しない減少が見られた人
CQ 5：関節痛がある人	CQ 12：大腸がん，炎症性腸疾患（クローン病・潰瘍性大腸炎等）の既往歴がある人
CQ 6：粘血便（下血）がある人	CQ 13：本剤あるいは本剤の成分によりアレルギー症状を起こしたことがある人
CQ7：繰り返すひどい下痢がある人	CQ 14：15 歳未満の小児

表 1-5 セレキノン S 等の服薬制限因子を評価する 9 の CQ

CQ 1：医師の治療を受けている人	CQ 6：薬などによりアレルギー症状を起こしたことがある人
CQ 2：妊婦または妊娠していると思われる人	CQ 7：次の診断を受けた人 肝臓病，糖尿病，甲状腺機能障害，甲状腺機能亢進症
CQ 3：授乳中の人	
CQ 4：50 歳以上の人	CQ 8：大腸がん，炎症性腸疾患の家族歴がある人
CQ 5：貧血がある人	CQ 9：腹痛，便秘がひどい人

表1-6 タナベ胃腸薬〈調律〉とセレキノンS・セノレックスSの成分と効能

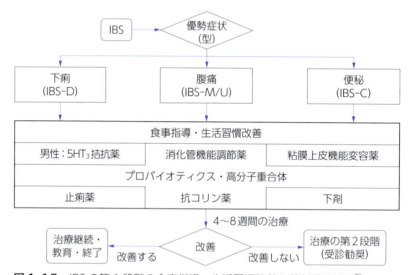

図1-15 IBSの第1段階の食事指導・生活習慣改善と薬剤選択基準[9]

る例には抗コリン薬，③便秘が優勢である例には下剤が選択される．こうして，4～8週間の治療が続けられ，改善すれば治療継続，あるいは治療終了となる．逆に，改善が得られなければ第2段階へと移行する．

　IBSは軽症が70％，中等症が25％，重症が5％を占め，患者はこの順位どおりに，かかりつけ医，総合病院，専門病院を受診する傾向があるといわれている．

　最近になって，機能性消化管障害（FGIDs）に伴う症状を①胃痛・胃もたれ（上腹部症状が特徴のFD（機能性胃腸症）），②下腹部症状・便通異常（IBS），③胸やけ・逆流症状（GERD・NERD）に分け，その重複割合を検討した研究報告が示され，IBSと診断される例の中に，FDやNERDの合併例が多数含まれることが分かってきた（**図1-16**）．

　本郷らによれば，FGIDsのうち，下腹部症状・便通異常を訴えるIBSの割合は14％で，その42.9％（6/14）がFD，28.6％（4/14）がGERD・NERDの症状を訴えているとの報告がなされている．IBSと診断された例に消化管機能調節薬を使用し，治療抵抗性である例

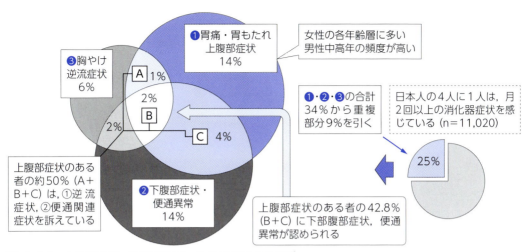

図1-16 上腹部症状・下腹部症状・胸やけ症状の重複[10]

には，重症度の高い症例以外に，IBSに他のFGIDsの重複例があることを想定して，IBSのセルフケアサポート（Self-care Support：SCS）を進めなければならない．

　IBSの適応探しでは，CQ-A及びCQ-Bのすべてで「いいえ」の答えが必要である．なかでも，CQ-BのCQ-9は，IBSの重症度に関わる設問であり，このCQに「はい」の返事があれば，その患者は，IBSの重症度は軽症ではなく，中等症以上と判定される．

　IBSの臨床評価系は，IBS患者のQOLに関わる便通異常（下痢・便秘の回数），ブリストル便形状，腹痛・腹部不快感（下部症状），精神症状によって評価されることが多い．この他にも，総合的症状調査票（IBS-SSS・GSRS-IBS）が使われる．

　医療用医薬品のTM含有製剤におけるIBSの効能追加時には，「多施設共同二重盲検比較試験におけるIBS重症度判定基準」が使われており，セレキノンS等の申請にも同じ基準が使われたとされている（**表1-7**）．

　また，セレキノンS等の申請に用いられたIBSの重症度判定基準には，「ブリストル便形状」が使われており，このスケールの判定結果が6〜7であれば「下痢」と判定され，1〜2であれば「便秘」と判定される（**図1-17**）．

表1-7 IBSの重症度判定表[11]

重症度 1年間の有症状週数	排便回数		ブリストル便形状		腹痛・胃部不快感 /精神症状
軽症 >12〜16週	下痢	1〜2回/日	下痢	5〜6	軽度/軽症
	便秘	1回/1〜2日	便秘	3〜2	
中等症 >16〜24週	下痢	3回以上/日	下痢	6〜7	中等度/中等症
	便秘	1回/3日以上	便秘	2〜1	
重症 24週以上	下痢	3回以上/日	下痢	7	高度/重症
	便秘	1回/3日以上	便秘	1	

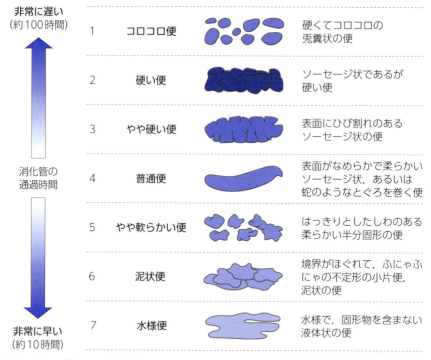

図 1-17 ブリストル便形状スケール

Pharmacist's point of view
軽医療を支える SMS

- 厚生労働省の「患者調査」（平成8年）をみると，軽疾患（急性上気道感染症，便秘，結膜炎，皮膚炎・湿疹）が病院の初診患者の 24.6% を占めている．
- プライマリ・ケアの SMS は病歴と症状に対する的確な問診を進め，受診が必要な病態を鑑別し，Medicinal Product の適応となる症例を見出し，相談者の服薬制限因子を考慮した適剤探しとフォローアップを必要条件としている．
- 診断と治療の意思決定には，Evidence, Value, Resources が重要である．
- 症状（疾病）ごとの SMS は，①適応探し，②適剤探し，③服薬後のフォローアップに分かれる．
- Evidence-based Healthcare では，臨床的効果と患者の QOL の改善だけではなく，費用と結果（有用性）の両面からみた個別医療の比較分析が必要である．
- セレキノンSの適応探しは IBS の診断・治療を受けたことがある者について，Rome Ⅲ の IBS 診断基準ガイドラインに従って進められる．
- IBS の適応探しでは，患者の継続的管理，薬学的観点からの包括的な SMS が重要になる．
- Rome Ⅲ の IBS 診断・治療の第1段階では，TM 含有製剤を第1選択薬に位置づけている．
- 最近，IBS と診断される例の中に，FD や NERD の合併例が多数含まれることが分かってきた．
- IBS の臨床評価は，患者の QOL に関わる便通異常（下痢・便秘の回数），ブリストル便形状，腹痛・腹部不快感，精神症状によって評価されることが多い．

1.3. SMSの3段階

1.3.1. 医療用医薬品の適正使用

　OTC薬等の適正使用のためには，過去の健康被害に学ぶ必要がある（**図1-18**）．ここでは，ソリブジン・5FU併用による骨髄抑制を契機とする安全行政を見ておく．

　ソリブジン・5FU併用による骨髄抑制事件（ソリブジン事件）の後に，さまざまな安全対策がとられている．その主なものを列記すれば，①医薬品安全性確保対策研究会の設置（1994），②医薬品の適正使用を主テーマとする「医薬品適正使用方策検討委員会」の設置と中間報告（1995），③薬事法改正（GCP・GPMSP[*1]，副作用・感染症報告の義務化，承認申請書類の信頼性調査：1996），④新GCPの施行（1997），⑤新薬を対象とする市販後調査[*2]体制の新設（2000）などがある（**図1-19**）．

　医薬品適正使用の定義は，1993年の「21世紀の医薬品のあり方に関する懇談会」におい

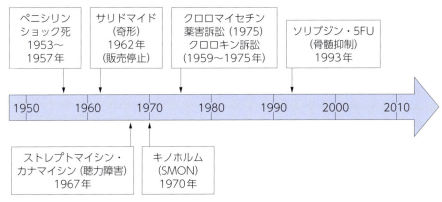

図1-18　医薬品による健康被害

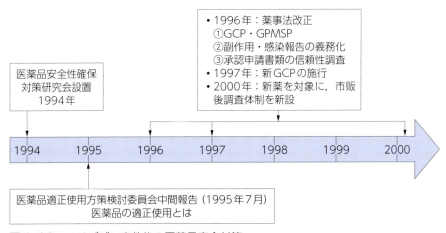

図1-19　ソリブジン事件後の医薬品安全対策

[*1] 現在はGPSP
[*2] 現在は製造販売後調査

て示されている．これによると，医薬品の適正使用は，6つのステップからなり，サイクリックな流れをもつことがわかる（**図1-20**）．

では，1993年に提唱された医薬品の適正使用の概念は，どこまでOTC薬等に適用できるだろうか？（医療用）医薬品の適正使用の6ステップについて，医師と薬剤師の役割分担はどのようなものであるかを考える．

これまで，適正使用6ステップの（Ⅰ），（Ⅱ），（Ⅴ），（Ⅵ）は医師の職能・職域とされ，薬剤師は（Ⅲ），（Ⅳ）が職能・職域とされてきた．しかし，急激な高齢化を背景に薬剤師の職能・職域は広がりを見せており，特に在宅医療への転換の重要性が認識され，在宅患者薬剤管理指導によって，飲み残し薬剤費は年間500億円から400億円にまで圧縮できるとする報告がなされている．また，服薬コンプライアンスの障害因子を適正に評価することで，服薬コンプライアンスの改善につながるとする報告もなされている（**図1-21**，**図1-22**）．

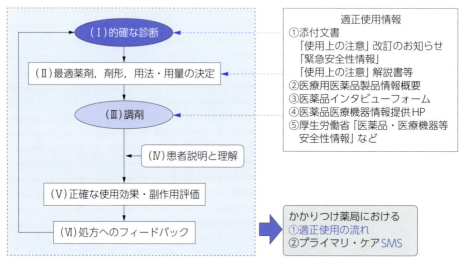

図1-20 医薬品の適正使用6ステップとその治療サイクル[12]

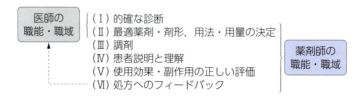

図1-21 医療用医薬品の適正使用6ステップと医師・薬剤師の職能・職域

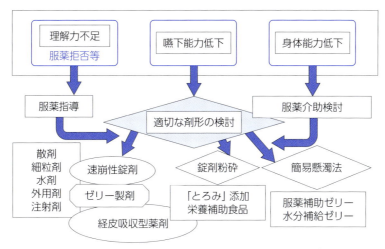

図 1-22 コンプライアンス評価による製剤学的改善の実践[13]

1.3.2. OTC 薬の適正使用

「OTC 薬の適正使用」という用語は，一般用医薬品承認審査合理化等検討会の中間報告「セルフメディケーションにおける一般用医薬品のあり方について」の「Ⅳ．一般用医薬品の適正使用と関係者の役割」で述べられている（**表 1-8**）．

OTC 薬の現場において，その適正使用の実践に当たる薬剤師等には，何が必要であり，また，何らかの健康問題を抱えている目の前の相談者のために，何をしなければならないのだろうか？

2009 年 6 月に日本薬剤師会から公表された「一般用医薬品販売の手引き（第 1 版）」（実践マニュアル）の第 2 章「2．標準的な販売の手順」から，「消費者からの情報収集と状況確認」，「状況の評価」，「薬剤師によるトリアージ（振り分け）業務」の 3 項目を取り上げ，バーチャルなケーススタディを試みる（**図 1-23**）．

◆消費者からの情報収集と状況確認

「実践マニュアル」では，相談者からの情報収集に当たり，「Ⅰ．基本情報」として，①購入（来局相談）の動機，②薬剤を用いる人，③服薬制限因子の有無，④医師等の受診の有無

表 1-8 OTC 薬の適正使用と関係者の役割[14]

【製薬企業の役割】製薬企業・業界には，以下の役割を積極的に果たす責務がある．そのためには，個別企業だけではなく，製薬企業団体等が行政，医師会・薬剤師会等の協力を得て，出版物の作成，健康フォーラムの開催を行い，インターネット等さまざまな方法で OTC 薬の適正使用 のために必要な情報を提供するよう努めるべきである（2002 年） (1) 国民の健康ニーズに対応した安全で有効な OTC 薬の開発・改良 (2) 迅速な安全性情報の収集・評価・提供及びその実施体制の充実 (3) 国民に分かりやすい 適正使用情報の提供
【薬剤師等の役割】薬剤師等は医薬品の専門家として地域の中で国民の医薬品に関する相談等に応じることにより，OTC 薬の適正使用 に際してその信頼性を高めるために，以下を果たすべきである（2002 年） (1) OTC 薬の適切な選択および使用法・保管法等の相談・応需 (2) OTC 薬を使用する人の自己の健康状態に対する理解度や症状等を考慮した 医薬品使用の可否判断と必要に応じた受診勧告 (3) 市販後調査への協力を含むフォローアップ及び使用実態試験（AUT）への参画

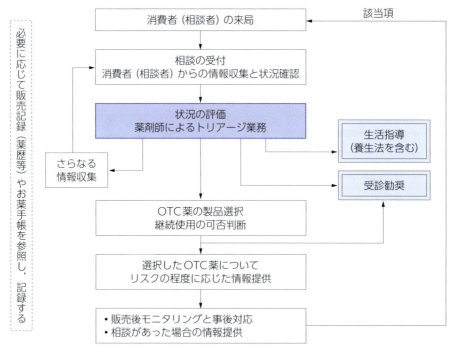

図 1-23 標準的な販売の手順[15]

を明らかにするとしている．次に，「Ⅱ．質問方法の一例」として，16 の CQ（臨床的課題）が示されている（**図 1-24**）．

　薬剤師は，ある症例，特定の臨床的課題を抱えている相談者との医療面接に臨むことになるが，相談者の来局理由等が明らかになった段階では，得られた情報から課題を見出し，その解決につながる設問の組み立てをしなければならない．

　例えば，来局した相談者がかぜ症候群（急性上気道炎）に罹患しており，いつものかぜ薬ではなく，漢方処方薬の葛根湯を試したいと希望している場合の SMS の流れを考えてみる（ここでは，カナダの British Columbia 州が市民に無償提供している "BC HEALTH GUIDE" のかぜ症候群の頁（p.194～195）による，かぜ症候群感染初期にある相談者との医療面接を薬剤師が想定し，計画した場合とする）．

　薬剤師はまず，①かぜ症候群の 80％が非特異的上気道炎との認識に基づき，その感染初期における鑑別と，かぜ症候群から細菌感染症に発展した場合の症状による診断基準として，②日本呼吸器学会の「急性上気道感染症　治療法ガイドライン」を活かした診断を行うとともに，③「新 EBM モデルにみる 3 種の Medical Question」により，かぜ症候群感染初期における葛根湯などの漢方製剤の活用について，相談者の希望に沿った医療面接を行う必要がある（**図 1-25**，**図 1-26**）．

◆**状況の評価**

　「実践マニュアル」（p.14）では，相談者情報の評価は，①適応探し，②適剤探し，③生活指導の 3 つに集約されるとしている（**表 1-9**）．

　FD の適応探しの判断基準は Rome Ⅲ であるが，FD の適応探しには，2 つの鑑別診断が含まれ，鑑別診断Ⅰが器質的疾患の鑑別である（**図 1-27**）．FD などの診断では，通常，4 つの警告症状（①出血徴候，②体重減少，③急激な症状の進行，④持続的症状）の評価に

1.3. SMS の3段階

OTC薬のSMSの法的根拠
医薬品医療機器法施行規則 第159条の15 OTC薬を購入する消費者において，当該医薬品の使用が適切なものとなるように，また，不適切なものとならないことを確認するための質問または説明が義務づけられている．

↓

相談者に確認する基本的事項
①「購入の動機」は何か ②「使用する者」は誰か ③「してはいけないこと」に該当するか否か ④「医師等による治療を受けている」か否か

質問方法の例

質問の分類	具体的な内容
1. 症状の発生部位	どの部位に症状が感じられるか．その範囲は広がっているか．
2. 重篤度	症状はどんどんひどくなっているか，それともおさまってきたか．苦痛はがまんできる程度か．
3. 症状履歴	これまでも経験したことのある症状か．それとも初めて経験する症状か．
4. 原因推定	症状発生の原因は何であると相談者は思っているか．
5. 外見	症状発生部位に腫れや発赤等外見上の特徴があるか．
6. 性質	どんな性質の症状か（痛みの例：ズキンズキン，刺すような，にぶい，重苦しい，しびれるような）．
7. 時間	症状をいつ自覚したか．症状はずっと続くか．それとも特定の時間に発生するか．
8. 随伴症状	主訴に伴っておこる症状があるか（頭痛が主訴の例：熱がある，めまいがする，吐き気がする，ものの見え方がおかしい等）．
9. 現在までの治療	来局する前に薬を使用したり，何か治療したか．それはどんな薬か．
10. 過去の服薬	以前同じような症状が起こった時，どんな薬を使用したか．
11. 服薬の効果	その薬は何回くらい使用したか．どの位服用したら回復したか．あるいは回復しなかったか．
12. アレルギー・副作用歴	以前使用した薬でアレルギーあるいは副作用を経験したことがあるか．それは何か．
13. 併用薬	他に何か継続して使用している薬があるか．それは何か．
14. 既往歴	通院して治療中の病気はないか．たとえば高血圧症やぜんそく，糖尿病等．
15. 年齢・体重・性別等	年齢の他，必要に応じて体重，性別等．
16. 妊婦又は授乳婦の状態	出産予定はいつか．授乳婦は母乳か人工乳か．

図1-24 消費者（相談者）からの情報収集と状況確認[16)]

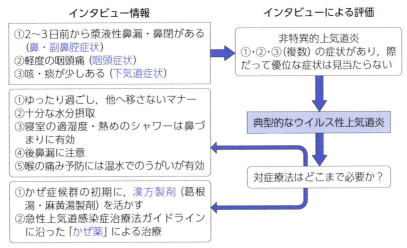

図1-25 非特異的上気道炎の診療の流れ[17)]

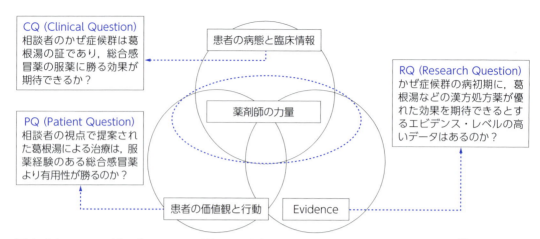

図1-26 EBMの新モデルにみる3種類の問診 (Medical Question: MQ) の組み立て[18]

表1-9 医療面接で得られた情報からの状況評価[19]

①適応探し：OTC薬の使用が，消費者本人に適しているか否か
②適剤探し：医療機関への受診を勧める必要があるか否か
③生活指導：生活指導（養生法も含む）で対応可能か

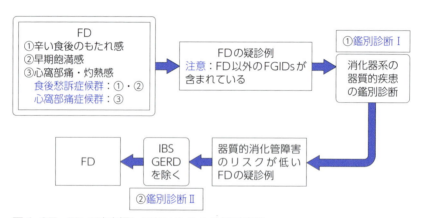

図1-27 FDの適応探しにおける2つの鑑別診断

よって行われる．しかし，逆に警告症状がない例に，あえて内視鏡検査を実施し，その結果を分析した研究がある．その研究によると，早期胃がんが見つかった割合は0.3％であったという報告をしている（図1-28）．

◆薬剤師によるトリアージ業務

「実践マニュアル」(p.15) によれば，トリアージとは，標準的な販売手順に示す状況評価の結果，①的確なOTC薬の選定と推奨，②医療機関への受診勧奨，③生活指導のいずれかに振り分けて消費者に提案する業務とされている．薬剤師による振り分け業務は，①安易な医療機関の利用等の問題解決の一助となるだけではなく，②適切な受診勧奨による症状の重篤化の防止，③相談者にふさわしい治療を受ける機会の提供につながるとしている．また，相談者への受診勧奨にあたり，本人から診療機関への紹介状の希望がある場合は，「患者紹介状」の準備が望ましいとしている．なお，雛型となる紹介状には，①患者名・住所，②生年

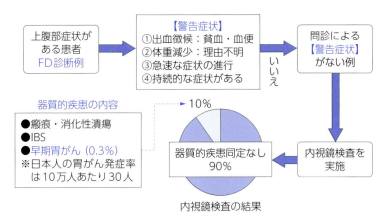

図1-28 FD疑診例の4問診において警告症状がない例の内視鏡所見[20]

月日，③主訴，④現在受診している病医院名，⑤使用薬剤名，⑥アレルギー既往歴，⑦副作用既往歴，⑧服薬しているOTC薬・常用しているトクホなどの記載項目がある（**図1-29**）．

では，ここで，薬剤師による適剤推奨，受診勧奨，生活指導への振り分け業務について考えるために，診療機関でIBSの診断・治療を受けたことのある相談者に対する「プライマリ・ケアにおける振り分け」について考える．

IBSの診断・治療を受けたことがある症例に対するSMSでは，プライマリ・ケアにおけるSMSと変わらない慎重さをもって，①セレキノンS等のOTC等の適応探し，②受診勧奨，③養生法を含む生活指導への振り分けをしなければならない．

少なくとも，セレキノンSを薬剤選択の範囲に入れるのであれば，その振り分けを支持する判断基準として，Rome Ⅲの診断・薬剤選択基準の考え方に従う必要がある．

セレキノンSの適応は，①IBS軽症例で，②他の機能性消化管疾患（FGIDs）の合併がないか，主徴以外の随伴症状が軽微である例，③セレキノンS等の服薬を妨げる制限因子がない例に限られる．また，これらの条件を満たす症例であっても，④心因的条件に何らかの課題を見出す例については，受診勧奨が必要である．

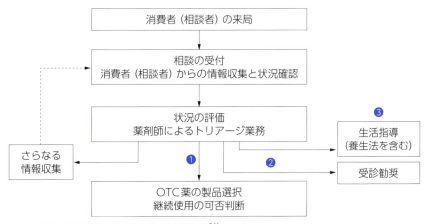

図1-29 薬剤師によるトリアージ業務[21]

1.3.3. SMS の 3 段階と進め方

SMS の 3 段階については，「1.2.2. プライマリ・ケアの SMS」，「1.2.3. 症状（疾病）ごとの SMS の流れ」の項で触れてきた．また，「1.2.4. IBS の SMS」では，「Rome Ⅲ・IBS 診断基準」に基づく適応探しのチェックシートのなかで，SMS の 3 段階の実際例を示してきた（**図 1-14**）．

本書では SMS の 3 段階という場合，①プライマリ・ケア（適応探し（ステップⅠ）），②適剤探し（ステップⅡ），③服薬指導（ステップⅢ）の 3 ステップを指している．しかし，脂質異常症（カテゴリーⅠ），境界型糖尿病のような生活習慣病，あるいは，頭痛，かぜ症候群後咳嗽，IBS 等の慢性の経過を辿る疾患（症状）については，生活者の希望に応えて，④フォローアップが行われることがある．

ある生活者が，1 年に 6 回は罹患するとされる「かぜ症候群」に罹患した場合を考えてみる．いつもと同じような初期症状，いつもと変わらない症状の経過である場合，多くの生活者は，かかりつけ薬局を訪れ，常用のかぜ薬を購入し，養生に努めるかもしれない．しかし，少ない頻度ではあっても，非特異的上気道炎である例について，高齢者，小児，COPD などの基礎疾患があるハイリスク群については，症状による適応探し，あるいは，受診を勧める判断，適剤の推奨と服薬後の適切なフォローアップが求められている．さらに，推奨薬による SCS がなされる状況であっても，まれな例については，重篤副作用疾患対応マニュアルにみられる副作用の前兆を見落とさない慎重さが求められている（**表 1-10**）．

ステップⅠ（適応探し）　ステップⅠは，①警告症状（危険を知らせる症状）等による鑑別診断の段階（Ⅰ-A），②主な臨床症状による OTC 薬等の選択，治療が適切（適応）であると判断する段階（Ⅰ-B（適応探し））に分けられる．

表 1-10　サイクリックな流れをもつ OTC 薬と医療用医薬品の適正使用

SMS の step	かかりつけ薬局への訪問 （OTC 薬）	かかりつけ医への訪問 （医療用医薬品）
プライマリ・ケア	薬剤師等が最初の相談相手になり，OTC 薬の適応探し（OTC 薬の適応の有無を判断する）を行う．	かかりつけ医による適正な診断がなされ，薬物療法が必要な場合は，適剤の判断とともに，「処方箋」を発行する．
適剤探し	OTC 薬が適応である場合，配合成分による推奨薬の選定，または，添付文書の効能等による適剤探しがなされる．	適剤探しは医師による診断に基づき，必要な成分の配合剤（多くは単一成分）の選択と，処方箋による薬剤師への指示がなされる．
服薬指導	• 添付文書等による服薬指導を要指導医薬品（劇薬・スイッチ直後品目）・第一類医薬品について行う場合は，薬剤師が年齢・他の医薬品の使用状況等について確認し，適正に使用されると認められる条件を満たしている場合については，薬剤師が情報提供を行う． • 医療用医薬品・要指導医薬品は対面販売と定められており，ネット販売はできない．	• 調剤薬局の薬剤師による服薬指導． • 服薬の制限因子，OTC 薬を含めた薬歴への配慮と服薬後の有害反応（Adverse Reaction）の回避，適切な休薬判断基準等へのアドバイスを行う．
フォローアップ	服用後の評価による服薬指導または薬剤師等による休薬・生活療法・受診勧奨などの指導を受け，その後のセルフケアは相談者自身が最終判断をする．	生活習慣病など，フォローアップが必要な例については，かかりつけ医による定期的な診察と生活指導，一般療法がなされる．

したがって，ステップⅠのSMSを進めるにあたっては，Medicinal Product及び相談者の症状（疾病・病態）の適合性が重要な意思決定要因となる．

　ステップⅡ（適剤探し）　ステップⅡでは，想定される複数のMedicinal Productに対する相談者の「服薬制限因子」に配慮した聴き取りが深められる（Ⅱ-A）．また，Medicinal Productの最適化の判断は，EBMの新モデルの3種の問診（CQ・PQ・RQ）によって進められる（図1-26）．

　なお，Ⅱ-Aで行われるMedicinal Product最適化の作業の中で，適剤がないと判断される場合は，必要に応じて受診勧奨とする（Ⅱ-B）．受診勧奨の判断にあたっては，①相談者の重症度，②予後（今後の病状についての医学的な見通し），③医療用医薬品等を含めた最新の治療を考慮する．

　ステップⅢ（服薬指導）　ステップⅢでは，ステップⅡにひき続き，服薬制限因子による相談者の症状改善と安全性への影響を読み取り，その先のSMS（フォローアップを含む）に結びつける．セルフメディケーションは軽医療，生活習慣病の発症遅延と予防，未病への家庭治療（Home Treatment）までを含んでいる．Medicinal Productの有用性判断は，これら3つのステップによって的確に進めなければならない．

　また，相談者の服薬制限因子の評価に当たっては，推奨するOTC薬等の添付文書（してはいけないこと・相談すること），重篤副作用疾患別対応マニュアル，その他医療用医薬品の安全性情報等を尊重した対応が基本となる（表1-11）．

表1-11　SMSの3段階

ステップⅠ （適応探し）	Ⅰ-A：相談者からの聴き取りから，適応にならない危険な症状を見極め，非適応疾患を鑑別し，必要な場合は受診を勧奨する． Ⅰ-B：OTC薬等の選択が適切であることを大筋で見極めるが，服用，使用の制限となる要因の分析はなされていない．
ステップⅡ （適剤探し）	Ⅱ-A：相談者に適剤探しの障害になる服薬制限因子があるときは，その要因に配慮した聴き取りを深め，適剤の最終スクリーニングを行う． Ⅱ-B：服薬制限因子の聴き取りを深めるなかで，適剤があればそれを推薦し，ないと判断される場合は，必要に応じて受診を勧める．
ステップⅢ （服薬指導）	Ⅲ-A：服薬制限因子が少なく軽度であり，選択される薬剤等の服薬・摂取に問題がないと判断される例では，その制限因子に配慮した指導を行う． Ⅲ-B：服薬制限因子が中等度で複数に及ぶが，安全性情報等から，OTC薬等の使用が適切であると判断される場合は，相談者への「事前の説明と了解」が必要である．

Pharmacist's point of view
SMSの3段階

- 厚生省（当時）の「患者調査」（平成8年）をみると，軽疾患（急性上気道感染症・便秘・結膜炎・皮膚炎・湿疹）が病院の初診患者の24.6％を占めている．
- 医薬品適正使用の定義は，1993年の「21世紀の医薬品のあり方に関する懇談会」において示されている．医薬品の適正使用は6つの段階から成り立ち，サイクリックな流れをもつ．
- OTC薬の適正使用は，一般用医薬品承認審査合理化等検討会の中間報告「セルフメディケーションにおける一般用医薬品のあり方について」の「Ⅳ．一般用医薬品の適正使用と関係者の役割」の中で述べられている．

- 2009年6月公表の「一般用医薬品販売の手引き（第1版）」の第2章「2．標準的な販売の手順」では，「消費者からの情報収集と状況確認」，「状況の評価」，「薬剤師によるトリアージ（振り分け）業務」などに触れている．
- OTC薬のSMSの法的根拠は，「医薬品，医療機器等の品質，有効性及び安全性の確保等に関する法律施行規則」（医薬品医療機器法施行規則）第159条の15に示されている．
- EBMの新モデルでは，Clinical Question，Patient Question，Research Questionの構成・バランスを重要視している．
- 「一般用医薬品販売の手引き（第1版）」では，相談者情報の評価は，①適剤探し，②適応探し，③生活指導からなるとしている．
- 薬剤師による振り分け業務は，①安易な医療機関の利用等の問題解決の一助となるだけではなく，②適切な受診勧奨による症状の重篤化の防止，③相談者にふさわしい治療を受ける機会の提供につながる．
- SMSの3段階は，通常の軽医療でOTC薬が選ばれる場合における，①プライマリ・ケア（適応探し），②適剤探し，③服薬指導のことを指している．
- ステップⅠは，①警告症状による鑑別診断の段階（Ⅰ-A），②主な臨床症状によるOTC薬等の選択，治療が適切（適応）であると判断する段階（Ⅰ-B（適応探し））に分けられる．
- ステップⅡでは適剤の最適化が進められ，適剤が得られない場合は受診が勧められる．
- ステップⅡ及びステップⅢにおける服薬制限因子の評価には，添付文書（してはいけないこと・相談すること），重篤副作用疾患別対応マニュアル，その他医療用医薬品の安全性情報等を尊重する．

参 考 文 献

1) 厚生労働省：生涯医療費（2010年度）.
2) 中央薬事審議会一般用医薬品特別部会（平成10年7月），資料1-3より引用改変.
3) Journal of Royal College of General Practitioners, 36, p. 542-544, December 1986.
4) 厚生労働省「患者調査」（平成8年）.
5) 森脇睦子 他：「軽症患者の大病院外来受診に関する検討」，日本医療・病院管理学会誌 (53) 2, p.5-14, 2016.
6) 健康医療開発機構・宮本佳尚（慶應義塾大学医学部） 他：「インフルエンザ治療薬として漢方薬を積極使用した場合の，医療費節減効果の試算」，2010.
   http://www.tr-networks.org/PDF/kanpo6ohsawa.pdf
7) 久繁哲徳：「根拠に基づく保健医療」，保健医療科学 49 (4), p.329-345, 2000.
8) 鳥居明：「本邦における便通異常と過敏性腸症候群患者に関する実態調査――一般生活者を対象としたアンケート調査結果―」，診断と治療 96 (8), p.1611, 2008.
9) 日本消化器学会：「機能性消化管疾患診療ガイドライン2014―過敏性腸症候群（IBS）」，p.XX（IBSのフローチャート：第1段階），2014.
10) 本郷道夫 他：「機能性胃腸症の病態と治療」，日本内科学会雑誌 101 (9), p. 2691（図1），2012.
11) 佐々木大輔 編：「過敏性腸症候群 脳と腸の対話を求めて」，p.182-192，中山書店，2006.
12) 医薬品適正使用方策検討委員会中間報告（1995年7月）より引用改変.
13) 日本薬剤師会：「在宅医療における薬剤師の役割と課題」（服薬に関する因子の評価と計画の流れ（イメージ図））.
14) 厚生労働省：「『セルフメディケーションにおける一般用医薬品のあり方について』中間報告書」（平成14年11月8日）.
15) 日本薬剤師会：「一般用医薬品販売の手引き 第一版」，2009.
16) 日本薬剤師会：「一般用医薬品販売の手引き 第一版」，p.13-14，2009．より引用改変.
17) BC Health Guide 2005/Chest and Respiratory Problem/Cold より引用改変.
18) 中山健夫：「診療ガイドラインをめぐる最近の話題」，MCR・医療評価研究，2005.
19) 日本薬剤師会：「一般用医薬品販売の手引き 第一版」，p.14（第2章 (3) 状況の評価（表2-2-3）），2009.
20) 本郷道夫 他：「機能性胃腸症の病態と治療」，日本内科学会雑誌 101 (9), p.2691-2692, 2012.
21) 日本薬剤師会：「一般用医薬品販売の手引き 第一版」，p.12，2009．より引用改変.

2章

適応探しの新戦略

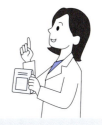

学習のポイント

本章では①適応探しと添付文書，②適応探しのSMS，③適応探しの類型化を扱う．生活者は，OTC薬の選択，使用中止判断に自信がもてない．その原因を探るために，まず，添付文書から出発するSMSの課題に触れた．生活者からの聴き取り段階では警告症状，Medicinal Product，適応の有無などの問診から，仮の診断を目指すプライマリ・ケアの目標を示し，適応探しの類型化では，1章で示した主要な軽疾患の適応探しの類型に特徴的なSMSの流れを疾病事例（かぜ症候群，IBS，咳嗽，頭痛，アトピー性皮膚炎，AGA（男性型脱毛症））で示すことで，Medicinal Productの適正使用4条件と適応探しを効果的に結びつける新戦略，MAPPING手法の意味を提示した．

2.1. 適応探しと添付文書

2.1.1. 生活者の適応探し・適剤探しへの対応

立教大学高岡ゼミ吉田班では，「ドラッグストアを活用したセルフメディケーション推進のための研究」のなかで，生活者のOTC薬等に対する自信について，アンケート調査を行っている（2010年）．表2-1は，〔受診判断〕～〔必要時の相談〕の7項目について，それぞれ5件法で回答を求め，「できる」を5，「できない」を1とし，5及び4の回答をした人の割合を男女別に示している．この調査結果によると，①適応探し（自分の症状に適しているOTC薬を選ぶ），②使用中止時期の判断（中止時期を自分で判断できる）の2項目への対応が，男性または女性でそれぞれ35.9％となっている．

2.1.2. 適応探しと添付文書

生活者が軽疾患による症状に合うOTC薬を選択しようとするとき，薬剤師からどのようなアドバイスをもらっているだろうか？　逆に，慢性疾患の急性増悪による症状が起き，薬剤師との対面によるSMSが得られない状況下では，適応探し，あるいは，新たな適剤探しに，添付文書等の情報はどこまで役に立っているだろうか？

生活者Aが添付文書を開いて，適剤探しを試みる情景を想像してみる．例えば，太田胃酸A〈錠剤〉の【効能】を開くと，17もの症状が列記されている．効能が症状で示されるのは，生活者の理解を助けるためとされている．

しかし，添付文書を開いた生活者Aの主症状は①食欲不振（食欲減退），②胃部・腹部膨

表 2-1 ヤングアダルト世代の OTC 薬に対する自信[1]

設問	男性 n=39%		女性 n=39%		合計 n=78%	
〔受診判断〕受診するか，OTC 薬を使うか判断できる	23	58.9	25	64.1	48	61.5
〔適剤探し〕自分の症状に適している OTC 薬を選ぶ	14	35.9	22	56.4	36	46.1
〔添付文書 1〕内容を読んで理解できる	22	56.4	22	56.4	44	56.4
〔添付文書 2〕読んで・指示・注意内容を守る	28	71.8	31	79.5	59	75.6
〔使用中止時期の判断〕自分で判断できる	16	41.0	14	35.9	30	48.7
〔分からない場合の判断〕医療機関を受診する	19	48.7	21	53.8	40	51.3
〔必要時の相談〕薬剤師・その他の専門家に相談する	20	51.2	30	96.9	50	64.1

※ヤングアダルト世代 78 例に対して，①OTC 薬についての自信，②前回かぜをひいた時の対処，③対処法の理由，④OTC 薬への信頼感などのアンケート調査を実施し，ドラッグストアによる"人間ドック"の提案をしている.

満感の 2 つであったとしよう．生活者 A は胃酸過多，胸やけ，げっぷ・嘔気もないのだから，制酸薬が配合されている胃腸薬は不要と考え，消化酵素・UDC（ウルソデオキシコール酸），あるいは，健胃生薬の配合剤で十分ではないかと考える．その場合，消化酵素・UDC，健胃生薬の配合剤のいずれが自分には適しているか，判断に苦しむかもしれない（**図 2-1**）.

さて，次は「胸やけ」，「げっぷ」が苦になっている生活者 B が第一三共胃腸薬［細粒］a の添付文書を開いたとしよう．効能には 17 もの症状が列記されているが，それらは 4 つのグループに分類されており，成分・分量の欄と照合してみると，効能にある「胸やけ，胃痛，胃酸過多，胃重，胃部不快感，げっぷ」の症状は 3 種の制酸薬と対応している．しかし，生活者 B は，3 種の制酸薬がこれらの症状に有効であることを示す資料があるのだろうかという疑問をもつかもしれない（**図 2-2**）.

制酸薬の効能は，「胸やけ」から「げっぷ」まで，6 つある．生活者 B が，制酸薬がもつ 6 つの効能について，薬剤師に質問をしたとしよう．この質問は，新 EBM における 3 種類の CQ のうちの Research Question (RQ) に相当する（**図 1-26**）.

この RQ への答えは，三輪らによる「胃酸分泌と上腹部症状に関する最近の知見」[2]にある．三輪らの研究は胃酸の上腹部症状発現への関与を検討する目的であったが，従来，消化管運動不全型の症状と考えられていた「胃もたれ，お腹の張り，吐き気・むかむか感，げっぷ」は，酸と真水の注入による影響に有意差を認めたことから，この 4 症状は胃酸依存であることが示唆された（**図 2-3**）.

2.1.3. 胃腸薬は症状に合ったものを

「○○薬は症状にあったものを」の考え方は，全薬効群の SMS で考えなければならない．機能性消化管障害 (FGIDs) には Rome Ⅲ の診断基準があり，症状による診断を行い，主症状の寛解を治療目標としている．「ビオフェルミン健胃消化薬錠」の添付文書・ミニ情報では，適応症状として「食欲がない・食べ過ぎた・胃がもたれる・胃が弱い」を挙げ，対応する配合成分は健胃薬，消化薬，胃粘膜修復薬（アカメガシワエキス・ラクトミン（乳酸菌））であることが示されている（**図 2-4**）．また，「はたらき（適応症状）」と「成分・含量」の対比表に示される「適応症状」が食後に生じる場合は，機能性胃腸症 (FD) のうちの食後愁訴症候群 (PDS) の可能性がある（**図 2-5**）.

太田胃散 A〈錠剤〉の効能・効果（17 項目）

【効能】胃もたれ，食べすぎ，胃痛，胸やけ，食欲不振，消化不良，消化促進，飲みすぎ，胃酸過多，胸つかえ，胃部不快感，胃部・腹部膨満感，胃弱，胃重，嘔吐，げっぷ，はきけ（胃のむかつき，二日酔・悪酔のむかつき，嘔気，悪心）

太田胃散 A〈錠剤〉の配合成分

●成　分　1 日量（9 錠）中

成　分		分　量	主　な　作　用
消　化　剤 Ⅲ欄	リパーゼ AP6	60 mg	脂肪を消化する酵素です．
	プロザイム 6	30 mg	たん白質を消化する酵素です．
	ビオヂアスターゼ 1000	60 mg	でんぷんやたん白質を消化する酵素です．
	ウルソデオキシコール酸	12.6 mg	胆汁の分泌を促し，脂肪の消化を助けます．
制　酸　剤 Ⅰ欄	炭酸水素ナトリウム	1,530 mg	作用の異なる各制酸剤が，胃の中の酸度を効果的に調整します．
	合成ヒドロタルサイト	900 mg	
	沈降炭酸カルシウム	270 mg	
健胃生薬成分 Ⅱ欄	ケイヒ油	10.40 mg	生薬成分が持つ特有の芳香と健胃作用で，胃の働きを良好にします．
	レモン油	4.46 mg	
	ウイキョウ油	1.65 mg	

〔添加物〕l-メントール，乳糖，黄色 4 号（タートラジン），アラビアゴム，ステアリン酸 Mg，炭酸 Mg，カルメロース Ca，セルロース，天然ビタミン E

消化器官用薬の製造承認基準

有効成分 Ⅰ欄 制酸剤	胃酸過多，胸やけ，胃部不快感，胃もたれ，胃重，胸つかえ，げっぷ，はきけ，嘔吐，飲み過ぎ，胃痛
Ⅲ欄 消化酵素 UDC	消化促進，消化不良，食欲不振（食欲減退），食べ過ぎ，胃もたれ，胸つかえ，消化不良による胃部・腹部膨満感
Ⅱ欄 健胃生薬	食欲不振（食欲減退），胃部・腹部膨満感，消化不良，胃弱，過食，胸やけ，胃もたれ，胸つかえ，はきけ（胃のむかつき，二日酔，嘔気・悪心），嘔吐

※太田胃散 A〈錠剤〉の効能は青色で表記．

図 2-1　太田胃酸 A〈錠剤〉の効能・効果（製造承認基準との比較）と成分・分量

2.1.4. 健胃生薬の作用

　総合胃腸薬には①制酸薬，②消化酵素，③健胃生薬等が配合される．アカメガシワエキス，カンゾウは胃腸の過緊張を抑え，胃粘膜を保護し，胃の炎症を鎮める．実験的消化性潰瘍に対する効果が多くの研究によって確認されている．カンゾウ末の有効成分である脱グリチルリチン酸エキスには，胃上皮増殖促進作用，胃粘膜障害防止効果などの細胞保護（cytoprotective）作用が認められている（**表 2-2**）．

第一三共胃腸薬〔細粒〕a の効能・効果

症状	欄
6症状：胸やけ，胃痛，胃酸過多，胃重，胃部不快感，げっぷ	I欄
5症状：もたれ，食べ過ぎ，飲みすぎ，胸つかえ，食欲不振	II欄
4症状：消化不良，消化促進，胃弱，胃部・腹部膨満感	III欄
2症状：はきけ（むかつき，二日酔・悪酔のむかつき，悪心），嘔吐	IV欄

17症状

成分・分量

本剤は，3包（1包1.3g）中に次の成分を含有しています．

成 分	分 量	はたらき	欄
タカヂアスターゼN1	150mg	広いpH域ではたらく消化酵素で，消化を助け，栄養の吸収をよくします．	III
リパーゼAP12	60mg	脂肪消化酵素で，消化作用をあらわします．	III
アカメガシワエキス	63mg（アカメガシワとして504mg）	胃腸の過度の緊張をおさえて，胃粘膜を保護し，胃の炎症をしずめます．	IV
カンゾウ末	150mg		VII
ケイ酸アルミン酸マグネシウム	1200mg	持続的な制酸作用を有し，かつ胃粘膜の炎症面を保護するはたらきもあります．また，合成ヒドロタルサイトは速効性もかねそなえています．	I
合成ヒドロタルサイト	450mg		I
水酸化マグネシウム	600mg	速効的な制酸作用を有し，胸やけ，げっぷなどの過酸症状を改善します．	I
ロートエキス	30mg	胃液の分泌を抑制し，胃痛をしずめます．	I
オウバク末	105mg	味や香りによって味覚を刺激し，胃液や消化液の分泌を調節し，消化をたすけます．	II
ケイヒ末	225mg		II
ウイキョウ末	60mg		II
チョウジ末	30mg		II
ショウキョウ末	75mg		II
l-メントール	9mg		II

添加物：セルロース，乳糖，ポリソルベート80，ヒドロキシプロピルセルロース，サンショウ

※ I〜IV及びVII欄：胃腸薬製造販売承認基準の有効成分の区分（昭和55年4月22日薬発第520号厚生省薬務局長通知）．

図 2-2 第一三共胃腸薬〔細粒〕a の効能・効果と成分・分量（2015年4月10日改訂）

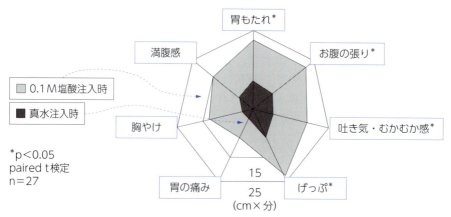

- 胃酸過多はディスペプシア（dyspepsia）症状（胃や十二指腸における痛みやもたれなどのさまざまな症状）発現の一因にすぎないが，他の生理学的異常を誘発するため，治療初期のターゲットとなる．

図 2-3 酸及び真水による上腹部症状の発現[3]

2.1. 適応探しと添付文書　33

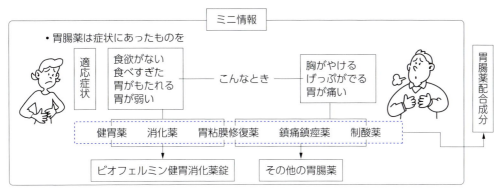

※相談者が辛いと感じている「消化器系症状」を適応症状と考え，その症状の緩和に効果が期待できる配合成分を含有する胃腸薬を選択するという考え方は実践的であり，効果的な適応探しの方法になる．
※OTC薬が適応となるFGIDsに関する症状からの適応探しには，もう一つの立場として，FGIDsについての診断・治療をまとめた世界規模の基準RomeⅢがある．

図 2-4　胃腸薬は症状にあったものを[4]

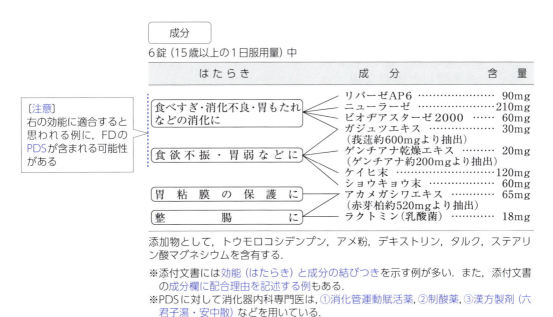

添加物として，トウモロコシデンプン，アメ粉，デキストリン，タルク，ステアリン酸マグネシウムを含有する．
※添付文書には効能（はたらき）と成分の結びつきを示す例が多い．また，添付文書の成分欄に配合理由を記述する例もある．
※PDSに対して消化器内科専門医は，①消化管運動賦活薬，②制酸薬，③漢方製剤（六君子湯・安中散）などを用いている．

図 2-5　適応症状から選ぶ胃腸薬の配合成分[4]

表 2-2 健胃生薬を配合する総合胃腸薬の事例[5]

健胃生薬		第一三共胃腸薬 グリーン錠	第一三共胃腸薬 〔細粒〕a	S・M 配合散 (医療用)
健胃生薬	苦味性	ゲンチアナ センブリ	オウバク	オウレン
	芳香性	ケイヒ ウイキョウ チョウジ	ケイヒ ウイキョウ チョウジ	ケイヒ ウイキョウ チョウジ
	芳香・辛味性	—	ショウキョウ	ショウキョウ サンショウ
その他		カンゾウ 150 mg/日	カンゾウ 150 mg/日 アカメガシワエキス 63 mg/日	カンゾウ 354 mg/日

※総合胃腸薬には，①制酸薬，②消化酵素，③健胃生薬等が配合されている．
※アカメガシワエキス・カンゾウは胃腸の過緊張を抑え，胃粘膜を保護し，胃の炎症を鎮める．
※S・M 配合散は，①胃液分泌抑制効果，②数種の実験的胃潰瘍モデルに有効性を示し，その作用機序の一部には細胞保護作用が関与している．また，S・M 配合散は健胃薬としての有効性よりも，抗潰瘍薬としての有効性が示されている．

Pharmacist's point of view
適応探しと添付文書

- 立教大学高岡ゼミ吉田班の OTC 薬の研究調査をみると，生活者は，①自分の症状に適している OTC 薬を選ぶ，②使用中止時期を自己判断できる，の 2 点について自信がないことが分かる．
- 太田胃酸 A 〈錠剤〉の添付文書の効能には 17 の症状，第一三共胃腸薬〔細粒〕a の添付文書の効能には 17 の症状が列記されている．
- 三輪らの胃酸分泌と上腹部症状に関する知見によると，従来，消化管運動不全型の症状と考えられていた「胃もたれ，お腹の張り，吐き気・むかむか感，げっぷ」は，胃酸過多によって誘発されていることが示唆された．
- 相談者が辛いと感じている「消化器系症状」を適応症状と考え，その症状の緩和に効果が期待できる配合成分を含有する胃腸薬を選択するという考え方は実践的であり，効果的な適応探しの方法になる．
- カンゾウ末の有効成分である脱グリチルリチン酸エキスには，胃上皮増殖促進作用，胃粘膜障害防止効果などの細胞保護 (cytoprotective) 作用が認められている．

2.2. 適応探しの SMS

2.2.1. プライマリ・ケアの SMS

プライマリ・ケアの SMS を進めるには，①Medicinal Product から出発する方法と，②Medicinal Product の適応となる症状（疾病）から始める方法がある．SMS 実践の場を想定すると，ある問題を抱えた相談者がかかりつけ薬剤師・薬局を訪れ，SMS がスタートする．つまり，プライマリ・ケアの SMS は Medicinal Product から始まるのではなく，相談者が辛いと感じている症状（疾病）の聴き取りから出発する．

本書では，プライマリ・ケアのSMSをステップI～ステップIIIまでの3段階に分け，ステップI（適応探し）のI-Aでは，相談者の潜在的な警告症状までを聴き取って，非適応疾患を鑑別し，必要な受診勧奨を行うとしている．

I-Aの後にはステップIのサブステップ（I-B）が続き，この段階でMedicinal Productのうちの何が選択できるかを考えることになる．例えば，かぜ症候群の初期症状を訴える相談者には，OTC薬と漢方製剤のいずれか，あるいは，双方の併用を検討することがある．また，健康診断で血中の中性脂肪値が境界域（150mg/dL以上300mg/dL未満）の相談者から，イコサペント酸エチル（EPA）製剤（要指導医薬品），あるいは，トクホ（EPA・DHA配合）によるセルフメディケーションについてSMSを要請されることがあるかもしれない（図2-6）．

いずれの場合も，SMSの出発点はMedicinal Productではなく，相談者の症状（疾病），あるいは，健康に関わる課題が出発点になる．

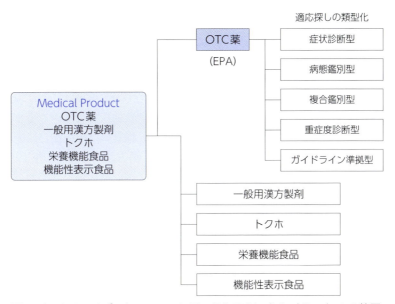

図2-6 セルフメディケーションに用いられるMedicinal Productの範囲

2.2.2. 機能性ディスペプシア（FD）のSMS

プライマリ・ケアのSMSは何らかの症状・生活習慣病予備群，健康課題をもつ生活者からの聴き取りから始まる．その段階がステップI-Aで，通常，①受診が必要な警告症状，②Medicinal Productの適応の有無，③Medicinal Productの非適応例という3つの課題を取り扱う．そこで，ここでは「胃痛，胃もたれを主徴とするFDの疑診例」の事例について，2つの課題を取り上げる．

1つ目の課題は「受診が必要な警告症状」であるが，FDの場合は，①消化器がん・消化性潰瘍，②急性腹症，③感染症，④重症のIBS合併例について考える必要がある．これらを症状から除外し得た例は，FD疑診例と判断され，「Rome IIIのFD診断基準」（Rome III・FD診断基準）に適合するものがFDと診断される．FDは症状の特徴により，食後愁訴症候群（PDS）と心窩部痛症候群（EPS）に分類されるが，両者は合併することもある（図2-7）．警告症状による4つの鑑別診断の詳細については，第2部の各論（12章）を参照されたい．

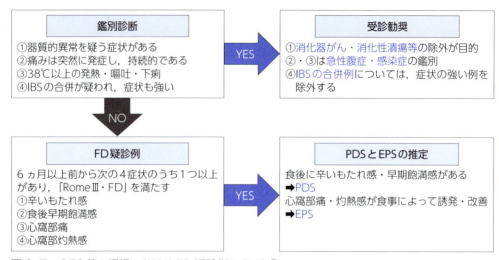

図 2-7 OTC 薬の現場における FD 疑診例の SMS ①

　FD 疑診例の SMS では，症状の聴き取りは積極的傾聴を重視する．そして，「胃もたれ・胃痛」が数日間続いていれば，FD としての適剤探しを行ってよい．そのとき，FD の病態を丁寧に説明し，その時点で再度，消化器系の器質性疾患の徴候がないことを確認する．PDS・EPS の薬物療法では，適剤の推奨にあたり，器質的疾患でないことを説明するとともに，症状を誘発している生活習慣の改善を求める．推奨薬はその配合成分に酸分泌抑制薬，消化管運動調節薬，鎮痙薬が含まれる OTC 薬，漢方製剤（六君子湯など）から選択する．フォローアップの留意点として，薬物療法から 2 週間経過後で効果の見られない例について，50 歳以上の例，悪性腫瘍の家族歴のある例，リスクファクターとなる生活習慣のある例は，受診勧奨を原則とする（**図 2-8**，**図 2-9**）．

　2 つ目の課題は「Medicinal Product の適応の有無」である．この段階での SMS には 3 つのチェックポイントがある．1 つ目は，ほとんどの OTC 薬は「症状による適応探し」をしなければならないということ，2 つ目は，OTC 薬の配合成分となる薬効成分ごとに「適応の有無」をサーチしなければならないということである．そして 3 つ目は，FGIDs の例に見るように，FD と診断される例の 70％には IBS の合併があるという問題がある．特に合併例の適応探しでは，合併症の存在に配慮した問診を進めなければならない（**図 2-10**）．

2.2.3. Common Disease・生活習慣病と鑑別疾患

　2.2.2. では Common Disease である FD の SMS の流れをみてきた．次は，本書で扱う Common Disease，生活習慣病について，鑑別する 21 疾患を示し，Common Disease に用いる OTC 薬，漢方製剤，生活習慣病に用いる OTC 薬，トクホとの結びつきを把握しておく．

　Common Disease は発生頻度が高く，よくある病気の意味に使われるが，疾病の範囲は，ときに高血圧などの生活習慣病を含んでおり，Common Disease に対する認識も深まっている．

　表 2-3 の「Common Disease・生活習慣病と鑑別疾患」は，「外来診療ハンディガイド」及び「今日の common disease 診療ガイドライン」を参考に，セルフメディケーションに使われる Medicinal Product との一致性を考慮して作成したものである．また，これらの

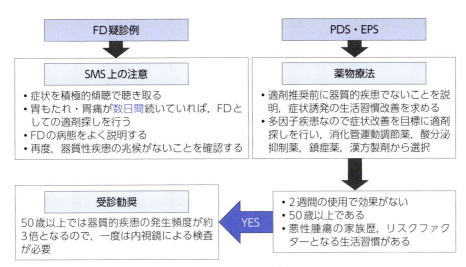

図 2-8 OTC 薬の現場における FD 疑診例の SMS ②

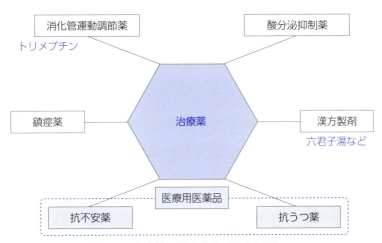

図 2-9 FD に使われる治療薬の配合成分，漢方製剤

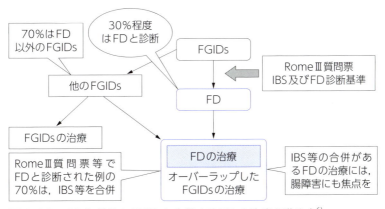

図 2-10 IBS など他の FGID を合併する FD の治療の進め方[6]

参考図書では，①エビデンスに基づく診療ガイドラインに収載されるような標準的治療薬で，しかも，②費用対効果の優れた医薬品を「エスタブリッシュ医薬品」と位置づけ，それらの薬剤を中心に取り上げている．

表2-3 Common Disease・生活習慣病と鑑別疾患[7),8)]

対象疾患：23疾患

かぜ症候群，インフルエンザ，小児上気道炎，急性胃炎，機能性胃腸症，胃食道逆流症，過敏性腸症候群，頭痛，アトピー性皮膚炎，皮膚掻痒症，接触皮膚炎，蕁麻疹，白癬，ざ瘡，アレルギー性結膜炎，急性鼻副鼻腔炎，アレルギー性鼻炎/花粉症，更年期障害，肩関節周囲炎，腰痛症，変形性膝関節症，尿失禁，不眠症

生活習慣病：5疾患

高血圧，糖尿病，脂質異常症，骨粗鬆症，肥満症

対象疾患から鑑別する疾患：21疾患

市中肺炎，誤嚥性肺炎，気管支喘息，小児気管支喘息，COPD，虚血性心疾患，不整脈，消化性潰瘍，感染性胃腸炎，消化性潰瘍，関節リウマチ，過活動膀胱 (OAB)，高尿酸血症/痛風，貧血，皮膚真菌症，甲状腺機能異常症，小児急性中耳炎，帯状疱疹，薬疹，ざ瘡，膀胱炎

2.2.4. Common Disease の SMS（4つの課題）

Common Disease の SMS では何が課題になるのだろうか？　ここでは，その範囲を絞り，①OTC薬の適応探しの目標は何か，②OTC需要と医療受診の拮抗関係をどう捉えたら良いか，③Medicinal Product の適正使用を満たす条件は何か，④適正使用の MAPPING とは何かの4テーマについて考える．

1つ目の「OTC薬の適応探しの目標は何か」について OTC薬の適応探しは，Common Disease に対する「仮の診断」を目指すことにおかれる．臨床医学では医学的判断（診断）には4つのレベルがあり，そのすべてがそろうと治療指針が確定できると考えられている．4つのレベルとは，①症状による診断（臨床診断），②病理解剖学的診断，③原因診断，④機能診断（病態生理学的診断）である．OTC薬の適応探しでは，医療面接による症状（主訴）・現病歴などの把握・分析・評価から得られる「仮の診断（臨床診断）」を目指した SMS が行われる（**図2-11**）．

2つ目の「OTC需要と医療受診の拮抗関係をどう捉えたら良いか」については，本書の「1.2.1. 主要な軽疾患の患者数と患者比率」で取り上げたように，厚生労働省の「患者調査」から，急性上気道炎（かぜ症候群など）の患者数は多く，患者比率も高い（**表1-2**）．一方，大日らの「疾病ごとの医療受診とOTC需要の代替性に関する研究」によると，代表的なCommon Disease とされる13疾患の「医療受診 vs OTC薬の需要」は拮抗している（**表2-4**）．

これら13疾患について，薬剤師が的確なSMSによって来局者の適正な医療受診に結びつけることができれば，医療経済の破綻が懸念される2025年問題に一筋の光を見出すことができる．的確なSMSは，経験医学から脱却し，EBH（Evidence-based Healthcare）の思想を適剤探しに取り入れることで目標が達成される（**図1-8**）．

3つ目の「Medicinal Product の適正使用を満たす条件は何か」については，本書の「1.2.2. 軽医療における2つの課題と SMS」において，プライマリ・ケアのSMSが満たすべきステップとして，①受診を必要とする病態の鑑別，②セルフメディケーションの適応で

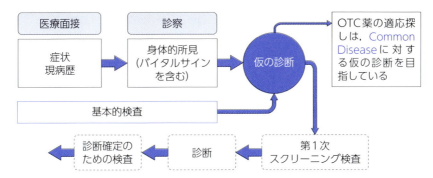

※医療面接：患者あるいはその家族から情報を得る．聴取内容は主訴・現病歴・社会歴・既往歴・家族歴である．
※バイタルサイン：主対象となるのは脳神経機能，循環機能，呼吸機能である．一般的には脈拍あるいは心拍数・呼吸(数)・血圧・体温の4つを指すことが多い．また，救急医学では意識レベル，瞳孔反射，尿量を含める考え方もある．
※基本的検査：通常，「いつでも，どこでも，誰でも」簡単にできる定期検査で，尿検査・血液検査・糞便検査・赤沈・CRP・血液化学検査が含まれる．

図 2-11 一次スクリーニング検査が目指す仮の診断[9]

表 2-4 疾病ごとの医療受診とOTC需要の代替性に関する研究[10]

Common Disease	医療受診	OTC薬の需要
1. かぜ症候群	44%	32%
2. 花粉症	35%	33%
3. 胃痛・もたれ	51%	34%
4. 便秘・下痢	39%	37%
5. 頭痛・生理痛	14%	49%
6. 肩・首筋のこり	67%	41%
7. 背中・腰の痛み	19%	38%
8. 眼精疲労	41%	22%
9. 水虫・魚の目	13%	69%
10. 皮膚の炎症	37%	32%
11. けが	15%	54%
12. 打ち身・打撲	24%	46%
13. 痔	32%	50%

※医療受診/OTC薬の需要は，1日を単位としているため，同一個人が日を変えて異なる対応をとった場合には，それぞれが重複してカウントされている．
※取り上げられている13疾病(症状)には，SMSに際してそれぞれ異なる留意点があり，相談者ごとの病態・病歴・薬歴などの情報を基に，的確な問診計画を立てる必要がある．

あることの意思決定，③相談者の服薬制限因子に配慮した適剤探しと服薬後のフォローアップの3つを挙げている．

Common Diseaseのプライマリ・ケアでは原型となるSMSの流れがある．その流れには「プライマリ・ケアのSMSの3段階」があり，その医療上の意思決定には，新EBMに

基礎を置いた，①CQ（Clinical Question），②PQ（Patient Question），③RQ（Research Question）が配置される．つまり，プライマリ・ケアのSMSの3段階には，それぞれに3種類のQuestion が提起されることが期待されている（図2-12，図1-26）．

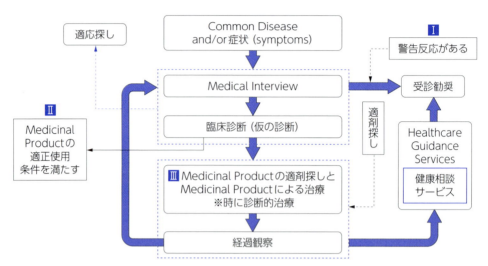

※ⅠⅡⅢは，evidence/ガイドライン等に準拠する必要がある（Ⅳ）．
図 2-12 Common Disease のプライマリ・ケアにおける SMS の流れ（適正使用の4条件）

　Medicinal Product の効能・効果が相談者の疾患（症状）と一致する場合は，MAPPING 用紙の①八角形内に相談者の主訴を過不足なく表現する．そして，②灰色の楕円形内には必要に応じて「Common Disease・生活習慣病と鑑別疾患」（**表2-3**）を記入し，最後に③青色の楕円形内には「Medicinal Product の適応/疾患・症状」を記入する（**図2-13**）．
　ここでは Medicinal Product の例として，エルペインコーワ（効能・効果：生理痛（主に軟便を伴う痛みがある），相談者の症状：典型的な機能性月経困難症），エスエスブロン液L（効能・効果：せき・たん，相談者の症状：かぜ症候群後咳嗽が3週間持続）の2製品を取り上げる．
　エルペインコーワの効能・効果は，「Common Disease・生活習慣病と鑑別疾患」には取り上げられていないが，OTC薬（配合成分：イブプロフェン＋ブチルスコポラミン）として，軟便を伴う下腹部痛がある生理痛に効能・効果（ブチルスコポラミンは軟便を伴う生理痛の適剤の1つ）があるので，相談者の症状から MAPPING 用紙の八角形内の**A**に配置することができる．
　エスエスブロン液L（配合成分：デキストロメトルファン臭化水素酸塩水和物・グアイフェネシン・クロルフェニラミンマレイン酸塩・無水カフェイン）は，「せき・たん」に効能・効果があり，鑑別疾患として①COPD，②気管支喘息，③副鼻腔炎気管支症候群，④GERDによる慢性咳嗽，⑤心因性咳嗽，⑥後鼻漏による咳嗽についての問診では，いずれも相談者の症状からは否定できる．また，相談者の症状（かぜ症候群後咳嗽が3週間持続）から，かぜ症候群後咳嗽の疑診例と考えられ，MAPPING 用紙の八角形内の**B**に配置することができる．

2.2. 適応探しの SMS

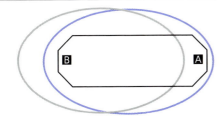

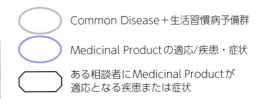

Common Disease・生活習慣病と鑑別疾患

対象疾患：23 疾患

かぜ症候群，インフルエンザ，小児上気道炎，急性胃炎，機能性胃腸症，胃食道逆流症，過敏性腸症候群，頭痛，アトピー性皮膚炎，皮膚掻痒症，接触皮膚炎，蕁麻疹，白癬，ざ瘡，アレルギー性結膜炎，急性鼻副鼻腔炎，アレルギー性鼻炎/花粉症，更年期障害，肩関節周囲炎，腰痛症，変形性膝関節症，尿失禁，不眠症

生活習慣病：5 疾患

高血圧，糖尿病，脂質異常症，骨粗鬆症，肥満症

対象疾患から鑑別する疾患：21 疾患

市中肺炎，誤嚥性肺炎，気管支喘息，小児気管支喘息，COPD，虚血性心疾患，不整脈，消化性潰瘍，感染性胃腸炎，消化性潰瘍，関節リウマチ，過活動膀胱（OAB），高尿酸血症/痛風，貧血，皮膚真菌症，甲状腺機能異常症，小児急性中耳炎，帯状疱疹，薬疹，ざ瘡，膀胱炎

◯ Common Disease＋生活習慣病予備群
◯ Medicinal Product の適応/疾患・症状
▭ ある相談者に Medicinal Product が適応となる疾患または症状

例：エルペインコーワ（イブプロフェン＋ブチルスコポラミン）
【効能】生理痛（主に軟便を伴う下腹部痛がある場合）

例：エスエスブロン液 L（非麻薬性鎮咳薬（デキストロメトルファン）＋非特異的治療薬（グアイフェネシン）＋抗ヒスタミン薬配合）
【効能】せき・たん．

※適正使用 4 条件と適応探しの MAPPING
Ⅰ 警告症状がないことの確認
Ⅱ Medicinal Product の適正使用条件を満たす
Ⅲ 服薬制限因子に問題がないことの確認
Ⅳ Ⅰ〜Ⅲ は evidence/ガイドラインに準拠

A：エルペインコーワ　B：エスエスブロン液 L

図 2-13 適正使用 4 条件と適応探しの MAPPING

Pharmacist's point of view
適応探しの SMS

- プライマリ・ケアの SMS は Medicinal Product から始めるのではなく，相談者の症状（疾病）の聴き取りから始める．
- プライマリ・ケアの SMS は，ステップⅠ〜ステップⅢまでの 3 段階に分けられる．
- ステップⅠ-A では，受診が必要な警告症状，Medicinal Product の適応の有無を考える．
- ステップⅠの適応探しの段階では，Medicinal Product のうち，何が選択できるかを考える．
- FD の場合，受診が必要な警告症状には，①消化器がん・消化性潰瘍，②急性腹症，③感染症，④重症の IBS 合併例の 4 つを想定する必要がある．
- Rome Ⅲ の FD 診断基準に適合するものが FD と診断されるが，症状の特徴により，食後愁訴症候群（PDS）と心窩部痛症候群（EPS）に分類される．
- Medicinal Product の場合，一部の例外を除き，症状による適応探しを行う．
- 機能性消化管障害は Common Disease の代表的疾病であるが，FD と診断される例の 70％は，IBS を合併しているという問題がある．
- Common Disease は発生頻度が高く，よくある病気の意味に使われるが，疾病の範囲は，ときに高血圧などの生活習慣病を含んでいる．
- OTC 薬の適応探しの目標は，Common Disease に対する仮の診断を目指すことにある．
- 疾病ごとの医療受診と OTC 需要の代替性に関する研究によると，代表的な Common Disease では「医療受診 vs OTC 薬の需要」は拮抗している．
- SMS の 3 段階における医療上の意思決定には，新 EBM に基づく，CQ，PQ，RQ が利用される．
- 適正使用の MAPPING は，SMS のステップⅠ，ステップⅡの流れを包括的に検討する場合に利用される．

2.3. 適応探しの類型化

2.3.1. 適応探しの課題

経験と勘による医療から EBH (Evidence-based Healthcare) に根差した医療への転換は，診断・治療の意思決定の条件として，①Evidence (科学的・実証的・臨床データ・疫学)，②Value (信条・習慣・経験・社会文化的規範)，③Resources (人的・技術物理的・時間的・費用地域的要因) を視野に入れたものとしなければならない．一方，Common Disease，生活習慣病の SMS においても，Evidence のある診療ガイドライン等に準拠し，相談者の意思を尊重し，さらに，Medicinal Product の選択にあたっては，費用対効果の面から個別医療を比較検討する考え方を習慣化することを心がけなければならない．

では，セルフメディケーションの対象となる Common Disease では，生活者の判断で適応探しが可能なのだろうか？　かぜ症候群を例にとれば，1 年に 6 回の罹患経験があることで，いつものかぜ症候群感染初期にみられる症状と経過から，適応探し，適剤探しが可能であるケースが多いかもしれない．しかし，慢性の経過を辿る IBS では，かぜ症候群のように自らの判断で適剤にたどり着き，さらに生活習慣の改善を試みて QOL の低下を最小限に留めることができるだろうか？

実際，IBS の QOL 低下が他疾患と比べて，どの程度であるかは意外なほど知られていない．本郷らの SF-36* による消化器病の調査によれば，QOL の低下が大きい GERD との比較において，IBS の QOL の低下は予想より大きいことが分かる (**図2-14**)．

2.3.2. 適応探しの類型化

本書「1.2.4. 過敏性腸症候群 (IBS) の SMS」では，①セレキノン S 等の申請書類，②薬事・食品衛生審議会/一般用医薬品部会議事録，③厚生労働省/医薬食品局審査管理課 (当時) のセレキノン S 等の審議結果報告を参考に，IBS の SMS に想定される SMS の流れをみている．

SMS の流れの中では，CQ-A (受診勧奨基準の 14CQ)，CQ-B (CQ-A 以外のリスク要因を探索する 9CQ) を取り上げている．これらの CQ は，これまでの OTC 薬の添付文書には前例がないために，生活者は大きな戸惑いを覚えるかもしれない．また，セレキノン S 等以外の OTC 薬について，Evidence に基づいたチェックシートは不要なのだろうかと案じるかもしれない．

そこで，Common Disease から主な軽疾患を選択し，その適応探しを類型化することができれば，どのような問診計画を立てたら良いか，また，適応探しに続く適剤探しについて，どのような注意が必要かを知る手掛かりになると考えられる．

適応探しの類型化は，**表1-3** に示したように，①症状診断型，②病態鑑別型，③複合鑑別型，④重症度診断型，⑤ガイドライン準拠型の 5 型に分類され，それぞれのタイプによって「適応探しのあり方」には特徴がある．

---

* 健康関連 QOL の測定尺度で，8 つの健康概念を測定するための質問項目，健康全般についての 1 年間の変化を問う質問項目から構成されている．

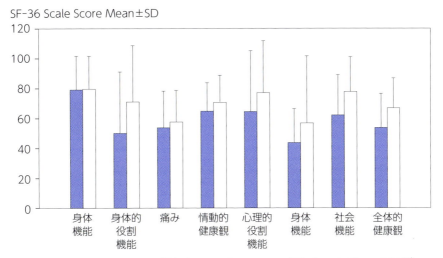

図2-14 SF-36で見るIBS (■) (n=877) とGERD (□) (n=516) のQOL[11]

2.3.3. 症状診断型

　症状診断型は，現れている症状を適応探しの基準とし，重症度による除外基準，鑑別診断基準，その他のリスク基準が明らかなものであり，症状診断型には，かぜ症候群，FGIDsなどが分類される．例えば，かぜ症候群の適応探しでは，症状による臨床診断がなされ，SMSでは重篤な疾患との鑑別が主作業になる（図2-15）．

　また，FGIDsの1つであるIBSの適応探しは「Rome Ⅲ・IBS診断基準」によって進められる．診断基準は長期間（3ヵ月以上）にわたって慢性的（月に3日以上）に，排便によって改善する腹部不快感あるいは腹痛がある，便秘・下痢（便通異常）があるが，器質的疾患を説明する症状はないとしている．器質的疾患は，通常，体重減少，発熱，粘液便，関節痛，異常な身体所見などの警告症状によって鑑別される（図2-16）．

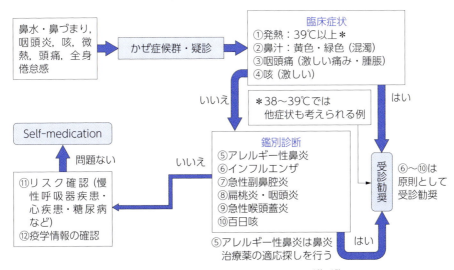

図2-15　重篤疾患の鑑別に配慮したかぜ症候群の適応探し[12)〜15)]

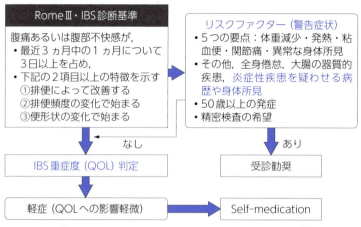

図 2-16 「RomeⅢ・IBS 診断基準」による IBS の適応探し[16]

2.3.4. 病態鑑別型

ここでは，①日本咳嗽研究会及び日本呼吸器学会が 2006 年に日常臨床で患者を診療する際の手引きとして出した「簡易診断基準（治療的診断）」，②日本呼吸器学会が 5 年ぶりに改訂した「咳嗽に関するガイドライン第 2 版」(2012 年) を参考として，咳嗽を主な症状とする相談者のプライマリ・ケアの流れを示す．

咳は持続期間により，3 週間未満の急性咳嗽，3 週間以上 8 週間未満の遷延性咳嗽，8 週間以上の慢性咳嗽に分けられる．プライマリ・ケアの SMS では，①咳嗽の強度がピークを過ぎている急性咳嗽及び②遷延性咳嗽のうち，❶かぜの後の咳，❷咽頭アレルギーによる咳，❸アトピー咳嗽，❹咳喘息の範囲で進められる．

急性咳嗽の原因の多くは，かぜ症候群を含む気道感染症であり，持続期間が長くなるにつれて感染症の割合は低下するが，慢性咳嗽においては，感染症が原因となることは少ない（**図 2-17**）．また，咳嗽は喀痰の有無によって，①喀痰を伴わないか少量の粘液性喀痰のみ

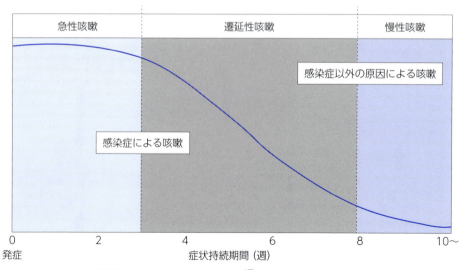

図 2-17 症状持続期間と感染症による咳嗽比率[17]

を伴う乾性咳嗽，②咳嗽のたびに喀痰を伴い，その喀痰を喀出するために生じる湿性咳嗽に分類される．

なお，乾性咳嗽の治療目標は，咳嗽そのものであるのに対して，湿性咳嗽の治療目標は，気道分泌物の減少におかれる．

咳嗽のプライマリ・ケアにおける SMS は，相談者の症状持続期間ごとに対応する必要がある．咳嗽持続期間が3週未満（急性咳嗽）の例では，感染性咳嗽を疑い，①かぜ症候群の症状の先行例，②咳嗽が自然軽快の傾向にある，③周囲に同様の症状例がある，④経過中に性状の変化する膿性痰がみられるもののうち，いずれかが認められる場合には，感染性咳嗽を疑う．「膿性痰」は気道炎症によって産生されるため，その所見だけで感染症を疑うことはできない．急性咳嗽の適応の有無は，咳症状のピークが過ぎているかいないかで判断される．咳のピークが過ぎ，小康状態にあれば，対症療法によるセルフメディケーションの適応であると考えてよい（図2-18）．

次に，咳嗽の持続期間が3週を超え，8週未満の遷延性咳嗽の適応探しについて考える．遷延性咳嗽の適応探しは，①かぜの後の遷延性咳嗽，②咽頭アレルギー，③アトピー咳嗽，④咳喘息について個別に進められる．これら4疾患に共通する SMS の考え方は，①症状による病態判断，②鎮咳薬の反応性の有無を判断基準とする点にある．鎮咳薬の対象疾患への有効性は，診断的投与の効果判定基準となるが，最近では患者の QOL を優先し，診断的投与による病態解析は二次的なものとする傾向がある．

遷延性咳嗽の適応探しの SMS の流れは，プライマリ・ケアにおける相談者の現病歴を重視して，①咳嗽の原因となる4つの疾患，病態を確認し，②COPD などの6つの鑑別疾患を除外できれば，③日本咳嗽研究会の簡易診断基準に照らして，セルフメディケーションの適応探しを進めることができる（図2-19）．

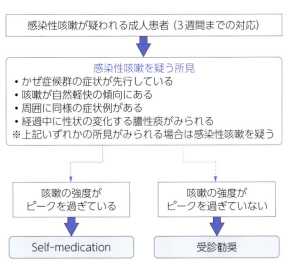

図2-18 成人の感染性咳嗽の診断[18)]

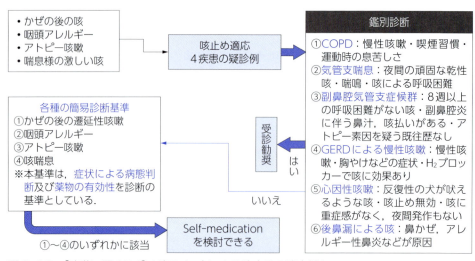

図2-19　「咳嗽に関するガイドライン」による咳止めの適応探し

2.3.5. 複合鑑別型

　解熱鎮痛薬の主な効能は，①頭痛，②月経痛（生理痛），③他の疼痛性疾患，④悪寒発熱時の解熱である．一方，適応疾患のSMSの観点からすれば，適応の違いによってSMSの考え方は，症状診断型，病態鑑別型及び両者の複合型に分けられる．しかし，「ステップⅠ：適応探し」から「ステップⅡ：適剤探し」，さらに，「ステップⅢ：服薬指導」への展開を考えると，Medicinal Productとの結びつきを軽視することはできない．適応の違いによって，OTC薬（配合成分構成の異なる製剤），漢方製剤などの選択範囲に違いが生じるものの，服薬指導段階における，解熱鎮痛薬の安全性確保の立場は，適応の違いを超えて変わることがない．

　そこで，解熱鎮痛薬が主薬となる薬剤選択を検討する場合，そのSMSの流れは，症状診断型と病態鑑別型，あるいは，その複合型であることに注目して，適応探しの流れを「複合鑑別型」と位置づけている．

　その複合鑑別型のSMSの流れを理解するために，ここでは頭痛を取り上げる．頭痛は片頭痛，緊張型頭痛，群発頭痛などの一次性頭痛，上気道感染症，頭部外傷，脳血管障害等が原因となる二次性頭痛に分けられる．頭痛のSMSは2段階に分けられ，第1段階では危険な頭痛を鑑別し，これを除外する作業が進められる．また，「慢性頭痛の診療ガイドライン」では，第1段階に5つのCQが用意されている．

　頭痛のうち，ⅰ）小児（5歳未満）か高齢者（51歳以上）の例，ⅱ）新規発症の頭痛（発症から6ヵ月未満），ⅲ）超急性（発症から5分以内に最強度に達する）の例，ⅳ）非典型的症状，今までにない症状，局所神経症状のある例であれば，緊急な受診勧奨とする．また，①発疹，②神経脱落所見，③嘔吐，④痛み・圧痛，⑤事故・頭部外傷，⑥感染，⑦高血圧を伴って急性に発症する頭痛についても，受診勧奨の対象になる．つまり，頭痛のないとき，頭痛症状が緩和したときにおいても，神経学的異常が改善しない例は，受診を急ぐ必要がある（**図2-20**）．

　次の第2段階では，①頭痛による支障度，②発作の頻度に関するCQが用意されている（**図2-21**）．第1段階で危険な頭痛を除外した後に，主症状である頭痛が，日常生活や日常活

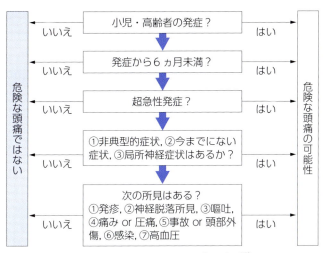

図2-20 危険な頭痛の簡易診断アルゴリズム[19]

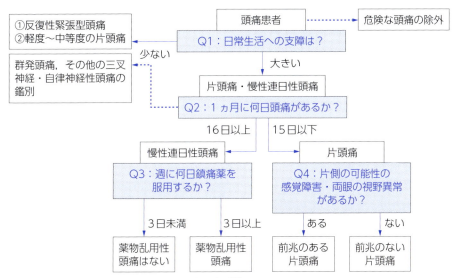

図2-21 慢性頭痛の簡易診断アルゴリズム[20]

動(仕事・家事・社会活動)にどれほど支障を及ぼしているかを評価するCQ1は極めて重要である.影響度が大きい例は,片頭痛か慢性連日性頭痛(Chronic Daily Headache:CDH)である可能性が高く,軽度である場合は,反復発作性緊張型頭痛,または,軽度から中等度の片頭痛である可能性が高い.

次のCQ2では,月に何日頭痛があるかの質問をする.16日以上であれば,CDH,15日以下では片頭痛である.これらの頭痛を診断する時には,短時間持続性頭痛との鑑別が必要になる.CDHに対しては,CQ3が用意されており,1週間に何日,薬を服用するかが問題となる.週に3日以上であれば薬物乱用性頭痛が考えられ,2日以下であれば薬物乱用性頭痛は否定される.片頭痛については,CQ4で片側にみられる可逆性の感覚障害・両眼の視野異常の有無を尋ね,有症状の例は,①前兆のある片頭痛,ない例は,②前兆のない片頭痛と判断される.

また，片頭痛については，「Q1：毎日，頭痛があるか？」，「Q2：頭痛は片側だけにあるか？」，「Q3：頭痛による日常活動への支障度」による簡易診断アルゴリズムが用意されており，プライマリ・ケアの SMS として活用できる．Pryse-Phillips らによると，この簡易診断アルゴリズムによる診断の感度は 0.86，特異度は 0.73，陽性的中率は 0.96 であったとしている（図 2-22）．

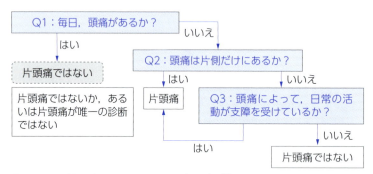

図 2-22 片頭痛の簡易診断アルゴリズム[21]

2.3.6. 重症度診断型

アトピー性皮膚炎（AD）については，1 歳 6 ヵ月及び 3 歳時の全国調査がある．全国での AD 有症率は，平成 4 年から平成 13 年にかけて 1.5 倍から 2 倍弱まで増加しているとの指摘がある．また，乳幼児期の AD は，その後のアレルギー性鼻炎・喘息などの気道アレルギーの発症リスクを高めることから，乳幼児期の AD の発症因子・悪化因子を知ることは，予防医学的観点から重要性が高いと考えられている．

AD 治療には治療上の課題が多い．ステロイドの適正使用をめぐっては多くの混乱があり，その指針さえも確立していない時代が続いていた．しかし，現在では，厚生労働科学研究として「アトピー性皮膚炎治療ガイドライン 2008」が公表され，翌 2009 年には，日本皮膚科学会より「アトピー性皮膚炎診療ガイドライン」が明らかにされている（最新版は 2016 年版）．「アトピー性皮膚炎診療ガイドライン」は，皮膚科専門医を対象としたものであるが，AD に関する両ガイドラインには，「診断→重症度評価→治療の基本（原因・悪化因子の検索と対策）」などが示され，AD の SMS を考えるうえで，より良い治療ガイドとなっている（図 2-23）．

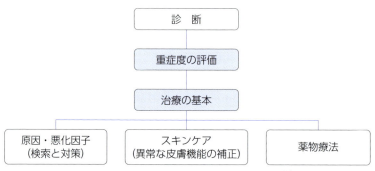

図 2-23 「アトピー性皮膚炎診療ガイドライン」の概要[22]

また，①薬剤師によるアトピー性皮膚炎の患者指導に役立つ，「コメディカルのためのアトピー性皮膚炎対処ガイドブック 2007 年」，②一般患者向けに編集された，「決定版　専門医がやさしく語るアトピー性皮膚炎」，また，③日本皮膚科学会 HP には，「皮膚科 Q & A/アトピー性皮膚炎」（24 の QA からなる指導書）がある．

AD の薬物療法の基本は，①原因・悪化因子の除去・回避，②スキンケアによる異常な皮膚機能の補正，③スキンケア抵抗性皮膚炎に対する薬物治療から成り立っている．AD に関する両ガイドラインによると，軽症例については，ステロイド外用薬，抗ヒスタミン薬・抗アレルギー薬の内服剤での薬物療法を基本としている（**表 2-5**）．

AD のプライマリ・ケアにおける SMS では，まず，ステロイド外用剤の非適応疾患を鑑別し，その後の AD の見極めでは，①掻痒，②特徴的な皮疹とその分布，③慢性，反復性の経過のすべてを満たすものを AD と判断する．その際，乳児期，幼小児期，成人期に特徴的な所見を考慮する必要がある．

特に③の「慢性，反復性の経過を判断する基準」は，乳児が 2ヵ月以上，他の年齢層では 6ヵ月以上とされている．また，AD は治療を考える上で，「重症度の判断」が重要になる．重症度基準を用いて適応探しを進める場合，現在，「アトピー性皮膚炎治療ガイドライン 2008」の重症度基準，または，その他の「AD 重症度簡易基準」を用いて，軽症及び中等症と判定された例の一部までが，OTC 薬のステロイド外用剤の適応となる（**表 2-6**）．

表 2-5　AD の薬物療法の基本[23)]

ステロイド外用薬	**強度・剤形の選択** 皮疹の重症度，皮疹部位，性状・年齢を考慮する
ステロイド外用薬	**使用法の原則** • 顔面への使用・長期使用を避ける • 種類と使用量のモニターの習慣化 • 医師の判断による中止・変更 • 急性増悪では必要かつ十分量を短期的に用いる
ステロイド非配合剤	症状の寛解程度に合わせて，適宜ステロイド非配合剤を選択する
抗ヒスタミン薬・抗アレルギー薬	必要に応じて，抗ヒスタミン薬・抗アレルギー薬配合剤を併用または単独で使用する
治療薬の変更	1〜2 週間を目処に，重症度の評価を行い，治療薬の変更を検討する

表 2-6　AD の重症度[24)]

軽症	皮疹の範囲にかかわらず，軽度の皮疹がみられる
中等症	強い炎症を伴う皮疹が，体表面積の 10％未満にみられる
重症	強い炎症を伴う皮疹が，体表面積の 10％以上〜30％未満にみられる
最重症	強い炎症を伴う皮疹が，体表面積の 30％以上にみられる

2.3.7. ガイドライン準拠型

日本人男性（15～96歳）1,726人を対象に，AGA（男性型脱毛症）の毛髪型分類であるHamilton Norwood分類のⅡ型からⅦ型までをAGAとした場合，全体の32％がAGAであったとの報告がある．

このような状況において，最近になりAGAに有効な発毛・育毛薬が開発され，日本皮膚科学会からは「男性型脱毛症診療ガイドライン2010」（AGAガイドライン）が公表されている．本章では，「AGAガイドライン」に沿って，AGAのプライマリ・ケアのSMSについて述べる．

AGAを理解し，その薬物療法を適正に進めるには，脱毛進行パターン（Hamilton Norwood分類）を知る必要がある．「AGAガイドライン」では，薄毛治療を軽症（Ⅱ，Ⅱa，Ⅱvertex），中等症（Ⅲ，Ⅲa，Ⅲvertex，Ⅳ，Ⅳa，Ⅴ），重症（Ⅴa，Ⅵ，Ⅶ）に分類し，軽症には育毛薬，軽症の一部，中等症及び重症の一部には，5％ミノキシジル and/or フィナステリド（医療用医薬品）を1年間使用（女性の場合は1％ミノキシジル）し，その評価結果により，植毛術 and/or かつらを考慮するとしている（図2-24）．

日本皮膚科学会は，AGAに関する国内外の論文からその科学的根拠を評価し，「AGAガイドライン」を公表している．また，根拠となる論文の評価をエビデンスレベルⅠ～Ⅵに分類するとともに，各治療法の推奨を「行うよう強く勧められる：A」，「行うよう勧められる：B」，「行うことを考慮してもよいが，十分な根拠がない：C1」，「根拠がないので勧められない：C2」，「行わないよう勧められる：D」のように5段階に分類している．この「AGA

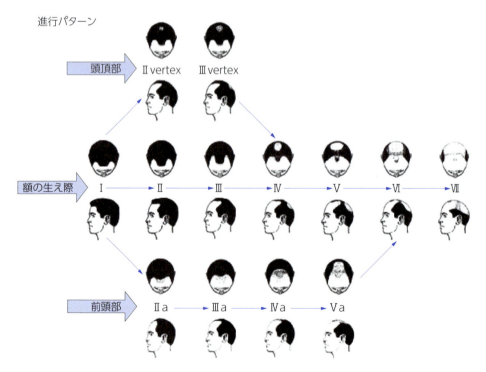

※Hamilton Norwood分類では，頭頂部に着目してⅡvertex，Ⅲvertex，額の生え際に着目してⅠ～Ⅶの設定をしている．改訂分類では，新たに頭頂部に着目してⅡa～Ⅴaが追加された．

図2-24 Hamilton Norwood分類[25)]

ガイドライン」が示す指針は，OTC 薬による AGA のプライマリ・ケアの SMS に活かすことができる（**表 2-7**）．

男性 AGA の適応探しでは，脱毛パターン，女性 AGA（FAGA）の適応探しでは，①細毛化（加齢性脱毛症），②頭頂部から前頭部の毛髪の細短毛への変化（AGA），③その他の脱毛変化（休止期脱毛症）によって進められる（**図 2-25**）．

表 2-7　「AGA ガイドライン」による製品の推奨度とその理由

成分・製品名・分類	推奨度	理由など
・ミノキシジル外用（AGA） ・リアップ X5（5%），リアップ（1%）ほか ・第 1 類医薬品	A	・ミノキシジル外用の発毛効果に関しては良質な根拠があり，5%ミノキシジル外用液が強く推奨されている． ・リアッププラス（ミノキシジル 1%）には，パントテニールエチルエーテル，トコフェロール酢酸エステル，メントールが配合されている．
・ミノキシジル外用（FAGA） ・リアップレディ（1%） ・第 1 類医薬品		
・カルプロニウム塩化物水和物外用 ・カロヤン S（1%），カロヤン 21（1%） ・第 2 類医薬品	C1	カルプロニウム塩化物水和物単独配合剤での有用性は十分に実証されていないが，生薬との配合剤も含めるとわが国では膨大な診療実績があり，外用療法として推奨できる．
・カルプロニウム塩化物水和物外用 ・NF カロヤンガッシュ（2%），NF カロヤンアポジカΣ（1%） ・第 3 類医薬品		
・t-フラバノン外用 ・花王サクセス ・医薬部外品		発毛効果ではエビデンスレベルが高く，副作用も軽微で推奨できる．女性での有益性は不明．
・アデノシン外用 ・薬用アデノゲン ・医薬部外品		発毛効果に関し，有用性データは少ないが，副作用は軽微で，外用療法の 1 つとして推奨できる．
・サイトプリン・ペンタデカン外用 ・薬用毛髪力 ZZ，薬用毛髪力イノベート ・医薬部外品		発毛効果ではエビデンスレベルが高く，副作用も軽微で推奨できる．女性での有益性は不明．
・ケトコナゾール外用 ・ニゾラールローション ・医療用医薬品		AGA の外用療法として推奨できる．
・フィナステリド内用（AGA） ・プロペシア ・医療用医薬品	A	発毛効果について良質の根拠がある．ただし，FAGA には使用できない（D 評価）．

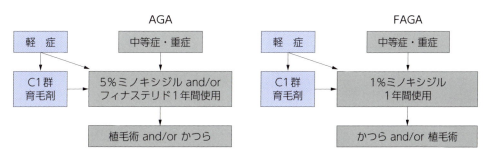

※FAGA の重症度は，びまん性脱毛の重症度分類（Ludwig 分類）により，Ⅰ, Ⅱ, Ⅲに分類される．

図 2-25　AGA（FAGA）の治療アルゴリズム[26]

ただし，AGA，FAGA の適応探しにあたっては，まず，突然の脱毛（中毒性脱毛），脱毛の形態異常（円形性脱毛症疑診例），脱毛皮膚の炎症・瘢痕・萎縮等の異常（瘢痕性脱毛症疑診例）を確認し，もし何らかの異常所見を認める場合は，受診を勧め，それ以外の例については，「AGA ガイドライン」の治療アルゴリズム等を参考にして適剤探しを進める必要がある．

Pharmacist's point of view
適応探しの類型化

- Common Disease 及び生活習慣病の SMS では，Evidence に準拠し，相談者の意思を尊重するとともに，適剤探しでは費用対効果を尊重する．
- 適応探しは，症状診断型，病態鑑別型，複合鑑別型，重症度診断型，ガイドライン準拠型の 5 型に分類される．
- 症状診断型とは症状を適応探しの基準とし，重症度による除外基準，鑑別診断基準，その他のリスク基準が明らかなものをいう．
- かぜ症候群では，症状による臨床診断がなされ，SMS では重篤な疾患との鑑別が主体になる．
- IBS の適応探しは「Rome Ⅲ・IBS 診断基準」によって進められる．
- 咳嗽のプライマリ・ケアの SMS は，症状持続期間ごとに対応する．
- 咳の SMS では，かぜ症候群先行例，自然軽快傾向例，周囲に同様症状がある例，経過中に性状の変化する膿性痰がみられる例のうちのいずれかの場合，感染性咳嗽を疑う．
- 遷延性咳嗽の適応探しは，咳嗽の原因 4 疾患・病態を確認し，6 つの鑑別疾患を除外できれば，簡易診断基準により，セルフメディケーションの適応探しを進めることができる．
- 解熱鎮痛薬関連の適応探しでは，SMS の流れは症状診断型と病態鑑別型，あるいは，その複合型となることに注目し，適応探しの流れを複合鑑別型と位置づけている．
- 頭痛の SMS は 2 段階あり，危険な頭痛を鑑別し，除外する作業を進める第 1 段階及び頭痛による支障度，発作の頻度を評価する第 2 段階から構成される．
- 頭痛の影響度が大きい例は，片頭痛か慢性連日性頭痛である可能性が高く，軽度である場合は，反復発作性緊張型頭痛，または，軽度から中等度の片頭痛である可能性が高い．
- 月に 16 日以上の頭痛があれば慢性連日性頭痛，15 日以下では片頭痛とする．
- 慢性連日性頭痛について，週に 3 日以上の服薬歴があれば薬物乱用性頭痛が考えられ，2 日以下であれば薬物乱用性頭痛は否定される．
- AD に関する 2 つのガイドライン（「アトピー性皮膚炎治療ガイドライン 2008」，「アトピー性皮膚炎診療ガイドライン」）では，「診断→重症度評価→治療の基本（原因・悪化因子の検索と対策）」などが示され，AD の SMS を考えるうえで，より良い治療ガイドとなっている．
- AD の薬物療法の基本は，原因・悪化因子の除去・回避，スキンケアによる異常な皮膚機能の補正，スキンケア抵抗性皮膚炎に対する薬物治療の流れからなっている．
- AD の SMS では，まず，非適応疾患を鑑別し，AD の見極めでは，掻痒，特徴的な皮疹とその分布，慢性，反復性の経過のすべてを満たすものを AD と判断している．
- 「アトピー性皮膚炎治療ガイドライン 2008」の重症度基準，または，他の「AD 重症度簡易基準」を用い，軽症及び中等症の一部と判断された例の一部までが，OTC 薬のステロイド外用剤の適応となる．
- AGA の適応探しは脱毛パターン，FAGA の適応探しは細毛化，頭頂部から前頭部の毛髪の細短毛への変化，その他の脱毛の変化によって進められる．
- AGA，FAGA の適応探しでは，突然の脱毛，脱毛の形態異常，脱毛皮膚の炎症・瘢痕・萎縮等の異常がある例には受診を勧め，それ以外の例には，「AGA ガイドライン」の治療アルゴリズム等を参考に，適剤探しを進める．

参 考 文 献

1) 関東 10 ゼミ討論会：「ドラックストアを活用したセルフメディケーション推進のための研究～ヤングアダルト世代を対象としたドラックストアによる人間ドックの提案～」（立教大学高岡ゼミ吉田班），2010. http://www.edu.tama.ac.jp/semi/10semi2010/
2) 三輪洋人：「胃酸分泌と上腹部症状に関する最近の知見」，診断と治療 94 (5)，p.877-884，2006.
3) 金城渚：「機能性ディスペプシア診療の現状と課題」，沖縄医報 45 (3)，p.359-363，2009.
4) 武田薬品工業：「ビオフェルミン健胃消化薬錠」添付文書.
5) 岡部進　他：「健胃生薬複合末のラットの胃液分泌および各種急性胃・十二指腸損傷に対する効果」，日本薬理学雑誌 81 (4)，p.285-294，1983.
6) 中島滋美：http://www.jmedj.co.jp/fileview.php?field=reading_pdf&id=424&type=book
7) 泉孝英　編：「外来診療ハンディガイド」，日経メディカル開発，2009.
8) 小川聡，武藤正樹　監修：「今日の common disease 診療ガイドライン―エスタブリッシュ医薬品による標準治療」，医学書院，2012.
9) 日本医師会　編：「臨床検査の ABC」，p.5，医学書院，1994. より引用改変.
10) 大日康史，井伊雅子：「疾病毎の医療受診と OTC 需要の代替性に関する分析」，季刊社会保障研究 38 (2)，p.157，2002.
11) 本郷道夫，佐竹学：「薬剤疫学と QOL　消化器病と QOL 評価」，薬剤疫学 5 (2)，p.95，2001.
12) 日本呼吸器学会：「呼吸器感染症に関するガイドライン　成人気道感染症診療の基本的考え方」，2003.
13) 日本臨床検査医学会：「臨床検査のガイドライン 2005/2006」，2005.
14) 泉孝英　編：「Guidelines-based　外来診療ハンディガイド」，日経メディカル開発，2009.
15) 厚生労働省：新疾病関連資料. 等
16) 日本消化器学会：「機能性消化管疾患診療ガイドライン 2014―過敏性腸症候群 (IBS)」，2014.
17) 日本呼吸器学会咳嗽に関するガイドライン第 2 版作成委員会：「咳嗽に関するガイドライン第 2 版」，2012.
18) 日本呼吸器学会咳嗽に関するガイドライン第 2 版作成委員会：「咳嗽に関するガイドライン第 2 版」，2012. より引用改変.
19) 慢性頭痛の診療ガイドライン作成委員会　編：「慢性頭痛の診療ガイドライン」，p.23-25 (CQ I -8　アルゴリズムをどう利用するか)，医学書院，2013. より引用改変.
20) 慢性頭痛の診療ガイドライン作成委員会　編：「慢性頭痛の診療ガイドライン」，p.23-25 (CQ I -8　アルゴリズムをどう利用するか)，医学書院，2013. より引用改変
21) 慢性頭痛の診療ガイドライン作成委員会　編：「慢性頭痛の診療ガイドライン」，p.23-25 (CQ I -8　アルゴリズムをどう利用するか)，医学書院，2013. より引用改変.
22) 日本皮膚科学会：「アトピー性皮膚炎診療ガイドライン」，2016.
23) 平成 8 年度厚生省長期慢性疾患総合研究事業アレルギー総合研究および平成 9-20 年度厚生労働科学研究：「アトピー性皮膚炎治療ガイドライン 2008」，2008. より引用改変.
24) 西岡清　監修：「インフォームドコンセントのための図説シリーズ　アトピー性皮膚炎」，p.8，医薬ジャーナル社，1999.
25) MSD 株式会社：AGA-news (AGA の進行パターン). http://www.aga-news.jp/secure/about_aga/index.xhtml
26) 日本皮膚科学会：「男性型脱毛症診療ガイドライン (2010 年版)」，日皮会誌 120 (5)，p.980，2010.

3章

適剤探しの新局面

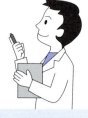

学習のポイント

　本章では，①消化器系疾患と咳嗽にみる診断的治療，②合併症がある例の適剤探し，③適剤探しの新局面を3本の縦糸に見立て，これに，①診断的治療には消化器系2疾患と成人咳嗽，②合併症がある例にはアレルギー性結膜炎，IBS/FD合併例における初回訪問時のSMSを横糸に見立て絡ませている．3本目の縦糸「適剤探しの新局面」では，課題となる適剤探しのステップで，診断的投与，合併症があるなどの症例では，SMSの3段階のステップⅡのなかに，高度な薬学的管理を必要とするサブステップⅡ-Cが必要になることを例示している．

3.1. 消化器系疾患と咳嗽にみる診断的治療

3.1.1. 消化器系疾患にみる診断的治療

　「2章　適応探しの新戦略」では，OTC薬の選択，使用中止の判断に自信がないとする生活者の現状を重くみて，聴き取り段階での警告症状，Medicinal Product適応の有無などの問診から，「仮の診断」に至るプライマリ・ケアのあり方に触れた．仮の診断とは，相談者から症状とその経過を聴き取り，確定診断のための検査等には依存せず，Common DiseaseのSMSの中で示される臨床診断のことである．

　ところで，診断的治療とは何だろうか？　OTC薬の現場でも，ストレス，睡眠不足，過労が原因となる自律神経失調を伴う胃痛・腹痛の相談例が多く，抗コリン薬配合剤を選択することがある．

　このような例に遭遇した場合，①症状の経過（突然に発症したのか徐々に痛み始めたのか），②随伴症状（発熱・嘔吐・嘔気・下痢など）の有無について問診し，徐々に発症し，随伴症状がない場合は，診断的治療を目的として，ブチルスコポラミン臭化物，チキジウム臭化物などを選択することが考えられる（図3-1）．

　また，熱い飲食物，NSAIDs製剤が誘因となる心窩部痛が問題となることがある．このような例では，受診勧奨の対象となる胃・十二指腸潰瘍との鑑別が重要になる．鑑別にはパンシロンH_2ベスト等のヒスタミンH_2受容体拮抗薬の臨床用量で2〜3日使用し，その効果によって判定できる．熱い飲食物，NSAIDsによる出血性「びらん」から生じる心窩部痛だけではなく，急性胃炎，慢性胃炎の急性増悪による消化器症状についても，通常，ヒスタミンH_2受容体拮抗薬の臨床用量を2〜3日使用することで，一定の改善が得られる．つま

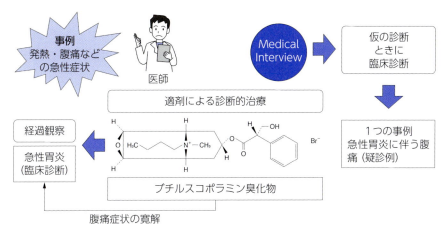

図 3-1 医療現場における診断的治療の一例

り，ヒスタミン H_2 受容体拮抗薬の投与目的は，診断的治療の一例といえることが分かる（図 3-2，図 3-3）．

OTC 薬のヒスタミン H_2 受容体拮抗薬ニザチジン 75 mg 製剤（アシノン Z）の臨床試験成績（第Ⅲ相臨床試験）によると，急性胃炎・慢性胃炎の急性増悪例 231 例を 2 群に分け，114 例にはニザチジン 150 mg/日，残る 117 例にはシメチジン 400 mg/日を二重盲検法で 2 週間投与し，その臨床効果を評価している．

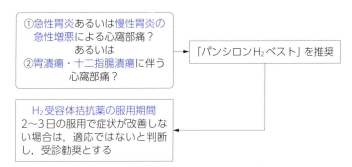

図 3-2 急性胃炎・慢性胃炎の急性増悪に対する「パンシロン H_2 ベスト」の推奨の意味

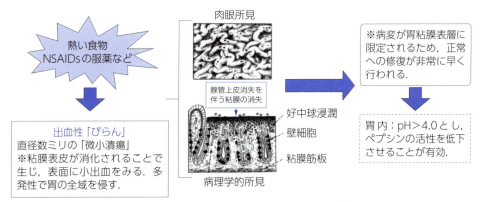

図 3-3 出血性「びらん」における胃粘膜表層の限局性病変の性質[1]

この臨床試験では，臨床効果のほかに，①ニザチジン 75 mg 錠は使用者の自己判断で適正使用が可能か，②適応の重症度はどこまでとするか，③本剤を使用する生活者の安全性という3点について検討している（**表 3-1**）．これらの臨床的課題は，OTC 薬の現場におけるCQ として，いずれも欠かせないものである．

表 3-1 OTC 薬ニザチジン 75 mg 錠（アシノン Z）の臨床試験成績[2]

自己判断で適正使用が可能か？	胃炎の自他覚症状が速やかに消失するとの成績を得たことから，一般消費者が胃痛，胸やけ，むかつき，もたれの自覚症状の改善に，自己の判断で適切に使用することが可能であるとともに，さらにその効果も自覚できると判断した．
重症度の取扱い	医療用医薬品とは異なり，OTC 薬は服用者の多くが自己判断で使用する軽医療分野の治療を担う医薬品である．したがって，臨床試験成績における重症度が「高度（全症例数に占める割合：7%）」の症例を除いて集計検討することとした．
安全性の考察	本申請品目と同一の「ニザチジン 75 mg 製剤の臨床試験」では，副作用は1例も認められていない．臨床検査異常の成績評価を含めて，これらの情報は生活者が自らの判断で使用する軽医療の安全性として，十分なものであると判断した．

3.1.2. 成人咳嗽の症状持続期間別にみる咳嗽の診断的治療

咳嗽は，まず，咳の症状持続期間と感染症との関わりに注目して，①急性咳嗽（症状持続期間3週未満），②遷延性咳嗽（同3週以上8週未満），③慢性咳嗽（同8週以上）に分け，さらに喀痰の有無によって乾性咳嗽と湿性咳嗽に分けて考察される（**図 2-17**）．

（1）急性咳嗽における適剤探し

さて，今ここで感染性咳嗽が疑われる成人相談者と医療面接を始める状況を考えてみる．相談者は1週間前にかぜ症候群にかかり，上気道炎症状は寛解しているが，咳症状が残り，膿性痰もみられるので，気になって相談に訪れている．

ここで薬剤師が用意した CQ は4つの「基礎質問」と"咳嗽の強度がピークを過ぎているかどうか？"という「鍵の質問」である．問診により，相談事例は，①感冒症状が先行している，②咳嗽は自然軽快の傾向にある，③家族，職場に同様の症状の例がなく，④経過中に膿性痰は2度にわたって観察されているが，喀痰量は少なく，咳嗽は喀痰の喀出のためとはいえない状況である．また，「鍵の質問」である咳嗽症状の経過は自然軽快の傾向で，"ピークを過ぎている"という結果を得た（**図 2-18**）．

薬剤師は総合判断として，相談者はセルフメディケーションの範囲であるとし，適剤探しでは，「かぜ症候群後咳嗽に対する麦門冬湯，オキサミド，デキストロメトルファンの併用療法」[3] 及び「かぜの後の遷延性咳嗽の簡易診断基準」[4] を参考にして，麦門冬湯とエスエスブロン液 L の併用療法を推奨することが考えられる．

「かぜの後の遷延性咳嗽の簡易診断基準」は，①治療前診断基準（かぜ症状：鼻汁・鼻閉・発熱・咽頭痛・かすれ声の後に続く持続性の咳），②治療後診断基準（中枢性鎮咳薬，ヒスタミン H_1 受容体拮抗薬（抗ヒスタミン薬），麦門冬湯，吸入・内用ステロイド薬，吸入抗コリン薬が有効．治療後は比較的速やかに咳が鎮まる）から成り立っている．その治療後診断基準をみると，「麦門冬湯が有効である」と記載されている．咳嗽については本書の第2部で扱

うが，ここでは麦門冬湯を含む 6 つの漢方処方薬の使い分けについての概略を示す（**図 3-4**）.

（2）成人遷延性咳嗽における診断的治療

急性咳嗽の多くは「かぜ症候群」が原因であるが，遷延性・慢性咳嗽のうち湿性咳嗽の例では，副鼻腔気管支症候群，COPD が原因疾患となり，乾性咳嗽の例では，アトピー咳嗽，咳喘息・気管支ぜんそくなどが原因疾患となる．特に咳，痰，息切れを特徴とする COPD は，推定患者数が 530 万人（有病率 8.6％：2001 年の NICE スタディ），受診患者数は 22 万人（厚生労働省 2011 年患者調査）であり，未受診または診断されていない患者が相当数に達していると推定されている．咳症状で OTC 薬の現場を訪れる相談者に対して，適切なヘルスケア・ガイドの必要性が極めて高いことを認識しなければならない．ちなみに，2012 年の COPD による死亡者数は 16,402 人で，全体としても増加傾向にある（**表 3-2**）.

成人遷延性咳嗽の問診から，ある原因が強く示唆される場合は，ただちに受診を勧奨する．逆に原因が分からない場合は，頻度の高い診断を示唆する症状・所見によって，診断的治療を進め，その結果から適切な受診勧奨に結びつける（**図 3-5**）.

（3）咳喘息とアトピー性咳嗽の診断的治療

診断的治療とは，相談者からの聴き取りにより，訴えのある症状の原因が明らかではない例について，ある特定の疾患を想定して適剤を選択し，これにより治療を行うことである．仮に成人の遷延性咳嗽の相談者への問診から，主訴は喀痰で，①症状の季節性，②夜間から明け方の症状の強まり，③受動喫煙，④アトピー素因という 4 つの CQ のうち，3 つ以上が当てはまる場合は，咳喘息またはアトピー咳嗽を疑い，気管支拡張剤配合の鎮咳薬を用いて，一定の効果があれば咳喘息を疑い，抗ヒスタミン薬配合の咳止めを用いて，症状の軽減が得られればアトピー咳嗽を疑う.

いずれの場合も受診勧奨が相当であるが，相談者自身が選んだ OTC 薬，あるいは薬剤師

体力	虚弱	中等度	充実
乾性咳嗽	麻黄附子細辛湯	麦門冬湯	麻杏甘石湯
湿性咳嗽	清肺湯	小青竜湯 柴朴湯	

図 3-4 咳嗽の乾性・湿性別の漢方製剤の使い分け

表 3-2 わが国における慢性咳嗽の原因疾患[5]

著者 （報告年）	症例数	咳喘息 喘息	胃食道 逆流症	COPD	アトピー 咳嗽	感染後 咳嗽	副鼻腔気管 支症候群	不明
Fujimura M 2005	248	36%	2%	—	29%	—	17%	—
Matsumoto H 2009	112	55%	7%	—	15%	6%	8%	4%
Yamasaki A 2010	54	54%	5%	15%	—	11%	7%	9%

※咳喘息は，わが国と欧米に共通する「咳嗽に多い原因疾患」である.
※COPD は OTC 薬の適応ではないが，咳止め（気管支拡張薬配合剤）に一定の効果があるため，受診勧奨の機会を失う懸念がある.

が勧めた薬剤に一定の効果が得られる場合でも，相談者の咳嗽に咳喘息あるいはアトピー咳嗽の疑いがある場合は，ただちに受診を勧奨する必要がある（図 3-6）．

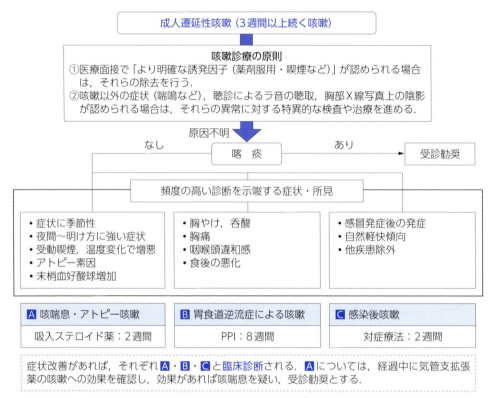

図 3-5 原因不明の成人遷延性咳嗽の診断フローチャート[6]

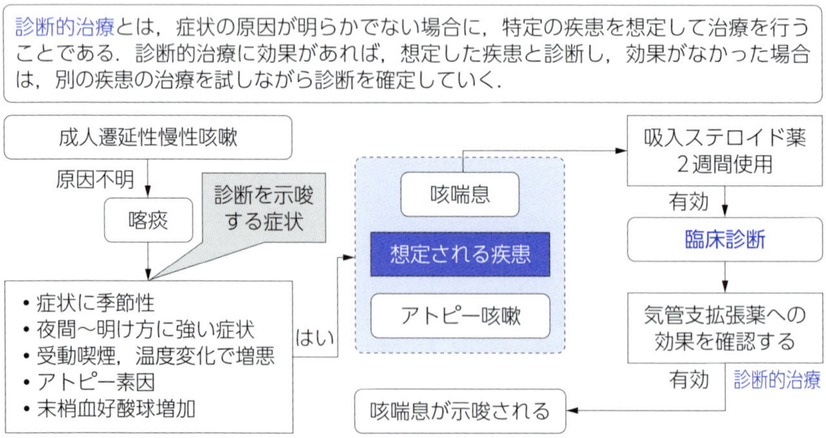

図 3-6 咳喘息を疑う決め手は診断的治療[7]

Pharmacist's point of view
消化器系疾患と咳嗽にみる診断的治療

- 仮の診断とは生活者の症状と経過を聴き取り，確定診断のための検査等を行わず，Common Disease の SMS の中で示される臨床診断のことである．
- ストレス，睡眠不足，過労からくる自律神経失調を伴う胃痛・腹痛の多くは，ブチルスコポラミン臭化物，チキジウム臭化物などの抗コリン薬配合剤が適剤探しの対象になる．
- 慢性胃炎の急性増悪，熱い飲食物，NSAIDs による出血性「びらん」から生じる心窩部痛では，通常，ヒスタミン H_2 受容体拮抗薬の臨床用量を 2～3 日使用することで，一定の改善が得られる．
- OTC 薬の適剤探しでは，①使用者の自己判断で適正使用が可能か，②適応の重症度はどこまでとするか，③OTC 薬を使用する生活者の安全性の 3 つが臨床的課題となる．
- 感冒症状が先行し，咳嗽の自然軽快傾向があり，家族，職場に同様の症状の例がなく，咳嗽のピークが過ぎている相談者は，セルフメディケーションの対象と考えてよい．
- 「かぜの後の遷延性咳嗽の簡易診断基準」には治療後診断基準が示され，その中で中枢性鎮咳薬，ヒスタミン H_1 受容体拮抗薬，麦門冬湯の有効性が診断根拠として示されている．
- 遷延性・慢性咳嗽のうち，①湿性咳嗽である例は副鼻腔気管支症候群，COPD が，②乾性咳嗽である例はアトピー咳嗽，咳喘息・気管支ぜんそくなどが原因疾患となることが多い．

3.2. 合併症状がある例の適剤探し

3.2.1. アレルギー性結膜疾患（ACD）の適剤探し

　アレルギー性結膜疾患は，Ⅰ型アレルギーが関与する結膜の炎症性疾患で，何らかの自他覚症状（結膜の炎症性変化と掻痒感，眼脂，流涙などの自覚症状）を伴うものと定義されている．アレルギー性結膜疾患と診断された者は，小児で 12.2%，成人は 14.8% であり，全人口の 15～20% がアレルギー性結膜疾患を有すると推定されている．

　季節性アレルギー性結膜炎（SAC），通年性アレルギー性結膜炎（PAC）の罹患者は女性が男性の約 2 倍を占め，逆に，春季カタル（VKC）では，男性の罹患者の割合が女性の 2 倍以上を占めている．

　アレルギー性結膜疾患の主な症状は掻痒感である．病型別にみていくと，SAC では，くしゃみ・鼻汁・鼻閉（鼻炎症状）が多く，アトピー性角結膜炎（AKC）では掻痒感に加えて異物感や痛みを訴え，眼瞼にアトピー性皮膚炎（アトピー性眼瞼炎）がある例では，その治療を優先する必要があり，受診勧奨の対象となる．

　アレルギー性結膜疾患の治療は薬物治療が中心であり，SAC・PAC・AKC の第 1 選択薬は抗アレルギー薬である．なお，重症度によっては副腎皮質ステロイド点眼薬が適剤となるが，同製剤は OTC 薬にはない（**図 3-7**）．

　それでは，患者数が多い SAC・PAC・AKC の適剤探しについて述べる．

　SAC の適剤探しでは，抗アレルギー点眼薬（メディエーター遊離抑制薬，ヒスタミン H_1 受容体拮抗薬）が第 1 選択薬となる．この際，メディエーター遊離抑制薬はヒスタミン H_1 受容体拮抗薬との併用も可能である．また，鼻炎症状が強い場合は，第 2 世代抗ヒスタミン薬のケトチフェンフマル酸塩配合剤（ザジテン AL 鼻炎スプレー α など）があるので，そ

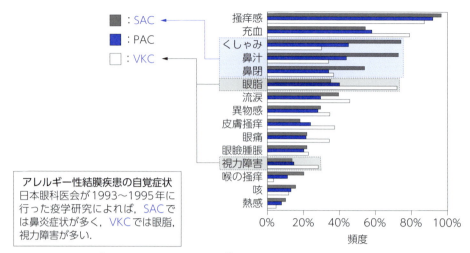

図 3-7 アレルギー性結膜疾患の自覚症状[8]

の適用を考慮する.

　PACの第1選択薬は,抗アレルギー点眼薬である.その点眼薬だけでは効果が得られない場合,症状の経過を注意深く観察し,点眼薬の変更を考慮する.また,コンタクトレンズ(CL)装用者またはドライアイの合併例では,防腐剤を含まない点眼液の選択が必要である.

　AKCについても抗アレルギー点眼薬が第1選択薬となるが,アトピー性眼瞼炎の合併があり,その治療を要すると判断される例については,受診勧奨が相当である(**図3-8**).

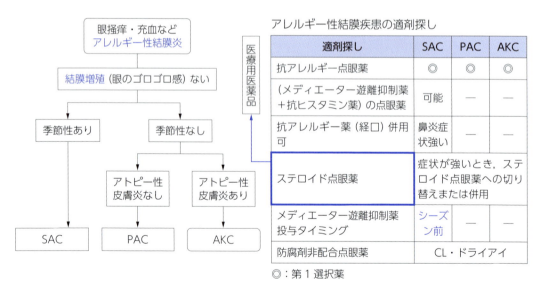

図 3-8 アレルギー性結膜疾患の合併症状による適剤探し[9]

3.2.2. 機能性消化管障害(FGIDs)の適剤探し

　2014年7月10日,トリメブチンマレイン酸塩(TM)製剤(セレキノンS:要指導医薬品)が上市された.同じトリメブチンマレイン酸塩配合のタナベ胃腸薬〈調律〉の上市は2007年であるが,タナベ胃腸薬〈調律〉はトリメブチンマレイン酸塩の他に消化酵素,カ

ンゾウ末，ロートエキス，制酸薬が配合され，効能は「胃もたれ・胃部膨満感・胃重」など，主に上部消化管の症状といえる18症状が列記されている．一方，セレキノンSは，トリメブチンマレイン酸塩の単一成分の製剤で，効能は「過去に過敏性腸症候群（IBS）として診断・治療を受けたことがあるIBSの諸症状（腹痛または腹部不快感を伴い，繰り返し又は交互にあらわれる下痢・便秘）」となっている．

一方，2013年6月，医療用医薬品のアコファイド錠100 mg が機能性ディスペプシア（FD）に適応をもつ製品として初めて上市された．主薬はアセチルコリンエステラーゼ阻害作用をもつ「アコチアミド塩酸塩水和物」で，効能は「FDにおける食後膨満感，上腹部膨満感，早期満腹感」である．

FGIDsについては生理学的因子（消化管運動・内臓知覚・炎症・腸内細菌叢）に係る研究が進められているが，その根底にある幼少期の遺伝的・環境的要因，心理・社会的因子との関係にも注目が集まっている．心理・社会的因子，生理学的因子は，中枢神経（脳）と自律神経との間で密接な関係をもち，FGIDsの発症，症状変化にも計り知れない影響をおよぼすことから，この関係を「腸脳相関」と呼ぶようになった．腸脳相関とは，臨床的に捉えれば，ストレスによって発生もしくは増悪する消化器症状，ならびに消化器症状によって情動が影響される現象を指すことが多い（図3-9）．

本書2章の「2.2.2 機能性ディスペプシア（FD）のSMS」では，「受診が必要な警告症状」と「Medicinal Productの適応の有無」という2つの課題について触れたが，本節ではFD（PDS/EPS）とIBSの合併例を取り上げ，プライマリ・ケアにおける適剤探しに係る問診の進め方とSMSの考え方を示す．FGIDsの合併例では，上腹部症状と下腹部症状が異なる要因で生じていても，症状が同時に生じることにより，QOLは大きく落ち込む．これについては，消化管は1本の管であり，その機能は強い腸脳相関の支配下にあることが理由として挙げられている（図3-10）．

3.2.3. IBS/FD合併例の初回訪問時のSMS

FGIDsにはIBS，FD，GERD（NERDがOTC薬の適応）が多く，下腹部症状と上腹部症状を同時に訴える合併例が多い．したがって，SMSでは特に最初の対応（Opening）が

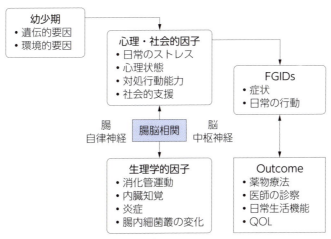

図3-9 FGIDsの疾患概念[10]

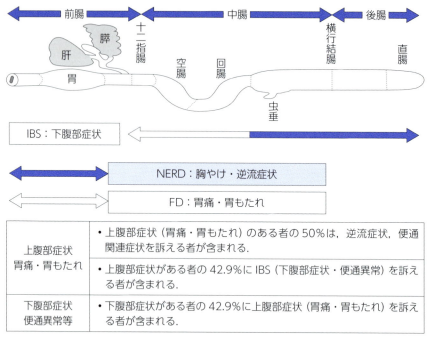

図 3-10 IBS・NERD 及び FD の主症状と合併割合[11),12)]

重要である．初回訪問時の SMS では，相談者の訴えを下部消化管，上部消化管の症状に分け，症状の強さ，成因，QOL に与える影響を可能な限り定量的にとらえ，適剤探しの判断基準とすることが重要であると考えられている．

> 【IBS/FD 合併例・初回訪問時】
> 37 歳男性：腸が弱く，35 歳頃より少し食べると胃もたれ，臍周囲の痛みを覚えるようになっていた．特に，脂分が多い食事や，アルコールの摂取が胃の症状の悪化に結びつくのではと感じている．
> 昨秋より，食欲があまりなく，便秘傾向が続くかと思うと，急に下痢症状が出るようになった．この症状変化は今春になっても改善せず，心配になって薬局を訪れている．

それでは薬剤師は症例の Opening において，どのような問診項目を用意したのだろうか？ 薬剤師は QA1 のやりとりから，相談者は消化器系の広範囲に症状があり，器質的な悪い病気ではないかと不安な気持ちになっていることを重視している．

そこで，薬剤師が考える問診項目をみると，① IBS の診断基準に基づく問診，② FD (PDS/EPS) の診断基準に基づく問診，③消化器系の器質的疾患（胃がん・大腸がんなど）を示唆する警告症状の有無の確認，④チェックシート（GSRS/F スケール/SF-8）による QOL の適正評価の 4 項目がある．

> **問診 (Opening) 手順**
> Q1：今日は①胃もたれ・心窩部痛に加え，②便秘傾向，③下痢症状が出るようになったとのことですが…
> A1：食事や日常生活に気を配っていますが，消化器系の広い範囲に症状が出ているので気になっています．
> Q2：わかりました．お時間を頂けるようでしたら，いくつか質問をさせてもらいたいのですが…
> A2：よろしくお願いします．
>
> 【薬剤師が考える問診項目】
> ①IBS の診断基準に従って問診を進める．
> ②FD (PDS/EPS) 診断基準に従って問診を進める．
> ③消化器系の器質的疾患を疑う警告症状の有無を確認する．
> ④GSRS/F スケール/SF-8 などによる QOL の判断が必要．

しかし，IBS/FD 合併例での適剤探しには，なぜ4種類もの問診項目が必要なのだろうか？ FGIDs のうち，IBS と FD は病因と病態生理に類似性があり，その診断は症状によってなされ，治療目標は患者の優勢症状におかれる．また，FGIDs は，IBS/FD，GERD/FD のように複数部位に消化器症状がみられ，そのような例では予想を超える QOL の低下がみられる．このような例に遭遇した場合，薬剤師は相談者の不安を緩和するためにも，消化器系の器質的疾患の警告症状がないか，的確に病態を把握する問診が必要になる．

そして，問診項目④の GSRS/F スケール/SF-8 などによる QOL の適正評価を行うことで，適剤探しのステップへと確実な流れを確保する必要がある（図3-11）．

それでは，問診項目①～④の流れを詳細にみていく．

〔問診項目①：IBS 診断基準による問診〕

QA3，QA4 のやりとりから，薬剤師は本症例（IBS/FD (PDS/EPS) 合併例）が IBS の診断基準を充足すると判断し，相談者が自らの排便パターンを予測できないことが生活上の大きな不安材料になっている点を重視して，これを適剤探しに活かす方向へと進めていく必要がある（図3-12）．

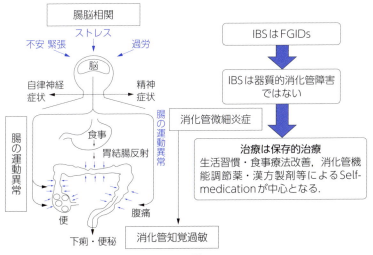

図 3-11 IBS の保存的治療の考え方[13]

Step Ⅰ：診断基準適合性	Step Ⅱ：便性状によるIBS分類

Step Ⅰ：診断基準適合性

腹痛あるいは腹部不快感が，最近3ヵ月の中の1ヵ月について，少なくとも3日以上を占め，次に示すもののうち，2項目以上の特徴を示す.
①排便によって改善する.
②排便頻度の変化で始まる.
③便形状（外観）の変化で始まる.

※少なくとも診断の6ヵ月以上前に症状が出現し，最近の3ヵ月間は基準を満たす必要がある.
※腹部不快感とは，腹痛とはいえない不快な感覚を指す.

Step Ⅱ：便性状によるIBS分類

1. 便秘型IBS（IBS-C）
   硬便または兎糞状便*¹が便形状の25％以上あり，軟便（泥状便）または水様便*²が便形状の25％未満のもの.
2. 下痢型IBS（IBS-D）
   軟便（泥状便）または水様便が便形状の25％以上あり，硬便または兎糞状便が便形状の25％未満のもの.
3. 混合型IBS（IBS-M）
   硬便または兎糞状便が便形状の25％以上あり，軟便（泥状便）または水様便が便形状の25％以上のもの.
4. 分類不能型IBS（IBS-U）
   便形状の異常が不十分であって，IBS-C，IBS-D，IBS-Mのいずれでもないもの.
*¹ ブリストル便形状尺度：1型，2型
*² ブリストル便形状尺度：6型，7型
※止瀉薬，下剤を用いないときの糞便で評価する.

Step Ⅲ：患者QOLに関わるIBS症状

IBSの優性症状

①腹痛を伴う便秘
②下痢
③便秘と下痢の両症状（腹痛あり）

IBSに伴う便秘・下痢以外の症状

④腹部膨満感
⑤排便パターンが日によって予想できない変化をする
⑥消化不良

Q3：便通異常についてくわしくお聴かせください.
A3：昨秋から8ヵ月になり，最近3ヵ月では2回ありました.
Q4：下痢症状についてはどうですか？
A4：いつ下痢症状が起きるか予想できず，通勤では特に不安です.
Q5：何か薬は飲んでいますか？
A5：いいえ，それで今日ご相談に伺いました.

図3-12 IBS診断基準による問診ポイント

〔問診項目②：FD診断基準による問診〕

　薬剤師がFD（PDS/EPS）の診断基準による問診から意図していることは，①相談者の症状が，PDSまたはEPSのいずれか，あるいはPDS/EPSの合併例であるのかを知り，②症状による治療目標を見出すことである．薬剤師はQA6及びQA7から，相談者の症例がPDS/EPSの合併例であり，「①食後の胃もたれ」，「②軽度の心窩部痛」がいずれも適剤探し（治療）の目標症状であることを確認している（**図3-13**）.

〔問診項目③：消化器系の器質的疾患を疑う警告症状に関する問診〕

　この課題については，本書1章の「1.3.2　OTC薬の適正使用」で取り上げているので参照されたい（**図1-28**）．OTC薬の現場では，胃がん・大腸がんなどの器質疾患の鑑別を前提として，消化器系の器質的疾患を疑う警告症状に関する問診を慎重に進めている.

　薬剤師は相談者の症例について，「4つの警告症状」*の有無を丁寧な問診によって進め，その結果から消化管の広範囲の症状は機能性であることを説明し，その症状による心因的影響の緩和を図りたいと願っている.

〔問診項目④：GSRS/Fスケール/SF-8などによるQOLの適正評価〕

　Medicinal Productの適剤探しにおいては，その使用を検討する生活者のQOLが問題となる．「3.1.1. 消化器系疾患にみる診断的治療」でも述べたように，OTC薬のニザチジ

---

* ①出血兆候（貧血と血便（潜血反応検査結果を含む））
　②予期しない体重の減少（理由が不明）
　③急速な症状の進行
　④持続的な症状

<table>
<tr><td colspan="2">

PDSの診断基準

【診断基準】以下の2項目のうち，1項目あるいは2項目すべてを少なくとも週に数回以上満たしている．
①通常量の食事で，辛いと感じる食後の「もたれ感」がある．
②通常量の食事でも，早期飽満感があるため食べきれない．
※6ヵ月以上前から症状があり，最近3ヵ月間は上記の基準を満たしている．

【補足基準】
①上腹部膨満感・食後のむかつき・過剰な「げっぷ」が起こる．
②EPSが合併しても良い．

</td></tr>
</table>

| Q6：胃もたれについてはどんな感じですか？ |
| A6：食後すぐに胃がいっぱいに感じて食べられなくなります． |
| Q7：臍のあたり（心窩部）の痛みについてお聴かせください． |
| A7：症状が出るときは灼熱感があり，とても辛いです． |
| Q8：痛みは就寝時にもありますか？ |
| A8：ありません．ただ，睡眠は十分ではありませんが… |
| Q9：症状はどれくらいの頻度で現れますか？ |
| A9：胃もたれとお腹の痛みは，どちらも週に1回は経験しています． |

EPSの診断基準

【診断基準】以下の5項目すべてを満たしている．
①少なくとも週に1回，心窩部に限局した痛みあるいは灼熱感．
②間欠的な痛みであること．
③腹部全体あるいは胸腹部に局在する痛みではないこと．
④排便・放屁により軽快しないこと．
⑤機能性胆嚢・Oddi括約筋障害の診断基準を満たさない．
※6ヵ月以上前から症状があり，最近3ヵ月間は上記の基準を満たしている．

【補足基準】
①痛みというより焼けるような感じのときもあるが胸部ではない．
②痛みは通常，摂食で誘発・軽快するが，空腹で起こっても良い．
③PDSが合併しても良い．

図3-13 FD診断基準による問診ポイント

ン75mg錠の臨床試験成績における重症度の取扱いについて，OTC薬は服薬者の多くが自己判断で使用する軽医療分野の治療を担う医薬品であるため，その治療対象となる生活者の重症度は，軽症～中等症の一部までを想定している（**表3-1**）．

それでは，問診項目①～④のやりとりから，薬剤師はどのような問診結果を得たのだろうか？

本症例では，薬剤師は過去にIBSの診断・治療を受けたことがある例について，予期できないIBSの下痢症状があることを重視し，これからの生活療法の指導を前提にセレキノンSを勧めることにした．また，FDについても，PDS/EPSの合併例であることを重視し，症例が虚証であることから，第1選択薬として六君子湯の併用も勧めることにした．

そこで，本症例の推奨薬となったセレキノンSと六君子湯について，新EBMモデルの考え方に沿ったCQのいくつかを示す（**図1-26**）．

【症例：問診結果のまとめ】
①IBS（混合型）/FD（混合型）の合併例である．
②問診票からは軽症であり，Self-medicationの対象と判断できる．
③主徴は下痢症状で，リスク要因に精神的ストレスが挙げられる．
④治療は生活療法を基調とするが，心因的要因の関与があることを考慮し，適剤としてセレキノンS及び六君子湯を勧める．

〔セレキノンSに関する情報（その1）：要指導医薬品の3要件〕

セレキノンSの成分であるトリメブチンマレイン酸塩は，「薬事法第4条第5項第4号の規定に基づき厚生労働大臣が指定する要指導医薬品」（平成26年6月6日厚生労働省告示第255号）によって要指導医薬品の指定を受けている．2017年9月4日現在，トリメブチンをはじめ，ロラタジン，ロキソプロフェン，イコサペント酸エチル，ネチコナゾールなど

が厚生労働省のホームページに掲載されている（図 3-14）．

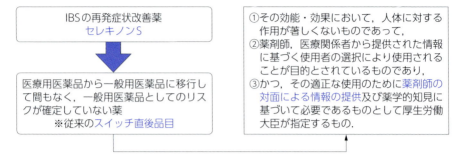

図 3-14 要指導医薬品の 3 要件[14)]

〔セレキノン S に関する情報（その 2）：「してはいけないこと」〕
「してはいけないこと」の 14 項目について，やや批判的に評価する．

〔1．IBS の診断・治療歴がない人〕セレキノン S 添付文書の効能に，「以前に（IBS として）医師の診断・治療を受けた人に限る」と記載されている．

〔2．IBS の再発かどうか分からない人〕IBS の罹病期間は長く，現時点の治療では完全な症状消失を得ることは困難であるが，通常の日常生活に問題がない状況への改善は可能である．そのような中で，罹病期間が短い例では，症状の寛解後の再発を自らの判断により可能であると考えることには無理がある．本剤は薬剤師との対面販売が条件となっている以上，薬剤師は医療上の瑕疵のない対応が求められる．

〔3．就寝中の便意・腹痛〕IBS であれば，就寝中・夜間には便意や腹痛は生じない．ハイリスクとされる 50 歳以上の例でこのような症状が認められる場合は，IBS 以外の病気（消化器系の悪性腫瘍など）を疑う必要がある．

〔4．発熱〕IBS 以外の病気，消化器系の炎症を示唆する症状，悪性腫瘍を疑い，画像診断が必要かもしれない．いずれにしても，受診勧奨が相当である．

〔5．関節痛〕関節痛を伴う例では，器質的疾患による便通異常を疑う必要がある．

〔6．粘血便〕発熱，関節痛と同様に，器質的疾患を疑う症状の 1 つである．

〔7．繰り返すひどい下痢〕ひどい反復性下痢では，脱水状態になる危険性がある．原因疾患として細菌性大腸炎などが疑われ，受診が勧められる．

〔8．急性の激しい下痢〕発熱を伴う例では，感染性腸炎を疑い，受診勧奨が相当である．

〔9．排便でよくならない下痢〕排便で軽快しない腹痛・下痢は IBS の特徴と隔たりがある．IBS 以外の疾患が疑われるので，受診勧奨が必要かもしれない．

〔10．嘔吐〕IBS ではみられない嘔気・繰り返しの嘔吐がある例は，受診勧奨が相当である．

〔11．6 ヵ月以内に体重 3 kg 以上が原因不明で減少〕6〜12 ヵ月間に 5％以上の体重減少がある場合，問題になる．臨床的には，悪性腫瘍，うつ状態，消化器疾患，内分泌疾患などが原因疾患として多い．

〔12．大腸がん・炎症性腸疾患の既往歴〕ある程度進んだ大腸がんでは，がんにより腸の内腔が狭くなり，便の通りが悪くなることに起因する症状が現れる．具体的には，がんの部分からの出血，便秘，便秘と下痢の繰り返し，下痢便が続くなどがある．

〔13．本剤・本剤成分へのアレルギー歴〕セレキノン錠 100 mg 及びセレキノン細粒 20％のインタビューフォーム（2013 年 7 月改訂）の「承認時〜再審査終了時までの使用成績調

査」によれば，総症例61,246例中，副作用が報告されたのは198例（0.32％）で，主な副作用は発疹51件（0.08％），下痢32件（0.05％），便秘22件（0.04％），掻痒感18件（0.03％），口渇14件（0.02％）となっている．

［14. 15歳未満の小児］セレキノン錠100mg及びセレキノン細粒20％のインタビューフォームによれば，「小児等に対する安全性は確立していない（なお，再審査時の15歳未満の調査例数381例で副作用は認められなかった）」となっている．

〔セレキノンSに関する情報（その3）：「IBSの重症度判定表」〕

本書「1.2.4. 過敏性腸症候群（IBS）のSMS」に示したように，IBS患者の下痢症状発現時の対処方法として，受診した割合は7％，OTC薬に依存していた割合は36％という結果が出ている（**図1-11**）．

セレキノンS等がOTC薬では前例がない「IBSの診断基準に基づく承認申請」を行い，2014年7月10日に市場導入されたことは，現在，Common Diseaseの大きな課題となっているセルフメディケーションのあり方を，生活者そして薬剤師に突き付けていると考えることができる（**表3-3**）．

表3-3 IBSの重症度判定表[15]

重症度	過去12月の有症状週数	排便回数		ブリストル便形状		腹痛腹部不快感	精神症状
		下痢	便秘	下痢	便秘		
軽症	12〜16<	1〜2回/日	1回/1〜2日	5〜6	3〜2	軽度	軽症
中等症	16〜24<	3回以上/日	1回/3日以上	6〜7	2〜1	中等度	中等症
重症	24>	3回以上/日	1回/3日以上	7	1	高度	重症

※「機能性消化管疾患診療ガイドライン2014―過敏性腸症候群（IBS）」（日本消化器学会）ではIBSの第1段階の食事指導・生活習慣改善と薬剤選択基準が示されている（**図1-15**）．しかし，各段階での治療対象となる患者の定義・重症度は示されていない．
※OTC薬の適正使用を図るためには，IBSにおける本剤の適応探しを明確にする必要があるが，セレキノンS・セノレックスSの審査結果報告書（平成24年11月29日医薬食品局審査管理課）によると，使用対象者の重症度は，①下痢：1〜2回/日，②便秘：1回/1〜2日，③腹痛・腹部不快感：軽度と定めている．
※医療用医薬品におけるIBSの効能追加時に実施した多施設共同二重盲検比較試験の結果では，軽症の改善率（改善以上）は67.8％であり，軽症患者においても十分な有効性が示されたとしている．

〔漢方製剤に関する情報〕

問診項目②でも述べたように，薬剤師は，FD（PDS/EPS）の診断基準に基づく問診により，「①食後の胃もたれ」，「②軽度の心窩部痛」が適剤探し（治療）の目標症状であることを確認している．薬剤師はこれらの症状を上部消化管機能失調によるものととらえ，六君子湯が上部消化管症状に対する適剤（第1選択薬）であると判断している．薬剤師は，本症例がPDS/EPSの合併例であることは承知しているが，目標症状のうち，予期しえない下痢症状を第一優先の治療目標とし，上部消化管症状ではPDSによる「食後のもたれ感」を，軽度で鈍い「心窩部痛」に優先して初期の治療目標にしたいと考えている．

六君子湯には，①食道クリアランスの改善作用（生理的あるいはGERDに伴って逆流した胃酸を食道から胃内に押し戻す作用），②胃貯留能改善作用，③胃排出能改善作用，④胃粘膜血流改善作用，⑤グレリン（食欲亢進ホルモン）分泌促進作用という，5つの薬理作用が知られている．

また，六君子湯はPDSの第1選択薬として知られており，②胃貯留能改善作用，③胃排出能改善作用はPDSによる胃もたれの改善，④胃粘膜血流改善作用は胃粘膜抵抗力を高め，上部消化管の症状改善に結びつくと考えられている（図3-15）．

FDに使われる漢方製剤は10種に満たないが，「証」が一致する場合は，プライマリ・ケアの段階から漢方製剤を勧める診療傾向がみられる．これは，日本東洋医学会のEBM特別委員会のエビデンスレポートの公表（2009年）などにより，漢方治療のエビデンスが徐々に周知されている状況が後押ししていると考えられる．

六君子湯の構成生薬はニンジン，タイソウ，ハンゲ，チンピ，ブクリョウ，カンゾウ，ソウジュツ，ショウキョウであり，治療の目標症状はPDSに特徴的にみられる食欲低下，胃もたれ，振水音（胃内停水）とされ，虚証患者の適剤である．また，明らかに実証であると思われる患者には半夏瀉心湯が適剤とされている．

これらの漢方製剤の使い分けの基準は，薬剤師の丁寧な問診にあると考えられている．六君子湯の治療の目標症状は先述したように「食欲不振」であり，半夏瀉心湯の治療の目標症状は「みぞおちのつかえ感」であるが，虚実の判断が難しく，適応探しに苦労する場合は，優勢症状に注目することが良いとされている．さらに高齢者では，問診から受ける印象が陽証とみられていても，実際には虚証に傾いていることが多いため，適剤探しでは十分な注意が必要である（表3-4）．

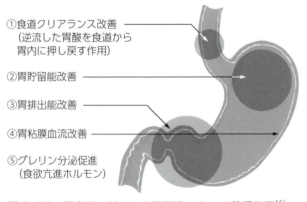

図3-15 胃食道に対する六君子湯の5つの薬理作用[16)]

表3-4 上部消化管機能失調の適剤探し[17)]

レベル1	まず，運動不全型の上部消化管機能失調を訴える「虚証」の相談者：六君子湯を推奨
レベル2	虚実を鑑別する 虚証：六君子湯 ①体力・気力の衰え，手足の冷え，疲れやすい，かぜをひきやすい ②食後の眠気，腹力軟弱，腹証（心下水音・正中芯）など 実証：半夏瀉心湯 体格良好，腹力あり，腹証（心下痞鞕）
レベル3	主訴を重視する 食欲不振　➡　六君子湯 みぞおちのつかえ感　➡　半夏瀉心湯
レベル4	年齢を考慮する 高齢者　➡　六君子湯 若年者　➡　半夏瀉心湯

Pharmacist's point of view
合併症状がある例の適剤探し

- アレルギー性結膜疾患は，「Ⅰ型アレルギーによる結膜の炎症性疾患で，自他覚症状を伴うもの」と定義されている．
- 人口の 15～20％がアレルギー性結膜疾患で，SAC，PAC は女性が男性の約 2 倍を占める．
- アレルギー性結膜炎の主症状は掻痒感．SAC では，くしゃみ・鼻汁・鼻閉が多く，AKC では掻痒感，異物感，痛みを訴える．アトピー性眼瞼炎の合併例では，その治療を優先する．
- アレルギー性結膜疾患の SAC・PAC・AKC の第 1 選択薬は抗アレルギー薬である．
- SAC ではメディエーター遊離抑制薬とヒスタミン H_1 受容体拮抗薬との併用も可能である．
- PAC には抗アレルギー点眼薬を選択する．無効例には経過により，点眼薬の変更を考慮する．
- CL 装用者/ドライアイ合併例では，防腐剤を含まない点眼液の使用が必要である．
- AKC も抗アレルギー点眼薬が第 1 選択薬となるが，合併するアトピー性眼瞼炎の治療を要する例は，受診勧奨が必要である．
- セレキノン S の効能は「IBS として診断・治療を受けたことがある者の IBS の諸症状」である．
- FGIDs の発症は，幼少期の遺伝・環境要因，心理・社会的要因と腸脳相関によって説明される．
- FD・GERD・IBS の合併例が多いのは，消化管が腸脳相関の支配下にあることを示している．
- IBS/FD の適剤探しでは，IBS・FD の問診，警告症状の確認，QOL の適正評価が重要となる．
- 要指導医薬品の販売には 3 要件が示され，その 1 つが薬剤師との対面販売である．
- セレキノン S の添付文書の「してはいけないこと」には，「IBS の再発かどうか分からない人」という項目がある．
- IBS 患者の下痢症状発現時の対処方法について，受診 7％，OTC 薬依存 36％との報告がある．
- 六君子湯の薬理作用のうち，①胃貯留能・胃排出改善作用は PDS の食後の胃もたれの改善に，②胃粘膜血流改善作用は上部消化管症状の改善に結びついている．
- FD の適剤探しで，証が一致する場合は，プライマリ・ケアの段階から漢方製剤を勧める傾向がある．
- 六君子湯の治療目標は「食欲不振」，半夏瀉心湯の治療目標は「みぞおちのつかえ感」である．

3.3. 適剤探しの新局面

3.3.1. 適剤探しは新たな SMS の出発点

　本書「1.3.3. SMS の 3 段階と進め方」では，プライマリ・ケアの SMS は，①ステップⅠ（適応探し），②ステップⅡ（適剤探し），③ステップⅢ（服薬指導）に分けられ，ステップⅡはⅡ-A（服薬制限因子に配慮した適剤探し），Ⅱ-B（適剤があるときはこれを推奨し，ないときは受診勧奨を検討）に細分化されるとしている（**表 1-11**）．しかし，SMS の遂行にあたって，①診断的投与，②急性期治療，③病状のフォロー，④生活習慣病に対するセルフケア・ガイダンス等に係る場合があり，ステップⅢ（服薬指導）の前段階で，高度な薬学的管理を必要とするステップⅡ-C の SMS が必要になる（**図 3-16**，**図 2-12**）．

　このことをふまえ，ステップⅡ-C の SMS の具体的事例として，「3.2.3. IBS/FD 合併例の初回訪問時の SMS」で取り上げた「IBS 混合型/FD（PDS/EPS）合併例」で想定される SMS の流れを考えてみる．

　FGIDs の適剤探しの SMS では，まず，薬剤師の問診による的確な病態評価が重要であり，IBS/FD 合併例の①病態評価を出発点として，②消化器系の器質的疾患の鑑別を第一優

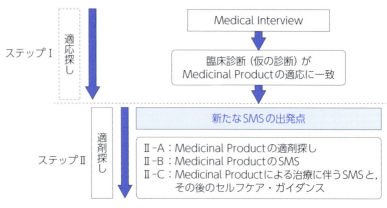

図 3-16 適剤探しは新たな SMS の出発点

　先に据えた SMS の組み立てを考える．それと同時に，相談者自身の QOL に大きく影響している下痢症状は，心因的要因が大きく，しかも，症状の予測ができないことが大きな悩みになっていることを重視する必要がある．適剤探しの SMS では，③重症度評価，④治療目標症状（FGIDs の治療目標になる消化器系の主徴）の明確化が必要になる．また，本症例（IBS/FD 合併例）では，セレキノン S が適剤探しの範囲となることから，医師による⑤IBS 診断及び治療の病歴の確認が必要条件になる．

　以上の①〜⑤までは，推奨薬を決めるまでの適応探しと適剤探しの SMS が一体化した流れになっている．あえて分類すれば，①病態評価，②消化器系の器質的疾患の鑑別，③重症度評価の 3 つは，適応探しの必要項目，④治療目標症状の明確化，⑤IBS 診断及び治療の病歴の確認は，適剤探しの必要条件になっていると考えることができる（**図 3-17**）．

　この時点で薬剤師は，IBS/FD 合併例の適剤をセレキノン S と六君子湯の 2 剤併用と決める段階を迎えているが，推奨薬の最適化のためには，いくつかの課題を残している．それ

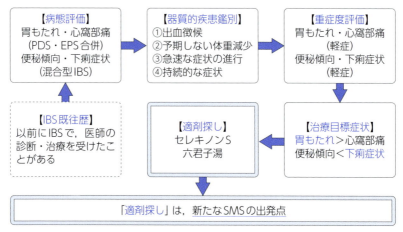

図 3-17 「適応探し」から「適剤探し」への流れ

はセレキノンSと六君子湯の2剤併用は，あくまで薬剤師の心中にある仮の推奨薬決定であり，相談者との間で十分な意思の疎通がなされておらず，相談者との信頼関係の構築が必要な点である．

3.3.2. 適剤探しで必要な新 EBH モデル

高度な薬学的管理を要するステップⅡ-C の SMS では，相談者と薬剤師との間の信頼関係を基礎とした意思決定のために，「Evidence を基礎に置いた問診」を進めなければならない．薬剤師は，ある症例，臨床的課題を抱えて来局した相談者との医療面接において，相談者の来局理由等が明らかになった段階で，得られた情報から課題を見出し，その"解決につながる設問の組み立て"を行う必要がある（図 1-26）．

これまでの医療は，診断・治療の選択にあたり，いわゆる権威者の意見，教科書的知識，患者・家族の要望が支配的影響力をもってきた．しかし，21 世紀となり，診断・治療の意思決定の条件には，①Evidence（科学的・実証的・臨床データ・疫学），②Value（信条・習慣・経験・社会文化的規範），③Resources（人的・技術物理的・時間的・費用地域的要因）を視野に入れた，EBH 新モデルの考え方が浸透してきている（図 1-8）．薬剤師は，ある課題を抱えて来局した相談者との医療面接にあたり，薬剤師がもっている力量のすべてを発揮して，相談者の抱える課題を解決に導く設問（Medical Question：MQ）を組み立てなければならない．

それではまた，「3.2.3. IBS/FD 合併例の初回訪問時の SMS」で取り上げた「IBS 混合型/FD（PDS/EPS）合併例」の MQ を考える．MQ とは，①CQ（Clinical Question），②PQ（Patient Question），③RQ（Research Question）の 3 種を指すが，ここでは，①セレキノンS，ツムラ六君子湯エキス顆粒（一般用・医療用），タナベ胃腸薬〈調律〉の添付文書，②セレキノンS，セノレックスSの審査結果報告書（平成 24 年 11 月：医薬食品局審査管理課），③セレキノンS及びセノレックスSの承認申請資料（イ 起原又は発見の経緯及び外国における使用状況），④セレキノンSのインタビューフォーム等から，MQ の作成を試みている（図 3-18）．

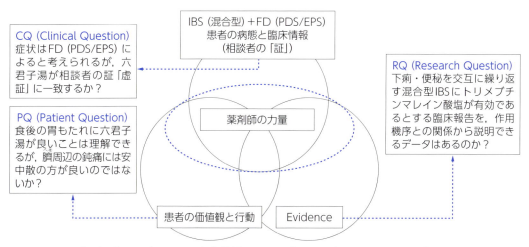

図 3-18 IBS（混合型）・FD（PDS・EPS）合併例にみる 3 種の MQ（Medical Question）

1. 〔CQ：Clinical Question〕

〔CQ1：六君子湯の効能・効果と主な使用目標は？〕

〔CQ2：半夏瀉心湯の効能・効果と主な使用目標は？〕

　OTC薬の六君子湯の添付文書に示される効能・効果には，「体力中等度以下で〜」との記載がなされ，「虚証」への適応であることが明示されている．一方，医療用医薬品の六君子湯の効能・効果には，「胃腸が弱いもので〜」との表現があり，「虚証」への適応を示していると解釈できる．六君子湯はFDのなかでもPDSに相当する患者に対する方剤であり，「体力中等度以下」の例が主な使用目標となる．これに対して，中間証から実証のPDSに対しては，半夏瀉心湯が推奨薬の1つになる（表3-5，表3-6）．

　OTC薬の現場では，FDに適応がある10種の漢方製剤を使いこなす方法を考える前に，まず，六君子湯と半夏瀉心湯の2製剤を使いこなすことを優先する方が現実的である．なお，運動不全型NUD（nonulcer dyspepsia）に対しては，DBTで六君子湯の有用性が高いことが証明されていることから，運動不全型NUDに対して，六君子湯を第1選択薬とする診療傾向がある．

〔CQ3：セレキノンSの服薬期間に制限を設ける理由は？〕

　セレキノンSの添付文書において，服薬期間には次の記載がある．この記載に対応するSMSには，いくつかの点で慎重さが要求される．

〔セレキノンSの服用期間の制限〕

①1週間服用しても症状がよくならない場合，又は，②症状の改善がみられても2週間を超えて服用する場合は，この添付文書を持って医師又は薬剤師に相談してください．ただし，2週間を超えて服用する場合は，最大4週間までにしてください．

表3-5　六君子湯の効能と主な適応

製品名/分類	効能・効果	適応
六君子湯 第2類医薬品	体力中等度以下で，胃腸が弱く，食欲がなく，みぞおちがつかえ，疲れやすく，貧血性で手足が冷えやすいものの次の諸症：胃炎，胃腸虚弱，胃下垂，消化不良，食欲不振，胃痛，嘔吐	・体質体格やや虚弱な患者の消化管機能低下． ・食欲不振，心窩部つかえ感，膨満感，胃重，嘔気，食後に眠くてたまらない，ときに下痢． ・色白，皮膚筋肉軟弱，手足倦怠，疲れやすい，かぜをひきやすいなどの体質傾向を示す． ・腹部軟弱，心窩部拍水音（指先で腹壁を軽く叩くとチャプチャプと感じる）．
六君子湯 （医療用医薬品）	胃腸が弱いもので，食欲がなく，みぞおちがつかえ，疲れやすく，貧血性で手足が冷えやすいものの次の諸症：胃炎，胃アトニー，胃下垂，消化不良，食欲不振，胃痛，嘔吐	

表3-6　半夏瀉心湯の効能・効果と主な適応

製品名/分類	効能・効果	適応
半夏瀉心湯 第2類医薬品	体力中等度で，みぞおちがつかえた感じがあり，ときに悪心，嘔吐があり食欲不振で腹が鳴って軟便又は下痢の傾向のあるものの次の諸症：急・慢性胃腸炎，下痢・軟便，消化不良，胃下垂，神経性胃炎，胃弱，二日酔，げっぷ，胸やけ，口内炎，神経症	・胃のもたれ感，重苦しさ，つかえ感（嘔気・胸やけ），下痢，腸音亢進を伴う患者が多い． ・重要な所見として心窩部の筋緊張． ・胃炎，胃十二指腸潰瘍の再発予防，IBS，口内炎． ・不眠症にも用いる． ※一種の「苦味健胃薬」である．

[CQ3-1：セレキノンSの服薬最大期間は，なぜ4週間までなのか？]

「Rome Ⅲ・IBS 診断基準」は第1～3段階に分けられ，第1段階では優勢症状に基づき食事・生活習慣の改善指導を行い，薬物療法として高分子重合体/消化管機能調節薬を投与する．一定期間で改善が得られなければ，やはり優勢症状に基づき，下痢には乳酸菌製剤，腹痛には抗コリン薬，便秘には下剤を追加投与する．4～8週間の薬物療法の後，効果がなければ，治療は第2段階となり，ストレス・心理的異常の症状への関与が大きければ，病態に応じて抗うつ薬・抗不安薬を用いるとされている（図1-15，図3-19）．

特にIBS治療の第1段階のSTEP Ⅲにおいて，治療期間が4週を超えて効果がない例は，「Rome Ⅲ・IBS 診断基準」の第2段階の適応範囲である可能性があり，受診勧奨が相当である．

[CQ3-2：セレキノンSの1週間服薬で効果がないケースへの対応は？]

この場合，再度，医師からIBSの診断・治療を受けたことの有無について確認する必要がある．そのうえで，セレキノンSの添付文書の「してはいけないこと（14項目）」・「相談すること（9項目）」の問診を進め，①IBSの症状があること，②IBSの症状が悪化していないこと（重症度評価・病型変化の有無），③大腸がん，炎症性腸疾患など14疾患の鑑別診断の3点について，問診を進める．

なお，IBSと鑑別しなければならない疾患に適切な治療をせず，セレキノンSを服薬することで，鑑別疾患の治療が遅延する場合があるので注意が必要である（図3-20）．

2.〔PQ：Patient Question〕

[PQ1：PDS/EPSの合併例の推奨薬を決める基準はあるのか？]

虚証患者のPDS/EPSの合併例では，最初から六君子湯と安中散の併用を考えるのではなく，まず，六君子湯と安中散のいずれかを優先して推奨する．つまり，六君子湯の適応症状（食欲低下・胃もたれ・振水音）と安中散の適応症状（心窩部の鈍痛・慢性的胸やけ）のいずれが患者のQOLに大きく影響しているかを比較して，六君子湯，あるいは安中散のどちらかを推奨するという考え方である．

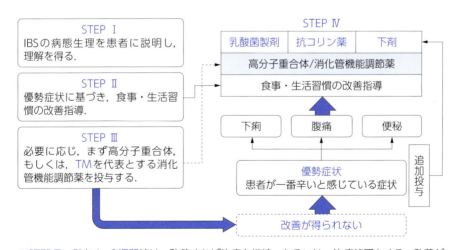

図3-19 「Rome Ⅲ・IBS 診断基準」における第1段階の食事・生活習慣の改善指導と薬剤選択基準

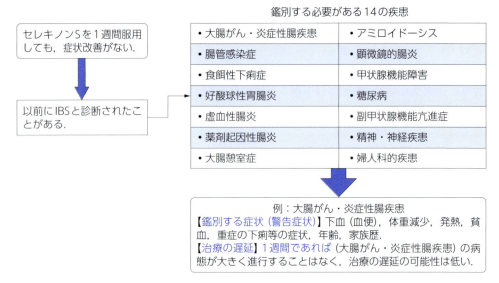

※セレキノンS製造承認申請書（「イ起源又は発見の経緯及び外国における使用状況等に関する資料」）

図 3-20 IBSと鑑別すべき疾患と治療が遅延する可能性に関する考察

[PQ2：セレキノンS/セレキノン錠100mgの用法・用量]

セレキノンSは，医師によるIBSの診断・治療を受けたことがある例に使用されるので，医療用医薬品（セレキノン錠100mg）を処方されていた相談者からトリメブチンマレイン酸塩（TM）の1日用量（セレキノン錠100mgは300〜600mg/日，セレキノンSは300mg/日）の相違について質問を受けることがある（**表3-7**）．

セレキノンS等のIBSを対象とする多施設共同二重盲検比較試験（①投与例数：397例，②用法・用量・投与期間・mg数：TM 100，200mg及び対照薬のメペンゾラート臭化物（MEP）7.5mgを1日3回，2週間，③主な評価項目：全般改善度，便通異常あるいは消化器症状それぞれに対する症状別改善度及び総合改善度，概括安全度等）の成績によれば，全般改善度については，中等度改善以上でTM600群（TMの1日量600mg）が53%，TM300

表 3-7 セレキノン錠100mg（医療用医薬品）/セレキノンSの効能・効果と用法・用量

	効能・効果	用法・用量
セレキノン錠100mg	慢性胃炎における消化器症状（腹部疼痛，悪心，あい気，腹部膨満感）	・TMとして，通常成人1日量300mg（錠：3錠，細粒：1.5g）を3回に分けて経口投与する． ・年齢，症状により適宜増減する．
	IBS	・TMとして，通常成人1日量300〜600mg（錠：3〜6錠，細粒：1.5〜3.0g）を3回に分けて経口投与する．
セレキノンS	過敏性腸症候群の次の諸症状の緩和：腹痛又は腹部不快感を伴い，繰り返し又は交互にあらわれる下痢及び便秘（以前に医師の診断・治療を受けた人に限る）	次の量を食前又は食後に水又はお湯でかまずに服用する． 成人（15歳以上）：1錠/回・3回/日 TM 1日量：300mg 15歳未満：服用不可

群（TM の 1 日量 300 mg）が 44%，MEP 群が 49%であり，各群間において有意差はみられなかったが，症状別改善度（便通異常）では，便の量（MEP＞TM600）及び便の性状（TM600＞TM300）において有意差が認められたと報告されている（$p<0.01$）．

また，症状別改善度（消化器症状）についても，腹鳴において TM600 群が MEP 群より有意に勝る結果（U：$p<0.05$）が得られるとともに，下腹部痛（MEP600＞TM300），腹部膨満・不快・緊張感・胃もたれ・食欲不振・腹鳴では，いずれも TM600＞TM300（$p<0.01$）との結果が得られており，TM の用量と作用との間には相関性があることを示している．

3．〔RQ：Research Question〕

〔RQ：消化管機能調節薬は，なぜ，便秘症状と下痢症状に効くのか？〕

TM は消化管平滑筋と消化管神経叢の 2 つに作用点をもち，消化管平滑筋においては，弛緩状態の細胞に対し，K チャネル抑制により細胞の興奮性を高め，過剰な収縮に対しては，細胞の興奮性に応じた Ca チャネルの抑制により腸管を弛緩へと導く．

一方，消化管神経叢においては，運動亢進状態にある腸管では，TM が副交感神経の終末にあるオピオイド μ 及び κ 受容体に作用して，Ach 遊離を抑制することで消化管運動を抑制する．その反対に，運動低下状態にある腸管では，TM が交感神経の終末にある μ 受容体に作用して，NA 遊離を抑制するので，副交感神経の終末からの Ach 遊離が増加し，消化管運動を亢進する（図 3-21）．

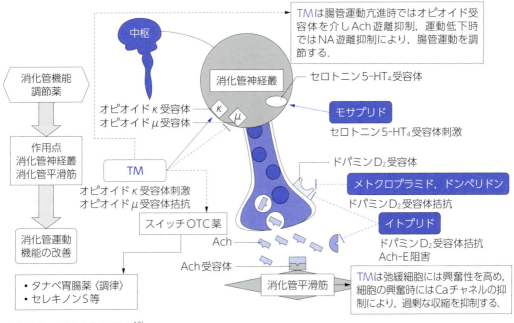

図 3-21 TM の作用機序[18]

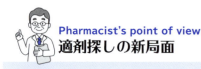

Pharmacist's point of view
適剤探しの新局面

- 診断的投与，急性期治療，病状のフォロー，生活習慣病に対するセルフケア等に係るSMSでは，ステップⅢの前に，薬学的管理を目的とするステップⅡ-Cが必要になる．
- IBSの適剤探しでは，病態評価，器質的疾患の鑑別，重症度評価，治療目標症状の明確化，病歴確認が必要になるが，この場合，適応探しと適剤探しのSMSが一体化した流れになる．
- 薬学的管理を要するステップⅡ-CのSMSでは，相談者と薬剤師との間の信頼関係を基礎とする意思決定が，「Evidenceを基礎に置いた問診」によって進められる．
- EBHモデルではEvidence，Value，Resourcesが，診断・治療の意思決定条件とされる．
- 薬剤師は医療面接に当たり，相談者が抱える課題を解決に導く3種類の設問（CQ・PQ・RQ）を組み立て，実施しなければならない．
- 運動不全型NUDに対して，六君子湯を第1選択薬とする診療傾向がある．
- IBS治療の第1段階では，優勢症状に基づき食事・生活習慣の改善指導を行い，必要に応じて高分子重合体/消化管機能調節薬を投与し，改善しない例は，優勢症状に基づき，下痢には乳酸菌製剤，腹痛には抗コリン薬，便秘には下剤を追加投与する．
- IBS治療の第1段階において，4～8週間の使用で効果がなければ治療は第2段階となり，ストレス・心理的異常の症状への関与が大きい例では，病態に応じて抗うつ薬・抗不安薬を用いる．
- セレキノンSの1週間服薬で効果がないケースには，医師からIBSの診断・治療を受けたことの有無について確認するとともに，①IBSの症状があること，②IBSの症状が悪化していないこと，③大腸がん，炎症性腸疾患など14疾患の鑑別診断の3点について評価する必要がある．
- IBSの14疾患の鑑別診断を怠れば，これらの疾患に対する的確な治療が遅延することになる．
- 虚証患者のPDS/EPSの合併例では，まず，六君子湯と安中散のいずれかを優先して推奨する．
- TMは用量と作用との間に相関性がある．
- TMは消化管神経叢と消化管平滑筋に作用点があり，便秘症状と下痢症状に効果を発揮する．

参考文献

1) 細田泰弘　監訳：「イラスト病理学第3版」，p.386，文光堂，1997.
2) ゼリア新薬工業株式会社：ニザチジン75mg錠（アシノンZ）の臨床試験成績より引用改変.
3) 藤森勝也　他：「かぜ症候群後咳嗽に対する麦門冬湯，オキサトミド，デキストロメトルファンの併用療法―予備的検討―」，日呼吸会誌，36 (4)，p.338-342，1998.
4) 日本咳嗽学会HP：「咳について」（表9　かぜ症候群後遷延性咳嗽の診断基準）.
　http://www.kubix.co.jp/cough/c_doctor.html#No9
5) 日本呼吸器学会咳嗽に関するガイドライン第2版作成委員会：「咳嗽に関するガイドライン第2版」，p.8（表Ⅲ-1），2012.　より引用改変.
6) 日本呼吸器学会咳嗽に関するガイドライン第2版作成委員会：「咳嗽に関するガイドライン第2版」（巻頭フローチャート2　成人の遷延性慢性咳嗽の診断），2012.　より引用改変.
7) 日本呼吸器学会咳嗽に関するガイドライン第2版作成委員会：「咳嗽に関するガイドライン第2版」（巻頭フローチャート2　成人の遷延性慢性咳嗽の診断），2012.　より引用改変.
8) 日本眼科医会アレルギー眼疾患調査研究班：「アレルギー結膜疾患の疫学」（日本眼科医会アレルギー眼疾患調査研究班業績集），p.12-20，1995.
9) 日本眼科学会：「アレルギー性結膜炎診療ガイドライン第2版」（第5章　診断と鑑別診断），2010.　より引用改変.
10) 楠裕明　他：「上部不定愁訴（機能性ディスペプシア：FD）の現況と，その漢方治療」，川崎医学会誌 37 (3)，p.97-106，2011.
11) 本郷道夫　他：「機能性胃腸症の病態と治療」，日本内科学会雑誌 101 (9)，p.2691（図1），2012.
12) Hongo M：Epidemiology of FGIDs symptoms in Japanese general population with reference to life style., Gastroenterol Hepatol 26 (Suppl. 3), p.19-22, 2011.
13) 日本消化器病学会HP：「患者さんとご家族のためのガイド　過敏性腸症候群（IBS）」より引用改変.
　http://www.jsge.or.jp/citizens/guidebook
14) 「要指導医薬品の指定等について」（平成26年6月6日薬食発0606第5号医薬食品局長通知）
15) 佐々木大輔　編：「過敏性腸症候群　脳と腸の対話を求めて」，中山書店，2006.
　佐々木大輔：「IBSの診断基準・病型分類・重症度」，2006.
16) 株式会社ツムラHP：「育薬の推進（ツムラ六君子湯）」
　http://www.tsumura.co.jp/zaimu/business/bsn/15.html
17) 新井信：「TSUMURA Medical Today　領域別漢方医学シリーズ　消化器領域と漢方医学」（機能性ディスペプシアと漢方），2008.
18) 馬場忠雄：「消化管運動改善薬　塩酸イトプリドについて」，新薬と臨牀 50 (6)，p.617-624，2001.

4章

超高齢化社会における薬剤師の役割

学習のポイント

本章では①超高齢化社会における薬剤師の役割，②新オレンジプランと薬剤師の役割，③こころのゲートキーパー (Gatekeeper) としての薬剤師，④薬局・薬剤師に求められる SCS を扱う．2025 年には高齢者人口が 3,500 万人に達し，認知症高齢者が 320 万人を超えるとされている．薬局の健康支援機能については，健康日本 21 に根拠となる健康増進法が，また，日本再興戦略には閣議決定（平成 25 年 6 月）での裏づけがある．

4.1. 超高齢化社会と薬剤師

4.1.1. 超高齢化社会では何が問題となるのか？

2015 年に団塊世代 800 万人が前期高齢者となり，2025 年の高齢者（65 歳以上）人口は 3,500 万人に達する．高齢化問題はその進展速度ではなく，高齢者数の多さがハザードになる．厚生労働省は 2025 年における認知症高齢者が 320 万人を超え，高齢者世帯の 7 割が一人暮らし・高齢夫婦のみの世帯が占めると見込んでいる（平成 15 年時点）．また，今後急速に高齢化が進む地域は大都市圏が突出し，全国的にみれば，多くの医療資源が高齢者の慢性疾患につぎ込まれ，軽医療・プライマリ・ケアは，崩壊の危機に瀕すると懸念されている（図 4-1）．

4.1.2. 健診受診は医療費節減につながるのか？

本書の「1.1.2. 医療費節減と生活者のヘルスリテラシー」では，セルフメディケーション等の徹底をはかることで，わが国の 2025 年の推定医療費は 55 兆円から 9.4〜14.4 兆円節減できるとする試算があることを述べた．また，「『日本再興戦略』改訂 2014」では「国民の健康寿命の延伸」の中短期工程表のなかで，2020 年度までの目標として 3 つの KPI（key performance indicator（達成すべき成果目標））が取り上げられている（①2020 年度までに国民の健康寿命を 1 歳以上延伸する，②2020 年度までにメタボ人口を 2008 年度比で 25% 減とする，③健診受診率（40〜74 歳）を 80%（特定健康診査（特定健診）を含む）とする）．

特に③の「健診受診率（40〜74 歳）を 80%（特定健診を含む）とする」という方針は，高齢者には避けることが困難なメタボリックシンドローム（メタボ）とロコモティブシンドローム（ロコモ）（第 3 部 24 章及び第 4 部Ⅶ参照）に伴う多彩な疾病を未病段階で捉え，

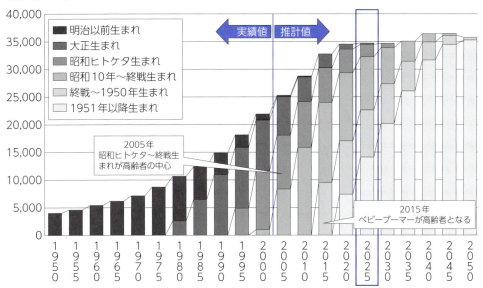

図 4-1 世代別にみた高齢者人口の推移[1]

2020年度までの目標とされる「①2020年度までに国民の健康寿命を1歳以上延伸する」及び「②2020年度までにメタボ人口を2008年度比で25％減とする」に結びつけることを狙いとしている．

しかし健診受診率を高めることで，医療費の節減は図れるのだろうか？ 熊本県A町の国保加入者を対象にした健康診断受診者と未受診者の1年間の医療費の差額の調査によると，40～60歳代までの両群間の医療費には大差がみられないが，70歳代では両群間の年間医療費の差額は，40万円ほどに広がっている（**図 4-2**）．

さて，この医療費の差はどこから来るのだろうか？ 1つの事例として，透析医療について考えてみると，日本透析医学会の調査による透析患者数（2011年12月）は，30万4,592人で，そのうち糖尿病性腎症が原因で透析を開始する患者数は10万7,985人に達している．糖尿病患者では，適切な治療を受けないと，糖尿病が発症してから20～30年で腎不全にまで進行するケースが多く，ひとたび透析治療が始まれば，1人あたり年間500万円の医療費が必要になる．

4.1.3. 薬局・薬剤師を活用したセルフメディケーションの推進

薬局の健康支援機能は健康日本21に根拠となる健康増進法が，また，日本再興戦略には閣議決定（平成25年6月）での裏づけがある．また，薬局・薬剤師を活用した健康情報拠点の推進については，日本薬剤師会からの通達＊がある．

健康日本21の「国民の健康の増進の総合的な推進を図るための基本的な方針」において

＊「平成26年度厚生労働省予算『薬局・薬剤師を活用した健康情報拠点の推進』について」（平成25年12月2日 日薬業発第239号）

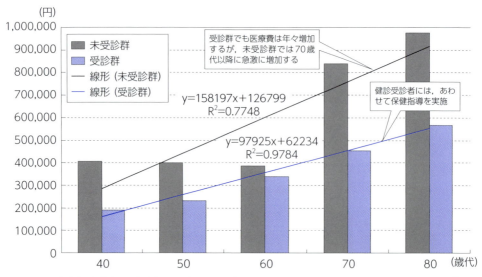

図 4-2 健診未受診者と受診者の医療費推移（熊本県 A 町国保加入者の年齢階級別医療費）[2]

は，健康を支え，守るための社会環境の整備のため，「地域住民が身近で気軽に専門的な支援・相談が受けられる民間団体の活動拠点数の増加」が目標として示され，その活動拠点の例として，「地域住民の健康支援・相談対応等を行い，その旨を積極的に地域住民に周知している薬局」が取り上げられている．一方，日本再興戦略には，薬局が地域密着型の健康情報の拠点と位置づけられ，セルフメディケーション推進のために，薬局・薬剤師の活用を促進すると明記されている（**図 4-3**）．

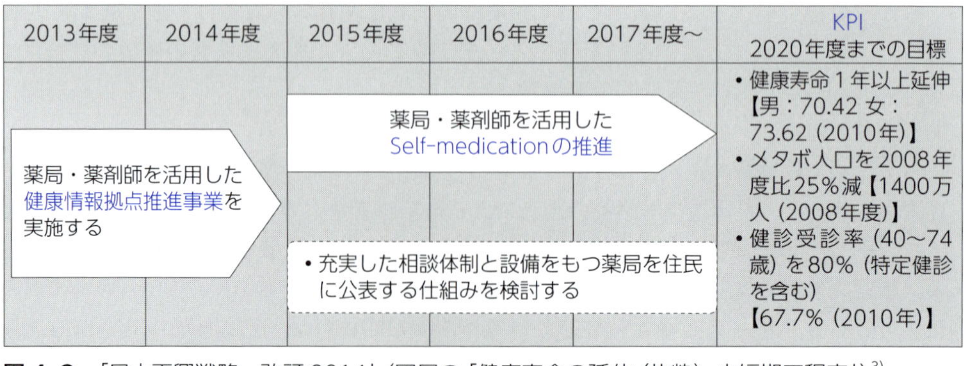

図 4-3 「日本再興戦略　改訂 2014」（国民の「健康寿命の延伸（抜粋）-中短期工程表」）[3]

4.1.4. 地域包括ケアシステムにおける「かかりつけ薬局の機能」

　日本は諸外国に例をみないスピードで高齢化が進行し，団塊の世代が 75 歳以上となる 2025 年以降は国民の医療・介護の需要が急増し，医療の提供体制は逼迫する．このため厚生労働省は，2025 年を目途に，高齢者の尊厳の保持と自立生活の支援の目的のもと，可能な限り住み慣れた地域で，自分らしい暮らしを人生の最期まで続けることができるよう，地域の包括的な支援・サービス提供体制（地域包括ケアシステム）の構築が急務だとしている．

　また，厚生労働省は，未曾有の高齢化の波を乗り切るため，地域ごとに①医療，②予防，

③介護サービス体制を見直し，その前提となる④住まい，⑤生活支援が一体的に提供される地域包括ケアシステムの構築を目指さなければならないとしている．

　これらの地域包括ケアシステムの5つの構成要素のうち，①医療，②予防，③介護サービス体制については，❶質が高く，効率的な医療体制（臨床機能の再編，地域差の縮小）の構築，❷プライマリ・ケアの強化，❸質が高く，効率的な介護サービス提供体制（適正な給付）の確立，インフラ整備では，❹情報連携のためのICT (Information and Communication Technology) 基盤の構築，❺医療・介護人材の確保と養成が取り上げられている．なかでもプライマリ・ケアの強化については，平成27年10月に「患者のための薬局ビジョン」が公表され*，薬剤師が医療チームの一員として参画することを促進し，地域包括ケアを進化させるとしている（図4-4）．また，情報連携のためのICTについては，誰でも自分の状態にあった質の高い医療を効率的に受けられ，自分の健康情報を活用して健康増進を目指すことができるインフラ整備が進められようとしている[5]．

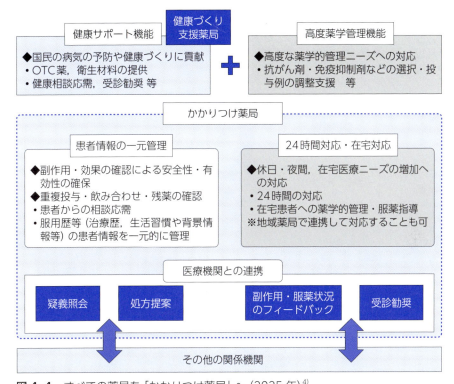

図4-4　すべての薬局を「かかりつけ薬局」へ（2025年）[4]

4.1.5. セルフメディケーション支援に求められる薬剤師の資質

　薬局・薬剤師に求められる役割が大きく変わろうとしている．薬局・薬剤師が地域にもっとも近い街の科学者として，計り知れない貢献をなしうる立場にあることは，日本薬剤師会の「薬局のグランドデザイン2014」にも示されている（表4-1）．

---

*「『患者のための薬局ビジョン』の策定について」（平成27年10月23日薬生総発1023第3号厚生労働省医薬・生活衛生局総務課長通知）

表 4-1　国民のための薬局サービスに示される SCS[6]

①地域住民が必要とする医薬品をいつでも地域差なく提供できる．
②医薬品の適正使用による患者の QOL 向上への貢献ができる．
③最小の薬剤による最適な薬物療法を達成することに貢献できる．
④薬剤価格・薬剤費の適正化を通して，社会保障制度の健全な運営への貢献ができる．
⑤国民の SCS に貢献できる．
⑥医療廃棄物，不要医薬品の回収・廃棄．
⑦在宅医療・在宅福祉への参画．
⑧地域社会への貢献．

　また，薬局は地域包括ケアシステムにおいても，地域医療を担う一員としてセルフメディケーションに貢献することが明示されている．ただし，地域医療を担う一員となるためには，軽医療・生活習慣病を中心とする OTC 薬等の適応探し・適剤探しについて，地域医療のパートナーとなる医師との間に共通する臨床的な判断基準をもたなくてはならない．そして，そうした判断基準は，可能な限りエビデンスに基づくものでなければならない．その理由は，その判断基準等を尊重して，薬局・薬剤師が来局者に受診勧奨等の臨床的指導を行わなければならないためである（図 4-5）．

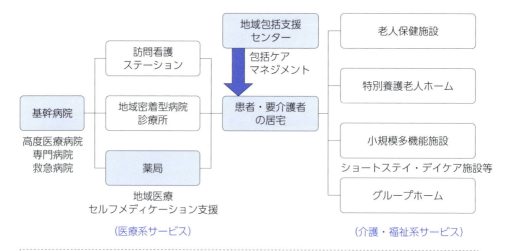

セルフメディケーション支援
「薬剤師の将来ビジョン」（第三章の「Ⅰ　薬局薬剤師の現状と将来ビジョン」）では，「OTC 薬の販売においては，来局者の多様な症状，要望，相談内容などを適切に判断・対応し，受診勧奨，医薬品の供給，生活指導等の結果を示すことが求められる．医薬品供給に携わる薬剤師は，生涯学習を通じて薬物療法や疾病等の知識，コミュニケーションスキルなどを習得し，質の高い SMS をしなければならない．その第一歩として，日本薬剤師会が作成している『一般用医薬品販売の手引き』，『対面話法例示集』に示している基本的な手順を習得することが必要である」としている．

図 4-5　地域包括ケアシステムにおける薬局の役割[7]

4.1.6. 健康情報拠点薬局

　健康情報拠点薬局は，かかりつけ薬局としての基本的機能を備え，かつ，優れた健康サポート機能を有する薬局と定義されている．厚生労働省は，2014 年度予算に，「薬局・薬剤師を活用した健康情報拠点推進事業」を盛り込み，薬局を地域における健康情報の発信基地にすることを目指すとしている（図 4-6）．

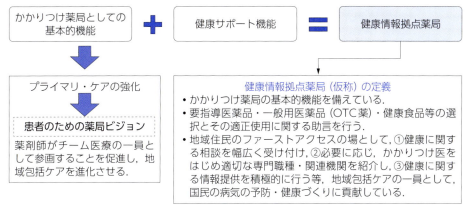

図 4-6 健康情報拠点としての薬局の使命[8]

　健康情報拠点薬局とは，どのようなものなのだろうか？　日本再興戦略（2014 年 6 月閣議決定）の「二．戦略市場創造プラン」の「テーマ 1：国民の『健康長寿の延伸』」においては，"予防・健康管理の推進に関する新たな仕組みづくり"として，薬局を「地域に密着した健康情報の拠点」と位置づけ，①OTC 薬等の適正使用に関する助言，②健康に関する相談・情報提供を行う等，セルフメディケーション推進のために，薬局・薬剤師の活用を促すとの基本方針が打ち出されている．

　この基本方針によれば，地域に密着した総合的な健康情報の拠点薬局は，地域住民に対して，「ここに来れば，疾病の予防・健康管理等の関連知識をもった薬剤師からの情報入手ができる」という信頼感を与える拠点として描かれている．

　健康情報拠点薬局が行う主な仕事は，①地域住民の健康支援・相談対応として，食生活，禁煙，心の健康，介護ケア，OTC 薬，サプリメント，健康食品の情報提供と適切な受診勧奨の相談，②OTC 薬の適正使用に関する情報提供と相談，③在宅医療に関する情報提供と相談等とされている．また，実施に必要な事業については，各都道府県に「協議会」を設置し，地域の実情に応じたセルフメディケーション及び在宅医療推進事業を立案・実施するとしている．

　各都道府県の協議会メンバーは，医師・薬剤師・看護師・介護士等から構成され，採択される事業の，検討・準備（PLAN），実施（DO），実施後の評価（CHECK），事業継続への反映（ACTION）の全ステップ（PDCA サイクル）について，地域包括ケアシステムの推進に当たると解釈されている（**図 4-7**）．

　ここまで述べてきたように，薬局・薬剤師は，①かかりつけ薬剤師としての患者指導，②地域包括ケアシステムの推進事業への積極参加などが求められているが，これに対して，厚生労働省は 2016 年の診療報酬改定において，かかりつけ薬剤師指導料，かかりつけ薬剤師包括管理料などの項目を新設している．

4.1.7．健康づくり支援薬局（仮称）

　健康づくり支援薬局は，積極的に健康サポート機能を発揮する薬局の暫定的な略称とされている．「健康づくり支援」については，①要指導医薬品，OTC 薬，健康食品等の適正な使用に関する助言を行うこと，②地域住民から健康に関する相談を幅広く受け付け，必要に応じ，かかりつけ医をはじめ適切な専門職種や関係機関に紹介すること，③地域の薬局の中で

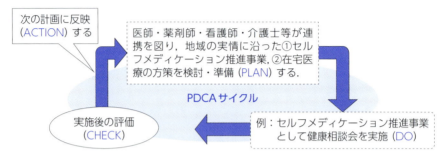

図 4-7 地域包括ケアシステムにおける健康情報拠点と地域推進事業の PDCA サイクル

率先して地域住民の健康づくりを積極的かつ具体的に支援することの3項目を行動基準としている.

健康づくり支援薬局が備えなければならない要件については,「健康情報拠点薬局のあり方に関する検討会」(平成 27 年 7 月) において検討されており,現在,健康づくり支援薬局の要件としては,①かかりつけ薬局・かかりつけ薬剤師としての基本的機能,②薬剤師の資質,③薬局の設備,④薬局における表示,⑤医薬品の供給体制,⑥開局時間,⑦地域における連携体制の構築,⑧健康相談・健康づくり支援,⑨その他が挙げられている.

特に薬剤師の資質については,まず,①薬剤師が,❶要指導医薬品,OTC 薬等の適切な使用に関する助言や健康に関する相談応需,❷適切な専門職種,関係機関への紹介等を適切に実施できることが重要であるとされている.ついで,②健康支援の実務に必要な知識と実務経験としては,❶要指導医薬品・他の OTC 薬・トクホ等に関する知識と情報提供,❷患者・来局者が気軽に相談できるコミュニケーションのとり方,❸生活習慣病に関する基礎知識と受診勧奨を含めた関係職種との情報共有,連携の方法,❹健康増進に関する制度や健診など,地域保健の全体像と関係職種・関連機関の役割・活動に関する知識,❺自治体・保険者,多職種等による健康づくり支援の先進的な取り組み事例について熟知していることの 5 要件が示されている (第 3 部 24 章参照).

また,医薬品の供給体制では,SMS 薬局 (日本薬剤師会が行うセルフメディケーション関連の調査に協力する薬局として,都道府県薬剤師会から推薦された薬局) での取扱い製品の平均値が 300 品目 (中央値 235 品目) であることがモデルとなるとしている.また,⑦地域における連携体制の構築では,薬局で行う「健康づくり支援の内容」に応じて,連携が必要となる複数の職種・関係機関に対して,薬局が実施しようとしている事業内容や,必要に応じて患者紹介等を行う機会があることを説明し,事前に了解を得ておくなど,基本的な人間学に基づくコミュニケーション・スキルを活かした"永続的でより良い人間関係の維持・発展"に尽力する必要がある.

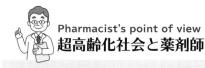

Pharmacist's point of view
超高齢化社会と薬剤師

- 2025年の高齢者は3,500万人との試算があり，高齢化問題は高齢者数の多さが課題になろうとしている．
- 2025年の認知症高齢者数は320万人を超え，高齢者世帯の7割は一人暮らし・高齢夫婦のみ世帯が占めると予測されている．
- 急速に高齢化が進む地域は首都圏・都市部であり，医療資源が高齢者の慢性疾患につぎ込まれることで，軽医療・プライマリ・ケアは崩壊の危機に瀕する．
- 熊本県A町の国保加入者を対象にした健康診断受診者と未受診者の医療費を70歳代でみると，年間で40万円ほどの差がついている．
- 2011年の透析患者数は30万人で，糖尿病腎症が原因となる患者数が急増している．
- 糖尿病腎症で透析療法を受けている患者数は10万人超で，適切な治療を受けないと，糖尿病発症から20〜30年で腎不全まで進行するケースが多くなる．
- 薬局の健康支援機能については，健康日本21（健康増進法），日本再興戦略（閣議決定）での裏づけがある．
- 健康日本21には，健康を支え，守るための社会環境の整備のため，地域住民が身近で気軽に専門的な支援・相談が受けられる活動拠点として，地域の薬局が挙げられている．
- 日本再興戦略では，薬局を地域に密着した健康情報の拠点と位置づけている．
- 健康情報拠点推進事業の2020年度までの目標として，①健康寿命1年以上の延伸，②メタボ人口を2008年度比25％減，③健診受診率（40〜74歳）を80％に上昇することが挙げられている．
- 厚生労働省は，高齢者の尊厳の保持と自立生活の支援のために，地域の包括的な支援・サービス提供体制（地域包括ケアシステム）の構築が急務だとしている．
- 医療・予防・介護サービス体制の改革については，質が高く，効率的な医療体制・介護サービス提供体制（適正な給付）の確立，プライマリ・ケアの強化を目標としている．
- インフラ整備には，情報連携のためのICT基盤の構築，医療介護人材の確保・養成がある．
- 「患者のための薬局ビジョン」には，薬剤師が医療チームに参画し，地域包括ケアを進化させると謳われている．
- 健康サポート機能は，OTC薬等の提供，健康相談応需，受診勧奨等から構成されている．
- 高度薬学管理機能として，抗がん剤・免疫抑制剤などの選択・投与例の調整支援がある．
- 患者情報管理により，安全性・有効性確保，重複投与・飲み合わせ・残薬確認の効率化を図る．
- かかりつけ薬局では，休日・夜間，在宅医療ニーズの増加への対応が求められている．
- 地域包括ケアシステムでは，①疑義照会，②処方提案，③副作用・服薬状況のフィードバック，④受診勧奨を4本の柱とし，医療機関との連携強化を推進する．
- 薬局薬剤師は地域にもっとも近い街の科学者として，計り知れない貢献を成しうる立場にある．
- 薬局は地域包括ケアシステムの中で，セルフメディケーションに貢献することが「患者のための薬局ビジョン」に明示されている．
- 軽医療・生活習慣病を中心とするOTC薬等の適応探し・適剤探しは，医師と共通する臨床的な判断基準のもとに進められる．
- 地域包括ケアシステムにおける薬局の役割は，セルフメディケーション支援に重点が置かれる．
- 健康情報拠点薬局は，かかりつけ薬局機能に健康サポート機能を加えた薬局と定義される．
- 厚生労働省は，薬局を地域における健康情報の発信基地にすることを目指すとしている．
- 健康情報拠点薬局は，①健康相談，②医療機関紹介，③健康情報提供を行う地域包括ケアの一員として，「国民の病気の予防・健康づくりに貢献している薬局」と定義される．
- 日本再興戦略では，予防・健康管理の推進に関する新たな仕組みづくりとして，薬局を地域に密着した健康情報の拠点と位置づけている．
- 健康情報拠点薬局が行う主な業務は，①地域住民の健康支援・相談対応，②OTC薬の適正使用に関する情報提供・相談，③在宅医療に関する情報提供・相談等とされている．

- 地域包括ケアにおける事業は，都道府県の協議会が地域の実情に応じたセルフメディケーション及び在宅医療推進事業について，企画・実施するとされている．
- 協議会メンバーは，医師・薬剤師・看護師・介護士等から構成され，事業の検討・準備，実施，実施後の評価，事業継続への反映のすべてについて関わるとされている．
- 健康づくり支援薬局とは，かかりつけ薬局の基本的な機能を有し，健康づくり支援について積極的に取り組んでいることが要件であると定義されている．
- 健康づくり支援は，①OTC薬・健康食品等の適正使用と健康相談の受け付け，②かかりつけ医等への紹介，③地域住民の健康づくり支援の3項目から構成される．
- SMS薬局の医薬品供給体制は，取り扱い品目の平均値が300品目であることがモデルとされている．
- 地域連携体制の構築では，複数の職種・関係機関に対して，永続的で良好な人間関係の維持が必要である．

4.2. 認知症施策推進総合戦略（新オレンジプラン）と薬剤師の役割

4.2.1. 平成26年度の健康情報拠点推進事業

　第2回健康情報拠点薬局のあり方に関する検討会では，平成26年度薬局・薬剤師を活用した健康情報拠点推進事業の好事例として7案件を取り上げている（**表4-2**）．

4.2.2. 認知症の新オレンジプランと薬剤師の役割

　平成26年度薬局・薬剤師を活用した健康情報拠点推進事業の好事例7件のうち，青森県の「来局者にチェックリストを用いて認知症の早期発見」について取り上げる．

　高齢者の4人に1人が認知症あるいはその予備群（Mild Cognitive Impairment：MCI）とされ，2025年には推定患者数が700万人に達するとの試算もある．わが国では認知症の人を単に「支えられる人」と考えるのではなく，認知症の人が認知症とともにより良く生きていくことができるような環境整備が必要であるとの考え方から，現在，厚生労働省では関係省庁と共同して新オレンジプランを策定し，1本目の柱として認知症の理解を深めるための普及，啓発活動を掲げている（**表4-3**）．

　新オレンジプランの2本目の柱は，容態に応じた適時・適切な医療と介護の提供である．

表4-2　平成26年度薬局・薬剤師を活用した健康情報拠点推進事業の好事例[9]

①青森県：来局者にチェックリストを用いて認知症の早期発見
②埼玉県：こころのゲートキーパーとして薬剤師養成のDVD教材の作成
③福井県：栄養士との連携で薬局内栄養相談
④京都府：慢性疾患の特定健診の受診勧奨
⑤島根県：薬剤師が公民館・老人会等に出向き，講演・相談会を実施
⑥愛媛県：クリニカルパスを用いた薬局での禁煙サポート等の展開
⑦高知県：「高知家健康づくり支援薬局」認定

表 4-3　新オレンジプラン[10]

新オレンジプランの基本的な考え方

認知症の人の意思が尊重され，できる限り住み慣れた地域の良い環境で自分らしく暮らし続けることができる社会の実現を目指す．

7つの柱
①認知症への理解を深めるための普及・啓発の推進．
②認知症の容態に応じた適時・適切な医療・介護等の提供．
③若年性認知症施策の強化．
④認知症の人の介護者への支援．
⑤認知症の人を含む高齢者にやさしい地域づくりの推進．
⑥認知症の予防法，診断法，治療法，リハビリテーションモデル，介護モデル等の研究開発及びその成果の普及の推進．
⑦認知症の人やその家族の視点の重視．

認知症の医療介護では，認知症を発症予防，発症初期，急性増悪期，中期，人生の最終段階の5段階に分けて考えている．

　新オレンジプランでは，認知症の容態の変化を的確にとらえて医療・介護に効果的に結びつけ，認知症の5段階について切れ目のない医療と介護を提供することを第一の目標としている．また，新オレンジプランは，認知症の治療方針として①早期診断・早期対応を軸とするとともに，②妄想・うつ・徘徊等の「行動・心理症状（Behavioral and Psychological Symptoms of Dementia：BPSD），身体合併症等」がみられても，医療機関・介護施設等での対応が固定化されないよう配慮し，退院・退所後も「その時の容態にもっともふさわしい場所」で適切なサービスが提供される「循環型の仕組み」を構築するとしている．

　ここでいう「その時の容態にもっともふさわしい場所」とは，①日常診療を行う医療機関，②訪問診療を行う医療機関，③サポート医，④鑑別診断を行う医療機関，⑤認知症疾患医療センター，⑥周辺症状の激しい患者の入院治療を行う医療機関，⑦身体合併症のある認知症患者の入院治療を行う医療機関までを含んでいる（図4-8）．

　新オレンジプランでは，認知症の治療について，薬剤師の高い対応能力が求められている．薬剤師は，地域の生活者と深いつながりをもっており，特に，多職種連携，地域包括ケ

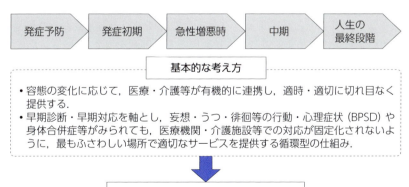

図 4-8　認知症の容態に応じた適時・適切な医療・介護等の提供[11]

アシステムの中では，①高齢者等の健康づくり等のサポート，②認知症の医療・介護の啓発，③服薬指導を通じて認知症の早期発見に立ち会う機会がある，④かかりつけ医との連携で認知症の早期診断・早期対応の推進者となる，⑤身近な専門家として生活者の相談への対応をする，⑥在宅医療を含めた適切な薬物療法（薬学的管理）を実施する，⑦必要な医療材料・衛生材料・介護用品等の提供をするなどについて，常に生活者に寄り添い，支えている存在といえる（**図4-9**）．

4.2.3. 認知症の早期発見と薬局・薬剤師の役割

　薬局・薬剤師は，地域住民の服薬指導，高齢者等の健康意識・健康づくりサポートを遂行するなかで，患者に「薬の自己管理ができなくなるような変化」がみられる場合には，自記式問診票などによってⅠ群診療機関（かかりつけ医）との連携を図り，認知症の早期発見に努めるとともに，患者の容態に合わせ，「地域の循環型仕組み」を活用して，Ⅱ群診療機関（認知症対応医療機関）等に紹介する（**図4-10**）．

　それでは，平成26年度薬局・薬剤師を活用した健康情報拠点推進事業の好事例として紹介された青森県の事業メニュー，「来局者にチェックリストを用いて認知症の早期発見」の流れについてみていく（**表4-2**）．

　事業内容は，「健康介護まちかど相談薬局」，「地域包括支援センター」が連携して進める枠組みになっており，薬局に来局した高齢者を対象に，自己の生活機能の確認と認知機能の低下に対する自覚を促すことを目的に，自記式問診票の①「基本チェックリスト」，②「脳の健康チェックリスト」の実施を勧める流れになっている．基本チェックリストは，東京都老人総合研究所の鈴木隆雄らがまとめた「介護予防のための生活機能評価に関するマニュアル」（改訂版：2009年）を用いている（**表4-4**）．

　介護予防の目的は高齢者自身が本人の自己実現・生きがいをもち，自分らしい生活を創っていくことへの支援である．そのため，心身機能の改善を基盤とし，生活行為，地域への参加など，生活機能全般を向上させることで，自己実現，生きがいを支えることが重要なポイントとなる．高齢期の健康維持には，ロコモ，栄養改善，口腔機能の向上，認知症・うつ・閉じこもりの予防・支援に対する評価が必要である（**図4-11**）．

　次に「脳の健康チェックリスト」の概要について述べる（**表4-5**，**表4-6**）．通常，検査の判定は「A　正常」，「B　略正常」，「C　要経過観察」，「D　要医療」，「E　要精密検査」，「F　要治療継続」，「G　要再検査」，「H　要専門医受診」に分類される．認知症の早期発見では，脳の健康チェックリストと基本チェックリストの評価の組み合わせから被験者を6群に分類し，そのいずれかに該当する場合は，被験者本人の同意を得て，「地域包括支援センター」に情報提供される．6群分類は，基本チェックリストの成績を，「①2次予防事業の対象候補者」，「②全領域全てで1項目以上該当」，「③質問21〜25で2項目以上に該当」に3分類し，脳の健康チェックリストの結果から得られる「④C　要経過観察」，「⑤E　要精密検査」の2分類との組み合わせから該当者を見出す（**図4-12**）．

4.2. 認知症施策推進総合戦略（新オレンジプラン）と薬剤師の役割

多職種連携，地域包括ケアシステムにおける認知症患者と薬局・薬剤師の主な関わり

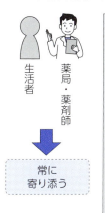

- 高齢者等の健康づくり，健康意識向上のサポート
- 認知症に関する（正しい医学情報等の）普及・啓発
- 服薬指導，地域の中での認知症の疑いのある方に対する（薬局・薬剤師の）「気づき」
- かかりつけ医等との連携により，早期診断・早期対応への「つなぎ」（タイムリーな連携動作）
- 身近な専門家として（生活者の）相談に対応（行政サービス等の情報提供）
- 在宅医療を含め，適切な薬物療法（薬学的管理）を実施（状態に応じた服薬指導等）
- 必要な医療材料・衛生材料・介護用品等の提供

図 4-9 認知症患者と薬局・薬剤師の 7 つの関わり[12]

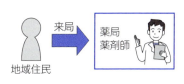
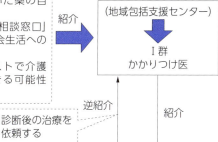

- Ⅰ群診療機関からⅡ群診療機関への紹介は，くわしい検査や診断を必要と判断する場合に行われる．
- 厚生労働省が作成した基本チェックリスト（**表4-4**）は，25のCQからなり，CQ 1〜5が「暮らしぶり（1）」，CQ 16〜20が「暮らしぶり（2）」，CQ 6〜10が「運動器関連（ロコモ関連）項目」，CQ 11〜20は「栄養・口腔機能関連項目」，CQ 21〜25は「こころ関連項目」である．

図 4-10 認知症の早期発見と適切な施設への紹介業務[13],[14]

90 4章 超高齢化社会における薬剤師の役割

表4-4 基本チェックリスト（厚生労働省作成）

	No	質問項目	回答		得点
暮らしぶりその1	1	バスや電車で1人で外出していますか	0. はい	1. いいえ	
	2	日用品の買い物をしていますか	0. はい	1. いいえ	
	3	預貯金の出し入れをしていますか	0. はい	1. いいえ	
	4	友人の家を訪ねていますか	0. はい	1. いいえ	
	5	家族や友人の相談にのっていますか	0. はい	1. いいえ	
		No.1～5の合計			
運動器関係	6	階段を手すりや壁をつたわらずに昇っていますか	0. はい	1. いいえ	
	7	椅子に座った状態から何もつかまらずに立ち上がってますか	0. はい	1. いいえ	
	8	15分間位続けて歩いていますか	0. はい	1. いいえ	
	9	この1年間に転んだことがありますか	1. はい	0. いいえ	
	10	転倒に対する不安は大きいですか	1. はい	0. いいえ	
		No.6～10の合計			➡3点以上
栄養・口腔機能等の関係	11	6ヶ月間で2～3kg以上の体重減少はありましたか	1. はい	0. いいえ	
	12	身長（　cm）体重（　kg）（＊BMI 18.5未満なら該当）＊BMI（＝体重（kg）÷身長（m）÷身長（m））	1. はい	0. いいえ	
		No.11～12の合計			➡2点以上
	13	半年前に比べて堅いものが食べにくくなりましたか	1. はい	0. いいえ	
	14	お茶や汁物等でむせることがありますか	1. はい	0. いいえ	
	15	口の渇きが気になりますか	1. はい	0. いいえ	
		No.13～15の合計			➡2点以上
暮らしぶりその2	16	週に1回以上は外出していますか	0. はい	1. いいえ	
	17	昨年と比べて外出の回数が減っていますか	1. はい	0. いいえ	
	18	周りの人から「いつも同じ事を聞く」などの物忘れがあると言われますか	1. はい	0. いいえ	
	19	自分で電話番号を調べて，電話をかけることをしていますか	0. はい	1. いいえ	
	20	今日が何月何日かわからない時がありますか	1. はい	0. いいえ	
		No.18～20の合計			
		No.1～20までの合計			➡10点以上
こころ	21	（ここ2週間）毎日の生活に充実感がない	1. はい	0. いいえ	
	22	（ここ2週間）これまで楽しんでやれていたことが楽しめなくなった	1. はい	0. いいえ	
	23	（ここ2週間）以前は楽にできていたことが今ではおっくうに感じられる	1. はい	0. いいえ	
	24	（ここ2週間）自分が役に立つ人間だと思えない	1. はい	0. いいえ	
	25	（ここ2週間）わけもなく疲れたような感じがする	1. はい	0. いいえ	
		No.21～25の合計			

☆チェック方法
　回答欄のはい，いいえの前にある数字（0または1）を得点欄に記入してください．
☆基本チェックリストの結果の見方
　基本チェックリストの結果が，下記に該当する場合，市町村が提供する介護予防事業を利用できる可能性があります．お住まいの市町村や地域包括支援センターにご相談ください．
　・項目6～10の合計が3点以上
　・項目11～12の合計が2点
　・項目13～15の合計が2点以上
　・項目1～20の合計が10点以上

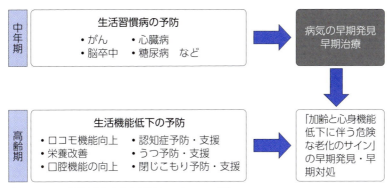

図4-11 介護予防と生活機能のチェック[15]

表4-5 脳の健康チェックリスト（自記式問診票）[16]

No.	質問	○印
1	物の名前が出てこなくなった	
2	しまった場所を忘れて，物を捜すことが多くなった	
3	趣味を楽しんだり，好きなテレビ番組を見ることが面倒になった	
4	着替えや身だしなみに気を遣うことが面倒になった	
5	最近のTV番組は難しいものが多くなったと思う	
6	時々「不安」や「焦り」の気持ちが，わいてくることがある	
7	ささいなことに対して，イライラするようになった	
8	昨夜の食事内容を，考えても思いだせない	
9	慣れた道でも，迷ったことがある	
10	蛇口の締め忘れやガス台の火の消し忘れが多くなった	

表4-6 脳の健康チェックリスト（家族記載用問診票）[17]

No.	質問	○印
1	同じことを何度も言ったり，聞いたりする	
2	物の名前が出てこなく，「あれ」「これ」という言葉が多くなった	
3	趣味や好きなテレビ番組に興味を示さなくなった	
4	着替えが面倒になり，身だしなみを構わなくなった	
5	ささいなことで，怒りっぽくなった	
6	新聞やTVの内容を，よく理解できなくなった	
7	いつもしていたことを，しなくなった 例）庭いじりをしなくなった，仏壇を拝まなくなった，犬の散歩をしなくなった等	
8	老人クラブに参加したり，友人と話したりなど周囲との交流を避けるようになった	
9	自分の失敗を，何かのせいにするようになった	
10	置き忘れや，しまい忘れが目立ってきた	
11	慣れた所で，道に迷うようになった	
12	約束の時間や場所を間違えることが増えた	
13	蛇口の締め忘れやガスコンロの火の消し忘れが，目立つようになった	
14	夜中に急に起き出して，騒いだことがある	
15	薬を飲むのを忘れるようになった	
16	財布や通帳など大事な物が盗まれたと言うようになった	
17	来ていない「人」や無い「物」を，「居た」とか「見える」とか言うことがある（幻視）	

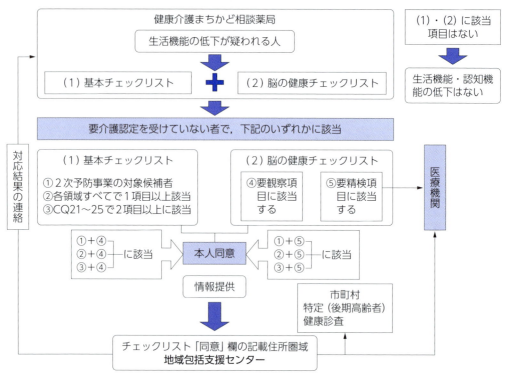

図 4-12 2次予防事業の対象候補者における薬局からの情報提供[18]

Pharmacist's point of view
認知症施策推進総合戦略（新オレンジプラン）と薬剤師の役割

- 「第2回健康情報拠点薬局のあり方に関する検討会」では，平成26年度薬局・薬剤師を活用した健康情報拠点推進事業の好事例として，7案件を取り上げている．
- 2025年の認知症の推定患者数は，700万人に達するとの試算がある．
- 新オレンジプランでは，認知症の人の意思が尊重され，できる限り住み慣れた地域の良い環境で自分らしく暮らし続けることができる社会の実現を目指すとしている．
- 新オレンジプランでは早期診断・早期対応を軸とし，「そのときの容態にもっともふさわしい場所」で適切なサービスが提供される「循環型の仕組み」を構築するとしている．
- 新オレンジプランでは，認知症の治療について，薬剤師の高い対応能力を求めている．
- 薬剤師は地域包括ケアシステムの中で，常に生活者に寄り添い，支えている存在といえる．
- 薬局・薬剤師は，かかりつけ医との連携によって，認知症の早期発見に努めるとともに，容態に合わせた医療機関（Ⅱ群診療機関）への紹介業務を遂行する．
- 基本チェックリストは，介護予防のための生活機能評価に関するマニュアルである．
- 介護予防の目的は，高齢者自身が自己実現・生きがいをもち，自分らしい生活を創っていくことへの支援である．
- 介護支援は，心身機能の改善を基盤とし，生活行為・地域への参加など，生活機能全般を向上させることにより，自己実現・生きがいを支えることがポイントとなる．
- 高齢期の健康維持のためには，ロコモ，栄養改善，口腔機能の向上，認知症・うつ・閉じこもりの予防・支援が必要である．
- 通常，検査の判定は，「A　正常」，「B　略正常」，「C　要経過観察」，「D　要医療」，「E　要精密検査」，「F　要治療継続」，「G　要再検査」，「H　要専門医受診」に分類される．
- 脳の健康チェックリストと基本チェックリストの評価の組み合わせから被験者を6群に分類し，そのいずれかに該当する場合は，被験者の同意を得て，地域包括支援センターに情報提供される．

4.3　こころのゲートキーパーとしての薬剤師

4.3.1．心の健康（うつ病・自殺対策）サポート

　埼玉県の事業メニュー「心の健康（うつ病・自殺対策）サポート」が平成26年度薬局・薬剤師を活用した健康情報拠点推進事業の好事例（「こころのゲートキーパーとして薬剤師養成のDVD教材の作成」）として紹介されている（**表4-2**）．その背景には，①日本の自殺者数が主要国の中で高水準にあり，平成10年からの14年間，自殺者は年間3万人を超えていること，②処方薬の過剰服薬と自殺との関係が指摘されていることが挙げられる．厚生労働省（自殺・うつ病等対策プロジェクトチーム）は，「過量服薬への取組」（2010年）の【別添1】の中で，薬剤師は，過量服薬のリスクの高い患者のゲートキーパー（gatekeeper）としての活躍が期待されるとしている．ゲートキーパーとは，「悩んでいる人に気づき，声かけ，話を聞いて，必要な支援につなげ，見守る人」のことである．

　【別添1】によると，患者の多くは，処方薬を受け取るときに薬剤師と面会するため，薬剤師は過量服薬リスクの高い患者を早期に発見し，適切な医療に結び付けるためのキーパーソンとしての役割を担うことが期待されるとしている（**図4-13**）．

4.3.2．ゲートキーパー養成研修用テキスト

　地域におけるゲートキーパー養成研修に活用できるよう，「ゲートキーパー養成研修用テキスト　第3版」が，「ゲートキーパー養成研修用DVD」（第4弾まで発行），「だれでもゲートキーパー手帳　第2版」とともに，内閣府から発刊されている（**表4-7**）．

4.3.3．薬剤師が担うゲートキーパーの役割

　ゲートキーパーに求められる役割はゲートキーパーの所属と専門性の違いによる特徴がある．埼玉県の事業メニュー「心の健康（うつ病・自殺対策）サポート」では，薬剤師が向精神薬を長期処方されているある患者について，向精神薬の過量服薬リスクが高いことを察知

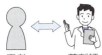

図4-13　過量服薬ハイリスク患者のゲートキーパーとしての薬剤師の役割[19), 20)]

表 4-7 「ゲートキーパー(Gatekeeper) 養成研修用テキスト 第3版」目次

1. 我が国の自殺の現状と対策
2. ゲートキーパーとは
3. 自殺を考えている人の心理
4. 自殺の危険因子と防御因子
5. ゲートキーパーとしての心得
6. メンタルヘルス・ファーストエイド*とは
7. DVD 教材の解説 (一般編・専門家編)
8. ロールプレイシナリオ (一般編・専門家編)
9. ゲートキーパーQ & A
10. 誰でもゲートキーパー手帳
11. DVD 教材の解説 (地域対応編)
12. ロールプレイシナリオ (地域対応編)
13. 応用編:社会資源を活用するための対応方法
14. ゲートキーパー養成研修プログラム
15. テキスト及びDVD の活用にあたって
ゲートキーパーの役割
①気づき:家族や仲間の変化に気づいて,声をかける
②傾聴:本人の気持ちを尊重し,耳を傾ける
③つなぎ:早めに専門家に相談するよう促す
④見守り:暖かく寄り添いながら,じっくりと見守る

* メンタルヘルス・ファーストエイド (MHFA):Mentalhealth の問題を抱えている人に対して,適切な初期支援を行うための5つのステップからなる行動計画で,オーストラリアの Betty A Kitcher と Anthony F Jorm により開発された技法である.このプログラムでは,心理的危機に陥った人に対して専門家の支援が提供される前に,どのような支援を提供すべきか,どのように行動すべきかという対応方法を身につける.

し,メンタルヘルス・ファーストエイド (Mental Health First Aid:MHFA) に従って面談を進め,自殺念慮をもつ患者の存在に気づき,その患者に対する「受診勧奨」,あるいは「処方医への疑義照会」などを積極的に行えるような良い連携関係を地域包括ケアシステムの中で作るとしている (**表 4-8**, **図 4-14**).

しかし,薬剤師等が MHFA の5つのステップを活かして実際の活動を行うには,ステップごとに徹底したバーチャル・トレーニングを重ねる必要がある.また,MHFA の5つのステップの自然な流れの必要性と各段階の重要性を体感することも重要である.

MHFA の5つのステップの主な留意点は次のとおりである.

①自傷・他傷リスク評価 自殺念慮があることについて,相談者が心を開いて薬剤師に話せるくらいまで安定した関係を築くことができれば,「自殺について考えたことがあったか,また,その方法を有しているか」という踏み込んだ問いかけをして,そのリスク評価を行う.

薬剤師が,相談者と安定した良い関係の中で,自傷・他傷リスクの評価をしようとすれば,一定の対人関係スキルを身につける必要がある.これについては,「親業」(サイマル出版会,1977)で知られるトマス・ゴードンが提案している「行動の窓」の考え方がある.

「行動の窓」とは,聴き手であるあなたが相談者から聴き取りをしているとき,相談者の言動があなたの顔の前に存在する「四角形の窓」を通して見えているという発想から誕生した.その窓は双方とも平常心で臨んでいるか,あるいはどちらかが問題を抱えているかによって,3つの部分に分かれる.3つの部分の真ん中の部分は,双方が問題を抱えていない領域,つまり平常心で互いの欲求を満たそうとする状態であることを示し,上の窓は相談者

表4-8 メンタルヘルス・ファーストエイド（MHFA）5つのステップ

①「自傷・他傷」のリスクをチェックしましょう	（**り**：リスクの評価）
②「判断・批判」を控え，相手の話を聞きましょう	（**は**：はんだん，批判せずに話を聞く）
③「安心と情報」を与えましょう	（**あ**：あんしん，情報を与える）
④適切な専門家のもとに行くよう伝えましょう	（**さ**：サポートを得るように勧める）
⑤自分で対応できる対処法（self-help）を勧めましょう	（**る**：セルフヘルプ）

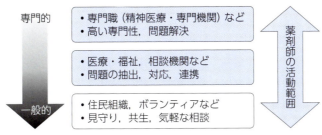

図4-14 支援に必要とされる役割

が問題を抱えているので，あなたのちょっとした言動にも傷つきやすいことを示している．また，下の窓は聴き手であるあなたが問題を抱えているために，相談者とのやりとりが効果的な成果に結びつかない．思うように相手の悩みが把握できず，イライラ感がつのることを自ら抑えることができないことを示している．

相談者と聴き手，両者の関係をより良いものとするために，聴き手はどのような役割を演じたら良いのだろうか？「行動の窓」からいえることは，聴き手となるあなた（薬剤師）が，相談者に対して，常に傾聴技法（listening skills）と語りかけ技法（talking skills）を駆使して，双方が平常心をもって問題解決に当たることができる窓の部分を，少しでも広げる努力を惜しまないことだといえる（**図4-15**）．

②判断・批判せずに話を聴く　自殺を考えるほど心に大きな悩みを抱えている人には，薬剤師との間で交わす通常のコミュニケーションの原理・原則が当てはまらない．薬剤師の何気ない表現にも傷ついて心を閉じてしまうおそれがある．

判断（解釈・分析・診断），批判（非難・反対・叱責）は，自殺念慮がある相談者にとって，対話の流れを妨げる「障害物」になる可能性が高い．トマス・ゴードンは，この障害物を「ロードブロック（roadblock）」と表現し，12の類型に分類している（**表4-9**）．

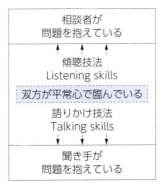

図4-15 「行動の窓」にみる聞き手の役割とその考え方

表4-9 コミュニケーションを妨げる12類型のロードブロック (roadblock)

①命令・指図	⑤理由をあげて説得・説諭	⑨解釈・分析・診断
②警告・勧告・脅迫	⑥批判・非難・反対・叱責	⑩激励・同情・慰め・支持
③説教・懇願	⑦賞賛・同意・良い評価・へつらい	⑪探る・質問・尋問
④忠告，提案・解決策を示す	⑧悪口・屈辱	⑫話をそらす，からかう

※ここで挙げた12のロードブロックは，話し手が問題を抱えている人の考え方や行動の変容を望んでいる．しかも，大抵の場合，相手にそれを強く望んでいることを伝達する働きはするが，相手の問題解決を支援する効果はもっていない．つまり，この12の応答は，非受容を伝達する媒介となっている．

③安心と情報を与える　現在，相談者と薬剤師が解決したいと願っていることは，精神の脆弱性や性格の問題ではない．薬剤師は，相談者自身が医療の必要な状態にあり，適切な治療を受けることで，現在の辛い症状の寛解が期待できることを伝える必要がある．その状況を相手に適切に伝えるためには，「安心と情報の提供」が何より必要な課題であると考えなければならない．

④適切な専門家 (診療科) へ行くよう伝える　薬剤師がいきなり適切な専門家 (診療科) の受診勧奨をすることは難しい．鳥取県では，「かかりつけ医」が精神科に受診勧奨をする場合，原則として，かかりつけ医と精神科医の連携ができていることを前提に，**表4-10** に示す3つのモデルによるアプローチを推奨している．

⑤自分で対応できる対処法 (セルフ・ヘルプ (self-help)) を勧める　平成27年3月の内閣府のデータによると，平成26年度の自殺者数は25,427人であり，原因・動機別の年次推移をみると，経済・生活問題は5年連続，家庭問題，勤務問題，男女問題，学校問題及びその他は3年連続で減少している．また，健康問題でみると，平成26年度は12,920人となっており，平成25年度と比較して760人減少している．

平成26年度の健康問題による自殺者を原因疾患別にみると，うつ病42.1％，統合失調症9.5％，アルコール依存症1.5％，薬物乱用0.45％，他の精神疾患10.1％となっている（**図4-16**）．

MHFAの5つのステップの第5段階は，「自分で対応できる対処法 (セルフ・ヘルプ) を勧めましょう」であるが，自殺に結びつく原因疾患は多彩であり，疾患ごとで最適な対処法を選ぶよう指導する必要がある．

自殺原因を疾病単位でみると，「うつ病」が42.1％と最多であるために，ゲートキーパー研修テキストでは，「『①アルコールをやめる』，『②軽い運動をする』，『③リラクゼーション (ゆっくり呼吸をする，力を抜く等)』 などを行うことによって，メンタルヘルスの問題による症状が緩和することがある」としている．

表4-10 かかりつけ医から精神科への紹介モデル

①「うつ病の可能性があるので，専門医に診てもらいましょう」等のように，精神科受診と言うより，「うつ病専門医の受診を」という表現も一法である．
②「うつ病は誰もがかかる可能性があり，また，適切な治療で治る病気です」と，病気の存在と治療可能性を伝える．
③「精神科を受診した後も，身体疾患については，ひき続き，当方 (かかりつけ医) で治療可能です．また，うつ病自体も十分に安定したら，当方であわせて対応することも可能です」と，かかりつけ医との関係が保たれることを伝える．

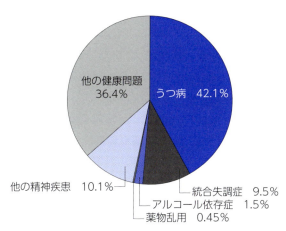

図 4-16　平成 26 年度の健康問題による自殺者 12,920 人の原因疾患別の割合

　一方，厚生労働省では，「e- ラーニングで学ぶ『15 分でわかるセルフケア』」を web 上で公開している (http://kokoro.mhlw.go.jp/e-learning/selfcare/)．内容は「①いつもと違う自分に気づこう〜こんなことはありませんか？〜」(1 分)，「②ストレスってなに？」(2 分)，「③ストレスとつき合う方法」(5 分)，「④なぜ，職場のメンタルヘルスケアが必要なのか」(3 分)，「⑤メンタルヘルス不調は防ぐことができます」(2 分)，「⑥国を挙げてメンタルヘルスケアを推進しています」(2 分) という構成になっている．

Pharmacist's point of view
こころのゲートキーパーとしての薬剤師

- 埼玉県の事業メニュー「心の健康（うつ病・自殺対策）サポート」が平成 26 年度薬局・薬剤師を活用した健康情報拠点推進事業の好事例として紹介されている．
- 処方薬の過量服薬と自殺との関係が指摘されている．
- 薬剤師は過量服薬リスクの高い患者を発見し，適切な医療に結び付ける機会がもてる．
- ゲートキーパー養成研修用テキストが内閣府から発刊されている．
- ゲートキーパーに求められる役割は，その所属と専門性の違いによって特徴がみられる．
- MHFA を活かした活動のためには，5 つのステップごとに徹底したトレーニングを重ねる必要がある．
- 自傷・他傷リスクの評価をする場合，相談者との安定した良い人間関係が必要となる．
- 相談者は薬剤師による傾聴技法と語りかけ技法によって，常に平常心をもって問題解決に当たることができる．
- 相談者は薬剤師の何気ない表現にも傷ついて心を閉じてしまうおそれがある．
- 判断・批判は相談者にとって，対話の流れを妨げる「障害物」になる可能性が高い．
- 薬剤師は相談者が医療の必要な状態にあり，適切な治療を受けることで，現在の辛い症状の寛解が期待できることを伝えられる状況にある．
- 薬剤師が適切な診療科受診を勧奨するには，医師との連携が前提になる．
- 健康問題による自殺者を原因疾患別にみると，うつ病 42.1%，統合失調症 9.5%，アルコール依存症 1.5%，薬物乱用 0.45%，他の精神疾患 10.1% であった．
- 厚生労働省は，「e- ラーニングで学ぶ『15 分で分かるセルフケア』」を web 上で提供している．

4.4. 薬局・薬剤師に求められるSCS

4.4.1. 薬局に求められる機能とあるべき姿

　厚生労働科学研究費補助金事業「薬剤師が担うチーム医療と地域医療の調査とアウトカムの評価研究」(主任研究者：安原眞人・東京医科歯科大学医学部附属病院薬剤部教授，一般社団法人日本医療薬学会会頭) が，平成26年1月厚生労働省により開示されている (「『薬局の求められる機能とあるべき姿』の公表について」(薬食総発0121第1号))．本報告書では薬局・薬剤師に求められる機能に関する基本的な考え方として，次の6項目が示されている．

「薬局の求められる機能とあるべき姿の基本的な6つの考え方」

①最適な薬物療法を提供する医療の担い手としての役割が期待されている．

②医療の質の確保・向上や医療安全の確保の観点から，医療機関等と連携して積極的にチーム医療に取り組むことが求められる．

③在宅医療において，地域における医薬品等の供給体制や適切な服薬支援を行う体制の確保・充実に取り組むべきである．

④医薬品や医療・衛生材料等の提供拠点としての役割に留まらず，後発医薬品の使用促進や残薬解消による医療の効率化についてのより積極的な関与も求められる．

⑤セルフメディケーションの推進のために，地域に密着した健康情報の拠点として積極的な役割を発揮すべきである．

⑥患者の治療歴のみならず，生活習慣もふまえた全般的な薬学的管理に対する責任をもつべきである．

4.4.2. 薬物療法の適正化を図る7つの視点と3つの課題

　本報告書では薬局・薬剤師による薬物療法の最適化支援について7つの視点 (**図4-17**の**Ⅰ**～**Ⅶ**) が示され，これらはいずれも「チーム医療と地域医療における薬局・薬剤師に求められる機能とあるべき姿」であるとしている．

　これら7つの視点を薬剤師がほぼ十分に消化し，患者の満足を得るほどの遂行レベルを維持するためには，どのような要件が求められるだろうか．これには「①副作用と効果発現の確認による疑義照会・長期処方例の服薬状況と効果・副作用の評価」(**Ⅰ**・**Ⅴ**)，「②残薬の原因を精査し，患者の服薬指導・疑義照会のうえ，薬剤変更を実施する」(**Ⅳ**)，「③OTC薬等の販売時，また，医療用医薬品の調剤時に，OTC薬等 (機能性食品を含む)・医療用医薬品を視野に入れ，服薬・摂食者に適時適切な指導をする」(**Ⅶ**) の3つが課題として挙げられている．

4.4.3. 課題① OTC薬の副作用・効果発現の確認

　OTC薬の効果発現基準を添付文書に求めることは困難を伴う．一方，OTC薬の安全性 (副作用) 情報については，①緊急安全性情報，②医療用医薬品に同一配合成分の製剤がある場合は，その添付文書，インタビューフォーム，ときに承認申請書類，製造販売企業のweb情報などが役に立つ場合がある (**図1-20**)．

　しかし，「効果発現の基準」が添付文書から読み取りにくい理由は何処にあるのだろうか？

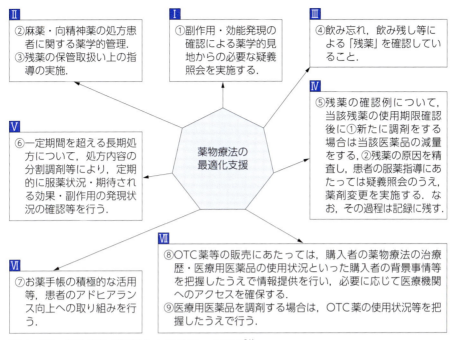

図 4-17 薬物療法の適正化を図る 7 つの視点[21]

　1 つ目の理由は, 解熱鎮痛薬の添付文書の効能には疼痛 (症状), 治療目的 (解熱) が示されているが, 頭痛, 生理痛など, 解熱鎮痛薬が適応となる 11 の適応疾患に沿った適正使用情報が示されていないことによるためかもしれない.

　2 つ目の理由は, かぜ症候群に見るように, ①疾病の自然経過と症状変化の関係, ②かぜ症候群に伴う乾性咳・湿性咳に対する鎮咳薬の選択基準など, かぜ薬の有効性・安全性の確認基準が示されることはなく, かぜ症候群の病初期に解熱鎮痛薬を用いることで,「感染免疫の抑制」が懸念されることにも触れられていない.

　添付文書は唯一の患者用公的文書といわれているが, かぜ症候群の症状による診断基準や, かぜ症候群の類似症状を訴えるもので, 受診勧奨が必要な①インフルエンザ, ②アレルギー性鼻炎, ③急性副鼻腔炎, ④扁桃炎・咽頭炎, ⑤急性喉頭蓋炎, ⑥百日咳などの「鑑別疾患」には, 触れられていない.

　3 つ目の理由は, わが国に多い過敏性腸症候群 (IBS) を適応とするセレキノン S が発売になり, 添付文書では IBS の適応探しに必要な 14 の CQ, 服薬制限因子の確認に必要な 9 の CQ が記載されたが, SCS の責を担う薬剤師等に対しては, セレキノン S が IBS 等の機能性消化管障害 (FGIDs) 診断基準である「Rome III・IBS 診断基準」に準拠して製造販売承認を得たことを知る手掛かりは見つからない (**図 4-18**). 一方, 薬学専門雑誌では,「ガイドラインを薬局店頭で活かす 機能性消化管疾患診療ガイドライン 2014―過敏性腸症候群 (IBS)」(調剤と情報 20 (13), 2014) という特集記事を組んで, 薬剤師等の啓発に当たっている.

　独立行政法人医薬品医療機器総合機構 (PMDA) の安全性情報は添付文書に反映される. しかし, 残念なことに「酸化マグネシウム主薬製剤の便秘薬」であるスルーラックデルジェンヌと「解熱鎮痛薬 (イブプロフェン) 主薬製剤の頭痛薬」であるイブクイック頭痛薬の両者を比較してみても, 高齢者の機能性便秘に多いといわれる「高マグネシウム血症」の症状に

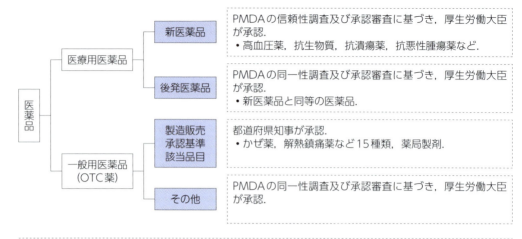

図 4-18　医療用医薬品・一般用医薬品（OTC薬）の承認審査の分類[22]

よる判断には曖昧さが残る．また，両剤とも2週間を超える長期服薬例があり，高齢の患者では，両剤いずれかの長期服薬で重篤な副作用が起きる懸念がある（図4-19）．

4.4.4．課題②　残薬確認—残薬原因と疑義照会

厚生労働省では，薬剤師が残薬を確認し，医師に疑義照会を行うことで，年間約29億円の医療費削減効果があるとのデータを，平成27年4月の中央社会保険医療協議会（中医協）総会において報告している．これによると，患者の処方箋調剤前の薬学的管理・指導の段階で，①アレルギー反応 and/or 副作用の既往歴，②重複投与と相互作用の確認，③服薬中の体調変化，副作用が疑われる症状の変化（有害反応：adverse reaction），④主に残薬についての状況確認を行い，処方医に「処方変更」についての意向を疑義照会し，処方医から処方変更の指示があれば，これに従って調剤を進めるという流れが示されている（図4-20）．

4.4.5．課題③　OTC薬等の販売時及び医療用医薬品調剤後のSCS

課題③については，薬剤師の総合力が試される大きな事項であり，地域包括ケアシステムのなかで，人間力，臨床薬理学，臨床現場での問題解決能力などのすべてが問われている．医薬品医療機器法第1条第5項「医薬関係者の責務」及び第1条第6項「国民の役割」に示されているように，OTC薬等が適正かつ安全に使用されるためには，医療関係者から患者（国民）という一方向への説明にとどまらず，使用者自身がOTC薬等の有効性と安全性を活かすセルフケアへの理解を深め，納得したうえで自らの健康管理を行えるような深い洞察力に支えられた薬剤師のSCSが求められている（表4-11）．

これについては，OTC薬等の販売時，医療用医薬品調剤後のSCS（図4-17のⅦ）に関し，2つの事例を取り上げたので，それぞれの事例でどのような要件が求められているのかを考えてみる．

4.4. 薬局・薬剤師に求められる SCS

スルーラックデルジェンヌ 便秘薬（第3類医薬品）		イブクイック頭痛薬 頭痛薬（指定第2類医薬品）	
成分（成人1日用量） 酸化マグネシウム：2,000 mg ヨクイニンエキス：310 mg		成分（成人1回用量） イブプロフェン：150 mg 酸化マグネシウム：100 mg アリルイソプロピルアセチル尿素：60 mg 無水カフェイン：80 mg	
使用上の注意（抜粋）		使用上の注意（抜粋）	
・相談すること ①次の人は，服用前に，医師・薬剤師又は登録販売者に相談してください． （3）高齢者（2015年10月改訂） ②服用後次の症状があらわれた場合は，副作用の可能性があるので，直ちに服用を中止し，この説明書を持って医師・薬剤師又は登録販売者に相談してください．		・相談すること ①次の人は，服用前に，医師・薬剤師又は登録販売者に相談してください． （4）高齢者（2012年4月改訂） ②服用後，次の症状があらわれた場合は，副作用の可能性があるので，直ちに服用を中止し，この説明書を持って医師・薬剤師又は登録販売者に相談してください．	
関係部位	症状	関係部位	症状
消化器	激しい腹痛・吐き気・嘔吐	皮膚	発疹・発赤，かゆみ，青あざができる
精神神経	眠気・意識の薄れ	消化器	吐き気・嘔吐，食欲不振，胃痛，胃部不快感，胃もたれ，胃腸出血，胸やけ，腹痛，口内炎，下痢，血便
循環器	たちくらみ・脈が遅くなる	精神神経	めまい
呼吸器	息苦しい	循環器	動悸
その他	筋力低下・口渇	呼吸器	息切れ
		その他	目のかすみ，耳なり，むくみ，鼻血，歯茎の出血，出血が止まりにくい，出血，背中の痛み，過度の体温低下，からだがだるい

図 4-19　酸化マグネシウム及びイブプロフェン配合製剤の使用上の注意（相談すること）の記載内容

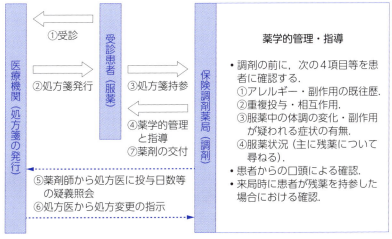

図 4-20　薬局における残薬確認後の処方変更の流れ（残薬が確認され，処方変更が必要な場合の対応例）[23]

102　4章　超高齢化社会における薬剤師の役割

表4-11　医薬品医療機器法に示される医薬関係者の責務と国民の役割

医薬品医療機器法
※第1条の2〜6が新設され，各者の責務と役割が明記された．

第1条：医薬品医療機器法の目的を明記
第1条の2：国の責務（医薬品の品質，有効性，安全性の確保と薬害防止）
第1条の3：都道府県の責務
第1条の4：事業者（製薬企業，販売業者，病院等）の責務

第1条の5：医薬関係者の責務
　医師，歯科医師，薬剤師，獣医師その他の医薬関係者は，医薬品等の有効性及び安全性その他これらの適正な使用に関する知識と理解を深めるとともに，これらの使用の対象者（中略）及びこれらを購入し，又は譲り受けようとする者に対し，これらの適正な使用に関する事項に関する正確かつ適切な情報の提供に努めなければならない．

第1条の6：国民の役割
　国民は，医薬品等を適正に使用するとともに，これらの有効性及び安全性に関する知識と理解を深めるよう努めなければならない．

〔事例1　かぜ症候群後咳嗽を訴える相談者への SCS〕

　本事例の相談者はこれまでとは違う症状とその経過から，症状に伴う苦痛と不安を抱えている．

　薬剤師は相談者の症状と経過を丁寧に聴き取り，適応探しにあたっては，かぜ症候群が長引き，咳症状が1〜2週間続く場合では，日本呼吸器学会「成人気道感染症の基本的考え方 呼吸器感染症ガイドライン2003」に基づいて，まず，体温，鼻汁の色，咽頭痛，咳などの複数症状について問診を進め，緊急受診の必要性を判断する．次のステップでは，かぜ症候群の経過に伴って起きてくる咳症状が①咽頭炎，②急性喉頭蓋炎，③百日咳と類似しているので，これらの疾病を鑑別する必要がある（「5章　かぜ症候群」の図5-7）．

　いずれの問診にも異常がなく，さらに，慢性呼吸器疾患・心疾患・糖尿病（リスク要因）にも心配がないと判断できる場合では，かぜ症候群後咳嗽を疑い，「かぜ症候群後咳嗽の簡易診断基準」の治療前診断基準に準拠して，かぜ症状（鼻汁，鼻閉，発熱，咽頭痛，かすれ声）の後に続く咳の確認を行い，治療前診断基準に該当するようであれば，かぜ症候群後咳嗽と診断して良い．続く適剤探しでは，中枢性鎮咳薬・ヒスタミン H_1 受容体拮抗薬の配合剤，麦門冬湯のいずれかを選択し，服薬してから4週以内に咳症状の寛解が得られれば，治療後診断基準により，かぜ症候群後咳嗽と診断する．

　薬剤師が，この相談者に麦門冬湯を勧め，その服薬指導を行う場合，咳症状は4週間以内に寛解することが期待されることを告げ，咳症状の経過観察の記録をとるよう促す必要がある（図4-21）．

〔事例2　血圧が高めの相談者の受診相談とトクホ摂取〕

　「日本再興戦略改訂2014」の「国民の健康寿命の延伸」では，2020年度までの目標として，健診受診率（40〜74歳）を80％（特定健診を含む）とすることが示されている．本事例の相談者（73歳女性）は地域の健診を受診し，診察室血圧が140/90mmHg であったため気になり，2ヵ月前に上腕式血圧計を購入し，毎朝血圧測定をしている．測定値（家庭血圧）は，ほぼ一定して135/85mmHg の状態である．

　たまたま「かかりつけ薬局」で，「あなたの血圧と健康管理」という催しがあり，相談に訪

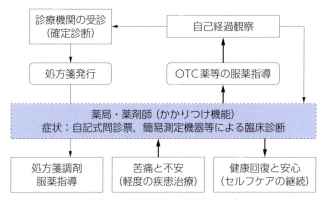

図4-21 薬剤師の"かかりつけ機能"と軽医療のプライマリ・ケアの役割

れている．相談者の主な質問は，「Q1　受診の必要性について知りたい」，「Q2　トクホの摂取について薬剤師の意見を尋ねたい」の2つであった．

Q1　受診の必要性

「高血圧治療ガイドライン2014」（JSH2014）によれば，相談者の健診時の血圧は正常高値血圧とⅠ度高血圧の境界線で，かかりつけ医の受診が相当である．また，相談者の空腹時血糖値，HbA1cは正常域であり，血圧以外の予後影響因子がないことから，JSH2014に示される脳心血管リスクの層別化の判定では"低リスク群"となり，緊急受診の必要性は低い（**表4-12**）．

低リスク群では，生活習慣の修正指導を中心とするSCSを実施し，3ヵ月後も血圧が140/90mmHg以上であれば，かかりつけ医において，高血圧の薬物療法が必要となることを説明する（**図4-22**）．ただし，低リスク群の患者では，健康寿命の延伸のため，JSH2014

表4-12 生活習慣病の重症化予防と成人血圧値の分類[24), 25)]

生活習慣病重症化予防受診の1次・2次案内基準

重症化予防	収縮期血圧	拡張期血圧	空腹時血糖	HbA1c
1次案内	>160mmHg	>100mmHg	>126mg/dL	>6.5%以上 NGSP値
2次案内	>180mmHg	>110mmHg	>160mg/dL	>8.4%以上 NGSP値

成人における血圧値の分類（mmHg）

分類		収縮期血圧		拡張期血圧
正常域血圧	至適血圧	<120	かつ	<80
	正常血圧	120〜129	かつ/または	80〜84
	正常高値血圧	130〜139	かつ/または	85〜89
高血圧	Ⅰ度高血圧	140〜159	かつ/または	90〜99
	Ⅱ度高血圧	160〜179	かつ/または	100〜109
	Ⅲ度高血圧	≧180	かつ/または	≧110
	(孤立性)収縮期高血圧	≧140	かつ	<90

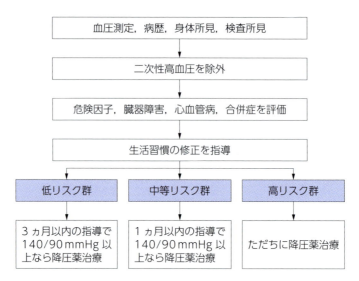

図 4-22　プライマリ・ケア時での高血圧管理計画[26]

に準拠し，自らが「生活習慣の修正目標」を立て，これを実施する必要がある．生活習慣病の修正目標には，①減塩，②野菜・果物，脂質の適正な摂取，③体重の減量，④定期的な有酸素運動，⑤節酒，⑥受動喫煙を含む禁煙の6項目がある．生活習慣の修正は，強い意志の持続が行動の変容に結びつくので，薬剤師の忍耐強いSCSが望まれる．

生活習慣の修正については，単一目標を立てるのではなく，「減塩と減量」，「運動と節酒」のように複合的な形で行うことが効果的である．また，非日常的な環境下での冷水浴，サウナ等は避けた方が良い．なお，高齢者の機能性便秘では，排便時の「いきみ」が一過性の血圧上昇につながるので，機能性便秘の予防の指導とあわせ，必要に応じて緩下剤の頓用（as-needed basis）を検討する（表4-13）．

Q2　トクホの摂取

一般に「健康食品」（サプリメント）と呼ばれる食品は，不足しがちな栄養素を補い，健康の保持増進に資するものとされているが，「健康食品」には法律上の定義はなく，あくまで「食品」として販売・利用されている．

「健康食品」のうち，国の定めた規格や基準を満たした食品には「保健機能食品」と称することを認める保健機能食品制度が1991年に定められている．

保健機能食品には，特定の保健の効果（例えば，「体脂肪がつきにくい」など）に関与する成分（保健機能成分）について，国に科学的根拠を示し，個々の製品ごとに消費者庁長官の許可を受けることで保健の効果の表示が認められる「特定保健用食品」（トクホ）と，医学的・栄養学的にも広く認められた栄養成分であって，国が定めた規格基準に適合していれば，その栄養成分の機能が表示できる「栄養機能食品」がある．

2016年のトクホの市場規模は6,463億円であり，約60％の消費者が健康食品を利用し

表 4-13 高血圧患者の生活習慣の修正項目[27]

1. 減塩	6g/日未満
2a. 野菜・果物 2b. 脂質	・野菜・果物の積極的摂取* ・コレステロール・飽和脂肪酸の摂取を控え，魚（魚油）を積極的に摂取する
3. 減量	BMI≦2.5
4. 運動	心血管病のない高血圧患者が対象で，有酸素運動を中心に定期的な運動（毎日30分以上を目標）を行う
5. 節酒	エタノール換算 男：20〜30mL/日以下 女：10〜20mL/日以下
6. 禁煙	受動喫煙の防止も含む

* 重篤な腎障害例では，高カリウム血症となるリスクがあるため，野菜・果物の積極的摂取は勧められない．また，肥満者，糖尿病では果物の過剰摂取は控える．

ている（50歳代では約3割が健康食品をほぼ毎日利用している）．

トクホのうち，本事例に関連する「血圧が高めの人に適した食品」と表示されるものの"科学的根拠の実証"については図4-23のとおりである．

また，トクホの適正な摂取については，次の4原則がある．

①摂取に際しては表示されている「1日当たりの摂取目安量」を遵守する．
②妊婦や腎障害を有する場合には注意喚起を行う．
③トクホの摂取が，治療薬（事例2の場合では降圧薬）の代替となるものではないことを説明・指導する．
④すでに降圧薬を服用している相談者で，血圧に関連するトクホを使用したい意向がある場合には，医師と相談するよう注意喚起を行う．

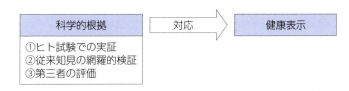

※ヒト試験での実証：トクホの申請には，設定しようとする1日あたりの摂取量による3ヵ月間のヒトでの摂取試験を，科学的に有意差を確認するに足る試験方法で実施する必要がある．ヒト試験では被験者に被験物質を直接摂取させることで，食事内容に介入する方法が採られている．トクホの有効性の検証には，作用機序が明らかにされていることが必要で，「血圧関連製品」の作用機序はACE阻害活性，高血圧自然発症ラットでの有効性の立証が必要である．また，試験はランダム化比較試験（RCT）で行われ，血圧関係の被験者は正常高値ならびに低リスク及び中等リスク軽症者とされている．トクホの「安全性の科学的根拠」は，申請段階における①食経験に関する調査，②国際機関・海外の安全データ，③*in vitro*動物試験などを参考としているが，現在，課題になっている安全性確保の視点には，①対象となる食品成分の範囲，②生産・製造及び品質の管理，③摂取量のあり方，④健康被害等の情報収集，⑤危険な商品の流通防止措置等がある．
　また，機能性表示では，消費者に誤解を与えないための情報のあり方，適切な機能性表示の範囲，開発企業が自ら機能性を評価する科学的根拠のレベルの維持が課題になっている．

図4-23 トクホ・血圧関連製品のヒト試験での実証と健康表示[28]

Pharmacist's point of view
薬局・薬剤師に求められる SCS

- 「薬剤師が担うチーム医療と地域医療の調査とアウトカムの評価研究」には，薬局の求められる機能とあるべき姿の基本的な考え方として，6項目が示されている．
- 「薬剤師が担うチーム医療と地域医療の調査とアウトカムの評価研究」では，薬局・薬剤師の薬物療法の最適化支援について7つの視点が示されている．
- OTC薬の効果発現基準を添付文書に求めることは困難を伴う．
- OTC薬の安全性情報については，緊急安全性情報，同一成分の医療用医薬品の添付文書，インタビューフォーム，ときに承認申請書類，製造販売企業のweb情報などが役に立つ場合がある．
- 解熱鎮痛薬の添付文書の効能には疼痛（症状），治療目的（解熱）は示されているが，頭痛，生理痛などの11の適応疾患の適正使用情報は示されていない．
- かぜ薬の添付文書には，①自然経過と症状変化，②乾性咳・湿性咳に対する薬剤選択基準，③有効性・安全性の確認基準，④かぜに解熱鎮痛薬を用いるための適性基準が示されていない．
- セレキノンSの添付文書には「Rome Ⅲ・IBS 診断基準」についての記述がない．
- 厚生労働省は，薬剤師が残薬を確認し，医師に疑義照会を行うことで，年間約29億円の医療費削減効果があるとのデータを中医協総会において報告している．
- 残薬確認は，処方箋調剤前の薬学的管理・指導の段階で行い，疑義照会によって処方医から処方変更の指示があれば，これに従って調剤を進めるという流れになる．
- OTC薬販売時，医療用医薬品調剤後のSCSでは，人間力，臨床薬理学，臨床現場での問題解決能力などのすべてが問われている．
- OTC薬等の適正使用には，薬剤師の深い洞察力に支えられたSCSが求められている．
- かぜ症候群後咳嗽のSCSでは，多彩な呼吸器疾患の鑑別が出発点になる．
- かぜ症候群後咳嗽の適応探しには，「かぜ症候群後咳嗽の簡易診断基準」が有用である．
- 全国健康保険協会では，健診結果から生活習慣病の重症化予防の事業を行っている．
- 生活習慣の修正は，強い意志の持続が行動の変容に結びつくので，薬剤師の忍耐強いSCSが望まれる．
- 生活習慣の修正目標は，「減塩と減量」，「運動と節酒」のように複合的な形で行うと効果的である．
- 2016年のトクホの市場規模は6,463億円となっている．
- トクホの申請には，設定しようとする1日あたりの摂取量による3ヵ月間のヒトでの摂取試験を，科学的に有意差を確認するに足る試験方法で実施する必要がある．
- トクホの「血圧関連製品」の作用機序はACE阻害活性である．
- トクホの「血圧関連製品」における臨床試験の被験者は，正常高値ならびに低リスク及び中等リスク軽症者とされている．
- トクホの安全性確保の視点には，①対象食品成分の範囲，②生産・製造，品質管理，③摂取量のあり方，④健康被害の情報収集，⑤危険商品の流通防止措置がある．
- トクホの適正な摂取には，次の4つの原則がある．
  - 摂取に際しては表示されている「1日当たりの摂取目安量」を遵守する．
  - 妊婦や腎障害を有する場合には注意喚起を行う．
  - トクホの摂取が，治療薬の代替となるものではないことを説明・指導する．
  - すでに降圧薬を服用している相談者が，トクホの「血圧関連製品」を使用したい意向がある場合には，医師と相談するよう注意喚起を行う．

参 考 文 献

1) 厚生労働省：第1回介護施設等の在り方に関する委員会，「資料4　今後の高齢化の進展～2025年の超高齢化社会像～」(平成18年9月27日).
2) 厚生労働省HP：http://www.mhlw.go.jp/wp/seisaku/jigyou/05sougou/dl/1-11-1c.pdf
3) 厚生労働省医薬食品局：「今後の薬局に期待するもの」，p.51 より引用改変.
4) 厚生労働省医薬食品局：「今後の薬局に期待するもの」，p.39 より引用改変.
5) 産業競争力会議：第35回実行実現点検合合「資料3　厚生労働省提出資料② (医療等分野におけるICT化)」，2016.
6) 日本薬剤師会：「薬局のグランドデザイン2014 ―健康長寿社会の実現に向かって―国民のための薬局サービス」より引用改変.
7) 日本薬剤師会：「薬剤師の将来ビジョン」，p.20，2013.　より引用改変.
8)「第2回健康情報拠点薬局のあり方に関する検討会」(資料1)
9)「第2回健康情報拠点薬局のあり方に関する検討会」(資料2)
10) 厚生労働省：「認知症施策推進総合戦略 (新オレンジプラン)～認知症高齢者等にやさしい地域づくりに向けて～の概要」(資料1)
11) 厚生労働省：「認知症施策総合戦略 (新オレンジプラン)～認知症高齢者等にやさしい地域づくりに向けて～の概要」(資料1) より引用改変.
12) 厚生労働省：「認知症施策総合戦略 (新オレンジプラン)～認知症高齢者等にやさしい地域づくりに向けて～」(参考資料3) より引用改変.
13) 厚生労働省：「基本チェックリストの活用等について」(平成17年11月22日老健局老人保健課事務連絡)
14) 兵庫県HP：「認知症のチェックをしてみませんか？」
http://web.pref.hyogo.jp/kf05/25nintisyousi-to.html
15) 厚生労働省：「基本チェックリストの考え方について」(平成18年3月28日老健局老人保健課事務連絡)
16) 国立長寿医療研究センターHP：「脳の健康チェックリスト」
http://www.ncgg.go.jp/zaitakusuishin/ninchi/documents/01_5.pdf
17) 国立長寿医療研究センターHP：「脳の健康チェックリスト」
http://www.ncgg.go.jp/zaitakusuishin/ninchi/documents/01_5.pdf
18) 国立長寿医療研究センター：「認知症の対応について　認知症状早期発見・薬剤の影響について」(青森県「脳の健康チェックリスト」の活用) より引用改変.
http://www.ncgg.go.jp/zaitakusuishin/ninchi/documents/01_5.pdf
19)「第2回健康情報拠点薬局のあり方に関する検討会」(資料2).
20) 厚生労働省自殺・うつ病等対策プロジェクトチーム：「過量服薬への取組―薬物治療のみに頼らない診療体制の構築に向けて―」(別紙1)，2010.
21) 平成25年度厚生労働科学研究費補助金：「薬剤師が担うチーム医療と地域医療の調査とアウトカムの評価研究　薬局の求められる機能とあるべき姿」(平成26年1月) より引用改変.
22) 平成21年版厚生労働白書 (資料編 (「2　保健医療」))，p.97 (「(4) 医薬品等」).
23) 中央社会保険医療協議会診療報酬基本問題小委員会 (第174回) 議事次第：「薬局における残薬確認後の処方変更の流れ」より引用改変.
24) 全国健康保険協会HP：「健診・保健指導のご案内」(【重要】健診・保健指導のお知らせ (重症化予防事業のお知らせ)).
https://www.kyoukaikenpo.or.jp/g4/cat405/sbb4052/info251031
25) 日本高血圧学会：「高血圧治療ガイドライン2014」，p.19 (表2-5)，2014.
26) 日本高血圧学会：「高血圧治療ガイドライン2014」，p.33 (図3-1)，2014.
27) 日本高血圧学会：「高血圧治療ガイドライン2014」，p.40 (表4-1)，2014.
28) 清水俊雄：「特定保健用食品の科学的根拠　有効性・安全性データブック」，p.13 (図2-1)，同文書院，2008.

第 2 部

Common Disease Ⅰ

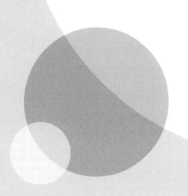
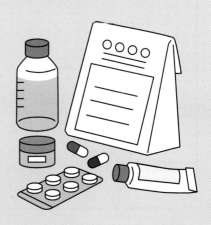

第 2 部

Common Disease I

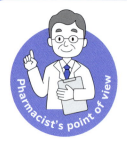

　第 2 部は「Common Disease I」として，29 疾病及び Medicinal Product 400 品目を取り上げている．発生頻度の高い疾病（病態）は「Common Disease」と呼ばれているが，既刊の医学書によると，その疾病（病態）の数は 46〜59 の範囲にあり，診療・治療には，各種の診療ガイドラインと，医療現場で長く使われてきた医薬品（長期収載品など）が尊重されている．

　一方，OTC 薬市場では，2013 年 4 月に生活習慣病（高中性脂肪血症）予防薬のイコサペント酸エチル製剤（「エパデール T」）が発売され，同年 5 月には過敏性腸症候群（IBS）の諸症状の緩和を効能にもつトリメブチンマレイン酸塩配合剤（「セレキノン S」）が承認されている．

　したがって，軽医療・生活習慣病を中心とする OTC 薬等の適応探し・適剤探しにおいては，地域医療のパートナーとなる医師との間に，共通する臨床的な判断基準をもたなければならない．また，その判断基準は，薬剤師が受診勧奨等の指導を実践するうえで，可能な限りエビデンスに基づくものでなければならない．

第 2 部の Clinical Key Concept

	疾病（症状）	適応探し	適剤探し	SCS
5 章 かぜ症候群	かぜ症候群	・ACP：かぜ症候群/非特異的上気道炎 ・急性上気道感染症治療法ガイドライン	・急性上気道感染症治療法ガイドライン ・OTC 薬 9 グループ 23 製品，葛根湯配合剤 10 製品	・急性上気道感染症治療法ガイドライン ・かぜ症候群の生活指導
6 章 インフルエンザ	A ソ連型・香港型，B 型インフルエンザ	・迅速診断キット ・新型インフルエンザ診療ガイドライン・成人新型インフルエンザ治療ガイドライン	漢方製剤 3 グループ 12 製品	服薬指導，生活指導，外出許可基準
7 章 アレルギー性鼻炎（AR）	通年性アレルギー性鼻炎	・臨床診断 ①かぜ症候群との鑑別 ②病型・重症度評価	・鼻アレルギー診療ガイドライン 2016 ・OTC 薬 10 グループ 50 製品，漢方製剤 4 製品	・家庭治療における 5 つの視点・14 の対策 ・鼻づまり対策
8 章 季節性アレルギー性鼻炎（花粉症）	花粉症	・鼻アレルギー診療ガイドライン ・自覚症状，結膜充血により臨床診断が可能	・診療ガイドラインにより，初期療法・軽症例・中等症の適剤を探す ・製品のグループは 7 章と同様	・アレルギー性鼻炎との鑑別診断 ・小児例では服薬指導に重点をおく

	疾病（症状）	適応探し	適剤探し	SCS
9章 咳を伴う Common Disease	・かぜ症候群後遷延性咳嗽 ・咽頭アレルギー ・アトピー咳嗽 ・咳喘息	・簡易診断基準による適応探し（左記の4つの疑診例） ・疾患の鑑別と鎮咳薬の診断的治療 ・小児咳嗽は別途設定	OTC薬12グループ49製品，漢方製剤2製品	・咳止めの適剤探し10の基準を尊重 ・喀痰排出を促す生活指導 ・メディカルドロップの推奨
10章 COPD（慢性閉塞性肺疾患）と禁煙補助薬	COPD	・COPDの8問診票 ・禁煙ガイドライン2010 ・禁煙治療における保険適応の4条件，ニコチン依存症のスクリーニングテストなど	ニコチンガムとニコチンパッチ，医療用医薬品では，ニコチネルTTSとチャンピックス錠	・自由診療による禁煙治療の流れ ・健診・保健指導の場における禁煙推進
11章 過敏性腸症候群（IBS）	過敏性腸症候群（4病型・重症度，他機能性消化管疾患（FGIDs）合併例の診断が必要）	・医師によるIBS診断・既往歴の確認 ・「してはいけないこと」等のCQによる鑑別診断・臨床診断	・食事療法・生活療法の優先指導 ・OTC薬10製品，プロバイオティクス，高分子重合体・食物繊維	・合併例（IBS＋FD，IBS＋GERD）への症状によるSCS
12章 機能性ディスペプシア（FD）	・食後愁訴症候群（PDS） ・心窩部痛症候群（EPS）	・FD診断のためのRomeⅢ基準 ・自記式問診票の活用	・5グループ13製品 ・漢方製剤・健胃生薬の活用を考慮	・生活指導・食事療法 ・「してはいけないこと」の遵守
13章 胃食道逆流症（GERD）	・逆流性食道炎 ・非びらん性胃食道逆流症（NERD）	・GERD診療ガイドライン2009 ・GERD-Q問診票の活用	3グループ10製品，漢方製剤3製品	・生活習慣の見直し ・減量と頭側挙上
14章 機能性下痢・食中毒・薬物性潰瘍（NSAIDs潰瘍）	・機能性下痢 ・食中毒 ・薬物性潰瘍（NSAIDs潰瘍）	・左記の3疾患を鑑別後，IBS-D（下痢型IBS）との鑑別診断 ・食中毒：症状診断 ・消化性潰瘍診療ガイドライン	・機能性下痢に使用：3グループ6製品 ・食中毒による下痢の際に選択：2グループ4製品 ・被疑薬の断薬	・生活療法が基本 ・経口補水液 ・低用量アスピリンの長期使用には定期的SCS
15章 頭痛	・一次性頭痛 ・片頭痛 ・緊張型頭痛	・国際頭痛分類第3版beta版2013 ・二次性頭痛の症状 ・片頭痛・緊張型頭痛の診断基準	・3グループ8製品 ・頭痛に悪心・嘔吐を伴う場合は，呉茱萸湯，タナベ胃腸薬〈調律〉	・頭痛・生理痛の医療受診 vs OTC薬の需要は14％/49％ ・治療の目的は患者のQOLの改善
16章 月経困難症	機能性（原発性）月経困難症	初経から1～2年後・青年期初期の発症で，特徴的・反復性症状の病歴	・6グループ15製品，漢方製剤（駆瘀血剤）4製品 ・産婦人科診療ガイドライン	・NSAIDsによる早期治療 ・月経困難症疑診例に対して受診勧奨を考える7つのケース
17章 アレルギー性結膜疾患（ACD）	・季節性アレルギー性結膜炎（SAC） ・通年性アレルギー性結膜炎（PAC）	・アレルギー素因と掻痒感・眼脂・流涙 ・掻痒痒感はⅠ型アレルギーの90％	・3グループ15製品 ・SAC，PACの診療ガイドラインに準ずる	鼻炎症状が強い場合は，グループCの製品⑬・⑭または⑮の併用を勧める
18章 結膜炎・眼瞼炎 眼精疲労	・結膜炎 ・眼瞼炎 ・眼精疲労	眼精疲労・結膜炎・眼病予防・眼瞼炎の臨床診断	・6グループ28製品 ・相談者の愁訴内容の緩和が目標	小児では，保護者の問診による症状の把握を出発点とする
19章 肛門疾患 （痔核・裂肛）	・内痔核（1度及び2度） ・外痔核（痛み・腫れは受診） ・裂肛	・肛門疾患診療ガイドライン ・排便時の痙攣性疼痛例は受診勧奨	・3グループ28製品 ・ステロイド剤は急慢性期・急性増悪期	・ステロイド剤の長期使用例は要受診勧奨 ・排便コントロール
20章 腰痛	特異的腰痛85％（非特異的腰痛は鑑別し，要受診勧奨）	・腰痛診療ガイドライン2012 ・Red Flag徴候は受診勧奨	・4グループ15製品 ・NSAIDs経口剤：腰痛診療ガイドライン2012の推奨度はA	・貼付・塗布剤は，中等度以上 ・腰痛及び高齢者に注意
21章 変形性膝関節症 （膝OA）	膝OA	疼痛，膝関節の可動域制限，筋力低下，歩行障害などで診断	・膝OAガイドライン ・NSAIDs外用剤6製品，漢方製剤3製品	ひざ痛対策プログラム
22章 アトピー性皮膚炎 （AD）	アトピー性皮膚炎	・アトピー性皮膚炎治療ガイドライン2005 ・アレルギー・非アレルギー要因に留意	・4グループ20製品 ・適正使用の励行	・アトピー性皮膚炎軽症例：グループA及びBの製品 ・プロアクティブ治療の活用
23章 白癬（皮膚真菌症）	白癬	感染部位別白癬の適応探し（臨床診断）	9グループ12製品	爪白癬の疑診例，炎症性白癬，頭部白癬，格闘技による感染例等は受診勧奨

5章

かぜ症候群

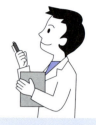

学習のポイント

本章では，かぜ症候群の適応探し，適剤探し，服薬指導から生活指導までを扱っている．適応探しではアメリカ内科学会のかぜ症候群の4臨床型を取り上げ，本章の骨格を形作っている．一方，かぜ薬等の選択肢と推奨度については，日本呼吸器学会の「呼吸器感染症に関するガイドライン 成人気道感染症診療の基本的考え方」及び「急性上気道感染症治療法ガイドライン」を尊重しつつ，これに著者らが提唱するかぜ症候群に使われる Medicinal Product の配合成分によるグループ化の考え方を導入し，OTC 薬等の適正使用から生活指導への展開を図っている．

5.1. かぜ症候群とは？

5.1.1. かぜ症候群の医療受診と OTC 薬需要の代替性

　かぜ症候群は上気道（鼻・咽頭・喉頭）の急性炎症だけではなく，同じ原因ウイルスによって連続的にひき起こされる下気道ウイルス感染症までを含めた気道感染症と定義される．かぜ症候群は広い年齢層に発症し，ハイリスクではない健常人でも年に3〜4回は罹患する．かぜ症候群の病原微生物（*pathogen*）は，80〜90%がウイルス（ライノウイルス・コロナウイルス・パラインフルエンザウイルス・RSウイルスなど）であり，ほかにA群β溶血性連鎖球菌，百日咳菌，肺炎マイコプラズマなどがある（**図 5-1**）．

　かぜ症候群は典型的な Common Disease（一般的な病気）の1つであるが，厚生労働省の「患者調査」によると，外来患者に占める急性上気道感染症初診患者の比率は 19.6%，再診時の同比率は 3.3%にまで低下していることから，急性上気道感染症の初診患者の多くは，セルフメディケーションの対象となる軽医療分野に入ると解釈されている（**表 1-2**）．また，Common Disease の医療受診と OTC 薬需要の代替性に関する研究によれば，かぜ症候群の医療受診は 44%，OTC 薬需要は 32%となっている（**表 2-4**）．

5.1.2. かぜ症候群のプライマリ・ケアにおける抗菌薬使用の実態

　多くの生活者は，かぜ症候群罹患時の経験を活かして2つの道を選択する．セルフメディケーションの道と重症化不安の解消を願う医療受診の道である．しかし，ひとたび医療受診の道を選べば，抗菌薬使用の判断は医師の手に委ねられる．阪大微研が実施した 2001 年のプライマリ・ケア医 508 人へのアンケート調査によれば，上気道炎に対して，30%の医師

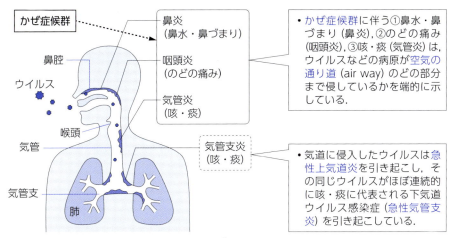

図 5-1 かぜ症候群の炎症部位とかぜ症状[1]

は全例患者に，33％の医師は50％の患者に抗菌薬を投与していたが，この診療傾向が，薬剤耐性菌の増加につながるとの指摘もある（**図5-2**）．

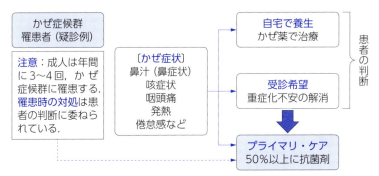

図 5-2 かぜ症候群のプライマリ・ケアにおける抗菌薬使用の実態

5.1.3. アメリカ内科学会が提唱するかぜ症候群の4臨床型

アメリカ内科学会が急性気道感染症（かぜ症候群）に対する抗菌薬の過剰使用に警鐘を鳴らしたのは2001年[2]で，かぜ症候群を次の4臨床型に分類している（**表5-1**）．

①非特異的上気道炎
　鼻症状（鼻汁，鼻閉），咽頭症状，下気道症状（咳，痰）の3症状に優位なものがなく，複数認められる

②急性鼻・副鼻腔炎
　鼻症状（鼻汁，鼻閉）主体の例

③急性咽頭炎
　咽頭症状（咽頭痛）が主体の例

④急性気管支炎
　下気道症状（咳，痰）が主体の例

　かぜ症候群のプライマリ・ケアでは，かぜ症候群の4臨床型のうち，セルフメディケーションの対象となるのは①の「非特異的上気道炎」であり，②〜④については，一部の鑑別

表 5-1 アメリカ内科学会が提唱するかぜ症候群 4 つの臨床型[3]

病型分類＼かぜ症状	鼻・副鼻腔症状	咽頭症状	下気道症状	抗菌薬対応
Ⅰ 非特異的上気道炎	△	△	△	なし
Ⅱ 急性鼻・副鼻腔炎	○	×	×	一部のみ
Ⅲ 急性咽頭炎	×	○	×	GABSH*感染症のとき
Ⅳ 急性気管支炎	×	×	○	一部のみ

○：特に際立っている症状　△：どの症状も認められる　×：あまり認められない
* GABSH：A 群 β 溶連菌

疾患を除いた症例がセルフメディケーションの対象になる．

5.1.4. かぜ症候群 4 臨床型の発症頻度

内科医によって「かぜ症候群の診断を受けた 783 例」（基礎疾患がなく，年齢 15～65 歳未満で，発症から 7 日以内に内科医を受診）について，かぜ症候群 4 臨床型の発症頻度の調査研究がある．その結果をみると，非特異的上気道炎の発症頻度が 80.2％と群を抜いており，かぜ症候群の SMS を支える有益な情報となる（図 5-3）．

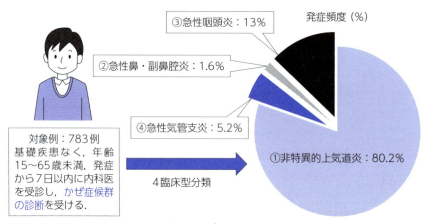

図 5-3　かぜ症候群 4 臨床型の発症頻度[4]

Pharmacist's point of view
かぜ症候群とは？

- かぜ症候群はウイルス性上気道炎から下気道感染症までを含めた気道感染症と定義される．
- かぜ症候群の病原微生物は 80～90％がウイルス，ほかに A 群 β 溶血性連鎖球菌，百日咳菌，肺炎マイコプラズマなどがある．
- 患者調査によると，急性上気道感染症の初診患者はセルフメディケーションの対象となる．
- 2001 年に実施されたプライマリ・ケア医 508 人へのアンケート調査によれば，上気道炎に対して 30％の医師は全例の患者に，33％の医師は 50％の患者に抗菌薬を投与していた．
- かぜ症候群のプライマリ・ケアにおいて，セルフメディケーションの中心となるのは，非特異的上気道炎である．
- かぜ症候群 4 臨床型のうち，非特異的上気道炎の発症頻度は 80.2％である．

5.2. かぜ症候群の適応探し

5.2.1. かぜ症候群の SMS―2 つの視点

かぜ症候群の確定診断にはウイルス抗体価の上昇をみる血清学的検査や抗原の検出が必要となるが，OTC 薬の現場では，流行時期，患者の症状・身体所見等から臨床診断を経て，対症療法の SMS が行われている．

かぜ症候群の適応探しには 2 つの視点がある．1 つ目は見逃すことが許されない急性喉頭蓋炎，肺炎などの救急疾患及びアレルギー性鼻炎，インフルエンザ，急性副鼻腔炎，扁桃炎・咽頭炎，百日咳などの鑑別疾患に対する視点，2 つ目は感染免疫の弱者である高齢者・小児，compromised host（抵抗力のない宿主）や，慢性呼吸器疾患・心疾患・糖尿病などのリスクファクターに対する視点である（**図 5-4**）．

かぜ症候群の SMS における 1 つ目の視点では，①症状による適応探し，つまり，かぜ症候群の症状による臨床診断及び②症状による受診勧奨の基準をもつことが必須要件になる．

日本呼吸器学会が「成人気道感染症診療の基本的な考え方」の中で，臨床症状（発熱・鼻汁・咽頭痛・咳）による受診勧奨の基準を示したのは 2003 年のことである．この基準は，成人気道感染症の受診勧奨基準として活かされているが，かぜ症候群疑診例の受診勧奨基準としても活用することができる（**図 5-5**）．

かぜ症候群の SMS における 2 つ目の視点では，リスクファクターの SMS への反映がある．日本呼吸器学会の「急性上気道感染症治療法ガイドライン」には，「かぜ症候群（急性上気道感染症・急性気管支炎）の患者背景（リスクファクター）からみる受診勧奨基準」が示され，受診勧奨の重要な判断基準として利用されている（**図 5-6**）．

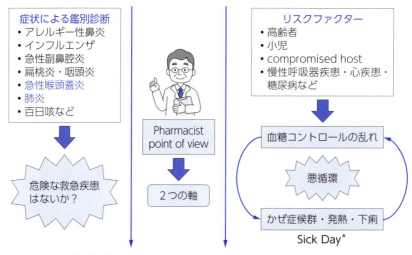

図 5-4 かぜ症候群の SMS に必要な 2 つの視点

---

* 糖尿病の患者が糖尿病以外の病気にかかること．

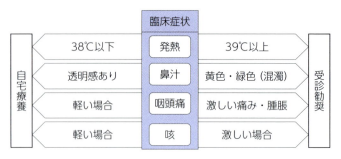

※発熱：測定体温が38～39℃では，他の複数の症状がみられる場合に，医療機関受診を勧める

図 5-5 かぜ症候群の症状による受診勧奨基準[5]

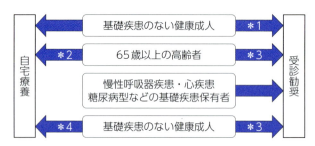

＊1：インフルエンザなどで重篤な症状の場合に限られる
＊2：健康な身体状況が保たれている高齢者
＊3：インフルエンザの流行前のワクチン投与など
＊4：第二子以降の妊娠では，自宅に呼吸器病原体のキャリアがいることに留意する

図 5-6 かぜ症候群の患者背景（リスクファクター）からみる受診勧奨基準[6]

5.2.2. 急性上気道感染症治療法ガイドライン等による「適応探し」

かぜ症候群は症状から診断される．かぜ症候群の適応探しは，重篤な疾患との鑑別が主体となる．かぜ症候群は鼻閉・鼻水で発症し，咽頭痛を伴うが，これは早期に改善する．その後咳嗽を伴うことがあり，鼻水は漿液性から膿性に変化することがある（**図 5-7**）．

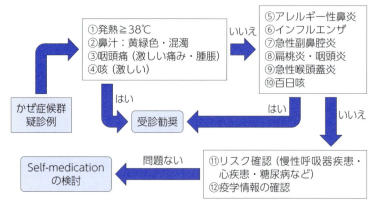

図 5-7 かぜ症候群の適応探しの考え方[7]〜[10]

5.2.3. かぜ症候群 4 つの臨床型と適応探し

アメリカ内科学会における急性気道感染症（急性上気道炎と急性気管支炎）は，ウイルス

性で自然治癒する共通点をもつため，かぜ症候群として扱うことに問題はない．

〔I型：非特異的上気道炎の特徴〕

　非特異的上気道炎は，鼻・副鼻腔症状，咽頭症状，下気道症状のうち，複数に症状があり，どの症状も際立って優位なものがない．また，症状は同時に同程度で，鼻・咽頭・下気道に広く分布する特徴をもっている（**表5-1**）．これはウイルス感染症の特徴であるといってもよい．一方，細菌感染症は，1種類の起因菌が単一臓器に感染症をひき起こすもので，副鼻腔，扁桃，肺などの臓器に同時に感染巣を作ることはない．

　かぜ症候群に係るウイルスは約200種類あるとされているが，かぜ症候群罹患時には，複数のウイルスが上気道の広い範囲に感染をひき起こすために，鼻炎，咽頭炎，気管・気管支炎が同時に見られると理解されている（**表5-2**）．

表5-2 主なかぜ症候群の病原と症状[11]

病原	頻度	症状				
		鼻炎	咽頭炎	気管・気管支炎	肺炎	全身性症状
ライノウイルス	40%	重症	軽度	中等度	まれ	軽度
ヘルペスウイルス	10%	中等度	重症	まれ	まれ	中等度
インフルエンザウイルス（A・B）	10%	中等度	中等度	重症	起これば重篤	重症
パラインフルエンザウイルス	8%	中等度	重症	重症	幼児以外はまれ	中等度
コロナウイルス	8%	中等度	中等度	中等度	幼児にたまにある	中等度
RSウイルス	6%	重症	中等度	中等度	幼児にたまにある	中等度
アデノウイルス	1%	中等度	重症	重症	幼児にある	重症
コクサッキーウイルス・エコーウイルス	1%未満	軽度	中等度	中等度	なし	重症

〔II型：急性鼻・副鼻腔炎型の特徴〕

　急性鼻・副鼻腔炎型のかぜ症候群は，罹患時に急性副鼻腔炎として発症し，自然治癒する例が多い．ただし，①症状が7日以上持続し，頬部（特に片側性）痛・圧痛・膿性鼻汁を認めるとき，または，②非常に強い片側性の頬部痛・圧痛・発熱があるとき（持続期間は問わない）は，抗菌薬の適応となり，受診勧奨が相当である．

〔III型：急性咽頭炎型の特徴〕

　急性咽頭炎型のかぜ症候群は，咽頭痛が特に際立っている．成人の急性咽頭炎のほとんどはウイルス性であるが，5～10%はA群β溶連菌（GAHBS）が起炎菌となる．その場合は抗菌薬が適応であり，受診勧奨が必要である．

　GAHBSによる急性咽頭炎では，「鼻汁がない」，「一方の喉が痛い」などの訴えがあり，咽頭痛はウイルス性の急性咽頭炎のように，食事によって軽快することがない．また，急性咽頭炎のうち，「①発熱」，「②白苔を伴う扁桃腫脹」，「③咳はない」，「④圧痛を伴う前頭部リンパ節腫脹がある」のうち，3つ以上を満たす場合，GAHBSによる急性咽頭炎を疑うとするCentorの診断基準に従って臨床診断を進め，該当者には受診を勧奨する．

〔IV型：急性気管支炎型の特徴〕

　急性気管支炎型のかぜ症候群は，「『咳＞鼻水≒咽頭痛』型で，痰の有無は問わない」とさ

れている．急性気管支炎の 90％は非細菌性で，抗菌薬の適応はない．一方，5～10％はマイコプラズマ，クラミジアなどによる感染症で，抗菌薬の適応になる．しかし，呼吸器系の基礎疾患がなければ，肺炎球菌，インフルエンザ桿菌，モラキセラ・カタラーリスが急性気管支炎を起こすというエビデンスはない．

一方，高齢者，基礎疾患がある例については，「Diehr の診断ルール」に従って問診を進め，肺炎の疑診例については受診を勧奨する（図 5-8）．

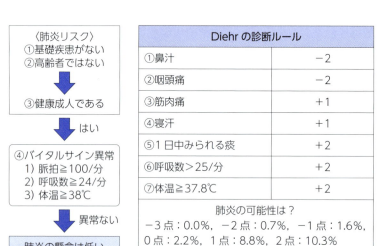

図 5-8 急性気管支炎型かぜ症候群の肺炎リスク評価

Pharmacist's point of view
かぜ症候群の適応探し

- かぜ症候群は，症状から臨床的に診断され，適応探しは重篤な疾患の鑑別が主体となる．
- 適応探しでは，重篤な疾患の鑑別とハイリスク者に配慮した SMS がなされる．
- 急性上気道炎の受診勧奨基準は，かぜ症候群に適用することができる．
- 「急性上気道感染症治療法ガイドライン」には，リスクファクターによる受診勧奨基準が示されている．
- かぜ症候群は鼻閉・鼻水で発症し，咽頭痛を伴う．咽頭痛は早期に改善するが，その後咳嗽を伴うことがある．鼻水は漿液性から膿性に変化することがある．
- 急性気道感染症（急性上気道炎と急性気管支炎）はウイルス性で，ともに自然治癒する共通点をもつため，かぜ症候群として扱うことに問題はない．
- 非特異的上気道炎は，鼻・副鼻腔症状，咽頭症状，下気道症状のうち，複数に症状があり，どの症状も際立って優位なものがない．
- ウイルス感染症の特徴は，気道の広範囲に症状を訴えることであり，これに対して細菌感染症は，1 種類の起因菌が単一臓器に感染症をひき起こす．
- 急性鼻・副鼻腔炎はかぜ症候群罹患時に急性副鼻腔炎として発症し，自然治癒する例が多い．
- 成人急性咽頭炎の多くはウイルス性であるが，5～10％で GAHBS による感染症がある．
- GAHBS による急性咽頭炎は，Centor の診断基準によって鑑別する．
- 急性気管支炎型かぜ症候群は，「咳＞鼻水≒咽頭痛」型で，痰の有無は問わない．
- ハイリスクの急性気管支炎型かぜ症候群は，Diehr の診断ルールによって問診を進め，肺炎の疑診例については受診を勧奨する．

5.3. かぜ症候群の適剤探し

5.3.1. 急性上気道感染症治療法ガイドラインの留意点と薬物治療の推奨度

かぜ症候群の治療の成否は，かぜ症候群に対する①生活者の啓発，②薬剤師による良質なSMSに依存する．かぜ症候群のセルフメディケーションは，かぜ症候群の病原ウイルスに対する直接的な治療ではなく，あくまでも対症療法である．また，治療目標は，相談者が辛いと感じている臨床症状であり，これを緩和して，本来，生体がもっている感染免疫能を引き出してやることにある．

かぜ症候群の適剤探しに当たっては，「急性上気道感染症治療法ガイドライン」を尊重する．相談者の治療目標症状への効果が期待できる成分が配合され，必要度が低い成分は配合されていない製剤を選択し，適剤探しの対象とすることが原則である．その理由は，「急性上気道感染症治療法ガイドライン」が，質の高いエビデンスに基づく標準的治療を目指しているためである（図5-9）．

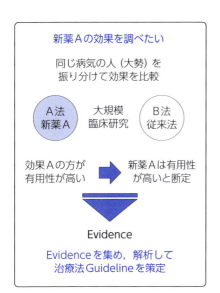

図5-9 急性上気道感染症治療法ガイドラインと薬物治療の推奨度[12]

5.3.2. 治療目標症状と治療法の選択肢

「急性上気道感染症治療法ガイドライン」には，急性上気道感染症（かぜ症候群）に伴う治療目標症状と治療法の選択肢が示されている．また，その選択肢ごとの用法・用量について，一定の制限を設けている．解熱鎮痛薬配合剤では頓用を勧め，抗ヒスタミン薬，吸入副交感神経遮断薬，点鼻血管収縮薬配合剤では，短期間，回数を限っての使用を規定している．

抗ヒスタミン薬は，成人・小児のかぜ症候群に対して，効果が認められないとするコクランレビューの報告がある（2003年）．また，カナダのBC Health Guideは，かぜ症候群の多彩な症状に合わせた複数成分の配合剤の使用を避け，かぜ症候群の個々の優勢症状の適合成分の配合剤を選択すると規定している．

120　5章　かぜ症候群

　それでは,「急性上気道感染症治療法ガイドライン」に示されている治療目標症状と,その治療法の選択肢 (適剤探しの指針) を考えてみる (**表 5-3**).

表 5-3　急性上気道感染症治療法ガイドライン[13]

治療目標/推奨度		治療法の選択肢
発熱・疼痛 Grade C1		• 患者にとって発熱・疼痛が強い場合は,下記薬剤が選択されるが,基本的には頓用となる. 成人：NSAIDs　小児：アセトアミノフェン
鼻汁・鼻づまり くしゃみ Grade C1		• 抗ヒスタミン薬,吸入副交感神経遮断薬,点鼻血管収縮薬などを短期間,回数を限って使用する.
咳と痰	Grade A	• 末梢性鎮咳薬,含嗽水,トローチ (咽頭痛,咽頭不快感を伴う咳に)
	Grade B	• 末梢性鎮咳薬・去痰薬 (痰を伴う咳に) 気管支拡張薬 (喘鳴や呼吸困難を伴う咳に)
	Grade C1	• 中枢性鎮咳薬 (非麻薬性鎮咳薬) デキストロメトルファン,ジメモルファンリン酸塩,クロペラスチン
	Grade C2	• 中枢性鎮咳薬 (麻薬性) ジヒドロコデインリン酸塩,コデインリン酸塩
咽頭発赤・腫脹・咽頭痛 Grade A		• 含嗽水,トローチ
扁桃腫脹 Grade A		• 高熱を伴ったり,膿性分泌物 (膿栓・白苔) がみられる場合には,細菌感染の合併を考え,抗菌薬投与をする. →受診勧奨
その他の治療	Grade A	• 安静にしてバランスのとれた食事を摂る. • 十分に水分補給し,適当な室温と湿度を保つ.
	Grade C1	• 漢方製剤,特に葛根湯は病初期に有効とされている.

①発熱・疼痛
　患者の苦痛が強い場合,解熱鎮痛薬の使用を検討するが,選択薬物は,成人には酸性非ステロイド系抗炎症薬 (酸性 NSAIDs),小児にはアセトアミノフェンとする.ただし,その使用は “頓用” とする (Grade C1 (やっても良い)).
②鼻汁・鼻づまり・くしゃみ
　抗ヒスタミン薬,吸入副交感神経遮断薬,点鼻血管収縮薬を,短期間,回数を限って使用する (Grade C1 (やっても良い)).
③咳と痰
• 咽頭痛・咽頭不快感を伴う咳：末梢性鎮咳薬含有製剤,含漱水・トローチ (Grade A (強く勧める))
• 痰を伴う咳：末梢性鎮咳薬・去痰薬 (Grade B (やった方が良い))
• 喘鳴や呼吸困難を伴う咳：気管支拡張薬 (Grade B (やった方が良い))
• 中枢性鎮咳薬：非麻薬性：デキストロメトルファン,ジメモルファンリン酸塩,クロペラスチン (Grade C1 (やっても良い))
• 中枢性鎮咳薬：麻薬性：コデインリン酸塩,ジヒドロコデインリン酸塩 (Grade C2 (や

らない方が良い))

④咽頭発赤・腫脹，咽頭痛

含漱水，トローチ（Grade A（強く勧める））

⑤扁桃腫脹

高熱，膿性分泌物（膿栓・白苔）がみられる場合は，細菌感染の合併を考え，抗菌薬を投与する（Grade A（強く勧める））．

⑥その他の治療

- 安静にしてバランスのとれた食事を摂る（Grade A（強く勧める））．
- 十分に水分を補給し，適当な室温と湿度を保つ（Grade A（強く勧める））．
- 漢方製剤の葛根湯は，特にかぜ症候群の病初期に有効とされている（Grade C1（やっても良い））．

5.3.3. かぜ薬等と葛根湯等配合剤のグルーピング

OTC薬・一般用漢方製剤は，配合成分の構成，1日服用回数，製剤の違いなどでグループ分けすることができる．本書ではOTC薬をグループ化（グループ分け）することで，プライマリ・ケアのSMSの3段階におけるステップⅡ（適剤探し），ステップⅢ（SCS）の対応を効果的に進めることが可能である（**表1-11**）．

適剤探しでは，推奨薬の配合成分の構成，使用上の注意，効能・効果，用法・用量，さらには，「急性上気道感染症治療法ガイドライン」に示される治療目標症状ごとの治療法の選択肢と推奨度が，SMSを進める決定的要因になることがある（**表5-4**，**表5-5**）．

表5-4 かぜ薬の配合成分によるグルーピング

A	AA＋抗H薬＋鎮咳薬	エスタック総合感冒，ベンザブロックS
B	AA＋抗H薬＋鎮咳薬・去痰薬	カイゲン感冒カリュー，パブロンSC錠
C	AA＋抗H薬非配合（基準内成分）	改源，パブロン50
D	AA＋抗H薬・消炎酵素・抗コリン薬（基準内成分）	新ルルAゴールド，新ルルAゴールドカプレット
E	IBP＋抗H薬＋鎮咳薬	ベンザブロックIP，カコナールゴールドUP錠，ベンザブロックL錠
F	IBP＋抗H薬＋鎮咳薬・去痰薬	パブロンエースAX錠，カコナールカゼブロックUP錠，コルゲンコーワIB錠TX
G	AA・IPA＋抗H薬＋鎮咳薬	プレコール持続性カプセル，アルペンゴールドカプセル
H	PSE＋抗H薬＋抗コリン薬＋CAF	新コンタック600プラス
I	トローチ製剤	ベンザブロックトローチ，新コルゲンコーワトローチ
J	一般用葛根湯製剤	サトウ葛根湯エキス顆粒，ツムラ漢方葛根湯エキス錠A，カコナール・内服液，カゼコール（地竜エキス配合），葛根湯加川芎辛夷エキス〔細粒〕77，カンポンコール感冒内服液葛根湯（小中学生用）
K	葛根湯配合のかぜ薬	JPSかぜ薬1号N，カゼコールハイA，プレコールエース顆粒，新エスタック顆粒

AA：アセトアミノフェン，抗H薬：抗ヒスタミン薬，IBP：イブプロフェン，IPA：イソプロピルアンチピリン，PSE：プソイドエフェドリン塩酸塩，CAF：無水カフェイン

表5-5 9グループ（グループ A~I）のかぜ薬と「してはいけないこと」の関係[14]

「してはいけないこと」	A	B	C	D	E	F	G	H	I
①次の人の服用 ❶本剤へのアレルギー既往歴者 ❷本剤・かぜ薬・解熱薬でのぜんそく発作があった者	●	●	●	●	●	●	●	●	●
②本剤服用中の他のかぜ薬等の服用	●	●	●	●	●	●	●	●	●
③服用後の乗り物・機械類の運転操作	●	●	—	●	●	●	●	●	—
④授乳中の人（本剤を服用しないか，服用する場合は授乳を避ける）	●	●	*	●	●	●	*	*	*
⑤服用前後の飲酒	●	●	●	●	●	●	●	—	—
⑥長期（または5日以上）連用	●	●	●	●	●	●	●	●	—

●：記載あり
①欄のグループH（新コンタック600プラス）は，プソイドエフェドリン塩酸塩，抗ヒスタミン薬，ベラドンナ総アルカロイド，無水カフェインの配合剤．
③欄のグループCには抗ヒスタミン薬の配合はない．
④欄の*を付したグループC・G・H・Iについては，添付文書に配合成分との関係が示されていないが，総合感冒薬は母乳中に移行するため，長期の使用は避ける必要があるといわれている．

5.3.4. かぜ薬のグループ特性と適剤探しの留意点

　かぜ薬のグループ特性を知ることで，適剤探しはより的確なものとなる．グループ A~I，葛根湯配合のグループ J・K の特性について考えてみる．

〔かぜ薬グループ A・B の適剤探しの留意点〕

　グループ A 及び B は，「アセトアミノフェン＋抗ヒスタミン薬・鎮咳薬」を基本処方とする総合感冒薬で，適応探しでは発熱，鼻炎症状（鼻水・鼻づまり），咳嗽が揃っている（非特異的上気道炎）症例が適応になる．ただし，麻薬性鎮咳薬が配合されるグループ A のかぜ薬は，「急性上気道感染症治療法ガイドライン」の推奨レベルが C2 となっており，適剤探しには慎重さが求められる．また，グループ A 及び B を小児に推奨するに当たっては，発熱が与える QOL への影響を的確に判断する必要がある．また，病初期における悪寒を伴う発熱の段階では，グループ J（葛根湯）の選択を優先する（**表5-6**，**表5-7**）．

〔かぜ薬グループ C の適剤探しの留意点〕

　抗ヒスタミン薬非配合のグループ C の製品は，かぜ症候群では比較的頻度が低い咽頭・喉頭炎，かぜ症候群後咳嗽の第1選択薬となる．また，グループ C のかぜ薬を選択する症例では，抗ヒスタミン薬がもつ抗コリン作用による喉の渇きなどの副作用を回避できるため，これが適剤探しの決定要因となる場合がある（**表5-8**）．

〔かぜ薬グループ D の適剤探しの留意点〕

　グループ D は鼻炎，咽頭炎からくる鼻水・鼻づまり・のどの痛みに適しているが，「基準外成分」であるクレマスチンフマル酸塩，リゾチーム塩酸塩，ベラドンナ総アルカロイドを配合している．また，アセトアミノフェン，鎮咳去痰薬のジヒドロコデインリン酸塩，ノスカピン，*dl*-メチルエフェドリンを配合しているので，発熱，咳嗽が軽度な例には，休薬，他剤への切り替えを検討する（**表5-9**）．

〔かぜ薬グループ E の適剤探しの留意点〕

　グループ E はイブプロフェン配合剤（イブプロフェン＋抗ヒスタミン薬・鎮咳薬）であり，添付文書の「してはいけないこと」には，「5日間を超えて服用しないこと」と記載されてい

表 5-6 グループ A の配合成分と服用回数/日・服用年齢制限（AA＋抗 H 薬＋鎮咳薬）

製品番号・製品名	配合成分	用法
①エスタック総合感冒	CPM・DMH・MEH・HPD・カンゾウ　等	3 回/日・5 歳
②ベンザブロック S	CPM・DCP・MEH・CAF・IPI・TNA・HPD	3 回/日・7 歳
③エスタック SR 錠	CPM・DCP・MEH・CAF・VC	2 回/日・7 歳
④こどもストナサット	CPM・MEH・NCP	3 回/日・5 歳

AA：アセトアミノフェン，抗 H 薬：抗ヒスタミン薬，CPM：クロルフェニラミンマレイン酸塩，DMH：デキストロメトルファン臭化水素酸塩水和物，MEH：dl-メチルエフェドリン塩酸塩，HPD：ヘスペリジン，DCP：ジヒドロコデインリン酸塩，CAF：無水カフェイン，IPI：ヨウ化イソプロパミド，TNA：トラネキサム酸，VC：ビタミン C，NCP：ノスカピン塩酸塩
※「急性上気道感染症治療法ガイドライン」では，咳・痰に対する中枢性鎮咳薬使用に Grade C2（やらない方が良い）の評価をしていることを，常に念頭に置く必要がある．

表 5-7 グループ B の配合成分と服用回数/日・服用年齢制限（AA・抗 H 薬・鎮咳薬＋去痰薬）

製品番号・製品名	配合成分	用法
⑤カイゲン感冒カリュー	CPM・DCP・MEH・PGS・カンゾウ・地竜・桔梗エキス	3 回/日・1 歳
⑥アルペン S こどもかぜシロップ	DPH・DCP・MEH・PGS・柴胡桂枝湯エキス	3 回/日・3ヵ月
⑦パブロン SC 錠	CXM・DCP・MEH・BHH・LSZ・CAF	3 回/日・5 歳
⑧プレコール感冒カプセル	ETZ・CPM・MEH・CAF・HPD　等	3 回/日・15 歳

AA：アセトアミノフェン，抗 H 薬：抗ヒスタミン薬，CPM：クロルフェニラミンマレイン酸塩，DCP：ジヒドロコデインリン酸塩，MEH：メチルエフェドリン塩酸塩，PGS：グアヤコールスルホン酸カリウム，DPH：ジフェンヒドラミン，CXM：マレイン酸カルビノキサミン，BHH：ブロムヘキシン塩酸塩，LSZ：リゾチーム塩酸塩，CAF：無水カフェイン，ETZ：エテンザミド，HPD：ヘスペリジン
※製品⑤・⑥・⑦は，DCP・MEH 配合剤で，推奨度は Grade C2 である．

表 5-8 グループ C の配合成分と服用回数/日・服用年齢制限（AA＋抗 H 薬非配合（基準内））

製品番号・製品名	配合成分	用法
⑨改源（生薬配合・粉末）	MEH・CAF・カンゾウ末・ケイヒ末・ショウキョウ末	3 回/日・1 歳
⑩パブロン 50	DMH・PGS	3 回/日・15 歳

AA：アセトアミノフェン，抗 H 薬：抗ヒスタミン薬，MEH：dl-メチルエフェドリン塩酸塩，CAF：無水カフェイン，DMH：デキストロメトルファン臭化水素酸塩水和物，PGS：グアヤコールスルホン酸カリウム

表 5-9 グループ D の配合成分と服用回数/日・服用年齢制限（AA・抗 H 薬・消炎酵素＋抗コリン薬（基準外））

製品番号・製品名	配合成分	用法
⑪新ルル A ゴールド	CMF・LSZ・BA・DCP・NCP・MEH　等	3 回/日・6 歳
⑫新ルル A ゴールドカプレット	CMF・LSZ・BA・DCP・NCP・MEH　等	3 回/日・15 歳

AA：アセトアミノフェン，抗 H 薬：抗ヒスタミン薬，CMF：クレマスチンフマル酸塩，LSZ：リゾチーム塩酸塩，BA：ベラドンナ総アルカロイド，DCP：ジヒドロコデインリン酸塩，NCP：ノスカピン塩酸塩，MEH：dl-メチルエフェドリン塩酸塩

る．その理由は医療用医薬品について妊娠後期（出産予定 12 週以内）の妊婦に禁忌となっていることが関連している（**表 5-10**）．

〔かぜ薬グループ F の適剤探しの留意点〕

グループ F もイブプロフェン配合剤である（イブプロフェン＋抗ヒスタミン薬・鎮咳去痰薬）．イブプロフェンは汎用解熱鎮痛薬で，1985 年にスイッチ化されている．ただし，現在においても小児用としての許可はとれていない．イブプロフェンにおける OTC 薬での成人 1 日用量は 450 mg であり，医療用医薬品は 600 mg とされている．また，医療用医薬品の用法・用量には，小児の 1 日用量が定められ，年齢別の 1 日用量は 5〜7 歳が 200〜300 mg，8〜10 歳が 300〜400 mg，11〜15 歳が 400〜600 mg となっている（**表 5-11**）．

〔かぜ薬グループ G の適剤探しの留意点〕

グループ G には，成人 1 日用量としてアセトアミノフェン 450 mg，イソプロピルアンチピリン 300 mg が配合されているが，両剤の 1 日服薬回数は，製品⑲で 2 回，製品⑳で 3 回となっている．また，製品⑳には鼻炎・咽喉頭部の炎症に対応する 5 成分が配合されているので，解熱鎮痛薬が不適な例では，頓用的に使用が許されるケースがある（**表 5-12**）．

表 5-10　グループ E の配合成分と服用回数/日・服用年齢制限（IBP＋抗 H 薬・鎮咳薬）

製品番号・製品名	配合成分	用法
⑬ベンザブロック IP	CPM・MEH・DCP・CAF　等	3 回/日・15 歳
⑭カコナールゴールド UP 錠	CPM・DCP・MEH・CAF　等	3 回/日・15 歳
⑮ベンザブロック L 錠	CPM・DCP・PSE・CAF	3 回/日・15 歳

IBP：イブプロフェン，抗 H 薬：抗ヒスタミン薬，CPM：クロルフェニラミンマレイン酸塩，DCP：ジヒドロコデインリン酸塩，CAF：無水カフェイン，MEH：dl-メチルエフェドリン塩酸塩，PSE：プソイドエフェドリン塩酸塩

表 5-11　グループ F の配合成分と服用回数/日・服用年齢制限（IBP＋抗 H 薬・鎮咳去痰薬）

製品番号・製品名	配合成分	用法
⑯パブロンエース AX 錠	CPM・DCP・MEH・ABX・CAF　等	3 回/日・15 歳
⑰カコナールカゼブロック UP 錠	CPM・DCP・MEH・CAF・VB$_2$	3 回/日・15 歳
⑱コルゲンコーワ IB 錠 TX	CPM・IPI・TNA・DMH・MEH・CAF	3 回/日・15 歳

IBP：イブプロフェン，抗 H 薬：抗ヒスタミン薬，CPM：クロルフェニラミンマレイン酸塩，DCP：ジヒドロコデインリン酸塩，MEH：dl-メチルエフェドリン塩酸塩，ABX：アンブロキソール，CAF：無水カフェイン，VB$_2$：リボフラビン，IPI：ヨウ化イソプロパミド，TNA：トラネキサム酸，DMH：デキストロメトルファン臭化水素酸塩

表 5-12　グループ G の配合成分と服用回数/日・服用年齢制限（AA・IPA＋抗 H 薬・鎮咳去痰薬）

製品番号・製品名	配合成分	用法
⑲プレコール持続性カプセル	CPM・DCP・MEH・カンゾウエキス末・CAF	2 回/日・15 歳
⑳アルペンゴールドカプセル	CMF・フェンジゾ酸クロペラスチン・NCP・MEH・セミアルカリプロティナーゼ・CAF・VB$_1$・VB$_2$・ニンジン乾燥エキス	3 回/日・15 歳

AA：アセトアミノフェン，IPA：イソプロピルアンチピリン，抗 H 薬：抗ヒスタミン薬，CPM：クロルフェニラミンマレイン酸塩，DCP：ジヒドロコデインリン酸塩，MEH：dl-メチルエフェドリン塩酸塩，CAF：無水カフェイン，CMF：クレマスチンフマル酸塩，NCP：ノスカピン塩酸塩，VB$_1$：チアミン硝化物，VB$_2$：リボフラビン

〔グループ H（鼻炎用内服薬）の適剤探しの留意点〕

グループ H は鼻炎用内服薬で，かぜ症候群のうちの急性鼻炎・副鼻腔炎型に用いることができる．くしゃみ・鼻水・鼻づまり・のどの痛み，頭重が前景の症例には，総合感冒薬ではなく，鼻炎用内服薬が第 1 選択薬となる．

鼻づまりは睡眠の妨げとなるが，問診による見落し例は 50％を超えている．トローチとうがい薬の併用効果はよく知られ，紅茶に特有のポリフェノールは，ウイルスの粘膜への定着，炎症性サイトカインの産生抑制効果が明らかにされている（**表 5-13**）．

〔かぜ薬グループ I の適剤探しの留意点〕

グループ I の製品は，アレルギー既往歴者には使用できない．皮膚炎，まれで重篤なアナフィラキシー，皮膚粘膜眼症候群（スティーブンス・ジョンソン症候群（SJS）），中毒性表皮壊死融解症（TEN）には注意が必要である（**表 5-14**）．なお，医療用医薬品のセチルピリジニウム塩化物水和物 2 mg 錠の急性咽頭炎及び急性扁桃炎に対する有効率は，それぞれ84.3％，94.7％である[15]．

表 5-13　グループ H の配合成分と服用回数/日・服用年齢制限（PSE・CPM・BA）

製品番号・製品名	配合成分	用法
㉑新コンタック 600 プラス 　鼻炎用内服薬	PSE・CPM・BA・CAF	2 回/日・15 歳

PSE：プソイドエフェドリン塩酸塩，CPM：クロルフェニラミンマレイン酸塩，BA：ベラドンナ総アルカロイド，CAF：無水カフェイン

表 5-14　グループ I の配合成分と服用回数/日・服用年齢制限（トローチ剤）

製品番号・製品名	配合成分	用法
㉒ベンザブロックトローチ	デキストロメトルファンフェノールフタリン塩・PGS・セチルピリジニウム塩化物水和物	6 回/日・11 歳以上 4 回/日・8〜10 歳 3 回/日・5〜7 歳
㉓新コルゲンコーワトローチ	グリチルリチン酸二カリウム・LSZ・セチルピリジニウム塩化物水和物・セネガ乾燥エキス	2〜3 回/日・5〜14 歳 4〜5 回/日・15 歳

PGS：グアヤコールスルホン酸カリウム，LSZ：リゾチーム塩酸塩

〔葛根湯・麻黄湯配合グループ J・K の適剤探しの留意点〕

グループ J の葛根湯製剤は漢方製剤として扱われ，これに解熱鎮痛薬，抗ヒスタミン薬などを配合したグループ K のかぜ薬は総合かぜ薬として扱われる．葛根湯製剤（漢方製剤）の効能には「証」の表示がなされ，例えば，製品③の「カコナール内服液」では「体力中等度以上のものの次の諸症：感冒の初期（汗をかいていないもの），鼻かぜ，鼻炎，頭痛，肩こり，筋肉痛，手や肩の痛み」と記載されている（**表 5-15**，**表 5-16**）．

なお，グループ J の葛根湯エキス量は，製品①で 1/2 量，製品②で 2/3 量，製品③で満量となっており，服用最少年齢は製品①で 2 歳，製品②で 5 歳，製品③で 15 歳となっている．若く体格の良い例で効き目の強さを求める場合であれば，製品③の満量処方を用い，長期服用例及び高齢者であれば「証」に合わせて製品①あるいは製品②を用いる．

「急性上気道感染症治療法ガイドライン」における漢方製剤の推奨レベルは Grade C1（やっても良い）であり，麻黄湯，柴胡桂枝湯，竹茹温胆湯の 3 方剤はインフルエンザに効

表5-15 グループJの配合成分と服用回数/日・服用年齢制限 (一般用葛根湯製剤)

製品番号・製品名	葛根湯エキス	用法・最少年齢
①サトウ葛根湯エキス顆粒	3.0g/3包 (1/2量)	3回/日・2歳
②ツムラ漢方葛根湯エキス錠A	2.8g/12錠 (2/3量)	3回/日・5歳
③カコナール・内服液	90mL (満量)	3回/日・15歳
④カゼコール (地竜エキス配合)	5.6g/3包 (6.9g中)	3回/日・7歳
⑤葛根湯加川芎辛夷エキス〔細粒〕77	4g/3包 (乾燥2g)	3回/日・2歳
⑥カンポンコール感冒内服液葛根湯 (小中学生用)	60mL	7〜15歳/日・3回

表5-16 グループKの配合成分と服用回数/日・服用年齢制限 (葛根湯配合かぜ薬)

製品番号・製品名	エキス分量 (葛根湯)	解熱・抗H薬など	用法・最少年齢
⑦JPSかぜ薬1号N	2660mg	ET・CPM・DMH・PGS・CAF・VB$_1$・制酸薬	3回/日・1歳
⑧カゼコールハイA	1350mg	ET・AA・CPM・CAF・ジペピジンベンズ酢酸	3回/日・3歳
⑨プレコールエース顆粒	1140mg	AA・CPM・DCP・PGS・CAF・VB$_2$・VC	3回/日・1歳
⑩新エスタック顆粒	1000mg	AA・CPM・DCP・CAF	3回/日・1歳

ET:エテンザミド,CPM:クロルフェニラミンマレイン酸塩,DMH:デキストロメトルファン臭化水素酸塩,PGS:グアヤコールスルホン酸カリウム,CAF:無水カフェイン,VB$_1$:チアミン硝化物,AA:アセトアミノフェン,DCP:ジヒドロコデインリン酸塩,VB$_2$:リボフラビン,VC:アスコルビン酸

能をもっている.一般用漢方製剤のうち,竹茹温胆湯は効能に「体力中等度のものの次の諸症:かぜ,インフルエンザ,肺炎などの回復期に熱がひかない,また平熱になっても,気分がさっぱりせず,咳・痰が多くて安眠ができないもの」と記載され,インフルエンザの回復期に適応があることが明示されている.

5.3.5. かぜ症候群の4臨床型と発症初期の適剤探し

ここまで,かぜ症候群とそれに伴う臨床症状に使われるMedicinal Product,その配合成分,効能・効果,製剤特性等によるグループ化について触れてきたが,取り上げたMedicinal Productのグループの特性や,個々の製剤の特徴を知ることで,Medicinal Productの選択範囲が広がるとともに,最適化が図られると考える.

本書では,かぜ症候群とそれに伴う臨床症状に使われるMedicinal Productは,かぜ薬,咳止め,鼻炎治療薬,漢方製剤に及ぶことを考慮し,かぜ症候群の自然経過及び4臨床型についての適剤探しが必要であることを示している.かぜ症候群とそれに伴う臨床症状に使われるMedicinal Productの選択の一基準を**図5-10**に示す.

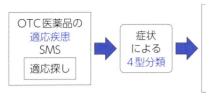

A	かぜ症候群の病型	適剤探し	
①気管支炎型		かぜ薬（グループE）	咳止め
②鼻炎型		かぜ薬（グループD・H）	鼻炎治療薬
③咽頭炎型		かぜ薬（グループC）	トローチ（グループⅠ）
④非特異的上気道炎型		かぜ薬（グループA～K）	咳止め・鼻炎治療薬・トローチ
B	かぜ症候群発症初期	かぜ薬（グループJ・K）	

図5-10 かぜ症候群の4臨床型，発症初期に使われるMedicinal Productの基準[16)〜19)]

Pharmacist's point of view
かぜ症候群の適剤探し

- かぜ症候群の適剤探しは，治療目標症状への効果が期待できる成分が配合され，必要度の低い成分が配合されていない製剤を選択し，適剤探しの対象とすることが原則である．
- 解熱鎮痛薬では頓用を勧め，抗ヒスタミン薬，吸入副交感神経遮断薬，点鼻血管収縮薬などの配合剤では，短期間，回数を限って使用する．
- 抗ヒスタミン薬は成人・小児のかぜ症候群に効果が認められないとする報告がある．
- 発熱・疼痛の場合，成人は酸性非ステロイド系抗炎症薬（酸性NSAIDs），小児はアセトアミノフェンの頓用とする．
- 咽頭痛・咽頭不快感を伴う咳には，末梢性鎮咳薬含有製剤，含嗽水・トローチが強く勧められる．
- 痰を伴う咳には末梢鎮咳薬・去痰薬，喘鳴・呼吸困難を伴う咳には気管支拡張薬が勧められる．
- かぜ症候群の咳嗽には，麻薬性中枢性鎮咳薬の配合剤は使わない方が良い．
- かぜ症候群では安静，バランスの良い食事，水分補給，室温・湿度を適切に保つことが重要である．
- 葛根湯はかぜ症候群の病初期に有効とされている．
- 適剤探しでは，配合成分，使用上の注意，効能・効果，用法・用量，さらには，「急性上気道感染症治療法ガイドライン」に示される治療法の選択肢と推奨度が決定的要因になる．
- 総合感冒薬は非特異的上気道炎の適剤となる場合がある．
- 病初期における悪寒を伴う発熱の段階では，グループJ（葛根湯・麻黄湯）またはグループK（葛根湯などに解熱鎮痛薬や抗ヒスタミン薬を配合した総合かぜ薬）の選択を優先する．
- 抗ヒスタミン薬非配合のかぜ薬は，咽頭・喉頭炎，かぜ症候群後咳嗽の第1選択薬となる．
- グループDのかぜ薬は，かぜ症候群の病型のうち，頻度が高い鼻炎，咽頭炎からくる鼻水・鼻づまり・のどの痛みに適した薬剤である．
- イブプロフェン配合剤は，5日間を超えて服用しない．
- グループGの製品⑳は，鼻炎・咽喉頭部の炎症症状に対応する成分が5種類配合されており，解熱鎮痛薬の使用の不適例でも短期間に限っての使用は許される．
- くしゃみ・鼻水・鼻づまり・のどの痛み，頭重には，鼻炎治療薬が第1選択薬となる．
- セチルピリジニウム塩化物水和物配合のトローチ剤は，皮膚炎や，まれに重篤なアナフィラキシー，皮膚粘膜眼症候群（スティーブンス・ジョンソン症候群（SJS）），中毒性表皮壊死融解症（TEN）の原因薬となる．
- かぜ症候群に使われる薬剤は，かぜ薬，咳止め，鼻炎治療薬，漢方製剤に及ぶので，その適剤探しでは，かぜ症候群の自然経過，4臨床型の適剤選択基準を尊重する．

5.4. かぜ症候群の服薬指導から生活指導まで

5.4.1. かぜ症候群の服薬指導

用法・用量 「急性上気道感染症治療法ガイドライン」に示される治療目標症状ごとの治療法の選択肢と推奨度が，服薬指導を進める決定的要因となることがある（表5-3，表5-4）．「急性上気道感染症治療法ガイドライン」によれば，解熱鎮痛薬配合のグループA～G及びKは，"頓用使用"が原則となる．その理由として，①解熱鎮痛薬がもつ解熱鎮痛作用と，対極にあるショック（アナフィラキシー）・皮膚粘膜眼症候群（スティーブンス・ジョンソン症候群（SJS））などの原因薬となる懸念があること，②かぜ症候群発症初期の過度の解熱作用が患者の免疫能を抑制し，患者に不利益をもたらす懸念があることが挙げられる．したがって，プライマリ・ケアのSMSにおいて，解熱鎮痛薬配合剤を勧める場合は，たとえ頓用使用であっても，「重篤副作用疾患別対応マニュアル」に従って，慎重な対応をとることが前提となる．

また「急性上気道感染症治療法ガイドライン」では，抗ヒスタミン薬，吸入用副交感神経遮断薬，点鼻血管収縮薬の配合剤は，"短期間，回数を限って使用する"としている．これら指定3成分のうち，吸入用副交感神経遮断薬，点鼻血管収縮薬の製剤は，原則的に使用期限を3日間と定め，あわせてかぜ症候群の生活指導をSMSに反映する工夫が必要である．また，抗ヒスタミン薬は眠気の誘発による危険性だけでなく，成人・小児のかぜ症候群に対して効果が認められないとする，コクランレビューの報告があることも念頭におく必要がある．

してはいけないこと 各記載項目の設定理由を考慮して，SMSに活かす必要がある（図5-11）．「本剤・かぜ薬・解熱薬でぜんそく発作」は，副作用歴のない患者でも発症することがあるので，本症に特徴的な臨床像を知る必要がある．また，嗅覚低下，鼻茸副鼻腔炎の合併例については，かぜ薬等の服薬後に鼻閉・鼻汁などの鼻症状がみられる場合，NSAIDs過敏症を疑い，素早い対応が求められる（図5-12）．

相談すること 次の場合，添付文書を持参して医師，歯科医師，薬剤師等に相談することとされている（第2類医薬品，指定第2類医薬品，第3類医薬品の場合は，登録販売者も含む）．

①服用前の相談

「医師の治療を受けている人」などの7項目．

②服用後の相談

- 「皮膚」（発疹・発赤・かゆみ），消化器（悪心・嘔吐・かゆみ），精神神経系（めまい），その他（息切れ・息苦しさ，排尿困難，過度の体温低下）の副作用がある場合．
- まれで重篤な副作用であるショック（アナフィラキシー），皮膚粘膜眼症候群（スティーブンス・ジョンソン症候群（SJS）），中毒性表皮壊死融解症（TEN），肝機能障害，腎機能障害，間質性肺炎，ぜんそく，再生不良性貧血，無顆粒球症を疑う症状が現れた場合．
- 便秘，口の渇きがある場合．
- 5～6回の服薬で症状改善がない場合（服用は中止した上で相談すること）．

「してはいけないこと」	A	B	C	D	E	F	G	H	I	K
①次の人の服用 ❶本剤へのアレルギー既往歴者 ❷本剤・かぜ薬・解熱薬でぜんそく発作があった者	●	●	●	●	●	●	●	●	●	●
②本剤服用中の他のかぜ薬等の服用	●	●	●	●	●	●	●	●	●	●
③服用後の乗り物・機械類の運転操作	●	●	—	●	●	●	●	●	—	●
④授乳中の人（本剤を服用しないか，服用する場合は授乳を避ける）	●	●	*	●	●	●	*	*	*	◎
⑤服用前後の飲酒	●	●	●	●	●	●	●	—	—	●
⑥長期（または5日以上）連用	●	●	●	●	●	●	●	●	—	●

●：記載あり
グループA：アセトアミノフェン（AA）・抗ヒスタミン薬（抗H薬）・鎮咳薬
グループB：AA・抗H薬・鎮咳薬・去痰薬
グループC：AA・抗H薬非配合
グループD：AA・抗H薬・消炎酵素・抗コリン薬（基準外）
グループE：イブプロフェン（IBP）・抗H薬・鎮咳薬
グループF：IBP・抗H薬・鎮咳薬・去痰薬
グループG：AA・イソプロピルアンチピリン・抗H薬・鎮咳去痰薬
グループH（鼻炎用内服薬）：プソイドエフェドリン塩酸塩・抗H薬・ベラドンナ総アルカロイド
グループI（トローチ）：セチルピリジニウム塩化物水和物　等
グループK：葛根湯配合のかぜ薬
＊：**表5-5** 参照
◎：グループKの製品⑩には，「してはいけないこと」の④欄の項目（授乳中の人の服用不可）について記載されている．

図5-11 かぜ薬等グループA〜I・Kの「してはいけないこと」6項目の記載事項

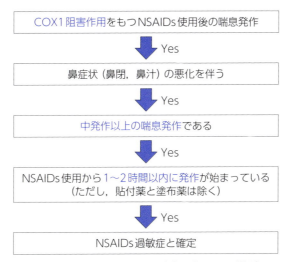

図5-12 NSAIDs使用後の喘息発作からの鑑別

5.4.2. かぜ症候群の発症と感染防御免疫

　かぜ症候群の病原ウイルスは空気中の塵・埃に付着して浮遊し，これが鼻・喉に侵入して上気道の粘膜に到達すると考えられている．かぜ症候群の病原ウイルスのサイズは20〜250 nmであり，空気中の土壌粒子・花粉の粒子径は2,000〜50,000 nmの範囲にある．花粉粒子は人が吸い込んでも鼻や喉より奥に到達しないが，ウイルスが付着した微小粒子は，

呼吸器の奥にまで入り込む．特にくしゃみや咳で放出されたウイルスは，ある程度の塊で手近な塵・埃に付着し，それが上気道粘膜にたどり着き，生体側のさまざまな防御機構をかいくぐって粘膜細胞にまで侵入し，宿主細胞の DNA を変異させて増殖を始める．これにより，病原ウイルスの感染が成立する．

感染成立の条件としては，気道に侵入するウイルス量が決定的要因となるが，迎え撃つ宿主側には，①上気道粘膜の物理機械的防御，②非特異的免疫（マクロファージ・ナチュラルキラー細胞（NK 細胞）が担当細胞），③特異的免疫と呼ばれる３つの感染防御免疫機構がある．

① 上気道粘膜の物理機械的な防御機構　　上気道粘膜は常に粘液におおわれ，ウイルスが上気道に到達しても，細胞内に侵入する前に物理機械的に洗い流されてしまう．ただし，低湿度，気道粘膜の粘液分泌能の低下，気道粘膜の炎症などにより，上気道のウイルスが生き残り，粘膜細胞内にまで侵入する．

② 非特異的免疫機構　　主役は NK 細胞で，粘膜に侵入してくるウイルスの排除に当たる．この機構は，異物に即時に反応する．しかし，最近になって，NK 細胞の活性は年齢，健康状態，ストレスなどに大きく影響を受けることが分かっている．睡眠不足，精神的疲労，過労の状態にあれば，NK 細胞の活性は低下し，感染防御免疫作用が低下する．

③ 特異的免疫機構　　この機構は粘膜細胞に侵入したウイルスが，宿主細胞の DNA を変異させて，ウイルスの増殖を始める段階が出発点になる．これに対して，宿主側はインターフェロンを分泌し，ウイルス侵入の警報を全身に発する．マクロファージもサイトカインを出して呼応するが，この物質群は炎症性物質（TNF-α・IL-12・IFN-α）でもあり，宿主に発熱・発汗・倦怠感などのインフルエンザ症状を発現させる．しかし，これらの症状は，ウイルスを迎え撃つ対策として大変有効であり，高体温はウイルスの活動を抑え，倦怠感は患者の安静を保ち，かぜ症候群からの回復を促す．

特異的免疫機構では T 細胞と B 細胞が主役を演じる．この機構はマクロファージがウイルス DNA で変異した細胞がつくる異常蛋白を貪食し，その異常蛋白の分子構造の一部を提示するところから始まる．この情報を認識するのはヘルパー T 細胞で，B 細胞に対して提示情報に特異的に反応する抗体の産生を指令する．こうして，免疫機構（液性免疫）が機能し，かぜ症候群は治癒へと向かう（**図5-13**，**図5-14**）．

5.4.3. かぜ症候群の生活指導

かぜ症候群の生活指導は，かぜ症候群の予防と，かぜ症候群に罹りにくい体質強化に分けて考える必要がある．プライマリ・ケアの SMS/ステップⅢ（服薬指導と SCS）における生活指導については，かぜ症候群の予防と，かぜ症候群に罹りにくい体質の獲得の立場からSMS を進めることが効果的である．

〔かぜ症候群の予防/紅茶でのうがいと鼻洗浄〕

紅茶の製造過程で茶葉のカテキン類から生じる重合体ポリフェノール（テアフラビンジガレート）には，抗ウイルス作用がある．約 300 人を対象に，市販の紅茶を用いて 1 日 2 回のうがいをする群と何もしない群に分けて，A 型ないし B 型のインフルエンザへの感染率を調べた研究によると，対照群の感染率は 48.8％だったのに対し，紅茶でうがいをした群の感染率は 35.1％で，紅茶でのうがいは，インフルエンザの感染を阻止する可能性が示されている（**図5-15**）．

鼻洗浄は「鼻うがい」とも呼ばれ，鼻から専用の洗浄剤や生理食塩水を注入して，ほこり，ウイルス，膿などの汚れを取り除く方法である．具体的手順は，①洗面器に 2L 程度のぬる

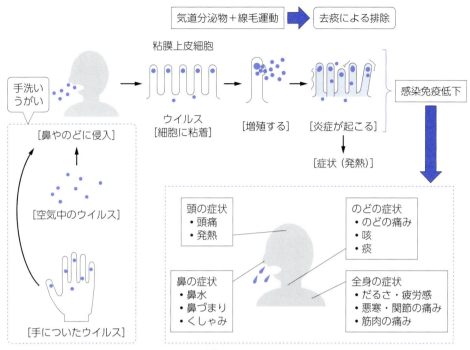

図 5-13 かぜ症候群の発症と感染免疫[20]

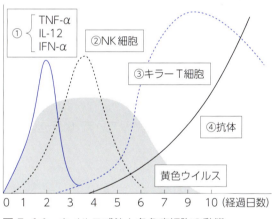

図 5-14 ウイルス感染と各免疫細胞の動態

ま湯（25〜30℃）を入れ，18gの食塩を加えて0.9%の食塩水溶液を作り，②洗面器の食塩水に顔を近づけて，片方の鼻の穴を指で押さえ，もう片方の鼻の穴から食塩水を吸い込む．③飲み込まないように少しだけ息を止め，洗面器から顔を上げ，吸い込んだ食塩水を鼻から全部出したら，軽く鼻をかむ．④もう片方の鼻も同じ要領で行い，これを3〜5回ほど繰り返すというものである．

〔かぜ症候群の予防と治癒促進/養生の免疫学的意味〕

免疫能（immunocompetence）が強いと，かぜ症候群やインフルエンザ，生活習慣病，がんなどを予防することにつながる．この免疫能を高めるには，運動，睡眠，ストレスを溜めないなどの生活様式が重要で，とりわけ「食生活の改善」と「ストレスを溜めないこと」が

※カテキン類（緑茶ポリフェノールに多い）

R1=H, R2= ─OH	カテキン
R1=H, R2= ⋯OH	エピカテキン
R1=OH, R2= ⋯OH	エピガロカテキン
R1=H, R2= ⋯O-gall	エピカテキンガレート
R1=OH, R2= ⋯O-gall	エピガロカテキンガレート

R1=OH, R2=OH	テアフラビン
R1=OH, R2=O-gall	テアフラビンガレートA
R1=O-gall, R2=OH	テアフラビンガレートB
R1=R2=O-gall	テアフラビンジガレート

図 5-15　カテキン類の重合体テアフラビン類の構造[21]

鍵を握ると考えられている．免疫能はNK活性（非特異的免疫機構）と相関関係があり，NK活性を高めるさまざまな要因が研究課題となっている．

「食生活の改善」とは，6つの基礎食品からバランスよく栄養を摂ることが基本とされている．6つの基礎食品とは，1群（肉・魚），2群（牛乳・乳製品），3群（緑黄色野菜），4群（淡色野菜・果実），5群（穀類・イモ類），6群（油脂食品）で，食品成分との関係では，ポリフェノール，カロテノイド，ビタミンEがNK活性を高める．

「ストレスを溜めないこと」について，「笑い」は身体の免疫能をアップし，笑うとNK細胞の活性化につながる．逆にストレス（不快・非充足）がかかると免疫能は低下する．

また，「養生」という言葉には，健康に注意して病気にかからず丈夫でいられるように努める（＝摂生）という意味と，かぜ症候群などの疾病が治るように努める（＝保養）という意味がある．NK活性を高める10の対策では，かぜ症候群に罹らない体質を作り，かぜ症候群からの回復を促す作用，養生の効果を期待している（図5-16）．

かぜ症候群の予防
①手洗い
帰宅時に自宅の家具・寝具・食器などにウイルスを付着させない．流水下で，石鹸を使った丁寧な手洗いを励行する．
②うがい・鼻洗浄
緑茶・紅茶による喉うがい．0.9%生理食塩水による鼻うがい．
③マスクの使用
患者のウイルスの飛散防止．混雑時のマスクの予防的使用．

NK細胞の強化対策
①喫煙を控える．
②適度の飲酒を心がける．
③質の良い睡眠をとる．
④無理のない適度な運動（歩く）をする．
⑤笑う．
⑥十分な休養などでストレスを溜めない．
⑦体温を下げない．
⑧薬・抗菌剤を乱用しない．
⑨バランスの良い食事を心がける．
⑩健康補助食品を利用する．

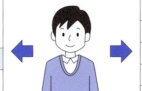

図 5-16　かぜ症候群養生の免疫学的側面

6.4.4. かぜ症候群の SMS/ステップⅢ(SCS)後のフォローアップ

プライマリ・ケアの SMS/ステップⅢ(SCS)における生活指導の後は，受診が必要な①かぜ症候群からの 2 次感染症，②急性喉頭蓋炎，③急性副鼻腔炎，④ 2 週以上続く咳嗽について，ハイリスクな相談者を中心に，丁寧な説明をして，疑わしいと判断される場合は，専門医への受診が必要であることを理解してもらう．

〔①かぜ症候群からの 2 次感染症〕

かぜ症候群の約 80％を占めるとされる非特異的上気道炎は，典型的なウイルス感染症の特徴を備えている．一方，ハイリスク群では，かぜ症候群からの 2 次感染症としての細菌性感染症を常に警戒しなければならないという状況もある．

相談者には，まず，かぜ症候群の自然経過，ウイルス感染症の特徴を説明し，続いて細菌感染症の特徴を説明する．

ウイルス感染症　ウイルス感染症では，感染部位が身体の複数部分に及ぶ特徴をもっている．かぜ症候群では鼻炎，咽頭炎，気管炎がみられ，同じ原因ウイルスが下気道の気管支炎を起こし，さらに頭痛，発熱，筋肉痛をもひき起こす(**図 5-17**)．

消化器系についても，ウイルスによる悪心・嘔吐，下痢症状が起きる．いずれについても，抗菌薬の適応とはならず，対症療法の適応となる．

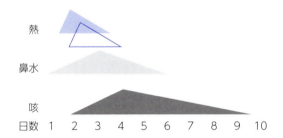

①かぜ症候群は，鼻水から始まり，1～3 日目から熱を出し，2～5 日目から咳が加わる．
②熱はときに 39℃近くまで上昇するが，1～3 日間に解熱する．患者が乳幼児では，熱の上がり際の数時間は元気がなく不機嫌だが，熱が上がりきって手足が暖かく，顔も赤らみ発汗する頃には，普段どおりの元気さを取り戻す．
③鼻水は，透明・サラサラ状態から 4～5 日目頃には減量し，白く粘性に変わる．
④鼻汁量のピーク時に咳が目立ち始めるが，痰が切れる頃より快方に向かう．
⑤7～10 日目頃より，すべての症状が回復する．

図 5-17　小児の非特異的上気道炎の自然経過[22]

細菌感染症　細菌感染症は，しばしば，かぜ症候群などのウイルス感染症に続発する．ウイルス感染症とは違って，細菌感染症は 1 種類の起炎菌が咽頭，肺，耳といった特定部位に感染巣を作る．また，治療には抗菌薬を使用する．

表 5-17 は，特にハイリスク群の相談者が，かぜ症候群からの 2 次感染で細菌感染症を併発した場合の診断基準をまとめたものである．

〔②急性喉頭蓋炎〕

かぜ症候群の適応探し，またはその後の SMS において，相談者に強い嚥下痛があり，食事による疼痛軽減がみられない場合は，受診勧奨とする(**図 5-18**)．

〔③急性副鼻腔炎〕

急性副鼻腔炎の病初期では，かぜ症候群との鑑別が困難である．頭痛，顔面痛，咳嗽で悪

表5-17 症状による細菌感染症の診断基準

発熱による判断基準
解熱鎮痛薬の服薬から2時間後も40℃以上の発熱が続いている． 悪寒を伴う38.3℃以上の発熱があり，湿性咳嗽もある． ※多くのウイルス感染症では，12〜24時間程度38.8℃以上の発熱がみられる．
体温・発熱期間による判断基準
38.8℃以上の発熱が2〜4日間続く．
呼吸の乱れによる判断基準
呼吸が速く，浅呼吸，呼吸困難を訴える．
痰・随伴症状による判断基準
・黄色・緑色・錆び鉄色，血が混じった痰． ・咳，倦怠感があり，悪化傾向に向かう． ・鼻水が増え，喉に落ちていく後鼻漏よりも，咳による痰の喀出が多い． ・かぜ症候群から5〜7日後に鼻汁が黄緑色に変化し，副鼻腔痛，発熱がある． ・かぜ症候群の1病日から鼻汁に色があり，その状態が7〜10日は続いている． ・かぜ症候群にかかり，他の症状は好転したが，湿性咳が7〜10日続いている． ・かぜ症候群にかかってから，数週の間，乾性咳が続いている．

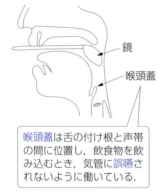

急性喉頭蓋炎
①舌の付け根から喉頭蓋基部のリンパ組織に生じた炎症が喉頭蓋に広がり，喉頭蓋が赤く腫れる疾病．
②喉頭蓋が腫脹すると気道が塞がれ，窒息による死亡例も報告されている．
③細菌感染が原因となることが多く，わが国では起炎菌として溶血連鎖球菌や嫌気性菌が多い．
④強い嚥下痛があり，見える範囲（中咽頭）ののどには所見がない場合でも，緊急に受診を勧める．

喉頭蓋は舌の付け根と声帯の間に位置し，飲食物を飲み込むとき，気管に誤嚥されないように働いている．

図5-18 即時2次救急病院への受診が必要な急性喉頭蓋炎

化する例は，至急，耳鼻咽喉科の受診が必要となる（図5-19）．

〔④ 2週以上続く咳嗽〕

かぜ症候群のプライマリ・ケアに続くフォローアップの段階で，2週以上咳嗽が続き，原因がつかめない場合は，①肺結核，②肺がん，③間質性肺炎などの疾患鑑別が必要になるので受診勧奨を行う．

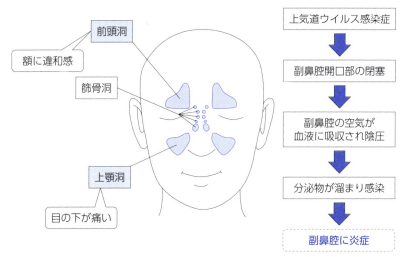

図 5-19 かぜ症候群との鑑別が困難な病初期の副鼻腔炎[23]

Pharmacist's point of view
かぜ症候群の服薬指導から生活指導まで

- ●「急性上気道感染症治療法ガイドライン」に示される治療目標症状ごとの治療法の選択肢と推奨度が，服薬指導を進める決定的要因となることがある．
- ●解熱鎮痛薬配合のグループ A～G 及び K は，"頓用使用"が原則となる．
- ●抗ヒスタミン薬，吸入副交感神経遮断薬，点鼻血管収縮薬の配合剤について，「急性上気道感染症治療法ガイドライン」では，"短期間，回数を限って使用する"としている．
- ●嗅覚低下，鼻茸副鼻腔炎の合併例について，かぜ薬等の服薬後に鼻閉・鼻汁などがみられる場合は，NSAIDs 過敏症を疑い，素早い対応が求められる．
- ●添付文書の「相談すること」には，服薬前の相談と，服薬後の相談に関する事項がある．
- ●くしゃみや咳で放出されたウイルスは，塵・埃に付着して上気道粘膜にたどり着き，生体側のさまざまな防御機構をかいくぐって粘膜細胞にまで侵入し，宿主細胞の DNA を変異させて増殖を始める．
- ●3 つの感染防御免疫機構とは，①上気道粘膜の物理機械的防御，②非特異的免疫（マクロファージ・NK 細胞が担当細胞），③特異的免疫のことをいう．
- ●NK 細胞の活性は年齢，健康状態，ストレスなどに大きく影響を受ける．
- ●ウイルス感染に対して，マクロファージはサイトカインを出して呼応するが，この物質群は炎症性物質でもあり，宿主に発熱・発汗・倦怠感などのインフルエンザ症状を発現させる．
- ●マクロファージは，ウイルス細胞の異常蛋白を貪食し，その情報を提示する．この情報を認識するヘルパーT 細胞は，B 細胞に対して，提示情報に特異的に反応する抗体の産生を指令する．
- ●プライマリ・ケアの SMS/ステップⅢ（SCS）における生活指導については，かぜ症候群の予防とかぜ症候群に罹りにくい体質の獲得の立場から SMS を進めることが効果的である．
- ●紅茶のうがいは，インフルエンザ感染を阻止する可能性がある．
- ●NK 活性を高める 10 の対策では，かぜ症候群に罹らない体質を作り，かぜ症候群からの回復を促す作用，養生の効果が期待されている．

- ①かぜ症候群からの2次感染症，②急性喉頭蓋炎，③急性副鼻腔炎，④2週以上続く咳嗽について，疑わしいと判断する場合は，それぞれ専門医への受診が必要であることを理解してもらう.
- ウイルス感染症は，感染部位が身体の複数部分におよぶ特徴をもっている.
- 細菌感染症は，1種類の起炎菌が咽頭，肺，耳といった特定部位に感染巣をつくる.
- 相談者に強い嚥下痛があり，食事による疼痛軽減がみられない場合は，急性喉頭蓋炎を疑い，受診勧奨とする.
- 頭痛，顔面痛，咳嗽とともに悪化する例は，至急，耳鼻咽喉科の受診が必要である.
- かぜ症候群のフォローアップで，2週間以上咳嗽が続き，原因がつかめない場合は，受診勧奨が相当である.

参 考 文 献

1) 宮田満男　他　編：「OTC薬とセルフメディケーション　症状からの適剤探し　改訂第2版」，p.42，金原出版，2012. より引用改変.
2) Ann Intern Med 134, p.479-529, 2001.
3) 高野義久：「内科プライマリ・ケア医の知っておきたい"ミニマム知識"　風邪症候群診療の基本スタンス—抗菌薬の適応について—」，日本内科学会雑誌 96 (8), p.1751〜1753, 2007.
4) Tomii K *et al.*：Minimal use of antibiotics for acute respiratory tract infection：validity and patient satisfaction. Intern Med 46, p.267-272, 2007.
5) 日本呼吸器学会：「呼吸器感染症に関するガイドライン　成人気道感染症診療の基本的考え方」，p.5，2003. より引用改変.
6) 標準医療情報センターHP：「病気の標準治療法解説」（急性上気道感染症）
   http://www.ebm.jp/pages/list.html
7) 標準医療情報センターHP：「病気の標準治療法解説」（急性上気道感染症）
   http://www.ebm.jp/pages/list.html
8) 日本臨床検査医学会：「臨床検査のガイドライン 2005/2006」，2005.
9) 泉孝英　編：「Guideline-based　外来診療ハンディガイド」，日経メディカル開発，2009.
10) 厚生労働省：新疾病関連資料
11) 風邪（カゼ）と咳痰.com：「病原ウイルス別の風邪のタイプ：鼻風邪や喉風邪，肺炎など多彩な病型が—風邪症候群の基礎知識」（主な風邪症候群のウイルス一覧）より引用改変.
    http://sekitann.com/kaze/kiso16.html
12) 標準医療情報センターHP：「病気の標準治療法解説」（急性上気道感染症）
    http://www.ebm.jp/pages/list.html
13) 標準医療情報センターHP：「病気の標準治療法解説」（急性上気道感染症）
    http://www.ebm.jp/pages/list.html
14) あじさい 6 (3), 1997.
15) 牛嶋申太郎　他：「咽頭・口腔疾患に対する口内錠の治療効果検討—スプロールトローチ使用例—」，基礎と臨床 12 (13), p.3678-3692, 1978.
16) アメリカ内科学会（ACP）：かぜ症候群分類
17) 標準医療情報センターHP：「病気の標準治療法解説」（急性上気道感染症）
    http://www.ebm.jp/pages/list.html
18) 日本臨床検査医学会：「臨床検査のガイドライン 2005/2006」，2005.
19) 泉孝英　編：「Guideline-based　外来診療ハンディガイド」，日経メディカル開発，2009.
20) 宮田満男　他　編：「OTC薬とセルフメディケーション　症状からの適剤探し　改訂第2版」，p.42，金原出版，2012.
21) 岩田雅史　他：「紅茶エキスのうがいによるインフルエンザ予防効果」，感染症学雑誌 71 (6), p.487-494, 1997.
22) すこやか子どもクリニックHP：「『カゼ』薬の役目と受診の目安」より引用改変.
23) MSDマニュアル家庭版（副鼻腔炎）より引用改変.
    http://www.msdmanuals.com/ja-jp/ ホーム /19-耳，鼻，のどの病気/鼻と副鼻腔の病気/副鼻腔炎

6章

インフルエンザ

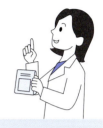

学習のポイント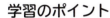

　適応探しでは，「新型インフルエンザ診療ガイドライン」，「成人の新型インフルエンザ治療ガイドライン」に示されるインフルエンザの臨床診断，重症度別治療指針等に基づき，インフルエンザに効能がある麻黄湯の適応探しの基準を策定した．適剤探しについては，迅速診断と患者属性による適剤選択基準を示した．また，服薬指導と生活指導では，漢方製剤3剤と，2種の総合かぜ薬の適正使用，インフルエンザの生活指導，罹患者の外出許可基準を取り上げている．

6.1. インフルエンザとは？

6.1.1. インフルエンザの概要

　インフルエンザ (influenza) は，インフルエンザウイルスを病原とする気道感染症で，Common Disease の1つとされる．新型インフルエンザは，周期的に世界規模で大発生する．2009年に新型インフルエンザが確認され，わが国でも 2,000 万人が罹患し，入院患者 1.8 万人，死者は 203 人に達している．

　インフルエンザの病原体は RNA ウイルスで，流行を繰り返しているのは A 型・B 型である．両型のウイルス粒子表面にはヘマグルチニン（赤血球凝集素：HA）と，ノイラミニダーゼ (NA) があり，A 型では HA に 16 種類，NA に 9 種類のサブタイプがある．現在，日本で流行しているのは A ソ連型 (A/H1N1)，A 香港型 (A/H3N2)，B 型の 3 種類である（図 6-1）．

　日本でのインフルエンザの流行は，毎年 11〜12 月に始まり，1〜3 月にピークに達し，4〜5 月には終焉を迎える．しかし，その規模・流行時期は，年によって異なる（図 6-2）．インフルエンザの流行期には，インフルエンザを疑う相談者が薬局を訪れるので，その対応にあたっては疫学情報等をもとに，効果的な問診による臨床診断を行い，適正な受診勧奨に結びつける必要がある．

　インフルエンザの潜伏期は 1〜3 日，感染ルートは咳・くしゃみなどによる直接の飛沫感染が主である．通常，突然発症し，高熱，上気道炎，全身症状などをひき起こし，1 週間前後で自然治癒することが多い．2011 年 3 月まで「新型インフルエンザ」と呼ばれてきたインフルエンザは，2011 年 4 月 1 日以降，「インフルエンザ (A/H1N1) 2009」と呼称変更されているが，症状は他の季節性インフルエンザと同じである．ただし，胃腸症状（下痢・

A型インフルエンザウイルスは直径100nmの球状構造をしている.

(a) ネガティブ染色像　　(b) 模式図

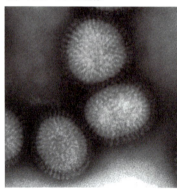
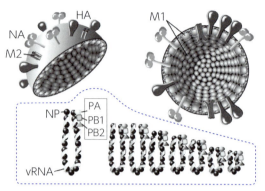

8本の1本鎖RNA遺伝子

型	A 世界的大流行	B 地域での流行	C ヒトで軽症
亜型	HA (H1〜HA16) NA (N1〜N9) 計144種類	亜型なし HA・ノイラミニダーゼが1種類で組み換えウイルスができない	亜型なし (RNAは7本)
宿主	ヒト・豚・馬 アザラシ・クジラ 鳥類	ヒト(まれにアザラシ)	ヒト(まれに豚)

図 6-1 インフルエンザウイルス A・B・C の亜型と宿主[1]

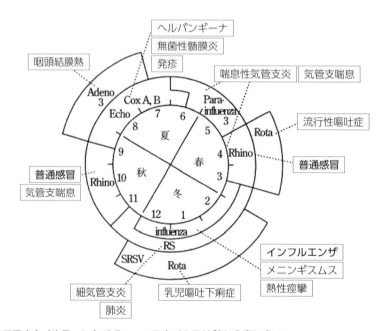

- コロナウイルス,ヒトメタニューモウイルスは秋から春に多い.
- アデノウイルス,マイコプラズマ,クラミジア,単純ヘルペスウイルスは通年性

図 6-2 ウイルスの季節性流行パターン[2]

嘔吐）があり，潜伏期も7日程度とやや長い傾向がある（**表6-1**）．

表6-1 インフルエンザの診断に必要なClinical Point

病型	季節性：Aソ連・A香港・B型，新型インフルエンザ
流行期	11～12月に始まり，1～3月ピーク，4～5月終焉．
潜伏期	1～3日（新型は最大7日），咳・くしゃみによる飛沫感染が主．
発症・経過	突然，悪寒・高熱で発症し，全身症状（頭痛・全身倦怠感・関節痛・筋肉痛・食欲不振など），呼吸器・上気道炎症状（咳・咽頭痛・鼻汁）が出現する．高齢者・B型では微熱程度の例，新型インフルエンザでは胃腸症状が出やすい．
迅速診断	診断キットにより5～15分で①A・B型の鑑別，②インフルエンザ診断が可能．新型では陰性例（偽陰性）も少なくない．
検体	鼻腔・咽頭ぬぐい液・鼻腔吸引液，鼻汁検体も保険適応．
診断時期	発症初期（ウイルス少量）では陰性で，臨床診断では疑診例は半日・1日後に再検査を考慮する．
症状診断	他のかぜ症候群・インフルエンザ様疾患との鑑別困難．まれに脳炎・脳症・肺炎などの重篤例もある．

6.1.2. インフルエンザの診断と治療

管理・治療の目標 迅速診断キットでなるべく早く確定診断し，必要があれば抗インフルエンザ薬による治療を開始する．迅速診断の検体には鼻腔・咽頭ぬぐい液，または鼻腔吸引液が使われるが，検査の感度はA型ウイルスに高く，特異性（98％）及び一致率（100％）ではA型ウイルスとB型ウイルスの間に優劣はない．ただし，インフルエンザの発症からの経過時間によっては，検出限界までのウイルス増殖がみられず，検査結果が偽陰性となる場合がある（**図6-3**）．

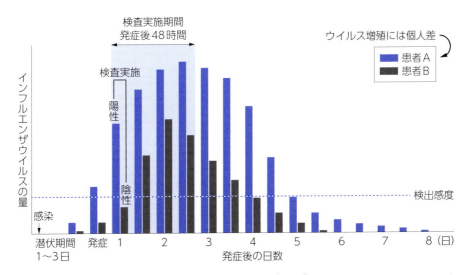

インフルエンザウイルスに感染すると，多くの場合，10^6～10^7倍くらいまで急激に増加するが，発症からの経過時間によっては，検出限界まで増殖しない場合があり，判定結果は陰性となる

図6-3 ウイルス増殖の個人差とインフルエンザ迅速診断の検出限界[3]

抗インフルエンザ薬 インフルエンザの治療は，2001年以降では，NA阻害薬のオセルタミビルリン酸塩（タミフル），ザナミビル水和物（リレンザ）を中心とした抗インフルエンザ薬による治療が主流であったが，最近になってオセルタミビルリン酸塩は，Aソ連型で耐性化がみられ，現在の迅速診断キットではこれを鑑別できないので，ザナミビル水和物，あるいは麻黄湯などへの切り替えが必要になる場合がある（**表6-2**）．

表6-2 抗インフルエンザ薬の予防と治療の用法・用量

一般名 （製品名）	治療における 用法・用量	予防投与の 用法・用量	備考
ザナミビル （リレンザ）	10 mg/回（吸入） 2回/日・5日間	10 mg/回 1回/日・7〜10日間	治療では5日間の吸入を励行する
オセルタミビル （タミフル）	75 mg/回（内服） 2回/日・5日間	75 mg/回 1回/日・7〜10日	治療では5日間の服薬を励行する
ペラミビル （ラピアクタ）	300 mg/回（点静） 1回/日・単回投与	適応なし	重症化例では増量・複数回投与可
ラニラミビル （イナビル）	40 mg/回（吸入） 1回/日・単回投与	適応なし	単回投与であり，吸入指導が重要

NA阻害薬の作用機序は，感染細胞内ウイルスの細胞外への放出に係るNAの働きを阻害して，上気道への播種を抑制する点にある．一方，NA阻害薬の臨床効果の評価項目は，①上気道炎症状の抑制，②全身症状の改善，③解熱作用である（**図6-4**，**図6-5**）．

対症療法 一般的な対症療法としては，喫煙を控え，良質の睡眠と十分な休養をとり，体温を下げないなどの養生を心がけ，NK活性（非特異的免疫機構）を高めることである．

幼小児・未成年者の異常行動 幼小児・未成年者の異常行動は，抗インフルエンザ薬，アマンタジン塩酸塩，アセトアミノフェンなどの服薬後にだけ起こるのではなく，無治療の場合でも発症しているので，特に幼小児のインフルエンザの罹患初期においては，その病態変化を注意深く見守る必要がある．

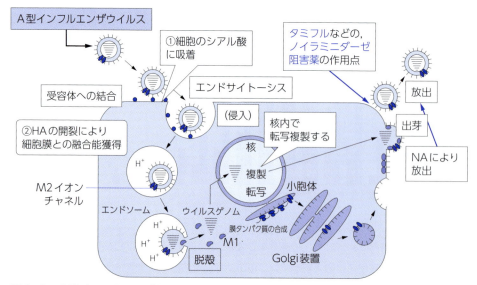

図6-4 A型インフルエンザウイルスの増殖機構とNA阻害薬の作用点

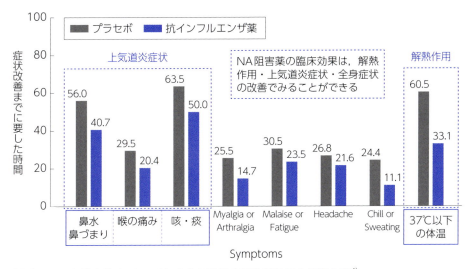

図 6-5 NA 阻害薬（タミフル）の上気道炎症状改善効果と解熱作用[4]

予防法 紅茶でのうがい，鼻洗浄，マスクの使用，NK 細胞の活性を高める養生などが必要である．また，ハイリスクの患者を中心に，ワクチン（HA ワクチン）を毎年接種することが望ましい．

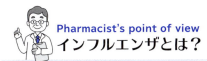

Pharmacist's point of view
インフルエンザとは？

- インフルエンザは，インフルエンザウイルスを病原とする気道感染症である．
- 病原体は RNA ウイルスで，流行を繰り返しているのは A ソ連型，A 香港型，B 型の 3 種類である．
- 流行期のインフルエンザ疑診例には，疫学情報，臨床診断に基づく受診勧奨が必要である．
- 新型インフルエンザは 2011 年 4 月以降，「インフルエンザ（A/H1N1）2009」と呼称変更されている．
- インフルエンザ疑診例では，迅速診断キットでなるべく早く確定診断を行い，必要がある場合には，抗インフルエンザ薬による治療がなされる．
- 発症からの経過時間によって，インフルエンザウイルスは，検出限界まで増殖しないことがある．
- インフルエンザの治療は，2001 年以降では，NA 阻害薬のオセルタミビルリン酸塩（タミフル），ザナミビル水和物（リレンザ）を中心とした抗インフルエンザ薬による治療が主流であったが，最近になってオセルタミビルリン酸塩では，A ソ連型で耐性化がみられる．
- NA 阻害薬の臨床効果は，上気道炎症状・全身症状の改善，解熱作用によって評価される．
- 対症療法として，節煙，睡眠，休養，体温を下げないなどの養生を心がけ，NK 活性を高める方法がとられる．
- 幼小児・未成年者の異常行動は，抗インフルエンザ薬の服薬だけではなく，無治療でも発生するので，特に発症初期には注意深く見守る必要がある．
- 予防には紅茶でのうがい，鼻洗浄，マスク使用，NK 活性を高める養生などが必要である．

6.2. インフルエンザの適応探し

6.2.1. インフルエンザの臨床診断と総合診断

2009年9月，日本感染症学会から「新型インフルエンザ診療ガイドライン（第1版）」（インフルエンザ診療GL）が，また，2014年3月には厚生労働省から「成人の新型インフルエンザ治療ガイドライン」（インフルエンザ治療GL）が，それぞれ公表された

「インフルエンザ診療GL」の基本理念は，原則として，すべての病院・診療所がインフルエンザの診療にあたることをインフルエンザ対策の要諦としている点である．インフルエンザは，自然治癒することの多い，比較的予後の良い疾患であるとされ，医療機関の受診者の99.9％は外来治療により軽快している．

そのため，インフルエンザの診療では，まず，外来患者の重症度を把握し，入院の要否，肺炎合併の有無の判断を行って治療方針を決める流れになる．インフルエンザ発症の確認基準として，①突然の発症，②38℃を超える発熱，③上気道炎症状，④全身倦怠感等の全身症状の4つが示されている（**表6-3**）．

表6-3 インフルエンザ発症の確認基準

確認基準	インフルエンザ確認基準
臨床診断 医師の判断によるインフルエンザ疑診例のうち，右の4基準を満たすもの．	①突然の発症 ②38℃を超える発熱 ③上気道炎症状* ④全身倦怠感等の全身症状
総合診断 臨床症状からみた疑診例に病原体検査または血清診断がなされた例．	臨床診断の4基準は満たさないが，インフルエンザ疑診例に対する病原体検査・血清診断によりインフルエンザと診断されたもの．

* 上気道炎症状
①ウイルス性上気道炎症状は，鼻汁，鼻閉，くしゃみ，咽頭痛（咽頭乾燥感・嗄声・嚥下痛），咳，痰，頭痛，発熱，全身倦怠感や筋肉痛・関節痛，ときに消化器症状（吐気・嘔吐・下痢・腹痛）を伴うこともある．
②インフルエンザでは，特に症状が急性に強く現れ，上気道から下気道（気管・気管支・肺）にまで拡がると，湿性の咳，色調の濃い痰，喘鳴などを伴う．

6.2.2. 重症度からみるインフルエンザ患者の分類

日本感染症学会では，これからの新型インフルエンザへの対応を考慮し，「インフルエンザ治療GL」において，①インフルエンザ患者の重症度分類，②重症度分類患者群ごとの抗インフルエンザ薬の使用指針を明らかにしている（**表6-4**，**表6-5**）．

6.2.3. インフルエンザの診療の流れ

インフルエンザのトリアージ 受診者は迅速診断からインフルエンザの確定診断を経て，インフルエンザのトリアージのステップに移るが，重症度分類におけるA群については入院，B群については外来治療/自宅療養に分別される（**図6-6**，**図6-7**）．

トリアージの基準 「インフルエンザ診療GL」では，「Ⅲ. 診断」の「2. 重症の新型インフルエンザ患者のトリアージ」の中で，使用する5指標（①男女別の年齢，②BUN

表6-4 インフルエンザ患者の重症度分類[5)]

A群 入院管理が必要な患者	A-1群：重症で生命の危険がある患者 ①人工呼吸器等の全身管理が必要な例 ②肺炎・気道感染による呼吸状態の悪化例 ③心不全合併例（精神神経症状・意識障害を含む） ④重大な臓器障害例 ⑤経口摂取が困難・著しい脱水で全身管理が必要な例
	A-2群：生命に危険は迫っていないが，入院管理が必要と判断される患者（医師の判断により，入院が必要と考えられる患者で，合併症による重症化のおそれがある） 　A-2-1群：肺炎の合併例 　A-2-2群：肺炎を合併していない例
B群 外来治療が相当と判断される患者	・A群のいずれにも該当しないインフルエンザ患者

表6-5 重症度別の抗インフルエンザ薬の治療指針[6)]

重症度分類	抗インフルエンザ薬の治療指針
A-1群 重症で生命危機	〔使用薬剤〕タミフル（カプセル）・ラピアクタ（点滴静注液（ペラミビル水和物注射液）） ①重症例の治療経験はタミフルが多い ②経口投与困難・確実投与確認必要例などではラピアクタ（1日1回600mgを15分以上かけて単回点滴静注するが，症状に応じて連日反復投与できる）
A-2-1群 入院管理・肺炎例	〔使用薬剤〕タミフル・ラピアクタ ①タミフル使用を考慮 ②経静脈補液例・医師判断による点滴静注でラピアクタの投与を考慮，増量・反復投与例では安全性に留意
A-2-2群 入院管理・非肺炎例	〔使用薬剤〕タミフル・ラピアクタ・リレンザ・イナビル ①タミフル使用を考慮，点静は医師判断 ②吸入可能例にリレンザ，イナビルの使用も検討 ③ラピアクタ増量・反復投与例では安全性に留意
B群 外来治療例	〔使用薬剤〕タミフル・ラピアクタ・リレンザ・イナビル ①タミフル・イナビル・リレンザ使用を考慮 ②イナビルは1回吸入で治療完結 ③経口・吸入困難例では点滴静注でラピアクタの投与を考慮

21mg/dL以上または脱水あり，③SpO_2 90%以下（PaO_2 60 Torr以下），④意識障害，⑤収縮期血圧90mmHg以下）が示され，これらのうち，合致する指標数が3項目の者は入院，1~2項目の者は外来または入院，0項目の者は外来としている（**図6-8**）.

6.2.4. インフルエンザの適応探し

これまで「インフルエンザ診療GL」及び「インフルエンザ治療GL」から，インフルエンザの臨床診断，重症度分類と治療指針，トリアージ基準等について触れてきた．インフルエンザの適応探しでは，こうした情報に加えて，インフルエンザに適応がある医療用漢方製剤の麻黄湯，柴胡桂枝湯，竹茹温胆湯の適応基準を知る必要がある（これらは，抗インフルエンザ薬の代替治療薬として有望視されている）.

インフルエンザの適応探しでは，"麻黄湯の適応探しの流れ"をそのまま活かすことがで

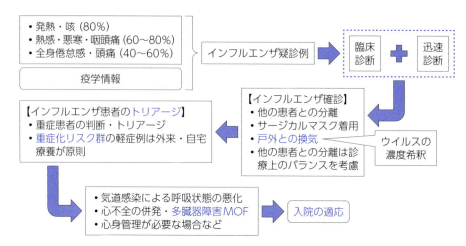

※トリアージ：人材・資源の制約が著しい中で，最善の救命効果を生むために，多数の傷病者を重症度と緊急性によって分別し，治療の優先度を決めること．

図6-6 医療機関におけるインフルエンザ診療の流れ

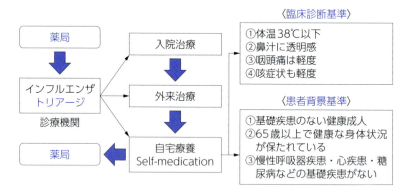

- 急性上気道感染症：治療法ガイドラインに基づく，自宅療法の判断基準．
- 急性上気道感染症には，インフルエンザウイルス感染症が含まれることに注意する必要がある．

図6-7 インフルエンザのトリアージと自宅療法の判断基準

	使用する指標
1	男性≧70歳・女性≧75歳
2	BUN≧21 mg または脱水症状
3	SpO₂*が90%以下（息苦しい・呼吸がしづらい・努力性呼吸症状が出る）
4	意識障害
5	収縮期血圧：90 mmHg以下

0項目	外来診療
1〜2項目	外来または入院
3項目	入院治療
4〜5項目	ICU入院

* SpO₂：血中酸素飽和度

脱水症		
	1	身体の水分量が成人60%，高齢者50%
	2	腎機能の低下→より多くの尿量が必要
	3	喉の渇きを感じにくくなる
	4	利尿薬服薬者は脱水症のリスクを高める

図6-8 インフルエンザの重症化リスク群[7]

きる．つまり，インフルエンザ疑診例を①基礎疾患・リスク要因「あり」の群，②基礎疾患・リスク要因「なし」の2群に分け，①「あり」の群では迅速診断を2度実施し，ともに陰性であった例に麻黄湯の証の確認をするルートを辿り，②「なし」の群では重症度・リスク要因に問題のない例に麻黄湯の証の確認を行い，麻黄湯の証である場合は麻黄湯を勧め，証でない場合は他の治療薬から適剤探しを行うルートを辿る（図6-9，図6-10）．

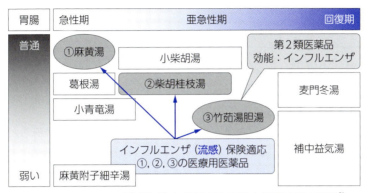

図6-9 インフルエンザ（流感）に効能がある漢方製剤の適応基準[8]

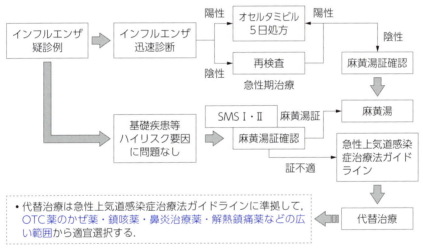

図6-10 麻黄湯によるインフルエンザ治療の適応探しの流れ[9), 10)]

Pharmacist's point of view
インフルエンザの適応探し

- インフルエンザは自然治癒する疾患で，医療受診者の大部分は外来治療により軽快している．
- インフルエンザ発症の確認基準として，①突然の発症，②38℃を超える発熱，③上気道炎症状，④全身倦怠感等の全身症状の4つが挙げられている．
- 日本感染症学会では，インフルエンザの重症度B群には，外来治療が相当であるとしている．
- インフルエンザトリアージでは，重症度A群は入院，B群は外来治療/自宅療養に分別される．
- 「インフルエンザ診療GL」では，トリアージの5指標を示し，合致する指標数が3項目の者は入院，1〜2項目の者は外来または入院，0項目の者は外来としている．

- 医療用の麻黄湯，柴胡桂枝湯，竹茹温胆湯と，一般用の竹茹温胆湯は，インフルエンザに適応がある．
- インフルエンザの適応探しでは，抗インフルエンザ薬の代替治療薬とされる麻黄湯の適応探しの流れを活用できる．

6.3. インフルエンザの適剤探し

6.3.1. 麻黄湯と抗インフルエンザ薬の比較研究

　インフルエンザ迅速診断による陽性例（20歳以上）のうち，同意が得られた45例を無作為に麻黄湯投与群22例，同非投与群23例に分けて行われた単盲検試験によると，2群とも治療開始から2〜3日目に解熱作用がみられた（治療なし群での解熱は5日目であった）．また，関節痛については，麻黄湯投与群は非投与群との比較で有意差が出ている（図6-11）．

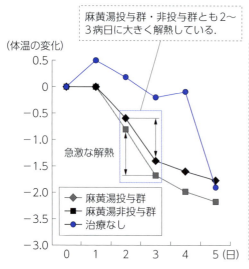

図6-11　インフルエンザ症状に対する麻黄湯と抗インフルエンザ薬の効果[11]

6.3.2. 漢方製剤の抗ウイルス性肺炎作用と解熱作用

　抗ウイルス性肺炎作用　麻黄と複数の漢方製剤については，①麻黄・小青竜湯による感染初期の抗ウイルス作用，②葛根湯・小青竜湯・麻黄湯の生薬成分（シンナビル）によるIL-1α（ウイルス性肺炎の発症・発熱の原因）の過剰産生の抑制，③葛根湯の細胞性免疫増強作用による一次性肺炎（ウイルスによる直接的な肺病変で，インフルエンザ死亡例の主な原因）及び二次性肺炎（インフルエンザ症状が遷延増悪し，高熱・呼吸苦，チアノーゼを起こす）の予防効果が期待されている（図6-12，図6-13）．

　解熱作用　葛根湯は，通常レベルのIL-1α・COXには影響しないが，感染時の過剰なIL-1αに抑制作用を発揮し，発熱抑制，全身反応の軽症化をもたらす．

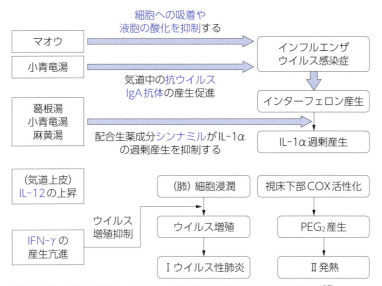

図 6-12 漢方製剤のウイルス性肺炎と発熱に対する作用機序[12]

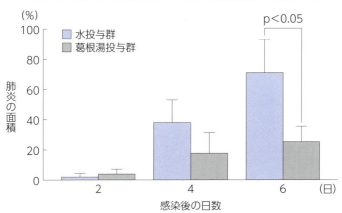

図 6-13 インフルエンザ感染モデルに対する葛根湯の抗ウイルス性肺炎作用[13]

6.3.3. インフルエンザの適剤探し

　基礎疾患・リスク要因「あり」の群について，2度の迅速診断が陰性であり，インフルエンザ（流感）に効能がある麻黄湯，柴胡桂枝湯，竹茹温胆湯のいずれかの証である場合，かぜ薬グループL，M，N（5章のかぜ薬グループA〜Kからの続きのため，グループをL〜Nとしている）から証の適合剤を推奨する（**図 6-14**，**表 6-6**〜**表 6-9**）．

　一方，基礎疾患・リスク要因「なし」の群は，「インフルエンザ治療GL」の自宅療法の基準における①臨床診断4基準（体温38℃以下・鼻汁に透明感・咽頭痛は軽度・咳症状も軽度）及び②患者背景基準（基礎疾患がない健康成人・65歳以上では健康な身体状況が保たれ

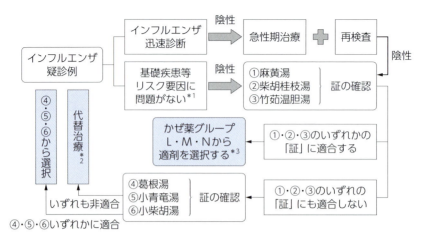

*¹ 図6-7参照.
*² 表5-3,図5-10参照.
*³ 表6-7〜表6-9参照.

図6-14 インフルエンザ疑診例の適剤探しの一基準

表6-6 インフルエンザに効能がある麻黄湯,柴胡桂枝湯,竹茹温胆湯

製品名		効能	用法・用量
医療用医薬品	ツムラ麻黄湯エキス顆粒	悪寒,発熱,頭痛,腰痛,自然に汗の出ないものの次の諸症:感冒,インフルエンザ(初期のもの),関節リウマチ,喘息,乳児の鼻閉塞,哺乳困難.	通常,成人1日7.5gを2〜3回に分割し,食前又は食間に経口投与する.なお,年齢・体重・症状により適宜増減する.
	ツムラ柴胡桂枝湯エキス顆粒	発熱汗出て,悪寒し,身体痛み,頭痛,はきけがあるものの次の諸症:感冒・流感・肺炎・肺結核などの熱性疾患,胃潰瘍・十二指腸潰瘍・胆のう炎・胆石・肝機能障害・膵臓炎などの心下部*緊張疼痛.	通常,成人1日7.5gを2〜3回に分割し,食前又は食間に経口投与する.なお,年齢・体重・症状により適宜増減する.
	ツムラ竹茹温胆湯エキス顆粒	インフルエンザ,風邪,肺炎などの回復期に熱が長びいたり,また平熱になっても,気分がさっぱりせず,せきや痰が多くて安眠ができないもの.	通常,成人1日7.5gを2〜3回に分割し,食前又は食間に経口投与する.なお,年齢,体重,症状により適宜増減する.

* 心下部(心窩部):わが国で発達した腹診の診断用語で,みぞおち,胸元,上腹部までをいう.

表6-7 グループL(麻黄湯及び麻黄湯配合総合かぜ薬)

製品番号・製品名	配合成分
①ツムラ漢方麻黄湯エキス顆粒	1日量:両剤ともキョウニン2.5g・ケイヒ2.0g・マオウ2.5g・カンゾウ0.75gより抽出(麻黄湯エキス)
②クラシエ漢方麻黄湯エキス顆粒	製品①の麻黄湯エキス:875mg 製品②の麻黄湯エキス:800mg
③パイロンMX	1日量:AA・CPM・DCP・PGS+麻黄湯エキス360mg
④カゼホワイト カプセル	1日量:AA・CPM・DCP・PGS・CAF+麻黄湯エキス360mg
⑤ストナシロップA「小児用」	30mL:AA・CPM・DCP・GUF+麻黄湯エキス130mg
⑥ストナシロップA 小児用	60mL:AA・DPP・DCP・GUF・VB₁・VB₂+麻黄湯エキス130mg

AA:アセトアミノフェン,CPM:クロルフェニラミンマレイン酸塩,DCP:ジヒドロコデインリン酸塩,PGS:グアヤコールスルホン酸カリウム,CAF:無水カフェイン,GUF:グアイフェネシン,DPP:ジフェニルピラリン塩酸塩,VB₁:ビタミンB₁硝酸塩,VB₂:ビタミンB₂リン酸エステル

表 6-8 グループ M（柴胡桂枝湯及び柴胡桂枝湯配合総合かぜ薬）

製品番号・製品名	配合成分
⑦ツムラ漢方柴胡桂枝湯エキス錠 A	①1 日量：12 錠中に柴胡桂枝湯乾燥エキス 2,700 mg
⑧クラシエ漢方柴胡桂枝湯エキス顆粒 A	②1 日量：3 包中に柴胡桂枝湯エキス 4,000 mg
⑨ハリープラス錠 SK（総合かぜ薬）	1 日量：AA・CPM・DCP・PGS・CAF・VB$_1$ 　＋柴胡桂枝湯エキス 750 mg

AA：アセトアミノフェン，CPM：d-クロルフェニラミンマレイン酸塩，DCP：ジヒドロコデインリン酸塩，PGS：グアヤコールスルホン酸カリウム，CAF：無水カフェイン，VB$_1$：チアミン硝化物

表 6-9 グループ N（竹茹温胆湯）

製品番号・製品名	配合成分
⑩「クラシエ」漢方竹茹温胆湯エキス顆粒 i	製品⑩：成人 1 日量あたり竹茹温胆湯エキス 4,950 mg 製品⑪・⑫：成人 1 日量あたり竹茹温胆湯エキス 5,300 mg
⑪ストナ漢方かぜフルー	
⑫竹茹温胆湯エキス顆粒 87	

ている・慢性呼吸器疾患・心疾患/糖尿病型などの基礎疾患がない）に適合する例について，麻黄湯，柴胡桂枝湯，竹茹温胆湯に対する証の確認を行い，いずれかの証である場合は，かぜ薬グループ L，M，N から適合剤を推奨する．また，いずれの証にも適合しない場合は，その他の漢方製剤である葛根湯，小青竜湯，小柴胡湯についての証の確認を行い，証の適合がある場合は，その適剤を推奨する．

Pharmacist's point of view
インフルエンザの適剤探し

- インフルエンザに対する麻黄湯と抗インフルエンザ薬の解熱作用は，治療開始から 2〜3 日目にみられた（治療なし群の解熱は 5 日目であった）．
- マオウと複数の漢方製剤は，感染初期の抗ウイルス作用，IL-1α の過剰産生の抑制作用，細胞性免疫増強作用による一次性肺炎及び二次性肺炎の予防効果が期待されている．
- 葛根湯は通常レベルの IL-1α・COX に影響しないが，感染時の過剰な IL-1α には抑制作用を発揮し，解熱作用，全身反応の軽症化をもたらす．
- 基礎疾患・リスク要因「あり」のインフルエンザ疑診例のうち，2 度の迅速診断の陰性例について，麻黄湯，柴胡桂枝湯，竹茹温胆湯のいずれかの証である場合，かぜ薬グループ L，M，N から適合剤を推奨する．
- 基礎疾患・リスク要因「なし」の群では，「インフルエンザ治療 GL」における自宅療法の基準（臨床診断 4 基準，患者背景基準）に適合する例について，麻黄湯，柴胡桂枝湯，竹茹温胆湯に対する証の確認を行い，いずれかの証である場合，かぜ薬グループ L，M，N から適合剤を推奨する．
- 麻黄湯，柴胡桂枝湯，竹茹温胆湯の証のいずれにも適合しない場合は，葛根湯，小青竜湯，小柴胡湯についての証の確認を行い，適剤探しを進める必要がある．

6.4. インフルエンザの服薬指導から生活指導まで

6.4.1. インフルエンザの服薬指導

用法・用量　グループL，M，Nは，食前または食間に水またはお湯で服薬する．また，グループL（製品③〜製品⑥）及びグループM（製品⑨）は総合かぜ薬に分類され，服薬できる最小年齢や，1日/1回服薬用量等が異なるので，小児等の場合は添付文書に従って，保護者の監督のもとに服薬するよう指導する．

してはいけないこと　グループL（製品①及び製品②）は，病後の衰弱期，著しく胃腸が虚弱な例，発汗傾向が著しい例，循環器系に障害がある例では，頻脈・動悸・発汗過多などが現れることがあるので，プライマリ・ケアの段階で，十分理解するよう指導する．ちなみに，一般用の麻黄湯の1日用量中のマオウは2.5g，医療用の麻黄湯の1日用量中のマオウは5g配合されており，通常の症例に一般用の麻黄湯を用いる場合，マオウ含有製剤の重複投与がなければ問題は生じない．

　グループL（製品③〜製品⑥）の服薬指導に当たっては，他の総合かぜ薬と同等の配慮が求められる．グループLの製品③，製品④及びグループMの製品⑨について，d-クロルフェニラミンマレイン酸塩の1日配合量は3.5〜7.5mgの範囲にあるが，グループL（製品③及び製品④）のd-クロルフェニラミンマレイン酸塩の1日配合量は7.5mgであり，服薬後は乗り物や機械類の運転操作ができないことを厳重に注意するよう配慮する．

相談すること　グループLを感冒，鼻かぜに服用する場合について，麻黄湯製剤の5〜6回の服薬で解熱作用，全身倦怠感の軽減がみられない場合は服薬を止め，相談に訪れるよう勧める．麻黄湯の添付文書における「相談すること」は8項目あるが，特にマオウ中にはエフェドリンが含まれており，併用に注意を払う必要がある医薬品としてマオウ含有製剤，エフェドリン類含有製剤，カテコールアミン製剤，キサンチン系製剤などが挙げられる（**表6-10**）．

表6-10　麻黄湯の「相談すること」の8項目

①医師の治療を受けている人．
②妊婦または妊娠していると思われる人．
③胃腸の弱い人．
④発汗傾向の著しい人．
⑤高齢者．
⑥今までに薬などにより，発疹・発赤，かゆみ等を起こしたことがある人．
⑦排尿困難がある人．
⑧高血圧，心臓病，腎臓病，甲状腺機能障害．

6.4.2. インフルエンザの生活指導

　インフルエンザは広義のかぜ症候群とされ，感染ルートは「季節性感冒」と変わらないが，感染力は格段に強いと考えられている．したがって，重症度の低いインフルエンザ罹患者が自宅療法をする場合，いわゆる季節性感冒への対処とは異なる配慮がなされる．

　インフルエンザの患者に対する留意点は，①「咳エチケット」，②「手をこまめに洗う」，③指示どおりの服薬，④水分補給と十分な睡眠の4つである．①及び②については病原ウ

イルスを播種させない工夫であり，③は抗インフルエンザ薬，麻黄湯などによって，宿主である患者に感染したウイルスの量を減少させる対策で，言い換えれば，Host（宿主）とParasite（ウイルス）の力関係を宿主に優位な状態に引き寄せて，感染免疫力を高め，治癒を促進するための介入である．また，④は脱水状態の緩和と，十分な睡眠をとることでNK細胞の活性を高め，非特異的免疫力の賦活を図ることを目的としている．

　患者の同居家族についての留意点は，いずれも患者家族への感染予防策であり，①患者の看護の後の処置に関すること，②浮遊ウイルスが多いと考えられる場所（患者の部屋）を極力避けること，③患者と接する際のマスク着用の3つがある（**図6-15**）．

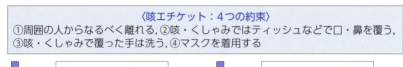

図6-15　インフルエンザの自宅療法の留意点[14)]

6.4.3. インフルエンザ患者の外出許可基準

　解熱後もインフルエンザの感染力は残存し，2次感染の懸念が残る．しかし，完全に感染力がなくなる時期は明らかではなく，個人差も大きいといわれている．

　診療機関からの「治癒証明書」を求める声もあるが，現状では患者の所属する組織（勤務先等）が基準を作成し，復帰するタイミングで聴き取りを行い，インフルエンザの播種を抑える対策が講じられている．なお，インフルエンザ罹患者に抗インフルエンザ薬あるいは麻黄湯などの漢方製剤で治療を行った場合，解熱までの期間は2〜3日，症状の寛解までの期間は7日前後であるといわれている（**図6-16**）．

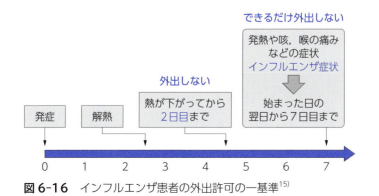

図6-16　インフルエンザ患者の外出許可の一基準[15)]

Pharmacist's point of view
インフルエンザの服薬指導から生活指導まで

- グループL, M, Nのかぜ薬は,食前または食間に水またはお湯で服薬する.
- 総合かぜ薬のグループL(製品③～製品⑥),グループM(製品⑨)は,製品ごとで服薬最小年齢,1日/1回服薬用量等が違うので,小児等の場合は添付文書に従い,保護者監督のもとで服薬するよう指導する.
- 病後衰弱期,著しく胃腸虚弱である例,発汗傾向が著しい例,循環器系障害例にグループL(製品①及び製品②)を用いる場合,頻脈・動悸・発汗過多などが現れることがある.
- 麻黄湯の1日用量中のマオウについては,一般用で2.5g,医療用で5gが配合されている.
- グループL(製品③～製品⑥)の服薬指導に当たっては,他の総合かぜ薬と同等の配慮が求められる.
- グループL(製品③及び製品④)の d-クロルフェニラミンマレイン酸塩の1日配合量は7.5mgであり,服薬後は乗り物や機械類の運転操作ができないことを厳重に注意するよう配慮する.
- グループLを感冒,鼻かぜに服用する場合について,麻黄湯製剤の5～6回の服薬で解熱作用,全身倦怠感の軽減がみられない場合は,服薬を止め,相談に訪れるよう指導する.
- インフルエンザは広義のかぜ症候群に含まれ,感染ルートは「季節性感冒」と変わらないが,感染力は格段に強いと考えられている.
- インフルエンザ患者の咳エチケットは,病原ウイルスを播種させないためのものである.
- 抗インフルエンザ薬あるいは麻黄湯によるインフルエンザの治療は,ウイルス量を減少させ,感染免疫力を優位に導き,より速やかな治癒を目指して行われる.
- インフルエンザ患者の同居家族についての留意点は,いずれも感染予防策となる.
- 抗インフルエンザ薬あるいは麻黄湯による治療では,解熱までの期間は2～3日,症状の寛解までの期間は7日前後である.

参 考 文 献

1) 野田岳志：「ウイルス粒子形成機構の電子顕微鏡解析」，ウイルス 59 (1)，p.102, 2009.
2) 武内可尚：「今シーズンの流行に備えて！インフルエンザの診断と治療— 2000/2001」（診断　小児の特徴），治療 82 (11)，p.2709-2715, 2000.
3) 積水メディカル株式会社 HP：インフルエンザウイルスキットラピッドテスタ FLU II
   http://www.sekisuimedical.jp/business/diagnostics/infection/flu2/index.html
4) 柏木征三郎　他：「インフルエンザウイルス感染症に対するリン酸オセルタミビルの有効性および安全性の検討—プラセボを対照とした第 III 相二重盲検並行群間比較試験成績—」，感染症学雑誌 74 (12)，p.1044-1061, 2000.
5) 厚生労働省：「成人の新型インフルエンザ治療ガイドライン」，2014.
   http://www.mhlw.go.jp/seisakunitsuite/bunya/kenkou_iryou/kenkou/kekkaku-kansenshou/infulenza/dl/guideline.pdf
6) 日本感染症学会：「社団法人日本感染症学会提言～抗インフルエンザ薬の使用適応について（改訂版）～」，2011. より引用改変.
   http://www.kansensho.or.jp/guidelines/110301soiv_teigen.html
7) 日本感染症学会：「新型インフルエンザ診療ガイドライン（第 1 版）」，2009.
8) 漢方スクエア：「かぜ症候群の漢方治療 ABC」（松田邦夫　監修）より引用改変.
9) 日本呼吸器学会：「呼吸器感染症に関するガイドライン　成人気道感染症診療の基本的考え方」，2003.
   http://www.jrs.or.jp/modules/guidelines/index.php?content_id=18
10) 健康医療開発機構・宮本佳尚（慶應義塾大学医学部）他：「インフルエンザ治療薬として漢方薬を積極使用した場合の，医療費節減効果の試算」，2010.
    http://www.tr-networks.org/PDF/kanpo6ohsawa.pdf
11) 「麻黄湯がインフルエンザ治療の新たな選択肢に」（順天堂大学医学部総合診療科准教授・内藤俊夫氏に聞く），日経メディカルオンライン，2012.
    http://medical.nikkeibp.co.jp/leaf/all/special/pandemic/topics/201202/523756.html
12) 日経メディカルオンライン（2009 年 8 月 11 日）.
13) 白木公康：「薬学の時間」（感冒と漢方薬），2010 年 11 月 18 日.
14) 厚生労働省：「『インフルエンザかな？』症状がある方々へ　受診と療養の手引き」，2009.
    http://www.mhlw.go.jp/bunya/kenkou/kekkaku-kansenshou/pdf/poster10.pdf
15) 厚生労働省：「『インフルエンザかな？』症状がある方々へ　受診と療養の手引き」，2009.
    http://www.mhlw.go.jp/bunya/kenkou/kekkaku-kansenshou/pdf/poster10.pdf

7章

アレルギー性鼻炎（AR）

学習のポイント

本章では，アレルギー性鼻炎（AR）の①定義・鑑別疾患，②疫学・症状による臨床診断（質問票・臨床診断の流れ・重症度基準），③「鼻アレルギー診療ガイドライン2016年度版」の考え方・OTC薬50製品10グループの適剤探しの留意点・漢方製剤4製品の証と適正使用・適剤探しの10基準，④アレルギー性鼻炎の生活指導（アレルゲン回避・鼻づまり対策）を扱い，8章（季節性アレルギー性鼻炎）の総論と各論の一部をカバーしている．

7.1. アレルギー性鼻炎（Allergic Rhinitis：AR）とは？

7.1.1. アレルギー性鼻炎の概要

　アレルギー性鼻炎は，アトピー性皮膚炎・喘息などと同じアレルギー疾患であるが，本疾患だけが純粋なⅠ型アレルギー疾患である．しかし，ARは治癒が難しいだけではなく，重症化によりQOLの低下を生じさせる．鼻アレルギーと呼ばれることもあるが，この場合は鼻炎以外の副鼻腔を含む鼻のアレルギー疾患全般を指す．鼻過敏症という呼称はさらに広義

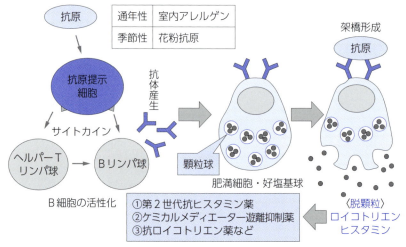

図7-1　Ⅰ型アレルギーの発症機序と抗アレルギー薬

であり，アレルギーの機序によらない鼻疾患（例えば，血管運動性鼻炎など）を含む概念である（図7-1，表7-1）．

表7-1 鼻炎の分類[1]

感染性	a. 急性鼻炎　　b. 慢性鼻炎
過敏性非感染性	a. 複合型（鼻過敏症） 　　ⅰ）アレルギー性　：通年性アレルギー性鼻炎，季節性アレルギー性鼻炎 　　ⅱ）非アレルギー性：血管運動（本態性）鼻炎，好酸球増多性鼻炎 b. 鼻漏型　　　　　：味覚性鼻炎，冷気吸入性鼻炎，老人性鼻炎 c. うっ血型　　　　：薬物性鼻炎，心因性鼻炎，妊娠性鼻炎，内分泌性鼻炎，寒冷性鼻炎 d. 浮腫型　　　　　：アスピリン過敏性 e. 乾燥型　　　　　：乾燥性鼻炎
刺激性	a. 物理性鼻炎　　b. 化学性鼻炎　　c. 放射線性鼻炎
その他	a. 萎縮性鼻炎　　b. 特異性肉芽腫性鼻炎

7.1.2. アレルギー性鼻炎との鑑別を必要とする疾患

本章で取り上げる通年性アレルギー性鼻炎の適応探しでは，類似の症状を示す季節性アレルギー性鼻炎との区別が必要である．また，かぜ症候群に伴う感染性の急性鼻炎，慢性鼻炎との鑑別も必要になる．さらに，くしゃみ，水性鼻汁，鼻閉（鼻漏性腫脹）を発作性に反復する症例のなかから，血管運動性鼻炎，好酸球増多性鼻炎などを区別して除外する必要もある（表7-1，図7-2）．

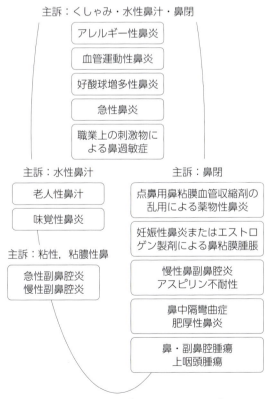

図7-2 症状別にみたアレルギー性鼻炎と鑑別が必要な鼻疾患[2]

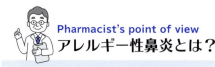

Pharmacist's point of view
アレルギー性鼻炎とは？

- アレルギー性鼻炎は典型的なⅠ型アレルギー疾患である．
- 鼻アレルギーは鼻炎以外の副鼻腔を含む鼻のアレルギー疾患全般を指す．
- 鼻過敏症は，アレルギーの機序によらない血管運動性鼻炎なども含む概念である．
- 通年性アレルギー性鼻炎の抗原は室内アレルゲン，季節性アレルギー性鼻炎の抗原は花粉アレルゲンである．
- B細胞が産生した抗体は肥満細胞などの表面を覆い，アレルゲンが抗体上に架橋形成すると細胞内の顆粒球からロイコトリエン，ヒスタミンが遊離してくる．
- かぜ症候群に伴う急性鼻炎は感染性であり，Ⅰ型アレルギーによるものではない．
- 通年性アレルギー性鼻炎の適応探しでは，まず，同疾患と類似症状を示す季節性アレルギー性鼻炎を鑑別しなければならない．また，かぜ症候群に伴う急性鼻炎及び慢性鼻炎との鑑別も必要になる．さらに，くしゃみ，水性鼻汁，鼻閉を発作性に反復する症例から，血管運動性鼻炎，好酸球増多性鼻炎等を除外する必要がある．

7.2. アレルギー性鼻炎の適応探し

7.2.1. アレルギー性鼻炎の疫学

全国の耳鼻咽喉科医及びその家族を中心に，1～4月の花粉飛散時期にアンケートを行い，回収できた3,621世帯15,673人について解析した疫学データによると，2008年におけるアレルギー性鼻炎全体の有病率は39.4％，通年性アレルギー性鼻炎の有病率は23.4％であり，確実に増加傾向にある（**図7-3**）．

なお，1998年におけるスギ花粉症の有病率が16.2％，1992年6月～1993年5月において花粉症に使われた医療費が2,860億円であることをふまえると，現在におけるアレルギー性鼻炎全体の医療費は膨大な額に達しているものと推察される．

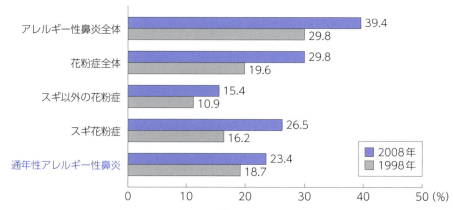

図7-3 アレルギー性鼻炎の有病率の推移[3]

7.2.2. 通年性アレルギー性鼻炎の臨床診断

通年性・季節性の判断　鼻過敏症状が通年性であるか，季節性であるかの問診をする．通年性であればダニ，ハウスダスト，ペットの毛，フケによる通年性アレルギー性鼻炎を想定し，季節性が明らかであれば，その時期に飛散する花粉を抗原とする花粉症を考える．しかし，ダニが抗原であっても，多少の季節変動はみられる．また，花粉症であっても，①スギ，ヒノキ，白樺，カモガヤ，ヨモギ，ブタクサなどへの複合感作，②通年性アレルギー性鼻炎との合併例も少なくないので，季節性アレルギー性鼻炎の診断には，一定の慎重さが必要である．

季節性アレルギー性鼻炎では，鼻の症状のほかに，①目のかゆみ・充血（アレルギー性結膜炎），②のどの違和感，③皮膚のかゆみ・湿疹，④咳，⑤頭重感などの症状が現れるので，通年性アレルギー性鼻炎との鑑別に役立つ．

通年性アレルギー性鼻炎の臨床診断　通年性アレルギー性鼻炎の症状による臨床診断では，①かぜ症候群との鑑別，②通年性アレルギー性鼻炎の病型（くしゃみ/鼻水型・鼻づまり型とその中間型（充全型））の鑑別及び重症度評価，③通年性アレルギー性鼻炎のアレルゲンの環境要因のサーチの3視点から作業を進めなければならない（**表7-2**）．

医療面接では，可能な限り相談者の負担を少なくする工夫が必要である．次の11項目の質問のうち，①，②，③，⑤はかぜ症候群との鑑別，②，④は季節性アレルギー性鼻炎との鑑別，③，⑤，⑥，⑦，⑧は通年性アレルギー性鼻炎の3病型の判断，⑨，⑩，⑪は通年性アレルギー性鼻炎のアレルゲンの環境要因の聴取項目として利用できる（**表7-3**）．

表7-2　通年性アレルギー性鼻炎の病型別の重症度基準

病型 ＼ 重症度	軽症	中等症	重症
くしゃみ・鼻水型 1日のうちで，くしゃみの回数，あるいは鼻をかむ回数の多い方で判断する．	5回未満/日	5回以上/日	10回以上/日
鼻づまり型 1日のうちで口呼吸をする割合を参考にする．	口呼吸を必要としないが，鼻づまりを少し感じる．	ときどき口呼吸を必要とし，鼻づまりもひどい．	頻繁に口呼吸を必要とし，鼻づまりも非常に強い．

表7-3　通年性アレルギー性鼻炎の適応探しのCQ[4)~6)]

- [ ] ①鼻の症状（鼻水・鼻づまり）はあるが，咽頭痛，全身倦怠感はない．
- [ ] ②突然，くしゃみ，鼻水が出て，止まらない．
- [ ] ③鼻水は透明でさらさらしていて，その状態は変わらない．
- [ ] ④症状は，冬に多い傾向がある．
- [ ] ⑤鼻水，鼻づまりが1週間以上続いている．
- [ ] ⑥夜間目覚めた時に口の渇きがある．
- [ ] ⑦最近，匂い・味がよく分からない．
- [ ] ⑧以前に比べて，軽い咳が出るようになった．
- [ ] ⑨自身/家族にアトピー性皮膚炎，気管支ぜんそくの病歴がある．
- [ ] ⑩室内でペットを飼っている．
- [ ] ⑪身近にぬいぐるみを置く，カーペット・床暖房の設備がある．

7.2.3. 通年性アレルギー性鼻炎の適応探し

アレルギー性鼻炎は，原則的にはアレルギー性鼻炎の 3 主徴であるくしゃみ（発作性・反復性），水性鼻汁，鼻閉を特徴とする疾患である（「アレルギー性疾患の診断・治療ガイドライン 2010」）．通年性アレルギー性鼻炎の適応探しでは，まず季節性アレルギー性鼻炎を区別し，次にかぜ症候群に伴う感染性の急性鼻炎との鑑別が必要になる．さらに血管運動性鼻炎等の適応探しについても一定の注意が必要となるが，大学・基幹病院のアレルギー外来において血管運動性鼻炎等が占める割合は 2〜7％程度であるとされており[7]，その治療についても通年性アレルギー性鼻炎と同様であることから，通年性アレルギー性鼻炎の適応探しは，季節性アレルギー性鼻炎及びかぜ症候群に伴う急性鼻炎との鑑別に重点が置かれる（図 7-4，表 7-4）．

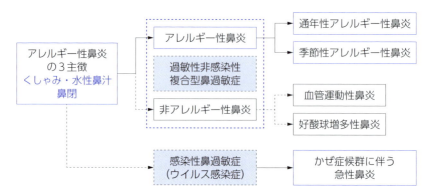

※アレルギー性鼻炎は，原則的に①発作性反復性のくしゃみ，②水性鼻汁，③鼻閉を特徴とする複合型鼻過敏症で，その好発時期から通年性と季節性に分けられる．
※通年性の多くはハウスダスト・ダニ，季節性は花粉が抗原となる I 型アレルギー反応によってくしゃみ・水性鼻汁・鼻閉といった複合型の症状を示す．「アレルギー性疾患の診断・治療ガイドライン 2010」では，治療目標として「症状がないか，あってもごく軽度で，日常生活に支障のない状態にまで改善させること」を掲げている．

図 7-4 通年性アレルギー性鼻炎の臨床診断の流れ

表 7-4 症状によるアレルギー性鼻炎と急性鼻炎の適応探し[8]

	通年性アレルギー性鼻炎	季節性アレルギー性鼻炎	急性鼻炎（かぜ症候群）
発症期	年中・不定	毎年花粉飛散期	不定・1〜2 週
くしゃみ	通年性	シーズン中	初期のみ
鼻漏	水性	水性	初期水性後期膿性
鼻閉	持続性	シーズン中	1〜2 週
眼症状	合併（弱い）	合併	ときに
咽頭症状	かゆみ	かゆみ	多くに痛み
咳痰	なし	なし	しばしば
発熱	なし	熱感	しばしば

通年性アレルギー性鼻炎の鑑別にあたっては，点鼻用血管収縮薬，末梢血管拡張作用をもつ降圧薬，女性ホルモン，アスピリン，非ステロイド性消炎薬などによる薬物性の粘膜腫脹

が原因の鼻づまり，老人性鼻漏，味覚性鼻漏による水性鼻汁もあるので注意が必要である．しかし，これらにはいずれも知覚系の過敏症亢進はないので，症状による臨床診断は可能である（**図7-2**）．

7.2.4. アレルギー性鼻炎のアレルギー日記による重症度判定

　通年性アレルギー性鼻炎の適応探しでは，季節性アレルギー性鼻炎，かぜ症候群に伴う急性鼻炎の鑑別に続いて，症状記録による重症度判定が重要である．

　アレルギー性鼻炎の重症度判定では，アレルギー性鼻炎の3主徴（①くしゃみ発作，②水性鼻汁，③鼻閉）が指標になる．3主徴は相談者のアレルギー日記に記録され，薬剤師による適正評価がなされる．その評価ポイントは，アレルギー性鼻炎の3主徴を①くしゃみ・水性鼻汁と，②鼻づまりの誘因を2つに分け，相談者のQOLと深い関係を有する鼻づまりの分析に焦点を当てることにおかれる（**表7-5～表7-7**）．

表7-5 相談者が記入するアレルギー日記の記入例[9]

日付・天候	2月3日（火曜日）			晴れ・くもり・雨などの大まかな記載をする
時刻	朝	昼	夜	朝・昼・夜の区分は大まかで良い
症状 くしゃみ	4	1	3	くしゃみの発作回数を書く
鼻みず	3	0	3	鼻をかんだ回数を記入する
鼻づまり	+	－	2+	鼻づまりで①息が苦しいは「3+」，②息がしにくいは「2+」，③つまらないは「－」と記入
苦痛の程度	2+	－	3+	苦痛の程度は，鼻症状のため，①苦しくてたまらないは「3+」，②苦しいは「2+」，③少し苦しいは「+」，苦しくないは「－」と記入
その他	涙	－	頭痛	鼻以外の症状を記入する
原因 症状のきっかけ	掃除	－	入浴	くしゃみの起きた原因と思われるものを記入する
症状が起きた所	自宅	職場	自宅	くしゃみの起きた場所を記入する
その他	生理・かぜ・過労			その他の原因と思われるものを記入する
治療 内服予防薬	○	－	○	1日2回服薬した場合は，左記のように記入する
その他	鼻洗浄・抗H薬1錠			かかりつけ医，自宅で行った治療・処置を記入する
その他，気がついたこと	ぜんそく，じんましん，不眠など			その他，普段と違うことがあれば記入する

表7-6 アレルギー性鼻炎の3主徴の症状による重症度評価[10]

種類 ＼ 程度	+++	++	+	－
くしゃみ発作（1日の平均発作回数）	20～11回	10～6回	5～1回	+未満
鼻汁（1日の平均鼻をかむ回数）	20～11回	10～6回	5～1回	+未満
鼻閉	鼻閉が非常に強く，口呼吸が1日のうち，かなりの時間ある．	鼻閉が強く，口呼吸が1日のうち時々ある．	口呼吸はないが鼻閉がある．	+未満
日常生活の支障度	手につかないほど苦しい．	+++と+の中間くらい．	あまり差支えがない．	+未満

表7-7 アレルギー性鼻炎の症状による重症度分類

程度と重症度		くしゃみ発作または鼻漏*			
		+++	++	+	−
鼻閉	+++	重症	重症	重症	重症
	++	重症	中等症	中等症	中等症
	+	重症	中等症	軽症	軽症
	−	重症	中等症	軽症	無症状

□：くしゃみ・鼻水型
□：鼻づまり型
□：充全型

・3つの病型の中等症までが，OTC薬・漢方製剤の適応となる．
・充全型とは，くしゃみ・鼻水型と鼻づまり型の中間型．

* くしゃみ発作と鼻漏（鼻水）の評価は，どちらか強い方とする．

　アレルゲンの接触と鼻づまりとの関係を知ることによって，鼻づまりの薬物療法を効果的に運ぶ工夫も期待される．また，鼻づまりに伴う「口呼吸」は，かぜ症候群，ぜんそく，気管支炎，肺炎の原因となるので，特に呼吸器系の基礎疾患を有するハイリスクの高齢者では，インフルエンザ，肺炎などに対する備えをすることが勧められる．

Pharmacist's point of view
アレルギー性鼻炎の適応探し

- 花粉飛散時期の3,621世帯15,673人についてのアンケート調査によると，2008年におけるアレルギー性鼻炎の有病率は39.4％，通年性アレルギー性鼻炎の有病率は23.4％であった．
- 鼻過敏症状が通年性であれば，抗原にダニ，ハウスダスト，ペットの毛，フケを想定し，季節性であれば，その時期に飛散する花粉を抗原とする花粉症を考える．
- 季節性アレルギー性鼻炎では，鼻の症状のほかに，目のかゆみ・充血（アレルギー性結膜炎），のどの違和感，皮膚のかゆみ・湿疹，咳，頭重感などの症状が出る．
- 通年性アレルギー性鼻炎の適応探しでは，かぜ症候群の鑑別，病型の鑑別，アレルゲンの環境要因のサーチを行う．
- アレルギー性鼻炎は，くしゃみ発作，水性鼻汁，鼻づまりを特徴とする疾患である（アレルギー性鼻炎の3主徴）．
- 通年性アレルギー性鼻炎の適応探しでは，まず季節性アレルギー性鼻炎を区別し，次にかぜ症候群に伴う感染性急性鼻炎の鑑別が必要になる．
- 大学・基幹病院のアレルギー外来において，血管運動性鼻炎等が占める割合は2～7％程度であり，その治療法は通年性アレルギー性鼻炎と同様である．
- 適応探しでは，くしゃみ発作，水性鼻汁，鼻閉（アレルギー性鼻炎の3主徴）の程度による重症度評価を行い，適剤探しはその評価結果に基づいて進める．
- アレルギー性鼻炎の3主徴については，相談者のアレルギー日記の記録と，それに対する薬剤師による適正評価が必要である．
- アレルゲン曝露とくしゃみとの関係を知ることで，アレルゲン回避の対策を進める．
- 患者のQOLを著しく損なう鼻づまりは，アレルギー性鼻炎の重症度判定に決定的な要因となる．
- 血管収縮薬は容易に耐薬性が生じ，慢性的投与によって肥厚性鼻炎の発症を誘発する．
- 鼻づまりに伴う口呼吸は，かぜ症候群，ぜんそく，気管支炎，肺炎の原因となる．

7.3. アレルギー性鼻炎の適剤探し

7.3.1. 鼻アレルギー診療ガイドライン 2016 年度版

「鼻アレルギー診療ガイドライン（第1版）」が作成されたのは 1993 年のことである．このガイドラインの目的は，アレルギー性鼻炎の有病率の急激な上昇と，重症化によって患者の QOL 及び生産性が著しく低下していることを深く憂慮し，この傾向に歯止めをかけることであった．以来，1995 年，1999 年，2002 年，2005 年，2008 年，2013 年と版を重ね，2016 年には「鼻アレルギー診療ガイドライン（AR-GL）2016」（AR-GL・2016）が作成されるに至っている．その内容は，国際的ガイドライン（ARIA）の考え方を重視しつつ，厚生労働省科学研究費補助金事業として進められたエビデンスの収集の成果をふまえている．

7.3.2. アレルギー性鼻炎治療薬

「AR-GL・2016」に示される通年性鼻炎・花粉症の治療薬と，2016 年1月における一般用医薬品（OTC 薬）の配合成分との一般用医薬品/医療用医薬品比をみると，一般用医薬品と医療用医薬品の配合成分の間には大きな差がみられなくなっている（**表 7-8**）．

また，通年性アレルギー性鼻炎の薬剤選択（適剤探し）基準に関し，軽症及び中等症についてみると，中等症の「鼻閉型/鼻閉を主徴とする充全型」を除き，一般用医薬品による治療上の大きな不利益はみられない（**表 7-9**）．

表 7-8 AR-GL・2016 (通年性鼻炎と花粉症の治療薬)[11]

1 ケミカルメディエーター遊離抑制薬（肥満細胞安定化薬） ①クロモグリク酸ナトリウム（点鼻薬・点眼薬），②ペミロラストカリウム（内服薬・点眼液），③トラニラスト（眼科用薬）
2 ケミカルメディエーター受容体拮抗薬 a) 第1世代：①*d*-クロルフェニラミンマレイン酸塩（内服薬・点鼻薬・点眼薬），②クレマスチンフマル酸塩（龍角散鼻炎カプセル） b) 第2世代：①フェキソフェナジン塩酸塩（アレグラ FX），②エピナスチン塩酸塩（アレジオン 10），③メキタジン（ストナリニ・ガード，アルガード鼻炎クールアップ EX，ハリー鼻炎カプセル MP，ロートアルガード鼻炎内服薬 ZⅡ），④ケトチフェンフマル酸塩（アスミン鼻炎薬，パブロン鼻炎カプセル Z，ザジテン AL 鼻炎スプレーα，パブロン点鼻クイック，アイリス AG ガード*，ファルチロン AL*）⑤アゼラスチン塩酸塩（スカイナー AL 錠，ルキノン錠 AZ），⑥セチリジン塩酸塩（コンタック鼻炎 Z，ストナリニ Z），⑦エバスチン（エバステル AL）
3 Th2 サイトカイン阻害薬
4 ステロイド薬 a) 鼻噴霧用：①ベクロメタゾンプロピオン酸エステル（コンタック鼻炎スプレー，ナザール AR），②プレドニゾロン（コールタイジン点鼻液 a） b) 経口用
5 その他：非特異的変調療法薬，生物製剤，漢方製剤（小青竜湯，葛根湯加川芎辛夷，辛夷清肺湯，荊芥連翹湯）

* 眼科用薬

表 7-9　通年性アレルギー性鼻炎の適剤探し[12]

重症度	軽症	中等症	
病型	−	くしゃみ・鼻漏型	鼻閉型/鼻閉を主とする充全型
治療	①第 2 世代抗ヒスタミン薬 ②ケミカルメディエーター遊離抑制薬 ③Th2 サイトカイン阻害薬 ④鼻噴霧用ステロイド薬 ※上記のうち，いずれか 1 つ.	①第 2 世代抗ヒスタミン薬 ②ケミカルメディエーター遊離抑制薬 ③鼻噴霧用ステロイド薬 ※上記のうち，いずれか 1 つ. 必要に応じて①または②に③ を併用.	①抗ロイコトリエン薬 ②抗プロスタグランジン D_2・トロンボキサン A_2 薬 ③Th2 サイトカイン阻害薬 ④第 2 世代抗ヒスタミン薬・血管収縮剤配合剤 ⑤鼻噴霧用ステロイド薬 ※上記のうち，いずれか 1 つ. 必要に応じて①，②，③に⑤ を併用.
	アレルゲン免疫療法		
	抗原除去・回避		

※「鼻閉型/鼻閉を主とする充全型」で選択される①，②，③は，OTC 薬として発売されていない.
※「軽症」で選択される③，④，「鼻閉型/鼻閉を主とする充全型」で選択される③，④は，「AR-GL・2016」から加えられた.

7.3.3. アレルギー性鼻炎治療薬のグルーピング

　本章では，アレルギー性鼻炎治療薬（経口剤・点鼻薬・点眼薬）から 50 製品を取り上げている．なお，例えば経口剤の添付文書の効能・効果には「花粉，ハウスダスト（室内塵）などによる次のような鼻アレルギー症状の緩和：鼻みず，鼻づまり，くしゃみ」と記載されているが，これは適剤探しの決定要因とはならない．本書では，製品を薬効群ごとにまとめるとともに，成分，剤形，用法・用量，使用上の注意，服薬年齢等の違いに基づいてグループ化している．この製品グループ化の狙いは，当該及び関係薬効群に基づき，的確な適剤探しに結びつけることにある（**表 7-10**）.

　アレルギー性鼻炎の治療薬に配合される有効成分は，①ケミカルメディエーター受容体拮抗薬（抗ヒスタミン薬），②ケミカルメディエーター遊離抑制薬（遊離抑制薬），③ステロイド配合剤などに分類されるが，適剤探しにあたっては，主要成分の大まかな特徴を把握しておくことが重要である.

　①の抗ヒスタミン薬は，適剤探しにおいて，第 1 選択薬となる．抗ヒスタミン薬は，くしゃみ，鼻みずに効果があり，効果発現も早いが，第 1 世代抗ヒスタミン薬には眠気の副作用があった．しかし，後期の第 2 世代抗ヒスタミン薬は，眠気の副作用が顕著に改善されており，治療の中核としての地位を保っている．②の遊離抑制薬は，眠気がなく，鼻づまりにも中等度の効果があるが，その効果発現が遅いという欠点がある．③のステロイド配合剤は，「AR-GL・2016」において通年性アレルギー性鼻炎（全臨床型）の軽症・中等症の治療選択肢となっている．なお，ステロイド含有製剤は，アレルギー性鼻炎の 3 主徴に等しく効果が得られる強みがあるものの，長期連用については一定の制限が設けられている（**表 7-11**）.

〔グループ A：適剤探しの留意点〕

　グループ A の配合成分は 3 種で，ペミロラストカリウムとトラニラストは遊離抑制薬，エバスチンは第 2 世代抗ヒスタミン薬である．したがって，製品①を花粉症に用いる場合は，初期療法としての即効性が求められており，その服薬開始タイミングは，①花粉飛散予測日または②症状が少しでも現れた時点とされている.

表7-10 アレルギー性鼻炎治療薬の製品特性によるグルーピング

グループ/リスク分類	成分・作用機序	剤形
A/要指導医薬品 製品①〜④	エバスチン・第2世代抗H薬	錠
	ペミロラストカリウム・遊離抑制薬	錠・眼
	トラニラスト・遊離抑制薬	眼
B/第2類医薬品 製品⑤〜⑫	基成分：DSCG・CPM 他成分：ASS・SCS・GR2K・NPZ・BZT	眼・鼻
C/指定第2類医薬品・第2類医薬品 製品⑬〜⑯	基成分：CPM・MEH・KFE・GE 他成分：SFE（抗アレルギー）・BA 等	シロップ
D/指定第2類医薬品 製品⑰〜㉔	基成分：PSE・PEP・抗H薬・BA 他成分：LZ・SE・GR2K・CAF	カプセル・錠
E/指定第2類医薬品・第2類医薬品 製品㉕〜㉙	基成分：抗H薬・PSE・LZ・BA 他成分：CAF・GRA・GR2K・SE	カプセル・錠
F/要指導医薬品・第1類医薬品 製品㉚〜㉟	セチリジン塩酸塩・エバスチン・フェキソフェナジン塩酸塩・エピナスチン塩酸塩・メキタジン	錠
G/指定第2類医薬品・第2類医薬品 製品㊱〜㊷	基成分：MQT・KTF・ALH・PSE・BA・PEP 他成分：GR2K・CAF	カプセル・錠
H/第2類医薬品 製品㊸〜㊻	KTF・NPZ	鼻
	KTF・GR2K・タウリン	眼
I/第1類医薬品・指定第2類医薬品 製品㊼〜㊾	ベクロメタゾンプロピオン酸エステル	鼻
	塩酸テトラヒドロゾリン・プレドニゾロン	
J/第1類医薬品 製品㊿	オキシメタゾリン塩酸塩	鼻

抗H薬：抗ヒスタミン薬，遊離抑制薬：ケミカルメディエーター遊離抑制薬，基成分：基本成分，他成分：その他の成分，DSCG：クロモグリク酸ナトリウム，CPM：*d*-クロルフェニラミンマレイン酸塩，ASS：アズレンスルホン酸ナトリウム，SCS：コンドロイチン硫酸エステルナトリウム，GR2K：グリチルリチン酸二カリウム，NPZ：ナファゾリン塩酸塩，BZT：ベンゼトニウム塩化物，MEH：*dl*-メチルエフェドリン塩酸塩，KFE：ケイガイ流エキス，GE：ショウキョウエキス，SFE：シンイ流エキス，BA：ベラドンナ総アルカロイド，PSE：プソイドエフェドリン塩酸塩，PEP：フェニレフリン塩酸塩，LZ：リゾチーム塩酸塩，SE：サイシンエキス（サイシン乾燥エキス），CAF：無水カフェイン，GRA：グリチルリチン酸，MQT：メキタジン，KTF：ケトチフェンフマル酸塩，ALH：アゼラスチン塩酸塩
錠：錠剤，眼：点眼薬，鼻：点鼻薬，シロップ：シロップ剤，カプセル：カプセル剤

表7-11 アレルギー性鼻炎の有効成分の特徴[13]

有効成分 症状・特徴	抗H薬	遊離抑制薬	ステロイド
即効性	◎	△	△
くしゃみ	◎	△	◎
鼻汁	◎	△	◎
鼻づまり	△	○	◎
眠気	＋	－	－

一方，製品②は，遊離抑制薬配合の錠剤であるため，効果発現までに1～2週間を要する．したがって，花粉症に用いる際は，花粉飛散開始の1～2週間前が服薬開始タイミングとなる（**表7-12**）．

〔グループB：適剤探しの留意点〕

グループBの8製品は，遊離抑制薬（クロモグリク酸ナトリウム）と，第1世代抗ヒスタミン薬（*d*-クロルフェニラミンマレイン酸塩）の配合剤である．グループBの剤形は点眼剤（製品⑤～⑨）及び点鼻剤（製品⑩～⑫）であるが，適用部位（鼻腔粘膜・結膜）から全身循環に取り込まれることが想定されるので，点鼻剤3製品，点眼剤5製品のいずれかと点鼻剤を併用する場合は，使用後の乗り物・機械類の運転操作を禁じている．

点鼻剤の3製品にはナファゾリン塩酸塩が配合されており，いずれも長期連用を禁じている．ナファゾリン塩酸塩配合の点鼻剤の使用については，急性充血期に限っての使用とするか，適切な休薬期間をおいての使用とする（**表7-13**）．

〔グループC：適剤探しの留意点〕

小児アレルギー性鼻炎の臨床型は，①くしゃみ・水性鼻汁型，②鼻づまり型，③3徴候型に分けられている．しかし，この3臨床型の中では鼻づまり型がもっとも多い．また，くしゃみは起床時に限ってみられる症例が多く，鼻汁も水性とは限らず，粘膿性のことがあり，これは副鼻腔炎を合併している場合にみられる．小児アレルギー性鼻炎では合併症も多く，気管支ぜんそくが30％，アトピー性皮膚炎が20％程度みられる．

グループCの4製品の配合成分をみると，製品⑬，⑮，⑯は*d*-クロルフェニラミンマレイン酸塩・*dl*-メチルエフェドリン塩酸塩，製品⑭は*d*-クロルフェニラミンマレイン酸塩・ケイガイ流エキス・シンイ流エキスを配合しており，血管収縮薬の配合はない．

適剤探しの留意点として，添付文書の「してはいけないこと」にある項目中，長期連用への配慮がもっとも重要である．

表7-12 グループA

製品番号・製品名/リスク分類	剤形	成分	用法・用量	服薬年齢
①エバステルAL/第1類医薬品	錠	エバスチン	1錠/回・1回/日	15歳以上
②アレギサール鼻炎/第2類医薬品	錠	ペミロラストカリウム	1錠/回・2回/日	15歳以上
③ノアールPガード点眼液/第1類医薬品	眼	ペミロラストカリウム	1滴/回・2回/日（朝・夕）	7歳以上
④ロートアルガードプレテクト/第1類医薬品	眼	トラニラスト	1～2滴/回・4回/日（朝・昼・夕・就寝前）	7歳以上

※<u>用法・用量に関する注意</u>：花粉症に用いる場合は，花粉飛散期に入って症状が出始めた，症状の軽い早めの時期からの使用が効果的である．

※製品①・③・④は，❶1週間使用して効果がない場合，❷症状改善がみられても2週間を超えて使用する場合は，医師または薬剤師に相談する．なお，製品②は，効果発現までに1～2週間必要である．

※<u>してはいけないこと</u>

❶本剤又は本剤の配合成分に対してアレルギー既往歴のある人，服薬年齢未満の人の服用．

❷服用期間中の他のアレルギー用薬・抗ヒスタミン薬の服用．

❸服用後の乗り物・機械類の運転操作（製品①）．

❹服用時の授乳又は授乳中の服用（製品①）．

❺服用前後の飲酒（製品①・②）．

7.3. アレルギー性鼻炎の適剤探し　165

表7-13　グループB（第2類医薬品）

製品番号・製品名	剤形	成分	用法・用量	服薬年齢
⑤アイブルーAGⅡ	眼	DSCG・CPM	1〜2滴/回・4〜6回/日	小児以上
⑥スマリンCG		DSCG・CPM		
⑦エージーアイズアレルカットC		DSCG・CPM・SCS・GLR2K		
⑧エーゼットアルファ		DSCG・CPM・ASS・SCS		
⑨エージーアイズアレルカットM		DSCG・CPM・GLR2K・SCS		
⑩NEWエージーノーズモイスト	鼻	DSCG・CPM・NPZ	両鼻腔内1噴霧/回・3〜5回/日	7歳以上
⑪エージーノーズアレルカットM		DSCG・CPM・NPZ・GLR2K		
⑫ロートアルガードST鼻炎スプレー		DSCG・CPM・NPZ・BZT		

DSCG：クロモグリク酸ナトリウム，CPM：クロルフェニラミンマレイン酸塩，SCS：コンドロイチン硫酸エステルナトリウム，GLR2K：グリチルリチン酸二カリウム，ASS：アズレンスルホン酸ナトリウム，NPZ：ナファゾリン塩酸塩，BZT：ベンゼトニウム塩化物

　小児アレルギー性鼻炎の予防には環境整備が重要で，花粉症であれば，花粉飛散時期の外出を可能な限り避け，やむを得ない場合はマスクを着用し，通年性であれば，ダニ・ホコリ対策をこまめに行うことが重要である．花粉症の発症には遺伝的要因があるので，幼小児については，未発症のうちから予防対策を講じて発症を遅らせるとともに，重症化を回避する工夫が肝要である（**表7-14**）．

表7-14　グループC

製品番号・製品名/リスク分類	剤形	成分	用法・用量	服薬年齢
⑬アルペンFこども鼻炎シロップ/指定第2類医薬品	シロップ	CPM・MEH・GE	3〜10mL/回・3〜6回/日	3ヵ月以上〜11歳未満
⑭こどもパブロン鼻炎液S/第2類医薬品		CPM・KFE・SFE	2.5〜10mL/回・3〜6回/日	
⑮キッズバファリン鼻炎シロップS/指定第2類医薬品		CPM・MEH・SFE	3〜10mL/回・3〜6回/日	
⑯宇津こども鼻炎シロップA/指定第2類医薬品		CPM・MEH・BA・GR2K	3.3〜10mL/回・3〜6回/日	

CPM：d-クロルフェニラミンマレイン酸塩，MEH：dl-メチルエフェドリン塩酸塩，GE：ショウキョウエキス，KFE：ケイガイ流エキス，SFE：シンイ流エキス，BA：ベラドンナ総アルカロイド，GR2K：グリチルリチン酸二カリウム

※してはいけないこと
❶服用期間中の他の鼻炎内服薬・抗ヒスタミン薬配合内服薬の服用．
❷服用後の乗り物・機械類の運転操作．
❸長期連用．
❹製品⑬については，本剤又は本剤の配合成分に対してアレルギー既往歴のある人の服用．

〔グループD：適剤探しの留意点〕

グループDの8製品の配合成分をみると，①第1世代抗ヒスタミン薬（クロルフェニラミンマレイン酸塩・カルビノキサミンマレイン酸塩）及び②プソイドエフェドリン塩酸塩が服薬（使用）制限因子となる．第1世代抗ヒスタミン薬は，ムスカリン受容体への親和性があることから，前立腺肥大に伴う排尿障害のある例には使用できない．また，クロルフェニラミンマレイン酸塩は，2mgでウィスキー3杯分の認知機能障害を伴うとされ，同成分製剤の服薬（使用）後の乗り物・機械類の運転操作は控えなければならない（**表7-15**）．

〔グループE：適剤探しの留意点〕

グループEの5製品に関し，添付文書の「してはいけないこと」について，前立腺肥大による排尿障害の設定を抗ヒスタミン薬の成人1日量でみると，製品㉕（カルビノキサミンマレイン酸塩6mg），製品㉖（クロルフェニラミンマレイン酸塩6mg），製品㉘（クロルフェニラミンマレイン酸塩12mg）となっている．服用後の乗り物・機械類の運転操作の禁止に関しては，製品㉕及び製品㉗（クレマスチンフマル酸塩1.34mg），製品㉘及び製品㉙（クロルフェニラミンマレイン酸塩6mg）となっている．

また，リゾチーム塩酸塩配合の製品㉕，製品㉖については，本剤又は本剤の成分，鶏卵によるアレルギー症状の既往歴者への服用が禁止されている．なお，長期連用への配慮に関しては，製品㉗を除く4製品に設定されているが，これはα₁受容体作動薬による肥厚性鼻炎の回避を目的としている（**表7-16**）．

〔グループF：適剤探しの留意点〕

グループFの6製品は，いずれも第2世代抗ヒスタミン薬の単味製剤である．添付文書に示される「してはいけないこと」は1製品について5～8項目あり，腎臓病及び肝臓病の患者に関する項目は，当該成分の主な除去ルートが腎臓または肝臓であることを示唆してい

表7-15 グループD（指定第2類医薬品）

製品番号・製品名	剤形	成分	用法・用量	服薬年齢
⑰パブロン鼻炎カプセルS小児用	カプセル	【基本3成分】 PSE・抗H薬（製品⑰：CBX，製品⑱～㉔：CPM）・BA	【製品⑰】 7～14歳：1カプセル/回・2回/日	7歳以上
⑱新コンタック600プラス				
⑲六活鼻炎ソフトカプセルP				
⑳オムニン鼻炎カプセルS		【その他成分】 製品⑰～⑳：LZ及びCAF 製品㉑・㉔：GR2K及びCAF 製品㉒：GRA及びCAF 製品㉓：SE及びCAF	【製品⑱～㉔】 7～14歳：1カプセル/回・2回/日（朝・夕） 成人（15歳以上）：2カプセル/回・2回/日（朝・夕）	
㉑トレーネ鼻炎薬	錠			
㉒プレコール持続性鼻炎カプセル				
㉓エスタック鼻炎カプセル12	カプセル			
㉔鼻炎薬A「クニヒロ」				

PSE：プソイドエフェドリン塩酸塩，抗H薬：抗ヒスタミン薬，CBX：カルビノキサミンマレイン酸塩，CPM：クロルフェニラミンマレイン酸塩，BA：ベラドンナ総アルカロイド，LZ：リゾチーム塩酸塩，CAF：無水カフェイン，GR2K：グリチルリチン酸二カリウム，GRA：グリチルリチン酸，SE：サイシン乾燥エキス
※してはいけないこと
❶本剤（製品㉔）又は本剤の配合成分（製品㉑～㉓），鶏卵（製品⑰～⑳）に対してアレルギー既往歴のある人の服用．
❷前立腺肥大による排尿困難がある人の服用．
❸高血圧・心臓病・甲状腺機能障害の診断を受けている人の服用．
❹本剤服用中の他の鼻炎治療薬・抗H薬配合剤・プソイドエフェドリン塩酸塩配合剤の服用．
❺服用後の乗り物・機械類の運転操作．
❻長期連用．

表 7-16　グループ E

製品番号・製品名/リスク分類	剤形	成分	用法・用量	服薬年齢
㉕パブロン鼻炎カプセル S/指定第 2 類医薬品	カプセル	CBX・PSE・BA・LZ・CAF	15 歳以上：2 カプセル/回・2 回/日	15 歳以上
㉖ユトラ鼻炎カプセル S/指定第 2 類医薬品		CPM・PSE・BA・LZ・GRA・CAF	11 歳以上：1 カプセル/回・3 回/日	11 歳以上
㉗龍角散鼻炎朝夕カプセル/第 2 類医薬品		CLF・SE・GR2K	15 歳以上：1 カプセル/回・2 回/日	15 歳以上
㉘アネトンアルメディ鼻炎錠/指定第 2 類医薬品	錠	CPM・PSE・SE・カンゾウ末・シンイエキス・ショウキョウ末・CAF	成人：3 錠/回・3 回/日 11〜15 歳未満：2 錠/回・3 回/日 ※各年齢区分：3 回/日	11 歳以上
㉙ストナリニ S/第 2 類医薬品		CPM・PEP・ダツラエキス	15 歳以上：1 錠/回・1〜2 回/日	15 歳以上

CBX：カルビノキサミンマレイン酸塩，PSE：プソイドエフェドリン塩酸塩，BA：ベラドンナ総アルカロイド，LZ：リゾチーム塩酸塩，CAF：無水カフェイン，CPM：クロルフェニラミンマレイン酸塩，GRA：グリチルリチン酸，CLF：クレマスチンフマル酸塩，SE：サイシンエキス，GR2K：グリチルリチン酸二カリウム，PEP：フェニレフリン塩酸塩

る．また，排尿困難・緑内障及び長期連用に関する項目は，製品㉟の配合成分メキタジンに抗コリン作用があり，排尿困難の悪化及び眼圧上昇の可能性があることによる（**表 7-17**，**図 7-5**）．

〔グループ G：7 製品の適剤探しの留意点〕

　グループ G の 7 製品のうち，製品㊴，製品㊵はケトチフェンフマル酸塩，製品㊶，製品㊷はアゼラスチン塩酸塩の単一成分配合剤である．一方，製品㊱〜㊳は，主薬のメキタジンのほかに 3〜5 の補助成分を加え，その配合理由を訴求している（**表 7-18**，**図 7-6**）．

　適剤探しでは，添付文書の「効能・効果」から，製品㊱〜㊳は，かぜ症候群に伴う「急性鼻炎，アレルギー性鼻炎」，副鼻腔炎による「くしゃみ，鼻みず（鼻汁過多），鼻づまり，なみだ目，のどの痛み，頭痛」への使用を，製品㊴〜㊷は，通年性及び季節性アレルギー性鼻炎に伴う「くしゃみ，鼻みず（鼻汁過多），鼻づまり」への使用を考える．

　ケトチフェンフマル酸塩配合剤（製品㊴及び製品㊵）は，服薬により痙攣，興奮が現れることがあるので，てんかん・けいれん発作の既往歴者には使用できない．また，アゼラスチン塩酸塩配合剤（製品㊶及び㊷）は，効果が認められない例には長期連用できない．なお，アゼラスチン塩酸塩は腎排泄型薬物なので，特に高齢者では定期的に副作用・臨床症状の観察を行い，発疹・口渇等を認める場合は，減量・休薬等の対処をする．

〔グループ H：適剤探しの留意点〕

　グループ H の 4 製品は，第 2 世代抗ヒスタミン薬（ケトチフェンフマル酸塩）配合の点鼻薬（製品㊸，㊹）と点眼薬（製品㊺，㊻）である．なお，製品㊸，㊺，㊻の 3 製品には，血管収縮薬のナファゾリン塩酸塩は配合されていない（**表 7-19**）．

　点鼻薬については，グループ H の 2 剤のほかに，グループ B の 3 剤（クロモグリク酸ナトリウム・クロルフェニラミンマレイン酸塩），後述するグループ I の 3 剤（ステロイド），グループ J の 1 剤（オキシメタゾリン）の 9 製品がある（**表 7-13**，**表 7-20**，**表 7-21**）．

　ただし，グループ I の点鼻薬のうち，製品㊼，㊽は季節性アレルギー性鼻炎専用であるた

表 7-17　グループ F

製品番号・製品名 / リスク分類	剤形	成分	用法・用量	服薬年齢
㉚ストナリニ Z/第 1 類医薬品	錠	セチリジン塩酸塩	成人：1 錠/回・1 回/日	15 歳以上
㉛コンタック鼻炎 Z/第 1 類医薬品	錠	セチリジン塩酸塩	成人：1 錠/回・1 回/日	15 歳以上
㉜エバステル AL/第 1 類医薬品	錠	エバスチン	成人：1 錠/回・1 回/日	15 歳以上
㉝アレグラ FX/第 2 類医薬品	錠	フェキソフェナジン塩酸塩	成人：1 錠/回・2 回/日（朝・夕）	15 歳以上
㉞アレジオン 10/第 2 類医薬品	錠	エピナスチン塩酸塩	成人：1 錠/回・1 回/日	15 歳以上
㉟ストナリニ・ガード/第 2 類医薬品	錠	メキタジン	成人：1 錠/回・2 回/日（朝・夕）	15 歳以上

してはいけないこと	㉚	㉛	㉜	㉝	㉞	㉟
❶本剤又は本剤の配合成分に対してアレルギー既往歴のある人	●	●	●	●	●	●
❷腎臓病の診断を受けた人	●	●				
❸15 歳未満の小児	●	●	●	●	●	●
❹肝臓病の診断を受けた人					●	
❺排尿困難がある人						●
❻緑内障の診断を受けた人						●
❼本剤服用中の他のアレルギー用薬，抗ヒスタミン薬含有内服薬，他指定成分含有薬の服用	●	●	●	●	●	●
❽服用後の乗り物・機械類の運転操作	●	●	●		●	●
❾服用時の授乳又は授乳中の服用	●	●	●	●	●	
❿服用前後の飲酒	●	●	●	●	●	●
⓫長期連用						●

※右欄の㉚～㉟はグループ F の製品番号.
※●：該当項目.

図 7-5　グループ F の「してはいけないこと」

め，この 2 製品を除いた 7 製品から適剤探しをする．一方，季節性アレルギー性鼻炎の適剤探しでは，グループⅠの製品㊼，㊽を含めた 9 製品が選択対象になる．

同様に点眼薬についても，グループ H の 2 剤（ケトチフェンフマル酸塩）のほかに，グループ A の 2 剤（ペミロラストカリウム・トラニラスト），グループ B の 5 剤（クロモグリク酸ナトリウム・クロルフェニラミンマレイン酸塩）を合わせた全点眼薬 9 製品の特徴を考慮して，適剤探しを進める必要がある（**表 7-12**，**表 7-13**）．

〔グループⅠ：適剤探しの留意点〕

グループⅠの 3 製品にはステロイドが配合されているが，製品㊼，㊽の 2 製品はベクロメタゾンプロピオン酸エステル配合剤として扱われている．製品㊾には，同一処方の医療用医薬品「コールタイジン点鼻薬」があり，これは点鼻用血管収縮剤として扱われている．なお，製品㊾はプレドニゾロン含有の鼻炎用薬であり，主薬のほかにテトラヒドロゾリン塩酸塩を配合しているため，3 日間の使用で効果が得られない時は要相談とされている（**表 7-20**）．

7.3. アレルギー性鼻炎の適剤探し　**169**

表7-18　グループG

製品番号・製品名/リスク分類	剤形	成分	用法・用量/服薬年齢
㊱ロートアルガード鼻炎内服薬ZⅡ/指定第2類医薬品	カプセル	製品㊱：MQT・PSE・BA・GR2K・CAF・MEH	成人（15～65歳未満）：1カプセル（錠）/回・3回/日
㊲ハリー鼻炎カプセルMP/指定第2類医薬品		製品㊲：MQT・PSE・BA・GR2K	
㊳アルガード鼻炎クールアップEX/第2類医薬品	錠	製品㊳：MQT・PEP・BA・CAF	
㊴パブロン鼻炎カプセルZ/第2類医薬品	カプセル	製品㊴・㊵：KTF	成人（15歳以上）：1カプセル（1錠）/回・2回/日
㊵アスミン鼻炎薬/第2類医薬品	錠		
㊶スカイナーAL錠/第2類医薬品	錠	㊶・㊷：ALH	成人（15歳以上）：2錠/回・2回/日
㊷ルキノン錠AZ/第2類医薬品			

MQT：メキタジン，PSE：プソイドエフェドリン塩酸塩，BA：ベラドンナ総アルカロイド，GR2K：グリチルリチン酸二カリウム，CAF：無水カフェイン，MEH：*dl*-メチルエフェドリン塩酸塩，PEP：フェニレフリン塩酸塩，KTF：ケトチフェンフマル酸塩，ALH：アゼラスチン塩酸塩

※してはいけないこと

❶本剤又は本剤の配合成分に対してアレルギー既往歴のある人の服用．
❷15歳未満の小児の服用（製品㊳～㊷）．
❸65歳以上の人の服用（製品㊳）．
❹妊婦・妊娠していると思われる人の服用（製品㊳・㊶・㊷）．
❺排尿困難がある人の服用（製品㊱～㊳）．
❻緑内障・前立腺肥大・心臓病・腎臓病・高血圧・甲状腺機能障害・糖尿病の診断を受けている人の服用（製品㊱～㊷）
❼てんかん・けいれん発作の既往歴がある人の服用（製品㊴・㊵），
❽服用中の他の鼻炎治療薬・抗ヒスタミン薬・抗アレルギー薬の服用．
❾服用後の乗り物・機械類の運転操作．
❿服用時の授乳又は授乳中の服用（製品㊳～㊷）．
⓫服用前後の飲酒（製品㊳～㊷）．
⓬長期連用（製品㊱・㊲・㊳・㊶・㊷）．

配合成分の薬効分類		㊱	㊲	㊳
①MQT（第2世代抗H薬）※抗ヒスタミン作用・抗アレルギー作用		●	●	●
血管収縮薬	②PSE	●	●	
	③MEH	●		
	④PEP			●
⑤BA		●	●	●
⑥GR2K		●	●	
⑦CAF		●		●

MQT：メキタジン，PSE：プソイドエフェドリン塩酸塩，MEH：*dl*-メチルエフェドリン塩酸塩，PEP：フェニレフリン塩酸塩，BA：ベラドンナ総アルカロイド，GR2K：グリチルリチン酸二カリウム，CAF：無水カフェイン

図7-6　製品㊱～㊳（メキタジン配合剤）の配合成分

表 7-19 グループ H (第 2 類医薬品)

製品番号・製品名	剤形	成分	用法・用量/服薬年齢
㊸ザジテン AL 鼻炎スプレーα	鼻	KTF	成人・7 歳以上の小児：両鼻腔内 1 噴霧/回・4 回/日 (朝・昼・夕・就寝前)
㊹パブロン点鼻クイック		KTF・NPZ	
㊺ファルチロン AL	眼	KTF	成人・1 歳以上：1～2 滴/回・4 回/日 (朝・昼・夕・就寝前)
㊻アイリス AG ガード		KTF・GR2K・タウリン	

KTF：ケトチフェンフマル酸塩，NPZ：ナファゾリン塩酸塩，GR2K：グリチルリチン酸二カリウム
※してはいけないこと
製品㊸・㊹
❶7 歳未満の小児の使用.
❷使用後の乗り物・機械類の運転操作.
❸授乳中の本剤の使用又は本剤使用中の授乳.
❹長期連用 (製品㊹)
製品㊺・㊻
❶本剤又は本剤の配合成分に対してアレルギー既往歴のある人の使用.
❷1 歳未満の小児の使用.
❸使用後の乗り物・機械類の運転操作 (点鼻液と併用する場合).

表 7-20 グループ I

製品番号・製品名/リスク分類	剤形	成分	用法・用量 / 服薬年齢
㊼コンタック鼻炎スプレー/ 指定第 2 類医薬品 ※季節性アレルギー専用点鼻薬	鼻	ベクロメタゾンプロピオン酸エステル	成人 (18 歳以上)：両鼻腔内 1 噴霧/回・2 回/日 (朝・夕)
㊽ナザール AR/ 指定第 2 類医薬品 ※季節性アレルギー専用点鼻薬			
㊾コールタイジン点鼻液 a/ 指定第 2 類医薬品		塩酸テトラヒドロゾリン・プレドニゾロン	成人・7～15 歳未満：両鼻腔内 1～2 滴/回・3 時間以上の間隔をおいて，6 回/日まで

※してはいけないこと
製品㊼・㊽
❶深在性真菌症・結核性疾患・高血圧・糖尿病・反復性鼻出血・ぜんそく・緑内障・感染症の診断を受けている人の使用.
❷鼻腔内に毛根感染による化膿巣がある人の使用.
❸本剤またはベクロメタゾンプロピオン酸エステル製剤により，アレルギー症状を起こしたことがある人の使用.
❹18 歳未満の人の使用.
❺妊婦または妊娠していると思われる人の使用.
❻ステロイド点鼻薬を過去 1 年のうち，1ヵ月間使用したことのある人の使用.
❼本剤と他のステロイド点鼻薬の使用期間も合わせ，1 年間に 1ヵ月以上の使用.
❽本剤使用後の他のステロイド点鼻薬の使用 (ただし，医師から処方された場合は，その指示に従うこと).
製品㊾
❶患部が化膿している人の使用.
❷モノアミン酸化酵素 (MAO) 阻害薬 (セレギリン塩酸塩など) で治療を受けている人の使用.
❸長期連用.

〔グループ J：適剤探しの留意点〕

　既存の一般用点鼻薬に配合されているナファゾリン塩酸塩，テトラヒドロゾリン塩酸塩等の血管収縮薬の配合剤については，長期連用による効果の減弱，薬物性鼻炎の発現が報告されているのに対し，グループ J の製品⑩（ナシビン M スプレー）は，健常人に 1 日 3 回，4 週間使用してもリバウンド，効果減弱がないとの報告がある．また，血管収縮作用持続時間について，ナファゾリン塩酸塩が 3〜5 時間であるのに対し，製品⑩の有効成分であるオキシメタゾリン塩酸塩は 6〜8 時間と報告されていることから，既存製剤に比べて使用回数が少なく，利便性が高いとされている．

　効能・効果は「急性鼻炎，アレルギー性鼻炎又は副鼻腔炎による鼻づまり」であり，適剤探しにあたっては，急性鼻炎，アレルギー性鼻炎，副鼻腔炎の症状による臨床診断を行い，副鼻腔炎については，細菌性の 2 次感染の徴候がないことを確認する必要がある（**表 7-21**，**図 7-7**）．

表 7-21　グループ J（第 1 類医薬品）

製品番号・製品名／剤形	有効成分	してはいけないこと・禁忌	用法・用量／服薬年齢
⑩ナシビン M スプレー／鼻	OMH 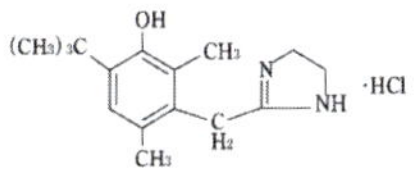 (CH₃)₃C — OH — CH₃ ... ·HCl（構造式） 【組成・性状】 無色透明な液剤の 1mL 中に OMH 0.5mg を含有	**してはいけないこと** ❶本剤に対してアレルギー既往歴のある人の使用． ❷MAO 阻害薬を服薬している人の使用． ❸15 歳未満（小児）への使用． ❹連続 1 週間以上の使用． ❺粘膜・創傷面（炎症部位）への長期・大量使用．	成人：両鼻腔内 2〜3 噴霧/回・1〜2 回/日
※参考 ナシビン点鼻・点眼液 0.05%（医療用医薬品）		**禁忌** ❶本剤に対してアレルギー既往歴のある患者． ❷2 歳未満の幼児・乳児． ❸MAO 阻害薬を投与中の患者．	※耳鼻科用（点鼻） 成人：両鼻腔内 2〜3 滴/回・1〜4 回/日

OMH：オキシメタゾリン塩酸塩
※薬理作用
本剤の鼻粘膜・粘膜の充血抑制作用の機序は，交感神経 α 受容体を特異的に直接刺激することにより生じる末梢血管収縮作用に基づく．「作用発現時間」は投与直後から数分以内であり，「効果持続時間」は 6〜8 時間の範囲であることが多いが，12 時間以上との報告もある．
※効能・効果
製品⑩の効能・効果は「急性鼻炎，アレルギー性鼻炎又は副鼻腔炎による鼻づまり」であり，医療用医薬品のナシビン点鼻・点眼液の効能・効果は「上気道の諸疾患の充血・うっ血」となっている．

疾病/症状	鼻水	くしゃみ	かゆみ	発熱
副鼻腔炎	粘性が強い	×	×	△
アレルギー性鼻炎	さらさらしている	○	○	×
かぜ症候群	○	○	×	○

図 7-7　副鼻腔炎・アレルギー性鼻炎・かぜ症候群の症状

臨床効果に関しては，医療用医薬品再評価申請時の国内外の臨床報告がある．これによると，急性鼻炎，アレルギー性鼻炎，急性副鼻腔炎の各疾患別の対象患者と有効例数が明確な2,452例の有効率は，急性鼻炎98.9%，アレルギー性鼻炎88.0%，急性副鼻腔炎100.0%であった．

製品⑤の添付文書における「してはいけないこと」の設定項目によると，①本剤へのアレルギー既往歴者，②セレギリン塩酸塩等のモノアミン酸化酵素（MAO）阻害剤を服薬している者（MAO阻害薬との併用は，急激な血圧上昇が懸念される），③15歳未満の小児（過量投与により，発汗・除脈・昏睡等の全身症状が現れやすい）には使用できない．また，④1週間を超える使用に制限を加えた理由には，短期間の使用とし，休薬期間を設定することにより，薬剤性肥厚性鼻炎を回避する目的がある．

7.3.4. アレルギー性鼻炎に使われる漢方製剤

二重盲検試験によって，通年性アレルギー性鼻炎への有用性が認められた漢方製剤は，小青竜湯が初めてである[14]．そのため，小青竜湯は「鼻アレルギー診療ガイドライン」においても，有効な薬剤の一つとして，"強く推奨する"との評価がなされている．

漢方診療では，治療目標症状に着目して診察を進める．一つ目の注目点は「水毒」で，朝，寝起きでの顔や手のむくみ，舌のむくみにできる歯型を見落とさず，水毒体質を診断する．二つ目の注目点は「体の冷え」で，自分の手が冷たいと感じる場合，実際に寒冷時において症状の悪化傾向がある．なお，冷えには四肢が冷えても顔は火照るという例もある．

実際の診療では，「水毒」と「体の冷え」を2つの軸として，まず治療目標症状から①鼻みず・くしゃみ型，②鼻づまり型の2型に分類する．次に胃腸が強いか弱いかを判断して，適剤探しを進めていく．胃腸が強く，鼻みず・くしゃみ型の例には「小青竜湯」，鼻づまり型の例には「葛根湯加川芎辛夷」を選択する．また，虚弱・冷えがある例には「麻黄附子細辛湯」，胃腸が弱い鼻みず・くしゃみ型の例には，「苓甘姜味辛仁湯」を推奨する．

小青竜湯，葛根湯加川芎辛夷，麻黄附子細辛湯には麻黄が配合されているので，主成分のエフェドリンによる血圧上昇がひき起こされることが考えられ，虚血性心疾患の増悪のリスクのある患者や，高齢者には一定の注意を払う必要がある（**表7-22**）．

表7-22 アレルギー性鼻炎の治療目標症状と証による漢方製剤[15]

治療目標症状	漢方製剤	推奨理由
鼻水・くしゃみ	小青竜湯	アレルギー症状緩和の作用があり，体内の水分バランスを整える．その結果，鼻水・くしゃみを抑える．花粉症の第1選択薬となる．
鼻づまり・どろりとした鼻水・首の後ろがこる	葛根湯加川芎辛夷	鼻粘膜の炎症による腫れを抑えて，鼻づまりを緩和し，頭痛・首筋の「こり」も改善する．胃腸が丈夫な人に適する．
虚弱・冷えを伴う	麻黄附子細辛湯	体を温めてアレルギー症状を抑える．手足が冷たい人，青白い人に良い．鼻づまりが続く例には，桂枝湯の併用を検討する．
鼻水・くしゃみ（胃腸が弱い人）	苓甘姜味辛夏仁湯	体を温めて余分な水分を排出させ，体内の水分バランスを整える．臨床効果は小青竜湯と類似するが，本剤は胃腸の弱い人に適する．

7.3.5. アレルギー性鼻炎の適剤探し

アレルギー性鼻炎の適剤探しに当たっては，次の視点から的確に進めることが望ましい．また，適剤探しは，プライマリ・ケアにおける SMS，その後のフォローアップ段階の服薬指導・生活指導ばかりでなく，ときに受診勧奨までを含んでいる（**表 7-23**）.

表 7-23 通年性アレルギー性鼻炎（中等症・軽症）の薬剤選択の一基準

重症度	病型	くしゃみ・鼻水/鼻づまりの重症度型	適用・選択薬剤（グループ（A〜J）・製品番号（①〜㊿）・漢方製剤）
中等症	くしゃみ・鼻水型	＋＋/＋	❶15 歳以上：グループ A ②（遊離抑制薬） ❷2 歳以上：小青竜湯，苓甘姜味辛夏仁湯
		＋＋/－	❶15 歳以上：グループ A ①（第 2 世代抗 H 薬） ❷2 歳以上：小青竜湯
	充全型	＋＋/＋＋	❶15 歳以上：グループ F ㉚〜㉟，グループ G ㊱〜㊷，グループ J ㊿ ❷2 歳以上：葛根湯加川芎辛夷，苓甘姜味辛夏仁湯
	鼻づまり型	＋/＋＋	❶乳幼児・小児（3ヵ月〜11 歳）：グループ C ⑬〜⑯ ❷小児（7 歳以上）：グループ D ⑰〜㉔（PSE 配合） ❸11 歳・15 歳以上：グループ E ㉕・㉖・㉘・㉙（血管収縮薬配合） ❹15 歳以上：グループ F ㉚〜㉟，グループ G ㊱〜㊷，グループ J ㊿ ❺2 歳以上：葛根湯加川芎辛夷，麻黄附子細辛湯
		－/＋＋	❶乳幼児・小児（3ヵ月〜11 歳）：グループ C ⑬〜⑯ ❷小児（7 歳以上）：グループ D ⑰〜㉔（PSE 配合） ❸11 歳・15 歳以上：グループ E ㉕・㉖・㉘・㉙（血管収縮薬配合） ❹15 歳以上：グループ F ㉚〜㉟，グループ G ㊱〜㊷，グループ J ㊿ ❺2 歳以上：葛根湯加川芎辛夷，麻黄附子細辛湯
軽症	くしゃみ・鼻水型	＋/－	❶15 歳以上：グループ A ②（遊離抑制薬） ❷2 歳以上：小青竜湯，苓甘姜味辛夏仁湯
	充全型	＋/＋	❶15 歳以上：グループ F ㉚〜㉟，グループ G ㊱〜㊷，グループ J ㊿（頓用的使用に限る） ❷2 歳以上：葛根湯加川芎辛夷，苓甘姜味辛夏仁湯
	鼻づまり型	－/＋	❶3ヵ月以上：グループ C ⑬〜⑯，小児（7 歳以上）：グループ D ⑰〜㉔（PSE 配合） ❷11 歳・15 歳以上：グループ E ㉕・㉖・㉘・㉙（血管収縮薬配合） ❸15 歳以上：グループ F ㉚〜㉟，グループ G ㊱〜㊷，グループ J ㊿（頓用的使用に限る） ❹2 歳以上：葛根湯加川芎辛夷，麻黄附子細辛湯
フォローアップ例			• フォローアップの適剤探しでは，生活指導を重視し，薬物療法の目標を QOL のすみやかな改善と維持におく.
花粉症合併例			• 花粉症・通年性アレルギー性鼻炎の重症度が軽症で，罹患時期が重複せず，生活療法及び薬物療法で症状緩和が得られ，患者の QOL の改善が期待できる例を対象とする.

抗 H 薬：抗ヒスタミン薬，遊離抑制薬：ケミカルメディエーター遊離抑制薬，PSE：プソイドエフェドリン塩酸塩
※重症度については**表 7-7** 参照.
重症度型：アレルギー性鼻炎 3 徴候（くしゃみ・鼻みず/鼻づまり）の重症度の程度を示す．例えば，「＋＋/＋」の場合，くしゃみ・鼻みずは「＋＋」，鼻づまりは「＋」によってそれぞれの重症度を示している（**表 7-6** 参照).

〔アレルギー性鼻炎の適剤探し10の基準〕

①「鼻アレルギー診療ガイドライン2016年版」を尊重する（**表7-9**）．
②プライマリ・ケアでは，アレルギー日記から得た治療目標症状を標的とする有効成分の数がもっとも少ない製剤を勧める（**表7-5**，**表7-8**，**表7-10**）．
③重症度（軽症・中等症），病型（①くしゃみ・鼻漏型，②鼻閉型，③鼻閉を主とする充全型）に適合する最適の薬剤を選択する（**表7-6**，**表7-9**）．
④OTC薬の適剤探しでは，グループ化（**表7-12～表7-21**，**図7-5～図7-7**）を活かし，漢方製剤の適剤探しでは，目標症状と証（**表7-22**）を尊重する．
⑤適剤探しの範囲はOTC薬50製品10グループ，漢方製剤4製品とし，効能・効果，使用上の注意，用法・用量等に十分留意する．
⑥小児の適剤探しでは，気管支ぜんそく，アトピー性皮膚炎等の合併症に配慮し，花粉症は未発症段階で予防策を講じ，発症遅延・重症化回避を図る．
⑦第1世代抗ヒスタミン薬配合剤の適剤探しでは，強い認知機能障害，抗コリン作用による排尿障害，眼圧上昇等に特別の配慮をする．
⑧プソイドエフェドリン塩酸塩（α_1受容体作動薬配合剤）などの適剤探しでは，鼻づまり症状期の限定的使用，休薬期間の設定により，薬剤性肥厚性鼻炎を回避する．
⑨フォローアップの適剤探しでは，症状の変化，副作用徴候に留意する．
⑩フォローアップの適剤探しでは，生活指導を重視し，薬物療法の目標をQOLの速やかな改善とその維持におく．

Pharmacist's point of view
アレルギー性鼻炎の適剤探し

- 「鼻アレルギー診療ガイドライン」作成の狙いは，アレルギー性鼻炎の急激な有病率の上昇と，重症化による患者QOLの低下に歯止めをかけることにある．
- 中等症の鼻閉型，鼻閉を主徴とする充全型を除いては，OTC薬による治療上の不利益はみられない．
- 「鼻アレルギー診療ガイドライン」によれば，通年性アレルギー性鼻炎の軽症，中等症のくしゃみ・鼻漏型には，第2世代抗ヒスタミン薬が第1選択薬に挙げられている．
- アレルギー性鼻炎の治療薬の配合成分は，①抗ヒスタミン薬，②遊離抑制薬，③ステロイドなどに分類される．
- 第1世代抗ヒスタミン薬は，くしゃみ，鼻みずに効果があり，効果発現も早いが眠気を生じる．
- 遊離抑制薬は眠気がなく，鼻づまりにも中程度の効果があるが，効果発現が遅い．
- 鼻噴霧用ステロイド剤（グループIの製品㊾）は，通年性アレルギー性鼻炎の軽症・中等症に使用できる．
- エバスチン配合剤は花粉症の初期療法に用いられるが，その服薬開始タイミングは，花粉飛散予測日，または，症状が少しでも現れた時点とされている．
- 遊離抑制薬は，花粉飛散開始の1～2週間前が服薬開始タイミングとなる．
- グループBの点眼剤・点鼻剤は，適用部位から全身循環に取り込まれるので，使用後の乗り物・機械類の運転操作を禁じている．
- ナファゾリン配合剤は急性充血期の使用とし，適切な休薬期間をとって使用する．
- 小児アレルギー性鼻炎の臨床型は，くしゃみ・水性鼻汁型，鼻づまり型，3徴候型に分けられる．
- 小児アレルギー性鼻炎患者は，気管支ぜんそく，アトピー性皮膚炎の合併症が多い．
- 小児の花粉症は予防対策で発症を遅らせ，重症化を回避する工夫が肝要である．

- 第1世代抗ヒスタミン薬は，前立腺肥大に伴う排尿障害の患者には使用できない．
- クロルフェニラミンマレイン酸塩 2mg は，ウィスキー3杯分の認知機能障害を伴う．
- リゾチーム塩酸塩配合剤は，鶏卵によるアレルギー症状の既往歴者に使用できない．
- α_1 受容体作動薬の配合剤を長期使用すると，肥厚性鼻炎を誘発し，効果が得られなくなる．
- セチリジン塩酸塩は腎排泄型，エピナスチン塩酸塩は肝代謝型である．
- メキタジン配合剤は，かぜ症候群による急性鼻炎とアレルギー性鼻炎の双方に適応がある．
- ケトチフェンフマル酸塩配合剤は，てんかん・けいれん発作の既往歴者には使用できない．
- アゼラスチン塩酸塩は腎排泄型で，高齢者では定期的に副作用・臨床症状の観察を行う．
- ケトチフェンフマル酸塩配合の点鼻薬・点眼薬には，ナファゾリン塩酸塩は配合されていない．
- 医療用医薬品の「コールタイジン点鼻薬」は，点鼻用血管収縮剤として扱われている．
- ナシビンMスプレー（グループJの製品⑤）は，健常人に1日3回，4週間使用してもリバウンドや効果減弱が少ない．
- ナシビンMスプレーとMAO阻害薬との併用では，急激な血圧上昇が懸念される．
- 二重盲検試験で通年性アレルギー性鼻炎に有用性が認められたのは，小青竜湯が初めてである．
- 漢方診療では「水毒」と「体の冷え」を軸とし，治療目標症状から，鼻みず・くしゃみ型，鼻づまり型の2型に分類し，さらに胃腸の強弱を判断して，適剤探しを進めていく．
- 胃腸が強く，鼻みず・くしゃみ型には小青竜湯，鼻づまり型には葛根湯加川芎辛夷を選択する．

7.4. アレルギー性鼻炎の生活指導

7.4.1. ハウスダストによる眼と気道のアレルギー

　日本人の50％は花粉症，通年性アレルギー性鼻炎，アトピー性皮膚炎などのアレルギー性疾患に罹患する．これらの疾患のアレルゲンは，花粉，ハウスダストと呼ばれる微細なホコリの中に含まれる．ハウスダストはアレルギーの原因となる可能性がある多くの物質（ふけ・垢，ダニ，ダニの排泄物，線維，細菌・真菌，食物の細片，植物，昆虫，化学物質）が混ざり合ったものと考えられている．花粉，ハウスダストなどの大きさは，0.001〜0.1mmの範囲に入るものが多く，ハウスダストは人の起床とともに室内の空中に舞い上がり，その径の大きさの違いから気道の広い範囲に到達し，気道の異なる部位でアレルギー反応をひき起こす．

　ハウスダストの中で最も強い抗原性をもつものは，ダニの糞とともに排泄されるダニの消化酵素とされている．ダニは居間・寝室内のカーペット，床の溝，布団，ベッド，枕，ソファ，クッション，衣類，ぬいぐるみなどに潜んでおり，人のふけ・垢を栄養として大量の糞を排出し，その糞は無数のホコリとともに飛散する．そして，微細なホコリの粒子は呼吸とともに気道に分布し，アレルギー症状を発症させる（**図7-8**）．

7.4.2. 通年性アレルギー性鼻炎における5つの視点と14の対策

　通年性アレルギー性鼻炎では，アレルギー症状をひき起こす原因を突きとめることができれば，その原因物質を回避することが最良の治療法になる．したがって，相談者がアレルギー日記の中でアレルギー症状の記録を正確にとり，症状の引き金になる可能性があると考えられる物質とのかかわりを記録することができれば，通年性アレルギー性鼻炎を含むアレルギー性鼻炎の治療対策を立てる出発点になる．

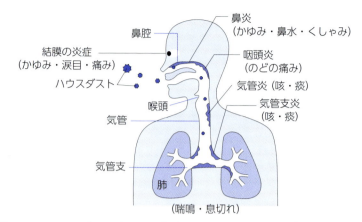

図 7-8 ハウスダスト（アレルゲン）の吸引によるアレルギー疾患の発症

　アレルギー性鼻炎の家庭治療（Home Treatment）においては，次の5つの視点と，それに伴う14の対策が必要であるといわれている．
①一般的なチェック項目．
②花粉カレンダー・花粉飛散情報等を参考にした花粉飛散期との関係のチェック．
③ハウスダスト対策．
④原因（アレルゲン）がカビである場合の対策．
⑤近年，急増傾向にあるペットが原因である場合の対策．
　アレルギー性鼻炎は罹患者のQOLを著しく低下させ，難治であることが多い．その原因はⅠ型アレルギー反応のアレルゲンが単一ではなく，複数のアレルゲンが同時に関わっている点にある．したがって，アレルギー性鼻炎の家庭治療を考えるとき，常にアレルギー性鼻炎をこの5つの視点から評価する必要がある（**表7-24**）．

表7-24 アレルギー性鼻炎における5つの視点と14の対策[16]

Ⅰ 一般的な事項	Ⅳ ハウスダスト対策
①庭仕事でなるべくカビ・花粉を飛散させない．仕事中にマスク，抗ヒスタミン薬の事前服薬．	⑧寝室，居間をできるだけ清潔に保つ．
②禁煙と受動喫煙の回避の励行．	⑨カーペット，布張り家具，ドレープ衣類の常用を避ける（これらはハウスダストを取り込み，通常の吸引クリーニングでは除去できない）．
③脱臭スプレーなどとの関係をチェック．	⑩布団，ベッドパット・マットレスを覆い，週に1回は除塵する．ウール・ダウンの掛布団，フェザー枕の使用は避ける．寝室関連品は週に1回お湯で洗浄する．
Ⅱ 花粉飛散期との関係	
④自宅・マイカーの窓を閉める．夜間は寝室の窓の閉め忘れに注意する．	
⑤花粉情報により花粉曝露時間を減らす．ペットを室外で飼育するか，ペットを頻繁に洗浄し，花粉を室内に持ち込ませない．	⑪除塵フィルターエアコン，空気清浄機の使用．
	Ⅴ 通年性でカビが原因の場合の対策
Ⅲ ペットが原因である場合の対策	⑫室内換気，雨季は相対湿度50％以下の維持のため，除湿機を使用する．
⑥年間を通して室外での飼育を基本とする．少なくとも寝室には入れない．	⑬カビ胞子の除去機能のあるエアコンを使用する．エアコンは冷暖房・除湿機能を適切に活用する．
⑦アレルギー症状が重度で，アレルゲン回避対策が効を奏さない場合，新しい飼育小屋を用意し，そこに移す．	⑭浴室・キッチンは防カビ剤で清潔に保つ．

7.4.3. 服薬指導の焦点となる鼻づまり対策

アレルギー性鼻炎や，かぜ症候群に伴う急性鼻炎では鼻づまりが生じる．アレルギー性鼻炎に伴う鼻づまりは，ときに著しく患者のQOLを低下させる．そこで本項では，①鼻づまりはなぜ起きるのか？，②鼻づまりに使われる血管収縮薬はなぜ効かなくなるのか？，③血管収縮薬配合剤の服薬指導，④家庭治療のポイントについて述べる．

〔鼻づまりはなぜ起きるのか？〕

鼻腔は呼吸器の入り口で，鼻中隔により左右の鼻腔に分けられる．外側には甲介（上鼻甲介・中鼻甲介・下鼻甲介）という凸部があり，不規則な腔を形成している．この複雑な空間構造は，呼吸とともに入る異物の口外への排出，乾燥した外気の加湿に役立っている（図7-9）．鼻粘膜は非常に血管が豊富で，線毛をもつ線毛円柱上皮からなり，粘液を分泌する杯細胞をもっている（図7-10）．

こうした環境である鼻腔にアレルゲンが侵入すると，鼻粘膜はⅠ型アレルギー反応のため，血管が透過性亢進を起こし，肉眼上の徴候として，①充血，②浸出，③白血球の遊出（炎症の3徴候）を起こす．この急性炎症の段階では，鼻甲介は腫脹を起こし，空気の通り道は狭くなって自覚的に呼吸が困難な状態になる．また，さらに腫脹が進めば，口呼吸を自覚するようになる．

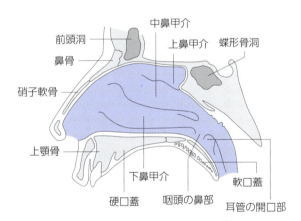

図7-9 右鼻腔の側壁（青色部分が上皮）[17]

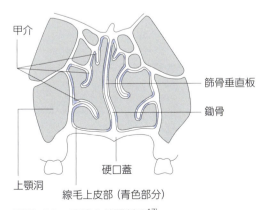

図7-10 鼻腔の前頭断面[17]

〔鼻づまりに使われる血管収縮薬はなぜ効かなくなるのか？〕

医療用医薬品のナファゾリン硝酸塩点鼻液（プリビナ液0.05％）のインタビューフォームには，本剤の使用上の注意に関する項目について，一般的注意とその理由及び処置方法として「連用又は頻回使用により反応性の低下・局所粘膜の二次充血を起こすことがあるので，急性充血期に限って使用するか，又は適切な休薬期間をおいて使用すること」と記載されている．一般的に血管収縮薬配合の点鼻薬は，連用によって反応性の低下がみられるが，その機序は不明である．また，局所粘膜の二次充血は，血管収縮薬配合の点鼻薬が効かなくなることで生じる反応性の充血であると解釈されている（図7-11）．

血管収縮薬配合の点鼻薬の連用または頻回使用の基準であるが，一般的な基準は，用法・用量に反映されている．例えば，ナファゾリン硝酸塩点鼻液の場合，3～5日以上の継続使用を禁じている．また，本剤の連続投与中に生じた鼻粘膜の二次充血，腫脹は，たとえ長期常用者の場合であっても，投与中止から7～10日間程度の断薬で消失するとされている（グループHの製品㊹（パブロン点鼻クイック）の添付文書に「連続して使用する場合には，2週間以上（休薬期間を）あけて下さい」と記載されているのはそのためである）．

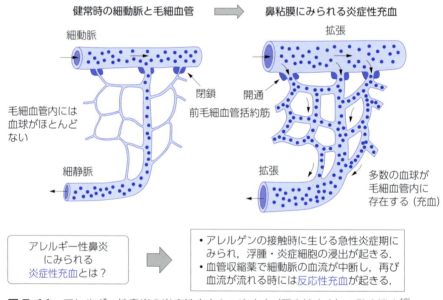

図7-11 アレルギー性鼻炎の炎症性充血と二次充血（反応性充血）の発症機序[18]

〔血管収縮薬配合剤の服薬指導〕

本章で取り上げた血管収縮薬は，プソイドエフェドリン塩酸塩配合内服剤が13剤，フェニレフリン塩酸塩配合内服剤が2剤，ナファゾリン塩酸塩配合の点鼻薬が4剤，オキシメタゾリン塩酸塩配合の点鼻薬が1剤となっている．

プソイドエフェドリン塩酸塩配合の内用薬13剤における添付文書の「してはいけないこと」には「長期連用」が挙げられており，「相談すること」には「5～6日間服用してもよくならない場合は服用を中止し，薬剤師等への相談が必要」との記載がある．また，ナファゾリン塩酸塩配合の点鼻薬4剤でも「長期連用」が禁止されており，オキシメタゾリン塩酸塩配合の点鼻薬では「連続する1週間を超えての使用」が禁じられている（表7-25，表7-26）．

表 7-25 PSE 配合内服薬 13 製品の PSE 配合量

グループ	製品番号・製品名	PSE 1 日量
D	⑰パブロン鼻炎カプセル S 小児用 ⑱新コンタック 600 プラス ⑲六活鼻炎ソフトカプセル P ⑳オムニン鼻炎カプセル S ㉑トレーネ鼻炎薬 ㉒プレコール持続性鼻炎カプセル ㉓エスタック鼻炎カプセル 12 ㉔鼻炎薬 A「クニヒロ」	• 7～14 歳 ：60mg • 成人 ：120mg • 成人 ：120mg • 成人 ：120mg • 成人 ：180mg • 成人 ：120mg • 成人 ：120mg • 成人 ：150mg
E	㉕パブロン鼻炎カプセル S ㉖ユトラ鼻炎カプセル S ㉘アネトンアルメディ鼻炎錠	• 成人 ：120mg • 成人 ：180mg • 成人 ：180mg
G	㊱ロートアルガード鼻炎内服薬 ZⅡ ㊲ハリー鼻炎カプセル MP	• 成人 ：75mg • 成人 ：75mg

PSE：プソイドエフェドリン塩酸塩

表 7-26 NPZ または OMH 配合点鼻薬 5 製品の「してはいけないこと」,「用法・用量に関連する注意」

グループ	製品番号・製品名	NPZ 配合量 (100mL 中)
B	⑩ NEW エージーノーズモイスト ⑪エージーノーズアレルカット M ⑫ロートアルガード ST 鼻炎スプレー	• 25mg • してはいけないこと：長期連用 ※製品㊹では「連続して 2 週間を超えて使用せず，再び使用する場合は，2 週間以上（休薬期間を）あける」との記載がある.
H	㊹パブロン点鼻クイック	

グループ	製品番号・製品名	OMH 配合量 (100mL 中)
J	㊿ナシビン M スプレー	• 0.05g • してはいけないこと：1 週間を超えての連用* ※「使用を中止した場合は 2 週間以上（休薬期間を）あける」及び「症状が改善したら使用を中止する」との記載がある.

NPZ：ナファゾリン塩酸塩, OMH：オキシメタゾリン塩酸塩
* 本剤の連用により，鼻粘膜障害が起こることがある.
※使用法
製品⑩ ～ ⑫
成人・7 歳以上：1 度ずつ両鼻腔内に噴霧.
1 日使用回数：3～5 回（3 時間以上の使用間隔をおくこと）.
製品㊹
成人・7 歳以上：1 度ずつ両鼻腔内に噴霧.
1 日使用回数：4 回（朝・昼・夕方及び就寝前）.
製品㊿
成人（15 歳以上）：1 回につき 2～3 度ずつ両鼻腔内に噴霧.
1 日使用回数：1～2 回（10～12 時間以上の使用間隔をおくこと）.

なお，長期連用を禁じている製品には，血管収縮薬配合剤のほかに内服では小児用鼻炎シロップなどがあるので注意が必要である（表7-27）．

表7-27 長期連用できない製品・服薬指導のポイント

グループ	製品番号・製品名	服薬指導の要点
C	⑬アルペンFこども鼻炎シロップ ⑭こどもパブロン鼻炎液S ⑮キッズバファリン鼻炎シロップS ⑯宇津こども鼻炎シロップA	・鼻づまり型にはMEH配合剤を選択する． ・長期連用を禁じている． ・鼻汁が粘液性に変わる例は受診勧奨する． ・鼻づまり中等症にはコールタイジン点鼻液a（グループI製品㊾）の推奨を検討する．
E	㉗龍角散鼻炎カプセル ㉙ストナリニS	・製品㉙は，α_1作用薬であるPEP配合薬で，長期の連用はできない． ・服薬後の乗り物・機械類の運転操作はできない．
F	㉟ストナリニ・ガード	・MQTの抗コリン作用が服薬制限因子になる（緑内障・排尿困難）．
G	㊳アルガード鼻炎クールアップEX ㊶スカイナーAL錠 ㊷ルキノン錠AZ	・製品㊳（MQT）は，15歳未満の小児及び高齢者（65歳以上）に使用不可．製品㊶・㊷（ALH）は，15歳未満の小児に使用不可． ・製品㊳は，α_1作用薬であるPEP配合薬で，長期の連用はできない．

MEH：dl-メチルエフェドリン塩酸塩，PEP：フェニレフリン塩酸塩，MQT：メキタジン，ALH：アゼラスチン塩酸塩

Pharmacist's point of view
アレルギー性鼻炎の生活指導

- 日本人の50％が花粉症，通年性アレルギー性鼻炎などのアレルギー性疾患に罹患する．
- ハウスダストで強い抗原性をもつものは，ダニの糞中の消化酵素とされている．
- ハウスダストは呼吸とともに気道の広範囲に到達し，アレルギー反応をひき起こす．
- アレルギー性鼻炎の最良の治療法は，アレルゲンを突きとめ，これを回避することである．
- アレルギー性鼻炎は罹患者のQOLを著しく低下させ，難治であることが多い．
- アレルゲンが鼻腔に侵入すると，鼻粘膜血管が透過性亢進を起こし，鼻づまりが起きる．
- ナファゾリン点鼻液は，連用により反応性の低下・局所粘膜の二次充血を起こすことがある．
- ナファゾリン点鼻液は，急性充血期に限って使用するか，適切な休薬期間をおいて使用する．
- ナファゾリン点鼻液の連続投与中に生じる鼻粘膜の二次充血や腫脹は，投与中止から7〜10日間程度の断薬で消失する．
- オキシメタゾリン塩酸塩配合の点鼻薬は，連続して1週間を超えての使用を禁じている．

参考文献

1) 日本臨床検査医学会：「診断群別臨床検査のガイドライン 2003～医療の標準化に向けて～」（「24. アレルギー性鼻炎」），p.103-106，2003.
2) 日本臨床検査医学会：「臨床検査のガイドライン 2005/2006」，p.204（図1），2005. より引用改変.
3) 鼻アレルギー診療ガイドライン作成委員会：「鼻アレルギー診療ガイドライン―通年性鼻炎と花粉症―2013年版（改訂第7版）」，ライフ・サイエンス，2013.
4) 泉孝英 編：「Guidelines-based 外来診療ハンディガイド」，日経メディカル開発，2009.
5) 鼻アレルギー診療ガイドライン作成委員会：「鼻アレルギー診療ガイドライン―通年性鼻炎と花粉症―2005年版（改訂第5版）」，ライフ・サイエンス，2005.
6) 鼻アレルギー診療ガイドライン作成委員会：「鼻アレルギー診療ガイドライン―通年性鼻炎と花粉症―2013年版（改訂第7版）」，ライフ・サイエンス，2013.
7) 長谷川真也：「血管運動性鼻炎の病態に関する研究」，千葉医学雑誌 75（2），p.57-67，1999.
8) 奥田稔：「鼻アレルギー 基礎と臨床」，医薬ジャーナル社，p.236-237，2005. より引用改変.
9) 鼻アレルギー診療ガイドライン作成委員会：「鼻アレルギー診療ガイドライン―通年性鼻炎と花粉症―2005年版（改訂第5版）」，p.207，ライフ・サイエンス，2005.
10) 鼻アレルギー診療ガイドライン作成委員会：「鼻アレルギー診療ガイドライン―通年性鼻炎と花粉症―2005年版（改訂第5版）」，ライフ・サイエンス，2005. より引用改変.
11) 鼻アレルギー診療ガイドライン作成委員会：「鼻アレルギー診療ガイドライン―通年性鼻炎と花粉症―2013年版（改訂第7版）」，ライフ・サイエンス，2013. より引用改変.
12) 鼻アレルギー診療ガイドライン作成委員会：「鼻アレルギー診療ガイドライン―通年性鼻炎と花粉症―2016年版（改訂第8版）」，ライフ・サイエンス，2016. より引用改変.
13) 星野祐一：「鼻・副鼻腔のアレルギー性疾患と治療薬の使用法」，ENTONI 104，p.6-18，2009.
14) 馬場俊吉 他：「小青竜湯の通年性鼻アレルギーに対する効果―二重盲検比較試験―」，耳鼻臨床 88（3），p.389-405，1995.
15) 週刊朝日編集部：「正しく付き合う漢方 2014（完全ガイド）」，p.66，朝日新聞出版，2014. より引用改変.
16) BC Health Guide：Chest and Respiratory Problems/Allergy p.179～184.
17) 島田達生 他 監訳：「健康と病気のしくみがわかる解剖生理学」，p.259，西村書店，2000.
18) 細田泰弘：「イラスト病理学 第3版」，p.39，文光堂，1997.

8章

季節性アレルギー性鼻炎（花粉症）

学習のポイント

8章では，①季節性アレルギー性鼻炎（花粉症）の発症機序，花粉飛散時期，治療ポイント，花粉症調査，②適応探しでは鼻アレルギー診療ガイドライン，アレルギー性結膜疾患診療ガイドラインに基づいて花粉症臨床診断の流れを示し，③適剤探しでは鼻アレルギー診療ガイドラインの初期療法，結膜炎合併例の治療と維持療法，病型・重症度別の適剤探し基準に触れ，④生活指導ではメディカルケアのオーファン領域とされる"こども花粉症"について，包括的SCSを考慮する機会を設けた．

8.1. 花粉症とは？

8.1.1. 花粉症の症状

　花粉症の症状発現は，鼻粘膜と眼瞼結膜におけるⅠ型アレルギーの機序によって説明できる．スギ花粉症の患者では，IgE抗体が鼻粘膜肥満細胞表面に結合しており，花粉の飛散とともにスギ抗原（Cry j 1, Cry j 2）が鼻腔に達すると，スギ抗原はIgEに捉えられて橋を架けた（架橋形成）状態になる．この状態では肥満細胞の活性化が起こり，ヒスタミン，ロイコトリエンが放出され，知覚神経，血管は刺激されて，くしゃみ・鼻水・鼻閉といった即時相反応によるアレルギー症状をひき起こす．また，このような花粉抗原との反応が繰り返されると，鼻腔では好酸球の増加と上皮細胞障害が生じて粘膜の過敏性が亢進し，症状の遷延化（遅発相反応）が起きてくる（図8-1）．

　同様に，花粉が眼瞼結膜に付着すると，結膜表面を覆っている涙液によって抗原が溶け出し，鼻腔で起きた機序と同じⅠ型アレルギーの即時相反応が起きて，目のかゆみ，涙目，結膜の充血などがみられるようになる．

8.1.2. 花粉症の木本原因植物の種類と飛散開始時期

　花粉症をひき起こす植物は約50種類あり，スギ花粉症が全体の約70％を占めると推察されている．花粉症の臨床診断では，花粉の飛散開始時期に一致する鼻炎，結膜炎の症状発現が第一の要件となる．したがって，プライマリ・ケアの現場では，各地域の花粉飛散情報を的確に把握することが常に求められている．

　スギ花粉症以外では，スギより1ヵ月遅れて飛散時期を迎えるヒノキ花粉症がある．ヒノキ花粉はスギ花粉の形状に類似し，スギ花粉症の70％がヒノキ花粉にも感受性をもつとい

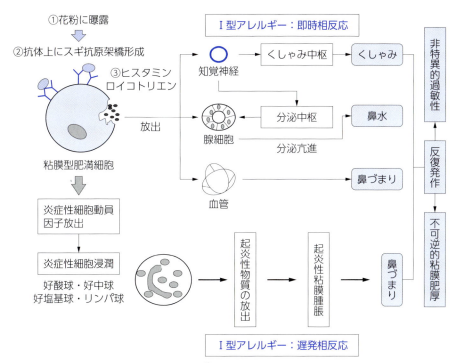

図 8-1 スギ花粉症の発症メカニズム[1]

われている．したがって，スギ花粉症のシーズンを過ぎても，花粉症の症状が遷延化する例では，原因アレルゲンの確認検査が必要になる．

また，ハンノキ，シラカンバの花粉による花粉症では，OAS（口腔アレルギー性症候群：oral allergy syndrome）を合併する．OAS の患者では，リンゴ・モモ・イチゴなどの果物，ニンジン・ジャガイモ・トマトなどの野菜を摂取することにより，口・唇・喉などの口腔粘膜，周辺組織にイガイガ感などのアレルギー症状をひき起こす．その原因は花粉症の原因物質が OAS の引き金になる食物中に含まれているためと考えられている．まれに，じんましん（皮膚症状），気管支ぜんそく（全身症状）が見られることもあるので，口腔粘膜等に前駆症状が起きたら，速やかに受診するよう勧める（図 8-2）．

8.1.3．花粉症の治療ポイント

花粉症は典型的な Common Disease の１つで，アレルゲン回避などのセルフケアが重要な意味をもつ疾病である．呼吸器系疾患のなかでは予後の良い疾患であるが，アレルギー3 主徴（くしゃみ・鼻水・鼻づまり）のうちの鼻づまりは，患者の QOL を著しく低下させ，花粉症患者の急増とともに医療上の大きな課題になっている．

> 花粉症の治療ポイント
> - QOL の速やかな改善と維持が最大の目的である．
> - 治療法には，花粉抗原の除去，回避（セルフケア），薬物療法，免疫療法，手術療法がある．
> - 病型（くしゃみ・鼻水型，鼻づまり型）と重症度で治療法を選択する．
> - 初期治療が有用である．

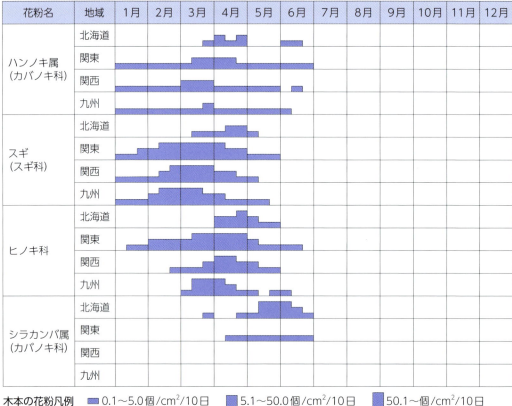

図 8-2 主な木本花粉の地域別花粉飛散状況[2]

　花粉症の症状には個人差がみられる．同じ地域，同じ生活を送っていても，花粉症の症状には大きな個人差が生じる．相談者の QOL を的確に捉え，QOL を高めるためには，どのような SMS をすれば良いか，常に考慮する必要がある．

　より良い SMS を進めるためには，日本アレルギー性鼻炎標準 QOL 調査票 (JRQLQ) を活かすことが出発点になる．「JRQLQ NO.1」では，最近 1～2 週間について，Ⅰ 治療目標症状の重症度評価，Ⅱ 日常生活への影響度の綿密な評価，Ⅲ その結果の総合的評価という一連の流れによって患者の QOL を把握する (**図 8-3**)．

8.1.4. 花粉症についての調査

　代表的な Common Disease とされる花粉症の適正な SMS を進めるために，まず，Common Disease に共通する特徴について考える．花粉症についての調査項目として，①医療受診と OTC 薬の代替性，②鼻・眼アレルギー症状の重症度と重複度の 2 つを取り上げ，花粉症の SMS にどのような影響があるか考えてみる．

〔医療受診と OTC 薬の代替性〕

　株式会社日本リサーチセンターでは，花粉症に関し，毎年定期的に全国 15～79 歳の男女 1,200 人を対象として，訪問留置オムニバス調査を実施している．この調査は 2003 年 3 月にスタートし，2010 年以降は毎年 3 月に時系列調査を行っており，ここでは 2014 年 3 月の調査結果を示している．

Ⅰ 最近1〜2週間で最もひどかった鼻・眼の症状の程度についてチェック（5段階評価）

①水っぱな	③鼻づまり	⑤目のかゆみ
②くしゃみ	④鼻のかゆみ	⑥涙目

Ⅱ Ⅰの症状のために，最近1〜2週間で最もひどかったQOL質問項目の程度についてチェック（5段階評価）．Ⅰの症状（鼻・眼）と関係がないことがはっきりしている項目は，"0 なし（いいえ）"にチェック．

QOL質問項目	⑥スポーツ，ピクニックなど野外生活の支障	⑫倦怠（けんたい）感
①勉強・仕事・家事の支障	⑦外出の支障（控えがち）	⑬疲労（つかれやすい）
②精神集中不良	⑧人とのつき合いの支障	⑭気分が晴れない
③思考力の低下	⑨他人との会話・電話支障	⑮いらいら感
④新聞や読書の支障	⑩まわりの人が気になる	⑯ゆううつ
⑤記憶力低下	⑪睡眠障害	⑰生活に不満足

Ⅲ 総括的状態：最近1〜2週間のあなたの状態（症状，生活や気持ちを含めて）全般を表わす顔の番号にチェック（5段階評価）．

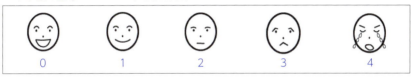

図 8-3　日本アレルギー性鼻炎標準 QOL 調査票[3]

さて，処方薬の利用者と OTC 薬の利用者の比率をみると，38.8％対42.6％と，ほぼ拮抗している．この傾向は表2-4で触れた，大日らの調査結果と極めて類似している．軽医療，あるいは Common Disease の治療分野では，患者数が多く，医療受診とセルフケアは拮抗している．また，処方薬，OTC 薬とも使用しないと回答した家庭治療派も27.7％いる．

以上のことから，花粉症の SMS を的確に進めようとすれば，患者の問診から得られる臨床症状と最新の地域花粉情報から的確な臨床診断を導き，さらに，症状と QOL との関係から得られる病型判断，重症度評価を行って，適正な適剤探しのステップへと導かなければならないという規範が見えてくる（図 8-4）[4]．

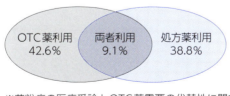 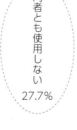

※花粉症の医療受診とOTC薬需要の代替性に関する調査（株式会社日本リサーチセンター（2014年：n＝394））によれば，OTC薬利用者42.6％，処方薬利用者38.8％，両者利用者は9.1％であり，表2-4「疾病ごとの医療受診とOTC需要の代替性に関する研究」の花粉症における医療受診者35％，OTC薬利用者33％という結果と隔たりは少ない．

図 8-4　花粉症の医療受診と OTC 薬需要の代替性

〔鼻・眼アレルギー症状の重症度と重複度〕

Common Disease は身体の広い範囲に症状を訴える疾病が多い．かぜ症候群は 200 を超えるウイルスが病原になるとされ，それぞれのウイルスの特性が気道の広い範囲を侵し，鼻炎・咽頭炎・気管／気管支炎・全身性症状を起こしてくる．また，機能性消化管障害 (FGIDs) には，便通異常を伴う過敏性腸症候群 (IBS)，胃もたれが特徴の機能性胃腸症 (FD)，胸やけを訴える胃食道逆流症 (GERD) があり，これら 3 つの FGIDs が同一患者にみられることが多い．

さて，花粉症の症状発現部位はどうだろうか？ 基本的には花粉の直接的曝露を受ける眼瞼結膜，呼吸とともに花粉曝露を受ける鼻腔粘膜が，アレルギー反応の首座になる[4]（図 8-5）．ただし，花粉症には，他の抗原によるアレルギー性鼻炎・結膜炎，アトピー性皮膚炎，喘息，OAS（口腔アレルギー性症候群）などが合併するとの報告[5]もあり，その疑いがある場合は，速やかな受診勧奨を念頭に置く必要がある．

目に重い症状	両方に重い症状	鼻に重い症状	両方とも重い症状はない
48.2% (64.7%)	41.1% (58.6%)	57.6% (74.2%)	35.3% (19.7%)

※花粉症の目及び鼻の重い症状比率に関する調査（株式会社日本リサーチセンター（2014年：n＝394）によれば，「①目に重い症状（目のかゆみ・涙目・目の充血の3項目）」で，「やや重い症状」がある人は全体の48.2％，「②くしゃみ・鼻水・鼻づまり・鼻のかゆみ」のいずれかの項目で，「やや重い以上の症状」がある人は57.6％，「③目と鼻の両方に重い症状」がある人は41.1％であった．

※青字は2014年の調査結果，（　）内は2013年の調査結果．

図 8-5　花粉症の目及び鼻のやや重い症状の発現率

Pharmacist's point of view
花粉症とは？

- 花粉症の症状発現は鼻粘膜・眼瞼結膜におけるⅠ型アレルギーの機序によって説明できる．
- スギ抗原が鼻腔に達し，肥満細胞のIgE上に架橋形成されると，肥満細胞は活性化され，ヒスタミン・ロイコトリエンが放出され，くしゃみ・鼻水・鼻閉といった即時相反応をひき起こす．
- 花粉抗原との反応が繰り返されると，鼻腔では好酸球の増加と上皮細胞障害が生じて粘膜の過敏性が亢進し，症状の遷延化（遅発相反応）が起きてくる．
- 花粉が結膜に付着すると，結膜表面の涙液によって抗原が溶け，Ⅰ型アレルギー反応が起きて，目のかゆみ，涙目，結膜の充血などがみられるようになる．
- 花粉症の原因植物は約 50 種類で，スギ花粉症が全体の約 70％を占める．
- 花粉症の臨床診断は，花粉の飛散開始時期に一致する鼻炎，結膜炎の症状発現が要件となる．
- スギ花粉症の 70％がヒノキ花粉にも感受性をもつといわれている．
- ハンノキ，シラカンバ花粉による花粉症では OAS を合併する．
- 花粉症の治療は QOL の維持・改善，花粉抗原の除去・回避，病型・重症度に合わせた的確な薬物療法，初期治療が有用である．
- 花粉症の SMS では，「JRQLQ」を活かすことが勧められる．

- 「JRQLQ NO.1」では，最近1～2週間における，Ⅰ治療目標症状の重症度評価，Ⅱ日常生活への影響度評価，Ⅲその結果の総合的評価という一連の流れによって患者のQOLを把握する．
- 花粉症における処方薬利用者とOTC薬利用者の比率は，38.8%対42.6%であり，拮抗している．
- 花粉症のSMSでは，臨床症状と最新の地域花粉情報から臨床診断を進め，症状とQOLとの関係から病型判断，重症度評価を行い，適正な適剤探しのステップへと導かなければならない．
- 花粉症では，他抗原によるアレルギー性鼻炎・結膜炎，アトピー性皮膚炎，喘息などが合併しやすいとの報告があり，これらの合併症の疑診例では速やかな受診勧奨が必要となる．

8.2. 花粉症の適応探し

8.2.1. 2009年版アレルギー性鼻炎ガイド

2008年11月に出版された「2009年版アレルギー性鼻炎ガイド」(アレルギー性鼻炎ガイド)は，「鼻アレルギー診療ガイドライン—通年性鼻炎と花粉症2009年版(改訂第6版)」(鼻アレルギー診療ガイドライン)のエッセンスだけを分かりやすく解説したものであり，広く生活者のために利用されている(いずれも最新版は2016年版)．

「アレルギー性鼻炎ガイド」では，診断方法(医療面接の内容と狙い)をはじめ，鼻鏡検査，鼻汁好酸球検査，血中総IgE・好酸球検査の目的，アレルゲンに対する抗体検査，鼻X線検査の意味，そして適剤探しには欠かせない病型診断・重症度診断について述べられている(図8-6)．

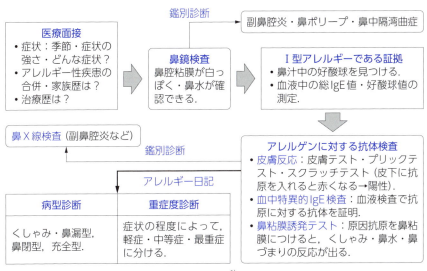

図8-6 アレルギー性鼻炎の診断方法と流れ[6]

8.2.2. アレルギー性結膜疾患診療ガイドライン

1993年の厚生省(当時)による調査では，両眼の眼掻痒感をもつ者は，全人口のうち，小児(15歳未満)16.1%，成人21.1%であり，医師によってアレルギー性結膜疾患と診断

されたことがある者は，小児12.2%，成人14.8%となっている．

アレルギー性結膜疾患は，Ⅰ型アレルギーが関与する結膜の炎症性疾患で，何らかの自他覚症状を伴うものと定義されている．これにより，単にアレルギー素因を示しているだけではアレルギー性結膜疾患とは判定されず，結膜の炎症性変化（充血）と掻痒感，眼脂，流涙など，何らかの自覚症状がある場合にのみ，アレルギー性結膜疾患と診断される（**図8-7**）．

季節性アレルギー性結膜炎（SAC）は，毎年，居住地の花粉飛散時期において眼掻痒感，流涙，充血，異物感などの自覚症状があり，結膜充血，結膜浮腫，結膜濾胞が認められることによって臨床診断が可能である．SACで最もよくみられる重要な症状は眼掻痒感である[8]．また，SACの大部分は花粉抗原による花粉性結膜炎であるため，花粉抗原による鼻炎症状の合併例が65～70％にみられる．

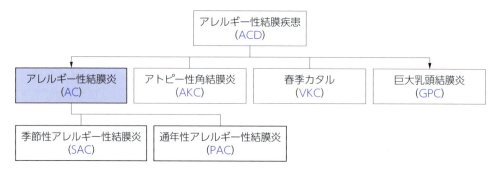

- ACDは，「①増殖性変化」，「②アトピー性皮膚炎の合併，異物などによる機械的刺激」の有無によって，AC，AKC，VKC，GPCに分類されている．
- 結膜に増殖性変化がみられないACDがACである．
- ACのうち，症状の発現が季節性のものをSAC，季節・気候変化で症状の増悪・寛解はみられるが，症状の発現が通年であるものをPACと呼んでいる．

図8-7 アレルギー性結膜疾患（ACD）の分類[7]

通年性アレルギー性結膜炎（PAC）は，ほぼ1年を通じて眼掻痒感，流涙，充血，眼脂などの自覚症状があり，結膜充血，瞼結膜に結膜濾胞と呼ばれるリンパ球の集合からなる半球状の小隆起を認め，結膜には増殖性の変化がない．多くの例で慢性の経過を辿るが，抗原としてはハウスダスト，ダニの糞が挙げられている．臨床症状は軽度で，特徴的な他覚所見に乏しい例が多いため，特に高齢者について，PACの臨床診断に困難を感じる例は，眼科医への紹介または受診勧奨が相当である（**図8-8**）．

8.2.3. 花粉症の受診勧奨基準

2010年度厚生労働科学研究補助金 免疫アレルギー疾患予防・治療研究事業として，「的確な花粉症の治療のために」が2011年に公表され，生活者の利用に供されている．全体は次の5部構成となっている．
1. 花粉症はどのように発症するのでしょうか？
2. 花粉症の原因
3. 花粉症のメカニズム
4. 花粉症の治療
5. 花粉症のセルフケア

臨床診断（Aのみ）	アレルギー性結膜疾患に特有な臨床症状がある．
準確定診断（A+B）	臨床診断に加えて，血清抗原特異的IgE抗体陽性，または推定される抗原と一致する皮膚反応陽性．
確定診断（A+B+C）	臨床診断または準確定診断に加えて，結膜擦過物中の好酸球が陽性．

A：臨床症状あり　B：Ⅰ型アレルギー素因（全身的素因，局所的素因）あり　C：結膜でのⅠ型アレルギー反応あり．

疾患名と主な診断根拠	
季節性アレルギー性結膜炎 （SAC）	通年性アレルギー性結膜炎 （PAC）
季節性の眼掻痒感，鼻炎症状，血清抗原特異的IgE抗体，皮膚反応，結膜浮腫，結膜濾胞．	通年性の眼掻痒感，眼脂，好酸球．

図8-8 アレルギー性結膜炎の臨床診断・準確定診断・確定診断の基準[9]

　そのうち，「1. 花粉症はどのように発症するのでしょうか？」における「②花粉症の症状のひどさには違いがあるの？」では，10の問診による受診勧奨基準が示されている．いずれの設問も「はい」，「いいえ」で答える形であり，花粉症に罹っているのか，あるいはかぜ症候群の疑いなのかが判断できるように工夫されている（**図8-9**，**表8-1**）．

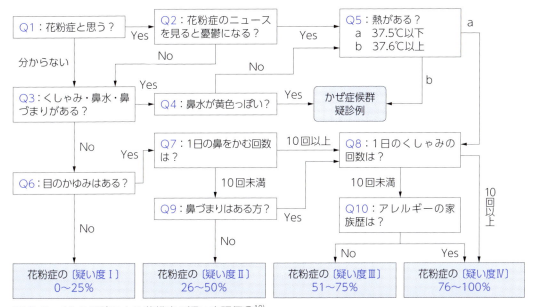

図8-9 10の問診による花粉症の疑い度評価①[10]

表8-1 10の問診による花粉症の疑い度評価②[10)]

Q1：花粉症かどうかわからない Q3：くしゃみ・鼻水・鼻づまりはない Q6：目のかゆみはない	花粉症疑い度 0〜25%	症状による診断は目安的．日本の花粉症は16%．気になる場合は，受診を勧める．
Q1・Q3・Q6：目のかゆみがある Q7：1日の鼻をかむ回数は10回未満 Q9：鼻づまりはない	花粉症疑い度 26〜50%	花粉症の疑いは低いが，可能性がないと言えない．気になる人には受診を勧める．
Q1・Q3・Q6：目のかゆみがある Q7：1日の鼻をかむ回数は10回以上 Q8：1日のくしゃみ回数は10回未満 Q9：鼻づまりがある Q10：アレルギーの家族歴はない	花粉症疑い度 51〜75%	花粉症の疑いがある．花粉飛散量で未発症の年もあり，かぜ症候群との鑑別も困難なケースがあるので，受診勧奨が望ましい．
Q1〜7：上欄に同じ Q8：1日のくしゃみ回数は10回以上 Q10：アレルギーの家族歴がある	花粉症疑い度 76〜100%	花粉症の疑いが濃厚．早めに医師の診断を勧奨する．仕事・勉強などの日常生活に支障がない薬も処方してもらえる．

8.2.4. 花粉症の適応探し

花粉症の適応探しでは，花粉症の症状を，①かぜ症候群との鑑別診断，②花粉症の臨床診断の2ステップに分けて進めていく．

かぜ症候群の鑑別診断は，症状による臨床診断によって進められる．これには7つの設問が用意され，その1つ以上に該当すれば花粉症は否定され，かぜ症候群を疑う．また，かぜ症候群の疑診例には日本呼吸器学会の「成人気道感染症診療の基本的な考え方」に示される臨床症状（発熱・鼻汁・咽頭痛・咳）による受診勧奨基準を活かし，受診勧奨と自宅療養（セルフメディケーション）に区別する（**図8-10**）（かぜ症候群に加えて，インフルエンザ，急性副鼻腔炎，扁桃炎・咽頭炎，急性喉頭蓋炎，肺炎などとの鑑別診断が必要な場合は，「5章　かぜ症候群」の関連事項を参照）．

かぜ症候群の鑑別診断後，花粉症の臨床診断が進められる．花粉症の臨床診断には問診ステップⅠ〜Ⅳがあり，Ⅰの花粉症と通年性アレルギー性鼻炎の鑑別では，両疾患の相違点，疾病の発症期，くしゃみの症状期，鼻閉の症状期，明らかな眼症状の有無，熱感の有無を確認し，鑑別診断を行う（**表7-4**）．

Ⅱでは，花粉症の症状・原因・治療に関する記録（アレルギー記録）をとり（**表7-5**），Ⅲでは花粉症の症状（くしゃみ発作・鼻汁/鼻閉）と日常生活の支障度から，花粉症の重症度（重症・中等症・軽症）を評価する（**表7-6**）．また，ⅣではⅢの結果をもとに，個々の症例の重症度と病型（くしゃみ/鼻水型・鼻づまり型・充全型）を判断して（**表7-7**），次のステップであるSMS及び症例ごとの適剤探しの作業に入る（**図8-11**）．

8.2. 花粉症の適応探し 191

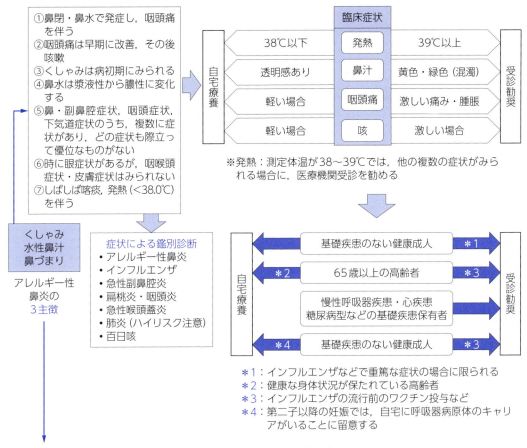

- アレルギー性鼻炎の初発例は，ときに病初期での臨床診断に困難を感じる．
- 日本呼吸器学会の「呼吸器感染症に関するガイドライン 成人気道感染症診療の基本的考え方」における臨床症状（発熱・鼻汁・咽頭痛・咳）による受診勧奨基準は，かぜ症候群に活かせる．
- くしゃみ・水性鼻汁・鼻づまりを主徴とするアレルギー性鼻炎の臨床診断は，かぜ症候群との鑑別診断を経て，慎重に進める．

図 8-10　かぜ症候群の症状による診断と受診勧奨基準[11]

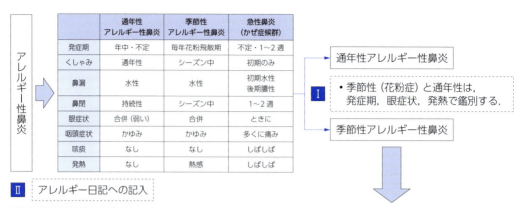

図 8-11 花粉症と通年性アレルギー性鼻炎の鑑別と重症度評価の流れ[2), 12), 13)]

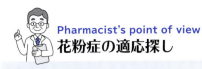

Pharmacist's point of view
花粉症の適応探し

- 花粉症の診断では，薬物療法の最適化に欠かせない病型診断・重症度診断がなされる．
- アレルギー素因，結膜の炎症・掻痒感，眼脂，流涙がある場合，アレルギー性結膜炎 (AC) と診断する．
- 季節性アレルギー性結膜炎 (SAC) では，鼻炎症状の合併がみられる．
- 「的確な花粉症治療のために」では，10 の問診による花粉症の疑い度評価法が示されている．
- 花粉症とかぜ症候群の鑑別診断は，症状による臨床診断によって進められる．
- かぜ症候群では症状により，受診勧奨と自宅療養 (セルフメディケーション) の区別を行う．
- 花粉症の臨床診断には，「Ⅰ　通年性アレルギー性鼻炎との鑑別」，「Ⅱ　アレルギー記録の作成」，「Ⅲ　症状の重症度評価」，「Ⅳ　重症度と病型の判断」という流れがある．

8.3. 花粉症の適剤探し

8.3.1. 花粉症の初期療法

「鼻アレルギー診療ガイドライン 2016 年版」には，重症度別の花粉症治療法の選択基準が示されているが，シーズンごとに強い症状を示す症例，小児例では初期療法の重要性が強調され，花粉飛散初期・症状発現初期の初期療法が推奨されている．初期療法に用いる薬剤は，OTC 薬では①第 2 世代抗ヒスタミン薬，②遊離抑制薬，③鼻噴霧用ステロイド薬の 3 つが挙げられており，くしゃみ・鼻みず型には①，②，③が，鼻閉型，鼻閉が主な充全型には③が第 1 選択薬とされている (表 8-2，表 8-3)．

表 8-2　くしゃみ・鼻漏型花粉症の薬剤選択基準[14]

初期療法	軽症	中等症
①第 2 世代抗ヒスタミン薬 ②遊離抑制薬 ③鼻噴霧用ステロイド薬 ※上記のうち，いずれか 1 つ	①第 2 世代抗ヒスタミン薬 ②遊離抑制薬 ③抗ロイコトリエン薬 ④抗プロスタグランジン D_2・トロンボキサン A_2 薬 ⑤Th2 サイトカイン阻害薬 ⑥鼻噴霧用ステロイド薬 ※上記のうち，いずれか 1 つ ①～⑤で治療を開始したときは，必要に応じて⑥を追加	第 2 世代抗ヒスタミン薬 ＋ 鼻噴霧用ステロイド薬
点眼用抗ヒスタミン薬 or 遊離抑制薬		

※抗ロイコトリエン薬，抗プロスタグランジン D_2・トロンボキサン A_2 薬，Th2 サイトカイン阻害薬は，OTC 薬として発売されていない
※初期療法の鼻噴霧用ステロイド薬，軽症の遊離抑制薬，抗ロイコトリエン薬，抗プロスタグランジン D_2・トロンボキサン A_2 薬，Th2 サイトカイン阻害薬については「鼻アレルギー診療ガイドライン 2016 年版」で加えられている．

表8-3 鼻閉型・鼻閉を主とする充全型花粉症の薬剤選択基準[14]

初期療法	軽症	中等症
①抗ロイコトリエン薬 ②抗プロスタグランジン D_2・トロンボキサン A_2 薬 ③Th2サイトカイン阻害薬 ④鼻噴霧用ステロイド薬 ※上記のうち,いずれか1つ	①第2世代抗ヒスタミン薬 ②遊離抑制薬 ③抗ロイコトリエン薬 ④抗プロスタグランジン D_2・トロンボキサン A_2 薬 ⑤Th2サイトカイン阻害薬 ⑥鼻噴霧用ステロイド薬 ※上記のうち,いずれか1つ	抗ロイコトリエン薬 or 抗プロスタグランジン D_2・トロンボキサン A_2 薬 ＋ 鼻噴霧用ステロイド薬 ＋ 第2世代抗ヒスタミン薬 もしくは 第2世代抗ヒスタミン薬・血管収縮薬配合剤 ＋ 鼻噴霧用ステロイド薬
	点眼用抗ヒスタミン薬 or 遊離抑制薬	

※抗ロイコトリエン薬,抗プロスタグランジン D_2・トロンボキサン A_2 薬,Th2サイトカイン阻害薬は,OTC薬として発売されていない
※初期療法の鼻噴霧用ステロイド薬,軽症の遊離抑制薬,抗ロイコトリエン薬,抗プロスタグランジン D_2・トロンボキサン A_2 薬,Th2サイトカイン阻害薬,中等症の第2世代抗ヒスタミン薬・血管収縮薬配合剤,鼻噴霧用ステロイド薬については「鼻アレルギー診療ガイドライン2016年版」で加えられている.

花粉症の初期療法では,花粉が飛散する2週間程度前から薬物療法を開始する.花粉の飛散開始日は,年ごとあるいは地域によって差があるので,環境省の花粉情報サイトや,各地方自治体の花粉情報等を参考にして,早期に対応する必要がある(図8-12).

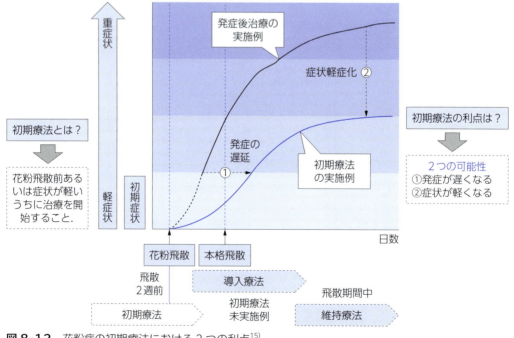

図8-12 花粉症の初期療法における2つの利点[15]

8.3.2. アレルギー性結膜炎を合併する花粉症のメディカルケア

スギ花粉症は典型的なⅠ型アレルギー性疾患で，鼻症状だけではなく，眼症状，皮膚症状，気道症状などを伴う全身性疾患であるため，耳鼻咽喉科，眼科，皮膚科，小児科，内科，薬剤師に及ぶ広域連携が必要である．

花粉症にはSACの合併例が多く，鼻粘膜と眼瞼粘膜に中等症以上のアレルギー症状を示す症例は40％を超えているとする調査もあり[4]，そのような例は初期治療を必要とする症例であると考えてよい．

花粉症の初期治療・維持療法には，第2世代抗ヒスタミン薬及び遊離抑制薬が第1選択薬となるが，眼症状の合併例の場合は，この両成分の点眼剤の併用を考慮してもよい．また，鼻炎症状の重症度が「＋＋」(図8-11) を超える例については，抗アレルギー薬の内服薬を併用する．さらに眼症状が強い例では，ステロイド点眼薬が必要となるので，受診勧奨を行う (図8-13).

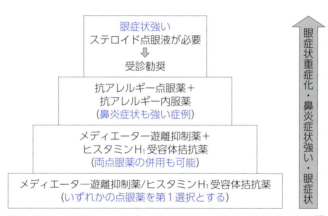

図8-13 季節性アレルギー性結膜炎を合併する花粉症の治療[16]

8.3.3. 花粉症の維持療法

花粉症の維持療法は，患者QOLの改善と維持のために行われる．したがって，花粉症の維持療法を効果的に進めるには，病型と重症度に配慮するだけではなく，合併する眼症状の重症度評価に基づく治療計画の策定が必要になる．「鼻アレルギー診療ガイドライン2016年版」に示されている花粉症の初期療法と維持療法の薬剤選択基準は，花粉症の①病型 (くしゃみ・鼻漏型，鼻閉型，鼻閉を主とする充全型) 及び②重症度に準拠する[14] (表8-3, 表8-4).

しかし，同ガイドラインでは，花粉症に合併する眼症状の重症度別薬剤選択基準は示されていない．したがって，花粉症に合併する眼症状の重症度評価は，日本眼科学会の「アレルギー性結膜疾患診療ガイドライン第2版」(2010年) に準拠する必要がある (図8-13)[16].

鼻アレルギー・アレルギー性結膜炎の主な治療薬の選択範囲は，7章で示したグループA〜JのOTC薬50製品 (表7-12〜表7-21) と，漢方製剤4製品 (表7-22) である (表8-2〜表8-4).

表8-4 鼻アレルギー・アレルギー性結膜炎の治療薬と選択範囲[17), 18)]

鼻アレルギー診療ガイドライン 2016 年版	アレルギー性結膜疾患診療ガイドライン (第2版)
〔重症度に応じた花粉症治療法の選択〕 治療法の選択：①初期療法及び重症度，②軽症（病型分類なし），③中等症（くしゃみ・鼻漏型，鼻閉型または鼻閉を主とする充全型）	季節性アレルギー性鼻炎と季節性アレルギー性結膜炎の合併例の治療法は，「鼻アレルギー診療ガイドライン」及び「アレルギー性結膜疾患診療ガイドライン」を尊重する（**図8-13**）．

〔花粉症の治療薬の選択範囲〕
- OTC薬，漢方製剤を中心とする．
- OTC薬の選択範囲は，グループA（**表7-12**）～グループJ（**表7-21**）までの50製品及び**表7-22**の漢方製剤4製品を中心とする．
- 鼻閉型・鼻閉を主徴とする充全型の選択範囲は，グループJおよび漢方製剤を第一選択薬とする．

〔「鼻アレルギー診療ガイドライン」と小青竜湯〕
- 通年性アレルギー性鼻炎の臨床研究において，小青竜湯は全国的に大規模な二重盲検ランダム化比較試験が行われており，その有用性が証明されたエビデンスの高い報告がある．さらに，小青竜湯は花粉症への有用性も示されている[19)]．
- 小青竜湯は「鼻アレルギー診療ガイドライン」において，有効な薬剤として強く推奨するとの評価がなされている．

8.3.4．花粉症の適剤探し

　花粉症の適剤探しは7章の「7.3.5．アレルギー性鼻炎の適剤探し」に示した10の基準に従って進める．ただし，グループI（ステロイド配合）の製品㊼及び㊽（ベクロメタゾンプロピオン酸エステル点鼻薬）については，鼻閉型，鼻閉が主徴の充全型の花粉症のうち，18歳以上で，使用上の注意の「してはいけないこと」，「相談すること」に抵触しない例への適応に限定して用いる．

　なお，花粉症のSMSはプライマリ・ケアの適剤探しの段階で集中的に進められるが，フォローアップ段階におけるSMSでは，服薬指導・生活指導だけでなく，ときに受診勧奨までを含むSMSが包括的に進められる（**表8-5～表8-8**）．

8.3. 花粉症の適剤探し　197

表8-5　花粉症・初期療法における薬剤選択基準

重症度	病型	くしゃみ・鼻水/鼻づまり重症度型	花粉症・初期療法　適用・選択薬剤（グループ（A〜J）・製品番号（①〜㊿）・漢方製剤）*
初期療法	くしゃみ・鼻水型	＋＋/＋	❶15歳以上：グループA①（第2世代抗H薬），苓甘姜味辛夏仁湯 ❷2歳以上：小青竜湯
		＋＋/－	❶15歳以上：グループA②（遊離抑制薬） ❷2歳以上：小青竜湯
	充全型	＋＋/＋＋	❶15歳以上：グループF㉚〜㉟，グループG㊴〜㊷，グループJ㊿ ❷15歳以上：葛根湯加川芎辛夷，苓甘姜味辛夏仁湯
	鼻づまり型	＋/＋＋	❶乳幼児・小児（3ヵ月〜11歳）：グループC⑬〜⑯ ❷小児（7歳以上）：グループD⑰〜㉔（PSE配合） ❸11歳/15歳以上：グループE㉕・㉖・㉘（PSE配合） ❹15歳以上：グループF㉚〜㉟，グループG㊴〜㊷，グループJ㊿ ❺15歳以上：葛根湯加川芎辛夷，麻黄附子細辛湯
		－/＋＋	❶乳幼児・小児（3ヵ月〜11歳）：グループC⑬〜⑯ ❷小児（7歳以上）：グループD⑰〜㉔（PSE配合） ❸11歳/15歳以上：グループE㉕・㉖・㉘（PSE配合） ❹15歳以上：グループF㉚〜㉟，グループG㊴〜㊷，グループJ㊿ ❺15歳以上：葛根湯加川芎辛夷，麻黄附子細辛湯

* 本書7章の製品グループと製品番号を参照（**表7-12〜表7-22**）.
抗H薬：抗ヒスタミン薬，遊離抑制薬：ケミカルメディエーター遊離抑制薬，PSE：プソイドエフェドリン塩酸塩
※重症度：**表7-7**参照.
＋＋/＋：アレルギー性鼻炎3徴候（くしゃみ・鼻水/鼻づまり）の重症度の程度を示す. 例えば，「＋＋/＋」の場合，くしゃみ・鼻水は「＋＋」，鼻づまりは「＋」によってそれぞれの重症度を示している（**表7-6**参照）.

表8-6　花粉症・中等症の維持療法における薬剤選択基準

重症度	病型	くしゃみ・鼻水/鼻づまり重症度型	花粉症・中等症　適用・選択薬剤（グループ（A〜J）・製品番号（①〜㊿）・漢方製剤）*
中等症	くしゃみ・鼻水型	＋＋/＋	❶15歳以上：グループA②（遊離抑制薬），苓甘姜味辛夏仁湯 ❷2歳以上：小青竜湯
		＋＋/－	❶15歳以上：グループA①（第2世代抗H薬） ❷2歳以上：小青竜湯
	充全型	＋＋/＋＋	❶15歳以上：グループF㉚〜㉟，グループG㊴〜㊷，グループJ㊿ ❷15歳以上：葛根湯加川芎辛夷，苓甘姜味辛夏仁湯
	鼻づまり型	＋/＋＋	❶乳幼児・小児（3ヵ月〜11歳）：グループC⑬〜⑯ ❷小児（7歳以上）：グループD⑰〜㉔（PSE配合） ❸11歳/15歳以上：グループE㉕・㉖・㉘・㉙（血管収縮薬配合） ❹15歳以上：グループF㉚〜㉟，グループG㊴〜㊷，グループJ㊿ ❺15歳以上：葛根湯加川芎辛夷，麻黄附子細辛湯
		－/＋＋	❶小児（鼻炎）：グループC⑬〜⑯ ❷小児（7歳以上）：グループD⑰〜㉔（PSE配合） ❸11歳/15歳以上：グループE㉕・㉖・㉘・㉙（血管収縮薬配合） ❹15歳以上：グループF㉚〜㉟，グループG㊴〜㊷，グループJ㊿ ❺15歳以上：葛根湯加川芎辛夷，麻黄附子細辛湯

* 本書7章の製品グループと製品番号を参照（**表7-12〜表7-22**）.
遊離抑制薬：ケミカルメディエーター遊離抑制薬，抗H薬：抗ヒスタミン薬，PSE：プソイドエフェドリン塩酸塩
※重症度：**表7-7**参照.
＋＋/＋：アレルギー性鼻炎3徴候（くしゃみ・鼻水/鼻づまり）の重症度の程度を示す. 例えば，「＋＋/＋」の場合，くしゃみ・鼻水は「＋＋」，鼻づまりは「＋」によってそれぞれの重症度を示している（**表7-6**参照）.

表 8-7 花粉症・軽症などの維持療法における薬剤選択基準

重症度	病型	くしゃみ・鼻水/鼻づまり重症度型	花粉症・軽症など 適用・選択薬剤（グループ（A～J）・製品番号（①～㊿）・漢方製剤）*
軽症	くしゃみ・鼻水型	＋/－	❶15歳以上：グループA②（遊離抑制薬），苓甘姜味辛夏仁湯 ❷2歳以上：小青竜湯
	充全型	＋/＋	❶15歳以上：グループF㉚～㉟，グループG㊴～㊷，グループJ㊿（頓用的使用に限る） ❷15歳以上：葛根湯加川芎辛夷，苓甘姜味辛夏仁湯
	鼻づまり型	－/＋	❶3ヵ月以上：グループC⑬～⑯ ❷小児（7歳以上）：グループD⑰～㉔（PSE配合） ❸11歳/15歳以上：グループE㉕・㉖・㉘・㉙（血管収縮薬配合） ❹15歳以上：グループF㉚～㉟，グループG㊴～㊷，グループJ㊿（頓用的使用に限る） ❺15歳以上：葛根湯加川芎辛夷，麻黄附子細辛湯
	フォローアップ例		フォローアップの適剤探しでは，生活指導を重視し，薬物療法の目標をQOLの速やかな改善と維持におく．
	通年性アレルギー性鼻炎の合併例		花粉症・通年性アレルギー性鼻炎の重症度が軽症で，罹患時期が重複せず，生活療法及び薬物療法で症状緩和が得られ，患者のQOLの改善が期待できる例を対象．

* 本書7章の製品グループと製品番号を参照（**表7-12～表7-22**）．
遊離抑制薬：ケミカルメディエーター遊離抑制薬，PSE：プソイドエフェドリン塩酸塩
※重症度：**表7-7** 参照．
＋＋/＋：アレルギー性鼻炎3徴候（くしゃみ・鼻水/鼻づまり）の重症度の程度を示す．例えば，「＋＋/＋」の場合，くしゃみ・鼻水は「＋＋」，鼻づまりは「＋」によってそれぞれの重症度を示している（**表7-6** 参照）．

表 8-8 季節性アレルギー性結膜炎を合併する花粉症の適剤探し[20), 21)]

主な症状	初期療法/維持療法の〈薬剤選択基準〉	OTC薬の適剤探し 適用・選択薬剤（グループ・製品番号）*
強い眼症状 眼の痛み・視力低下	受診勧奨（副腎皮質ステロイドの使用）	―
鼻炎症状 くしゃみ・鼻水 鼻づまり	抗アレルギー薬の点眼薬 ＋ 抗アレルギー薬の経口薬 （一部点鼻薬）	❶15歳以上：グループA①・②（遊離抑制薬・第2世代抗H薬の経口剤） ❷3ヵ月～11歳：グループC⑬～⑯（第1世代抗H薬・他成分） ❸15歳以上：グループF㉚～㉟（第2世代抗H薬），グループG㊴～㊷（第2世代抗H薬） ❹成人：グループJ㊿（血管収縮薬の点鼻薬）
水状の目やに・流涙 眼瞼裏にぶつぶつ ➡ 異物感	遊離抑制薬または抗H薬（作用機序が違う点眼薬を併用）	❶小児以上：グループB⑤～⑨（遊離抑制薬・第1世代抗H薬） ❷成人・1歳以上：グループH㊺・㊻（第2世代抗H薬）
眼瞼結膜のかゆみ	遊離抑制薬または抗H薬（1種類の点眼薬を選択）	❶7歳以上：グループA③・④（遊離抑制薬） ❷成人・1歳以上：グループH㊺・㊻（第2世代抗H薬）

* 本書7章の製品グループと製品番号を参照（**表7-12～表7-22**）．
遊離抑制薬：ケミカルメディエーター遊離抑制薬，抗H薬：抗ヒスタミン薬

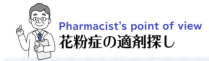

Pharmacist's point of view
花粉症の適剤探し

- 「鼻アレルギー診療ガイドライン2016年版」には重症度別花粉症治療法の選択基準が示されている.
- 毎年強いアレルギー症状を示す症例，小児例では，初期療法の重要性が強調されている.
- 初期療法には第2世代抗ヒスタミン薬，遊離抑制薬，鼻噴霧用ステロイド薬が挙げられている.
- 花粉症の初期療法では，花粉飛散の2週間前から薬物療法を開始する.
- スギ花粉症は全身性疾患であるため，関係診療科の広域連携が必要である.
- 鼻・眼瞼粘膜に中等症以上のアレルギー症状を示す花粉症は，40％を超えている.
- 眼症状合併例には，第2世代抗ヒスタミン薬と遊離抑制薬の点眼剤の併用を考慮する.
- 鼻炎症状の重症度が「＋＋」を超えるアレルギー性眼瞼炎では，抗アレルギー薬の内服薬を併用する.
- 花粉症の維持療法には，病型・重症度・眼症状に適合する治療計画の策定が必要である.
- 眼症状のある花粉症の薬剤選択基準は，「アレルギー性結膜疾患診療ガイドライン」を尊重する.
- 鼻アレルギー・アレルギー性結膜炎の治療薬は，OTC薬50製品と漢方製剤4製品から選択する.
- 花粉症の適剤探しは，「通年性アレルギー性鼻炎の適剤探し10の基準」に準じて進められる.
- ステロイド点鼻薬は，鼻閉型，鼻閉が主徴の充全型で，18歳以上に用いる.
- 花粉症のSMSは，プライマリ・ケアの適剤探し，フォローアップ，受診勧奨までを含んでいる.
- 花粉症の初期療法では，花粉症の病型，重症度型ごとに薬剤選択がなされる.
- 鼻づまりの重症度が「＋＋」以上の場合の初期療法・中等症の維持療法では，グループJの製品㊿及び漢方製剤を使用する.
- フォローアップの適剤探しでは，生活指導を重視し，治療目標をQOLの早期改善と維持におく.
- 通年性鼻炎合併の花粉症の適応探し・適剤探しでは，両疾患の重症度を軽症におく.

8.4. 花粉症の生活指導

8.4.1. こどものアレルギー性鼻炎

大久保らによるアレルギー性鼻炎患児の両親へのアンケート調査によると，「いちばんつらい症状は何か？」という問いかけに対して，小児で最も回答が多かったのは鼻づまりの38.7％であり，続いて水っぱな（水溶性鼻漏）27.8％，目のかゆみ19.0％，くしゃみ9.0％という順であった．この調査結果から，小児では鼻づまりが最も大きな生活障害因子であると考えられ，SCSでは，まず，鼻閉によるQOLの低下の改善を考慮すべきであるといえる（**図8-14**）.

花粉症から耳鼻咽喉科領域疾患の鑑別をした後は，「鼻アレルギー診療ガイドライン」を尊重して，抗原除去・回避を目標とするSCSを行い，適剤探しについては積極的なSMSを進めることが望まれる．

適剤探しについては，小児領域に選択できる内服薬の範囲が第2世代抗ヒスタミン薬，遊離抑制薬を欠いていることから，対症療法に用いるOTC薬は，代替薬の範囲に留まる（**表8-9**）.

8.4.2. 小児用アレルギー性鼻炎用薬の服薬指導

小児の花粉症の服薬指導は，投与剤形別に考慮する．**表8-9**で取り上げた小児用鼻炎用

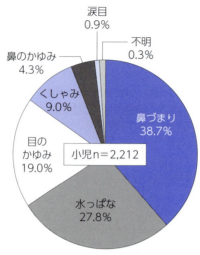

図 8-14 アレルギー性鼻炎の鑑別診断[22]

表 8-9 花粉症の小児領域における薬剤の選択範囲

投与剤形		適用・グループ・製品番号・剤形・主な配合成分*
経口剤	3ヵ月～11歳未満	グループC ⑬～⑯：シロップ（CPM・MEH）
	7歳以上	グループD ⑰～㉔：カプセル・錠剤（CPM・CBX・PSE）
	11歳以上	グループE ㉖・㉘：カプセル・錠剤（CPM・PSE）
漢方製剤	2歳以上	小青竜湯エキス顆粒，葛根湯加川芎辛夷エキス顆粒
点鼻剤	7歳以上	グループB ⑩～⑫：点鼻剤（DSCG・CPM・NPZ）
		グループH ㊸・㊹：点鼻剤（KTF）
		グループI ㊾：点鼻液（プレドニゾロン）
点眼剤	7歳以上	グループA ③・④：点眼剤（PLP・トラニラスト）
	小児以上	グループB ⑤～⑨：点眼剤（DSCG・CPM）
	1歳以上	グループH ㊸・㊹：点眼剤（KTF）

* 本書7章の製品グループと製品番号を参照（**表7-12～表7-22**）.
CPM：クロルフェニラミンマレイン酸塩，MEH：dl-メチルエフェドリン塩酸塩，CBX：カルビノキサミンマレイン酸塩，PSE：プソイドエフェドリン塩酸塩，DSCG：クロモグリク酸ナトリウム，NPZ：ナファゾリン塩酸塩，KTF：ケトチフェンフマル酸塩，PLP：ペミロラストカリウム

薬は，内服薬16製品，点鼻薬6製品，点眼薬9製品となっている．剤形別の適用指導では，添付文書の「してはいけないこと」を用いるが，それらのSMSを適正に進めるには，同様に添付文書の「相談すること」に注意を払うとともに，それらの項目の設定理由を読み解き，必要があるときは，服薬指導・生活指導を含む包括的なSCSを行う．

　例えば，小児用点鼻薬・点眼薬における「使用後の乗り物・機械類の運転操作」を禁止する記載に関し，相談者がその設定に疑問を感じる場合，臨床試験における眠気の発現率及び程度を伝えるとともに，当該薬剤を実験動物に適用したときの「抗ヒスタミン薬の血液-脳関門通過性データ」との関連もわかりやすく説明する（**表8-10～表8-12**）[23].

8.4. 花粉症の生活指導　201

表 8-10　小児用アレルギー性鼻炎用「内服薬」の「してはいけないこと」

してはいけないこと	剤形・グループ・製品番号・主な配合成分*		
	シロップ剤 (グループ C ⑬〜⑯) CPM・MEH	カプセル・錠剤 (グループ D ⑰〜㉔) CPM・CBX・PSE	カプセル・錠剤 (グループ E ㉖・㉘) CPM・PSE
①本剤服用中の鼻炎用薬・抗ヒスタミン薬の重複する服用	●	●	●
②服用後の乗り物・機械類の運転操作	●	●	●
③長期連用	●	●	●
④本剤又は本剤の配合成分に対するアレルギー既往歴者の服用	—	—	▲ (グループ E ㉖)

* 本書 7 章の製品グループと製品番号を参照 (**表 7-12〜表 7-22**).
●：「してはいけないこと」に該当　▲：当該製品にのみ該当
CPM：クロルフェニラミンマレイン酸塩，MEH：dl-メチルエフェドリン塩酸塩，CBX：カルビノキサミンマレイン酸塩，PSE：プソイドエフェドリン塩酸塩

表 8-11　小児用アレルギー性鼻炎用「点鼻薬」の「してはいけないこと」

してはいけないこと	グループ・製品番号・主な配合成分*		
	グループ B ⑩〜⑫ DSCG・CPM・NPZ	グループ H ㊸・㊹ KTF	グループ I ㊾ プレドニゾロン・ テトラヒドロゾリン
①授乳中の使用・使用中の授乳	—	●	—
②使用後の乗り物・機械類の運転操作	●	●	—
③長期連用	●	●	●
④本剤又は本剤配合成分に対するアレルギー既往歴者の使用	▲ (グループ B ⑪)	—	—
⑤患部化膿者の使用 ⑥セレギリン製剤の使用	—	—	●

* 本書 7 章の製品グループと製品番号を参照 (**表 7-12〜表 7-22**).
●：「してはいけないこと」に該当　▲：当該製品にのみ該当
DSCG：クロモグリク酸ナトリウム，CPM：クロルフェニラミンマレイン酸塩，NPZ：ナファゾリン塩酸塩，KTF：ケトチフェンフマル酸塩

表 8-12　小児用アレルギー性鼻炎用「点眼薬」の「してはいけないこと」

してはいけないこと (点眼薬)	グループ・製品番号・主な配合成分*		
	グループ A ③・④ PLP (グループ A ③) トラニラスト (グループ A ④)	グループ B ⑤〜⑨ DSCG・CPM	グループ H ㊺・㊻ KTF
①使用後の乗り物・機械類の運転操作	—	●	●
②本剤又は本剤の配合成分に対するアレルギー既往歴者の使用	●	▲ (グループ B ⑨)	●

* 本書 7 章の製品グループと製品番号を参照 (**表 7-12〜表 7-22**).
●：「してはいけないこと」に該当　▲：当該製品にのみ該当
PLP：ペミロラストカリウム，DSCG：クロモグリク酸ナトリウム，CPM：クロルフェニラミンマレイン酸塩，KTF：ケトチフェンフマル酸塩

8.4.3. 小児の花粉症の包括的 SCS

小児の花粉症の SCS は，初期治療と軽症を対象とし，原則として，中等症・重症は受診勧奨とする．その理由として①花粉症の治療は「抗原除去と回避」が基本であること，②小児の花粉症に使える内服の OTC 薬には，第2世代抗ヒスタミン薬がないこと，③ステロイド点鼻薬は 18 歳以上が適応であること，④鼻づまり型，鼻づまりが主徴の充全型の適剤となる抗ロイコトリエン受容体拮抗薬の OTC 薬がないこと，⑤小児の花粉症は特徴的な症状に欠ける例があり，臨床診断が困難であること，⑥他のアレルギー性疾患との合併頻度が高く，セルフケアの範囲を決める判断が得にくいことが挙げられる（図 8-15）．

小児の花粉症の治療法には，「Ⅰ．花粉抗原の除去・回避（セルフケア）」，「Ⅱ．薬物療法」，「Ⅲ．減感作療法」，「Ⅳ．手術療法」がある．また，小児の花粉症の SCS では，局所療法の指導と，花粉の除去・回避の具体的指導が強く望まれる（図 8-16）．

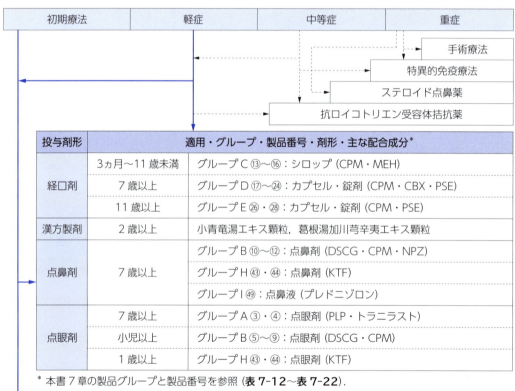

図 8-15 小児の花粉症の包括的 SCS

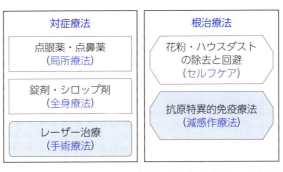

※対症療法の組み立てには，花粉症の症状，重症度を考慮し，薬剤を選択する．
①くしゃみ・鼻汁型：抗H薬，遊離抑制薬
②鼻づまり型：抗ロイコトリエン薬，噴霧用ステロイド薬
③強い鼻づまり：点鼻用血管収縮薬，経口ステロイド薬

図8-16 花粉症の治療法の種類と考え方

8.4.4. 花粉抗原の除去と回避

花粉症に対する予防対策としては，薬剤投与によるメディカルケアと，花粉の除去・回避を主とするセルフケアに大別される．先述した日本リサーチセンターの花粉症/花粉アレルギーについての調査（2014年3月）によれば，花粉症/花粉アレルギー対策としてマスクを装用している者の割合は55.1％であり，マスクの使用について抵抗を感じないと回答した者の割合は62.4％であった[4]．

また，マスク・眼鏡の装用と鼻腔内及び眼瞼結膜上に曝露した花粉数の調査によると，いわゆるサージカル・マスクと花粉症用の眼鏡を装用した場合における局所花粉数は，鼻腔内で約1/6にまで低下したとの報告がある（**表8-13**）．

表8-13 鼻腔・眼瞼結膜の花粉数に対するマスク・眼鏡装用の影響[24]

マスク・眼鏡の利用状況	鼻腔内の花粉数	結膜上の花粉数
マスク・眼鏡の利用なし	1,848個	791個
通常のマスク・眼鏡の利用	537個	460個
花粉症用のマスクと眼鏡の利用	304個	280個

※花粉症の症状悪化傾向と局所花粉数の関係がある例，少数の花粉数であっても連続して花粉に曝露されることで症状の悪化が見られる例がある．

Pharmacist's point of view
花粉症の生活指導

- ARIA2007には，アレルギー性鼻炎の鑑別に役立つ問診項目が示されている．
- 小児の花粉症に使える内用のOTC薬には，第2世代抗ヒスタミン薬，遊離抑制薬がない（点鼻薬・点眼薬では，第2世代抗ヒスタミン薬，遊離抑制薬のOTC薬がある）．
- 小児の花粉症に使用できる薬剤は，内服薬，点鼻薬・点眼薬，漢方製剤にまで広がる．
- グループI（ステロイド配合剤）の製品㊾（コールタイジン点鼻液a）は，3時間間隔で1日6回まで使用できるが，過量投与は危険である．

- 小児の花粉症では，経口剤は3ヵ月，点眼薬は1歳，漢方製剤は2歳以上より適応できるが，点鼻薬は7歳以上となる.
- 小児の花粉症では，服薬指導は投与剤形別に考慮する.
- 小児の服薬指導では，添付文書の使用上の注意（「してはいけないこと」）の設定項目の理由・背景を基礎とし，包括的なSCSを計画する.
- 花粉症に用いる点鼻薬・点眼薬では，使用後の乗り物・機械類の運転操作を禁じている.
- 花粉症に用いる小児用経口剤は，長期使用できない.
- グループHの点鼻剤（ケトチフェンフマル酸塩配合）は，授乳中の人には使用できない.
- 第2世代抗ヒスタミン薬の点鼻薬・点眼薬では，使用後に乗り物・機械類の運転操作ができない製品がある.
- 小児の花粉症のSCSは初期治療・軽症までとし，中等症・重症は受診勧奨とする.
- 小児の花粉症の治療法には，花粉抗原の除去・回避，薬物療法，免疫療法，手術療法がある.
- 小児の花粉症のSCSでは，局所療法と花粉の除去・回避の指導が強く望まれる.
- 花粉症の予防対策は，メディカルケアと，花粉の除去・回避を主とするセルフケアに大別される.
- 花粉症用のマスク（サージカル・マスク）と花粉症用の眼鏡を装用した時の局所花粉数は，鼻腔内で約1/6にまで低下したとの報告がある.

参 考 文 献

1) 鼻アレルギー診療ガイドライン作成委員会　編：「鼻アレルギー診療ガイドライン―通年性鼻炎と花粉症― 2005 年版 (改訂第 5 版)」，ライフ・サイエンス，2002.
2) 鼻アレルギー診療ガイドライン作成委員会　編：「鼻アレルギー診療ガイドライン―通年性鼻炎と花粉症― 2005 年版 (改訂第 5 版)」，p.21，ライフ・サイエンス，2005. より引用改変.
3) 日本鼻アレルギーQOL 調査票作成委員会：「日本アレルギー性鼻炎標準 QOL 調査票 (JRQLQ No.1)」
4) 株式会社日本リサーチセンター：「『花粉症/花粉アレルギー』についての調査」(2014 年 3 月調査結果).
5) J Allergy Clin Immunol 108 (5), s147-s334, 2001.
6) 鼻アレルギー診療ガイドライン作成委員会　編：「2009 年版アレルギー性鼻炎ガイド」，p.7-8，ライフ・サイエンス，2008. より引用改変.
7) 日本眼科学会：「アレルギー性結膜疾患診療ガイドライン (第 2 版)」(第 1 章　定義・分類)，日眼会誌 114 (10), p.833-834, 2010.
8) 日本眼科医会アレルギー眼疾患調査研究班：「アレルギー性結膜疾患の疫学」(大野重昭　編：「日本眼科医会アレルギー眼疾患調査研究班業績集 1993〜1995」)，p.12-20，1997.
9) 日本眼科学会：「アレルギー性結膜疾患診療ガイドライン (第 2 版)」(第 5 章　診断と鑑別診断)，日眼会誌 114 (10), p.847-849, 2010.
10) 大久保公裕：「的確な花粉症治療のために (第 2 版)」，p.2-3，平成 22 年度厚生労働科学研究補助金免疫アレルギー疾患予防・治療研究事業，公益財団法人日本アレルギー協会事業.
11) 日本呼吸器学会：「呼吸器感染症に関するガイドライン　成人気道感染症診療の基本的考え方」，p.5，2003. より引用改変.
12) 日本臨床検査医学会ガイドライン作成委員会：「臨床検査のガイドライン　JSLM2005/2006」(第 2 章　疾患編 (図 4　鼻アレルギー日記))，p.207，2005.
13) 鼻アレルギー診療ガイドライン作成委員会　編：「鼻アレルギー診療ガイドライン―通年性鼻炎と花粉症―2005 年版 (改訂第 5 版)」，p.25，ライフ・サイエンス，2005. より引用改変.
14) 鼻アレルギー診療ガイドライン作成委員会　編：「鼻アレルギー診療ガイドライン―通年性鼻炎と花粉症―2016 年版 (改訂第 8 版)」，ライフ・サイエンス，2015. より引用改変.
15) MSD 株式会社 HP：「花粉なう」(花粉症の基礎知識 (花粉症の治療)). より引用改変.
http://www.kafun-now.com/knowledge/03.xhtml
16) 日本眼科学会：「アレルギー性結膜疾患診療ガイドライン (第 2 版)」(第 7 章　治療：メディカルケア)，日眼会誌 114 (10), p.853-855, 2010. より引用改変.
17) 日本アレルギー学会：「鼻アレルギー診療ガイドライン 2013 年度版―通年性鼻炎と花粉症 (ガイドラインのワンポイント解説)」，アレルギー 62 (11), p.1458-1463, 2013.
18) 日本眼科学会：「アレルギー性結膜疾患診療ガイドライン (第 2 版)」(第 7 章　治療：メディカルケア)，日眼会誌 114 (10), p.853-855, 2010.
19) 馬場駿吉　他：「小青竜湯の通年性鼻アレルギーに対する効果―二重盲検比較試験―」，耳鼻咽喉科臨床 88 (3), p.389-405, 1995. (表 8-3)
20) 日本眼科学会 HP：「目の病気」(アレルギー性結膜疾患).
http://www.nichigan.or.jp/public/disease/ketsumaku_allergy.jsp
21) 日本眼科学会：「アレルギー性結膜疾患診療ガイドライン (第 2 版)」(第 7 章　治療：メディカルケア)，日眼会誌 114 (10), p.853-855, 2010.
22) 大久保公裕：「小児耳鼻咽喉科疾患の現状」，小児耳鼻咽喉科 31 (3), p.264-269, 2010.
23) 医薬品インタビューフォーム：「ザジテン点鼻液 0.05％液 (2013 年 7 月版)」(Ⅴ. 治療に関する項目，Ⅶ. 薬物動態に関する項目).
24) 大久保公裕：「的確な花粉症治療のために」，p.13，平成 22 年度厚生労働科学研究補助金免疫アレルギー疾患予防・治療研究事業，公益財団法人日本アレルギー協会事業.

9章

咳を伴う Common Disease

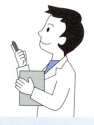

学習のポイント

> 咳治療は疾病・病態に応じた治療であり，その目的は病的な咳嗽の抑制・緩和でなければならない．しかし，咳の臨床には難治例，原因不明の乾性咳嗽が立ちはだかる．本章では，「咳嗽に関するガイドライン第2版」を中核に据え，咳を伴う4つの Common Disease の，①病態解析，②問診による適応探し，③咳止め49製品と漢方製剤の咳症状の病態による適剤探し，④喀痰排出からの生活指導及び咳止め配合成分からみる服薬指導の徹底を図るヒントを提示する．

9.1. 咳を伴う Common Disease とは？

9.1.1. 咳はなぜ起きるのか？

咳は，気道内の貯留分泌物，吸い込まれた異物を気道外に排除する生体防御反応である．咳をひき起こす咳受容体は迷走神経の終末枝にあり，図9-1の●印部位に局在する．ここに加わったインパルスは電気信号に変換され，延髄の咳中枢に届けられる（図9-1の点線矢印）．また，信号は大脳皮質にも伝達され，その刺激が遠心性に喉頭筋・呼吸筋に伝達さ

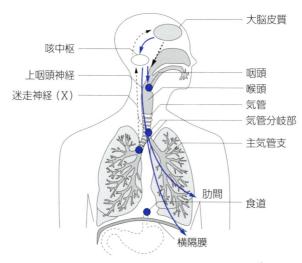

図9-1 咳症状をひき起こす神経受容体と咳中枢[1]

9.1. 咳を伴う Common Disease とは？　**207**

れると（**図 9-1** の実線矢印），咳嗽が生じる．ただし，迷走神経の刺激がなくても，大脳皮質自体が咳中枢への刺激伝達系をもっているので，習慣化した咳嗽，心因的咳嗽は，この伝達系を介して起きていると理解されている．

9.1.2. 湿性咳と乾性咳

　咳症状を伴う疾病には，①かぜ症候群後の遷延性咳嗽，②咽頭アレルギー，③アトピー咳嗽，④咳喘息という 4 つの Common Disease が含まれる．

　咳の SMS では，咳症状の成り立ちを広い視点で捉えることが必要である．まず，咳には喀痰を排出する生理的な咳嗽である湿性咳（生体防御反応）と，一過性に発症する病的（非生理的）な咳嗽である乾性咳がある．

　気道内に炎症，分泌物・異物があると，気管・気管支（機械的刺激），下部気道（化学的刺激），気管支平滑筋（伸展刺激）に備わる咳受容体がこれを感知し，反射的に咳症状をひき起こす．健康な人であれば，ウイルス・細菌が上気道に侵入しても気道内面から分泌される粘液（痰）に絡めとられ，気道内の線毛運動で口外へ排出される．かぜ症候群では粘液分泌は増えるが，線毛運動が低下しているので痰が分泌物・異物として意識され，咳症状をひき起こす．これが湿性咳の成り立ちである．

　一方，乾性咳では，①気道の咳感受性亢進，②気管支平滑筋の収縮異常がその成り立ちに関わっている．①の場合はアトピー咳嗽，胃食道逆流症（GERD）による咳嗽，ACE 阻害薬の服薬による咳嗽が，②には咳喘息，気管支ぜんそくが咳の成り立ちに関わっている．

9.1.3. 咳の分類と原因疾患

　咳は持続期間により，3 週未満の急性咳嗽，3 週間以上 8 週間未満の遷延性咳嗽，8 週間以上の慢性咳嗽に分類されている[2]（**図 2-17**）．急性咳嗽の原因の多くは，かぜ症候群を中心とする上気道感染症で，咳の持続期間が長くなるにつれて，原因疾患は感染症以外の疾病（咳喘息/喘息・鼻炎/後鼻漏・GERD・COPD・アトピー咳嗽・感染後咳嗽・副鼻腔気管支症候群など）が多くなる傾向にある（**表 9-1**）．

9.1.4. 咳治療の原則

　咳は気道内貯留分泌物，吸い込まれた異物を気道外に排除するための重要な生体防御反応である．したがって，咳治療は，生理的な咳とはいえない過剰な咳に適用するのが原則である．逆に，①多量の喀痰を伴う湿性咳嗽のように，抑制してはならない咳や，②誤嚥の病態のように，咳を抑制することによって病状が悪化傾向を辿る懸念がある咳の場合，咳止めによる治療はできない．

　咳治療にあたっては，生理的に咳が起きる機序を咳反射の面から捉え，咳の病態を，①咳反射の亢進，②生理的咳反射，③咳反射の低下に分類する．この咳の病態分析の後，治療薬の必要性の有無を判断し，必要な症例では，慎重に適剤探しのステップに移行する（**表 9-2**）．

9.1.5. 遷延性・慢性咳嗽の原因疾患と治療的診断

　咳の診断方法には，治療的診断と病態的診断がある．治療的診断とは，咳症状を訴える相談者から咳の原因（原因疾患）を探し出し，その原因あるいは病態に的確な効果が期待できる治療（咳止め・漢方製剤による対症療法）を 1 つずつ進め，その効果を評価して原因を診断することをいう．

表 9-1 成人の遷延性 and/or 慢性咳嗽の原因[3]

原因疾患/原因	咳性状	咳の持続	特異的治療法
①感染後咳嗽	乾性	遷延性	対症療法（咳止め）
②咳喘息	乾性	急性〜慢性	気管支拡張・吸入ステロイド療法
③アトピー咳嗽	乾性	急性〜慢性	抗ヒスタミン薬・吸入ステロイド療法
④咽頭アレルギー	乾性	急性〜慢性	抗ヒスタミン薬・吸入ステロイド療法
⑤副鼻腔気管支炎症候群 （びまん性気管支拡張症）	湿性	急性〜慢性	14,15 員環マクロライド・去痰薬
⑥亜急性細菌性副鼻腔炎	咳払い	急性〜遷延性	抗菌薬
⑦百日咳	乾性	急性〜遷延性	抗菌薬*
⑧肺炎クラミジア	乾性	急性〜遷延性	抗菌薬*
⑨マイコプラズマ	乾性	急性〜遷延性	抗菌薬*
⑩ GERD	乾性	急性〜慢性	PPI，食事指導
⑪心因性・習慣性咳嗽	乾性	急性〜慢性	心療内科的治療
⑫薬剤性	乾性	急性〜慢性	原因薬剤の服薬中止
⑬慢性気管支炎	湿性	急性〜慢性	禁煙，刺激物質の除去・回避
⑭後鼻漏症候群	咳払い**	急性〜慢性	鼻・副鼻腔の治療
⑮気管・気管支の腫瘍	不定	急性〜慢性	摘出・摘除
⑯気管・気管支の結核	不定	急性〜慢性	抗結核化学療法
⑰気道内異物	不定	急性〜慢性	摘出・摘除
⑱間質性肺炎	乾性	急性〜慢性	対症療法
⑲その他まれな疾患・原因	―	―	―

* すでに抗菌薬投与済みの例は対症療法．** 欧米では乾性咳との報告がある．

表 9-2 咳反射型別の咳の原因と対策[4]

	原因	対策
咳反射の亢進	多くの呼吸器疾患	鎮咳薬の適応探し
	ACE 阻害薬の服薬	―
生理的咳反射	大気汚染・PM2.5 など	原因物質から遠ざかる
	心因性咳嗽	心理療法
	咳払い	―
咳反射の低下	脳血管障害	不顕性誤嚥を起こし，肺炎を誘発する懸念があるので，咳反射を正常域に戻す薬剤を使用
	ADL 低下，向精神薬の服薬，睡眠・ビタミン B_{12}・葉酸の摂取不足，麻酔薬，昏睡，意識障害，脳神経疾患	―

　それでは，遷延性咳嗽のうち，乾性咳を確認できる例について，咳止めの適応となる 4 つの Common Disease から，**表 9-1** に示される①感染後咳嗽，②咳喘息，③アトピー咳嗽の 3 疾病に関し，問診と治療的診断の組み合わせによる臨床診断の導き方を示す．
①気管支拡張薬配合剤の効果がある例では咳喘息を疑い，気管支拡張薬配合剤/ステロイドによる導入療法を行う．これにより，持続的効果が得られれば，咳喘息の臨床診断が確定するので，通常，その後は咳の再発防止を目的とする維持療法に入る．
②気管支拡張薬配合剤に効果が得られない例では，アトピー素因の有無を評価し，アトピー

素因及び家族歴がない場合は，感染後咳嗽を疑う．また，アトピー素因がある場合では，アトピー咳嗽を想定する．
③感染後咳嗽の臨床診断を得た例では，証により麦門冬湯(ばくもんどうとう)による導入療法を考慮する．また，アトピー咳嗽の臨床診断を得た例では，ヒスタミン H_1 受容体拮抗薬（抗ヒスタミン薬）配合の咳止めによる導入療法を治療選択肢とする．
④麦門冬湯あるいは抗ヒスタミン薬配合の咳止めによる導入療法で効果が持続する例では，それぞれ感染後咳嗽，アトピー咳嗽の確定診断とされるが，咳嗽に再発傾向があり，その再発を防ぐ必要を認めた場合は受診勧奨とする．

一方，遷延性咳嗽に湿性咳が確認される場合は，副鼻腔気管支症候群を疑い，受診勧奨とする．なお，医療機関においては，去痰薬及び 14, 15 員環(いんかん)マクロライド系抗菌薬（クラリスロマイシンなど）を 8 週間使用して改善が得られれば，副鼻腔気管支症候群の臨床診断がなされている（図 9-2）．

湿性咳の判断については，少量の粘液性喀痰を伴う場合を除き，喀痰を喀出する咳，あるいは咳をするたびに痰が出る咳の場合が該当するとしている．

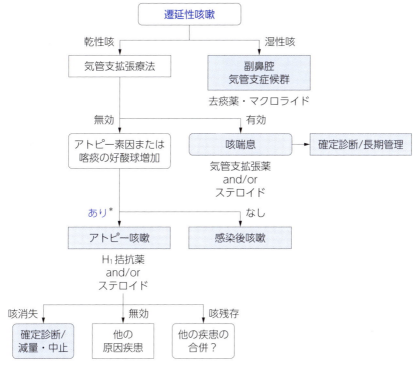

* 喀痰の有無の判断：喀痰ありの判断は，少量の粘液性喀痰を伴う場合を除き，喀痰を喀出するための咳，あるいは咳のたびに痰が出る場合をいう．
治療的診断：ある原因にしか効かない治療を順番に行って，その効果を評価して原因を診断する．
病態的診断：咳の成り立ちを検査で調べることで診断する．
導入療法と維持療法：病態的診断により治療的診断を行い，両診断が一致すれば確定診断となる．その後，咳を止める導入療法，咳を再発させない維持療法を継続する．

図 9-2 頻度の高い遷延性・慢性咳嗽の原因疾患の治療的診断[3]

Pharmacist's point of view
咳を伴う Common Disease とは？

- 咳は気道内の貯留分泌物，吸い込まれた異物を気道外に排除する生体防御反応である．
- 咳受容体に加わったインパルスは電気信号に変えられ，延髄の咳中枢に届けられる．
- 電気信号は，大脳皮質を経て遠心性に喉頭筋・呼吸筋に伝達され，咳嗽が生じる．
- 咳を伴う Common Disease には，かぜ症候群後遷延性咳嗽，咽頭アレルギー，アトピー咳嗽，咳喘息が含まれる．
- 咳には喀痰を排出する生理的な咳嗽である湿性咳と，一過性に発症する病的な咳嗽である乾性咳がある．
- 気道内に炎症，分泌物・異物があると，気管・気管支（機械的刺激），下部気道（化学的刺激），気管支平滑筋（伸展刺激）に備わる咳受容体が感知し，反射的に咳症状をひき起こす．
- かぜ症候群では粘液分泌が増え，線毛運動が低下するので，痰が分泌物・異物と意識され，咳症状を起こす．
- 乾性咳の病態は，「気道の咳感受性亢進」，「気管支平滑筋の収縮異常」の２つに分けられる．
- 咳は持続期間により，「３週未満の急性咳嗽」，「３週間以上８週間未満の遷延性咳嗽」，「８週間以上の慢性咳嗽」に分類される．
- 急性咳嗽の原因の多くは，かぜ症候群を中心とする上気道感染症である．
- 咳の治療は，生理的な咳とはいえない過剰な咳に実施することが原則である．
- 咳の治療法は，咳の反射型別にその原因・病態を分析して策定する．
- 咳の診断方法には，治療的診断と病態的診断がある．
- 治療的診断とは，咳の原因を探し出し，その原因あるいは病態に的確な効果が期待できる治療を１つずつ進め，その効果を評価して咳の病態・原因を診断することをいう．
- 遷延性咳嗽の例で乾性咳が確認され，気管支拡張薬で効果がある場合は咳喘息を疑い，さらに気管支拡張薬/ステロイドによる導入療法で効果があれば，咳喘息の診断が確定する．
- 湿性咳の判断については，少量の粘液性喀痰を伴う場合を除いて，喀痰を喀出する咳，あるいは咳をするたびに痰が出る咳の場合が該当する．

9.2. 咳嗽の適応探し

9.2.1. 急性咳嗽，遷延性・慢性咳嗽の適応探し

　咳嗽についての OTC 薬及び漢方製剤の適応探しは，日本呼吸器学会の「咳嗽に関するガイドライン第２版」を尊重して進められる．

　感染性の急性咳嗽が疑われる成人患者が来局した場合，かぜ症候群後咳嗽の可能性が高い．また，呼吸器専門外来では初診の段階で，肺塞栓，うっ血性心不全，肺炎，胸膜炎，肺がん，肺結核，間質性肺炎などの重篤な疾患を見逃さない（図 9-3）．

　一方，OTC 薬の現場では，問診により，①感冒症状が先行し，②咳嗽の自然軽快の傾向があり，③周囲に同様の症状の人がいる，あるいは，④経過中に性状が変化する膿性痰の確認がとれるという問診結果のいずれかが得られれば，感染性咳嗽を想定する．ただし，「膿性痰」は，気道の炎症により産生されるもので，必ずしもかぜ症候群からの２次感染症の兆候とはいえないため，かぜ症候群の経過中にみられる膿性痰は，受診勧奨の基準とはならない．

　このように，感染性咳嗽であることを確認できた場合，次の段階では咳の強度に注目し

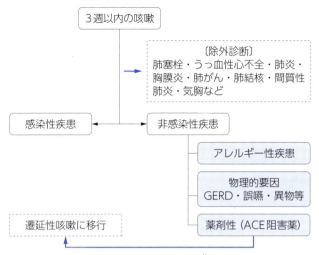

図 9-3 成人の急性咳嗽の診療の流れ[4]

て，咳の強度がピークを過ぎていればSCSの範囲であると判断し，ピークを過ぎていないと判断されれば，原則として受診勧奨とすることが相当である．

特に，咳の持続期間が3週以上の例では，受診勧奨の対象者が多くなるが，その際にも成人の遷延性・慢性咳嗽の診療の流れを理解しておくことが必要である．

また，3週以上の咳嗽を訴える例では，非感染性の遷延性・慢性咳嗽の頻度が増えてくる．わが国における慢性咳嗽の主な原因疾患は，①副鼻腔気管支症候群，②咳喘息，③アトピー咳嗽であり，遷延性咳嗽の原因疾患には，これらに加えて④感染後咳嗽が含まれる．これら4疾病のほかに，頻度は低いが，ACE阻害薬の服薬による咳嗽，GERDによる咳嗽，心因性・習慣性咳嗽などへの注意も必要である（**図9-4**）．

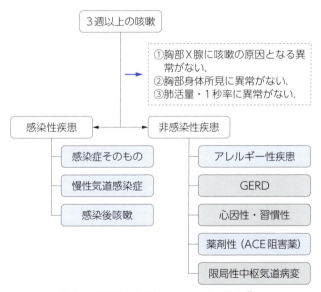

図 9-4 成人の遷延性・慢性咳嗽の診療の流れ[4]

9.2.2. かぜ症候群後咳嗽（感染後咳嗽）

ウイルス感染，肺炎マイコプラズマ，肺炎クラミジア感染後に咳嗽が続く状態を「かぜ症候群後咳嗽」（感染後咳嗽）と定義しているが，通常，咳嗽は8週間以上続くことはなく，自然軽快する（胸部X線写真に異常がなく，肺炎を否定する例が多くなるといわれている）．また，かぜ症候群後咳嗽の発症頻度は11～25％とされており，その発症機序は不明であるが，これは気道炎症による一過性の気道過敏性亢進が主因であると考えられている．

かぜ症候群後咳嗽の臨床研究の患者選択基準としては，「厳しい基準」と「簡易基準」があるが，後者はかぜ症候群後咳嗽の簡易診断基準として利用されている（**表9-3**）．

表9-3 かぜ症候群後咳嗽の簡易診断基準[5]

治療前診断基準 （薬物療法前の基準）	かぜ様症状（鼻汁，くしゃみ，鼻閉，発熱，流涙，咽頭痛，嗄声など）の後から続く遷延性・慢性咳嗽．
治療後診断基準 （薬物療法後の基準）	• 中枢性鎮咳薬，抗ヒスタミン薬，麦門冬湯，吸入及び内服ステロイド薬，吸入抗コリン薬（イプラトロピウム・チオトロピウム）などが有効． • β_2受容体刺激薬は咳嗽抑制には無効． • 治療後比較的すみやかに咳嗽が消失する（4週間程度を目安）．

※治療薬には医療用医薬品も含む．

かぜ症候群後咳嗽は自然治癒が期待できる疾病であるものの，治療を希望する患者は多い．治療薬としては，①中枢性非麻薬性鎮咳薬，②抗ヒスタミン薬，③麦門冬湯が有効であるが，この3剤のカクテル療法の有用性について検討が行われている．

なお，漢方製剤では，患者の体力の質的充実度（虚実），病態の進行程度（陰陽），病態の性状（寒熱）を評価し，これらのバランス（証）を考慮して処方を決定する．乾性咳嗽では，麻黄附子細辛湯・麦門冬湯・麻杏甘石湯が代表的処方であるが，麻黄附子細辛湯と麻杏甘石湯には，エフェドリン塩酸塩を含有する麻黄が1日量で3～4g含まれているので，気管支拡張薬との併用は避けなければならない（**図3-4**）．

9.2.3. 咽頭アレルギー

咽頭アレルギーの簡易診断基準では，症状が**表9-4**の①であって，③～⑥の条件を満たしている場合，あるいは，症状に①がなく，②だけであれば，③及び⑥の条件を満たしている場合としている（この場合，④，⑤は不要であるとしている）．また，咽頭アレルギーは咳喘息の病像（自他覚所見で示される咳喘息の特徴）との重なりあいがあるとされている．

表9-4 咽頭アレルギーの簡易診断基準[6]

①喘鳴を伴わない3週間以上持続する咳嗽．
②3週間以上持続する咽喉頭異常感（痰のからんだような感じ，掻痒感，イガイガ感，チクチクした感じの咽頭痛など）．
③アトピー素因を示唆する所見*を認める．
④鎮咳薬，気管支拡張薬が咳に無効．
⑤明らかな急性喉頭炎，異物，腫瘍の所見がなく，特に喉頭披裂部に蒼白浮腫状腫脹を認めることがあるが，正常所見のこともある．
⑥抗ヒスタミン薬 and/or ステロイド薬で症状が消失もしくは著明改善する．

* アトピー素因を示唆する所見とは，喘息以外のアレルギー性疾患の既往あるいは合併症で判断する．本基準では，項目③以外にも末梢血の好酸球の増加など，4項目の基準を設けているが，いずれも臨床検査を必要とするため，ここでは省略している．

発作は夜間に多く，季節性がある例も少なくない．咽頭アレルギー及びアトピー咳嗽では，抗ヒスタミン薬の有効性と，鎮咳薬・気管支拡張薬の無効性が診断の根拠になる．したがって，咽頭アレルギーの治療には，抗ヒスタミン薬及び去痰薬の配合剤を選択する．

なお，咽頭アレルギーと咳喘息には類似性が多いが，咽頭アレルギーは咳喘息と違い，喘息への移行はないとされている．

9.2.4. アトピー咳嗽

咽頭アレルギーと同様に，アトピー咳嗽の簡易診断基準では，抗ヒスタミン薬（ステロイド薬を含まない）の有効性と，気管支拡張薬の無効性が診断の根拠となる．咽頭アレルギーとの相違点は，咽頭異常感（痰が絡んだ感じ，搔痒感，イガイガした感じなど）を特徴としないところで，治療には抗ヒスタミン薬，中枢性鎮咳薬などが選択される（**表9-5**）．

表9-5 アトピー咳嗽の簡易診断基準[7]

①喘鳴や呼吸困難を伴わない乾性咳嗽が3週間以上持続.
②気管支拡張薬が無効.
③アトピー素因を示唆する所見* または誘導喀痰中好酸球増加の1つ以上を認める.
④抗ヒスタミン薬 and/or ステロイド薬で咳嗽発作が消失.

* アトピー素因を示唆する所見とは，喘息以外のアレルギー性疾患の既往あるいは合併で判断する．本基準では，項目③以外にも末梢血の好酸球の増加の他に，3項目の基準（血清総 IgE 値の上昇，特異的 IgE 陽性，アレルゲン皮内テスト陽性）を設けている.

9.2.5. 咳喘息（cough variant asthma）

喘息のように激しい咳発作が起きるが，いわゆる気管支喘息とは別の疾患である．咳喘息の特徴は，かぜ症候群に罹った後などに3週間以上にわたって痰を伴わない乾性咳が続き，その咳症状には気管支喘息に見られる異常呼吸音（ピーピーとした高調音や低調音の連続性ラ音）や，呼吸困難が認められないことである．

治療にはβ_2刺激薬，キサンチン誘導体などの気管支拡張薬の配合剤が有効である（**表9-6**）．

表9-6 咳喘息の簡易診断基準[8]

①喘鳴や呼吸困難を伴わない咳嗽が8週間以上（慢性咳嗽）/3週間以上（遷延性咳嗽）持続する．聴診上は wheeze（ピーピーとした高調音）や rhonchi（低調音の連続ラ音）を認めない.
②気管支拡張薬（β_2刺激薬，キサンチン誘導体）が有効.

※喀痰・末梢血好酸球増多を認めることがある（喀痰の所見は，適応探しに有用）.

9.2.6. 遷延性・慢性咳嗽4疾病の適応探し

遷延性・慢性咳嗽4疾病の適応探しでは，まず，それらの疑診例について，①COPD，②気管支喘息，③副鼻腔気管支症候群，④GERD による慢性咳嗽，⑤心因性咳嗽，⑥後鼻漏による咳を鑑別して除外する．また，次のステップでは，遷延性・慢性4疾病の病態・臨床的特徴による臨床診断を進める（**図9-5**）．

〔Ⅰ. かぜ症候群後咳嗽〕

かぜ症候群後咳嗽とは，呼吸器感染症の後に続く，肺炎などの異常所見を示さない自然軽快する遷延性・慢性咳嗽と定義されている．咳嗽はウイルス感染後にひき続き生じ，診断は

214　9章　咳を伴う Common Disease

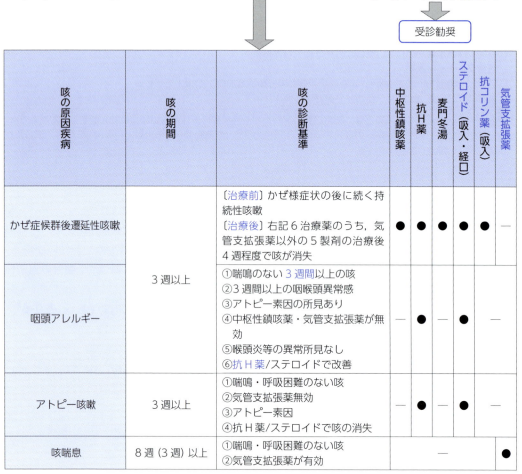

図 9-5　遷延性・慢性咳嗽の適応探しの流れ[9]

臨床診断が基本となる．また，①かぜ症候群が先行している，②遷延性咳嗽・慢性咳嗽の原因疾患を除外できる，③自然軽快傾向がある，④乾性咳嗽であるという特徴をもっている．なお，かぜ症候群後咳嗽は，中高年・女性に多く，その発現時間帯は就寝前〜夜間，朝が中心であることが知られている．

〔II．咽頭アレルギー〕

耳鼻咽喉科領域で慢性咳嗽の原因となる 2 大疾患は，後鼻漏と咽頭アレルギーである．先述したように，咽頭アレルギーの診断基準には，抗ヒスタミン薬の有効性と，気管支拡張薬の無効性が条件となっているが，抗ヒスタミン薬の効果が不十分な場合には，漢方製剤の麻黄附子細辛湯を試みてもよい．

〔III．アトピー咳嗽〕

アトピー咳嗽は，アトピー素因がある中年女性に多くみられ，咽喉頭に掻痒感を伴う乾性咳嗽である．咳嗽発現時間帯は就寝時，深夜〜早朝，起床時である．咽頭アレルギーの場合と同様，気管支拡張薬の無効性の確認から咳喘息を否定し，抗ヒスタミン薬の有効性を評価して治療的に診断する．

〔IV．咳喘息〕

咳は就寝時・深夜・早朝に悪化するが，昼間に咳を認める例もある．季節性がある場合も認められるので，アレルギー性鼻炎の合併例に注意する．また，多くは乾性咳であるが，湿性咳の例も少なくない．気管支拡張薬で咳が改善すれば咳喘息と診断できるが，一方で気管支拡張薬は COPD の咳に有効とのエビデンスもあるため，喫煙患者の場合は留意する必要がある．

9.2.7. 小児の急性・慢性咳嗽の原因疾患

急性咳嗽については，その多くが鼻炎・鼻咽頭炎などのウイルス性上気道感染症で，自然治癒の傾向があり，罹患から 1 週間で 50％，2 週間では 90％以上が回復する．原因疾患としては，気道感染症，後鼻漏症候群，アレルギー性鼻炎，受動喫煙，気管支喘息，百日咳，結核が広い年齢層に見られるので，各疾病の手掛かりとなる所見を見落とさない注意が必要になる（図 9-6）．

慢性咳嗽では，患児の受動喫煙，アレルギー性鼻炎の低年齢化，アトピー素因による気管支喘息のほか，睡眠中に咳症状がない心因性咳嗽などがあり，幅広い視野から注意深く臨床上の疑問をもって患児を観察し，咳の原因を洗いなおす必要がある．

なお，急性咳嗽と同様に，慢性咳嗽についても原因疾患は年齢層ごとに違ってくるので，緊急性の高い原因疾患，後鼻漏症候群，気管支喘息，誤嚥，気道異物，GERD などについて，疾病の診断の手掛かりとなる兆候を見落とさないようにする（図 9-7）．

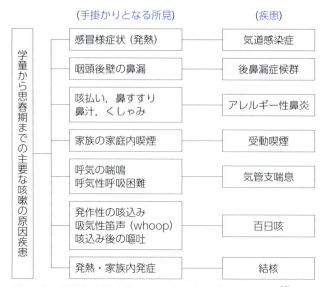

図 9-6 学童から思春期までの主要な咳嗽の原因疾患[10]

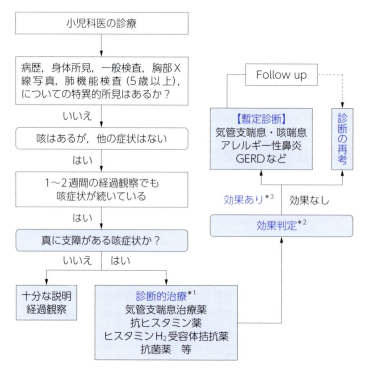

*[1] 診断的治療：十分な検査を行っても特異的所見がない場合に，病歴や病状の特徴を参考として必要に応じて行う．基本的には単一の診断名に結びつく治療薬を選択する．
*[2] 効果判定：投与した薬剤各々に期待される効果出現期間以内での効果を判定する．
*[3] 効果ありの判定：投与前にくらべて，どの程度改善があったかを明らかにする．

図 9-7 特異的所見がない小児の慢性咳嗽の診断的治療とフォローアップ[11]

Pharmacist's point of view
咳嗽の適応探し

- 感染性咳嗽が疑われる成人患者の場合，かぜ症候群による咳嗽である可能性が高い．
- 咳嗽患者に，①感冒症状が先行している，②咳嗽に自然軽快の傾向がある，③周囲に同様の症状の人が存在する，④経過中に膿性痰がみられるといった所見があれば，感染性咳嗽を想定する．
- 膿性痰は気道炎症でも産生されるので，かぜ症候群からの2次感染症の徴候とはいえない．
- 感染性咳嗽の患者で，咳の強度がピークを過ぎていれば，SCSの範囲とする．
- 咳の持続期間が3週以上になると，非感染性の遷延性・慢性咳嗽の頻度が増えてくる．
- 慢性咳嗽では副鼻腔気管支症候群，咳喘息，アトピー咳嗽が多く，遷延性咳嗽では感染後咳嗽が多い．
- 成人の遷延性・慢性咳嗽には，ACE阻害薬によるもの，GERDによるもの，心因性によるものが含まれる．
- ウイルス感染，肺炎マイコプラズマ，肺炎クラミジア感染後に咳嗽が続く状態を「かぜ症候群後咳嗽」（感染後咳嗽）と定義している．
- かぜ症候群後咳嗽の臨床研究における患者選択基準には，「厳しい基準」と「簡易基準」がある．
- かぜ症候群後咳嗽には，中枢性非麻薬性鎮咳薬，抗ヒスタミン薬，麦門冬湯が有効である．
- 乾性咳嗽の代表的漢方製剤には，麻黄附子細辛湯，麦門冬湯，麻杏甘石湯がある．
- 麻黄附子細辛湯と気管支拡張薬の併用，あるいは麻杏甘石湯と気管支拡張薬の併用は避けなければならない．
- 咽頭アレルギーは咳，喘息の病像との重なりあいがあるとされている．
- 咽頭アレルギー及びアトピー咳嗽では，抗ヒスタミン薬の有効性と，気管支拡張薬の無効性が診断の根拠になる．
- アトピー咳嗽は咽頭異常感を特徴とせず，治療に抗ヒスタミン薬，中枢性鎮咳薬が選択される．
- 咽頭アレルギーは，咳喘息と違い，喘息への移行はないとされている．
- 咳喘息の治療には β_2 刺激薬，キサンチン誘導体などの気管支拡張薬が有効である．
- 遷延性・慢性咳嗽の適応探しでは，①COPD，②気管支喘息，③副鼻腔気管支症候群，④GERDによる慢性咳嗽，⑤心因性咳嗽，⑥後鼻漏による咳を鑑別して除外する．
- かぜ症候群後咳嗽は，①かぜ症候群が先行している，②遷延性咳嗽・慢性咳嗽の原因疾患を除外できる，③自然軽快傾向がある，④乾性咳嗽であるという特徴をもっている．
- 気管支拡張薬で咳が改善すれば咳喘息の根拠になるが，COPDの咳にも有効とのエビデンスがある．
- 小児の急性咳嗽の原因疾患は，鼻炎・鼻咽頭炎などのウイルス性上気道感染症である．
- 小児の慢性咳嗽の原因には，受動喫煙，アレルギー性鼻炎，アトピー素因による気管支喘息などがある．

9.3. 咳嗽の適剤探し

9.3.1. 咳嗽治療薬の分類と主な配合成分

咳嗽治療薬には薬効と副作用がある．副作用には予期できる有害反応と，予期できない「まれで重篤な」有害反応がある．ただし，咳嗽治療薬の適正使用においては，他の治療領域にはない2つの課題が浮かび上がってくる．それは，①咳嗽治療が複雑な3部構成であること，②咳嗽治療薬が特異的及び非特異的治療薬として複雑に絡み合う治療体系となっていることである．

咳嗽治療は，治療的診断を行うための診断的治療，導入療法，維持療法の3部からなる．したがって咳のプライマリ・ケアでは，診断的治療によって一時的に診断した原因疾患に対し，咳を止めるための導入療法を行い，それによって咳を抑制することに成功すれば，臨床的な確定診断となると解釈されている．さらにその後，原因疾患によっては，維持療法が必要になるという流れとなっている．

咳嗽治療薬の治療目的による分類について，咳嗽治療は非特異的治療と特異的治療に分けられる．例えば，中枢性鎮咳薬のうち，麻薬性鎮咳薬のジヒドロコデインリン酸塩は，咳の原因とは無関係に中枢レベルで咳を抑制するため，非特異的治療薬と呼ばれている．これには，気道に侵入する病原体・異物を排除する生体防御機構としての生理的な咳反射をも抑制するという問題がある．また，副作用として便秘，眠気をひき起こすため，服薬制限因子につながる事項も存在する．

したがって，咳治療は，可能な限り見極めがついた疾病・病態に応じた治療でなければならない．つまり，咳治療の目的は，咳による患者の消耗に伴う QOL の低下を防ぐことであり，生理的な咳嗽とはいえない病的な咳嗽の抑制・緩和でなければならない．

しかし，一方において，原因疾患に質の高い治療で対応しても咳嗽が改善しない例，あるいは原因を明らかにできない乾性咳嗽の例も存在する．このような状況の中，最近になって，咳を原因によってとらえるのではなく「咳受容体感受性亢進状態」を示す病態を一括して，"cough hypersensitivity syndrome：CHS" とする概念が提唱され，咳の病態そのものを標的とした新たな非特異的治療薬の必要性が認識されるようになっている（**表9-7**）．

表9-7 咳嗽治療薬の分類と主な配合成分

中枢性鎮咳薬（非特異的治療薬）	
麻薬性鎮咳薬	ジヒドロコデインリン酸塩
非麻薬性鎮咳薬	デキストロメトルファン臭化水素酸塩水和物，ノスカピン塩酸塩
末梢性鎮咳薬（特異的・非特異的治療薬）	
特異的治療薬	〔疾患・病態に応じた治療薬と対応〕 • 咳喘息（気管支拡張薬）：メチルエフェドリン塩酸塩，メトキシフェナミン塩酸塩，ジプロフィリン • GERD（PPI，ヒスタミン H_2 受容体拮抗薬） • 副鼻腔気管支症候群（マクロライド系抗菌薬） • アトピー咳嗽（ヒスタミン H_1 受容体拮抗薬）：クロルフェニラミンマレイン酸塩，ジフェンヒドラミン塩酸塩 • 慢性気管支炎：禁煙 • ACE 阻害薬による咳：ACE 阻害薬服薬の中止
非特異的治療薬	〔咳受容体感受性亢進を標的とする治療薬〕 • 去痰薬：ブロムヘキシン塩酸塩，グアイフェネシン，リゾチーム塩酸塩，アンブロキソール塩酸塩 • その他：トラネキサム酸（抗プラスミン薬），無水カフェイン，バクモンドウ軟エキス，ナンテンジツ流エキス，ゴミシ流エキス • 漢方方剤：柴胡桂枝湯，麦門冬湯など • トローチ・含嗽薬など

9.3.2. 咳止めのグルーピング

本章では，咳止めから49製品を取り上げている．効能・効果には「せき・たん」などと記載されるが，適剤探しのガイドとはならない．本書では製品の成分，剤形，用法・用量と服薬年齢等の違いによってグルーピングしている．その狙いは，当該及び関係薬効群との関連において，的確な適剤探しに結びつけることにある（**表9-8**）．

表9-8 咳止めの製品特性によるグルーピング

グループ/リスク分類 製品番号	主な成分・薬効分類	剤形	服薬（使用）/日 年齢制限
A/指定第2類医薬品・ 第2類医薬品 **表9-10**：①～⑧	【非麻鎮咳】DMH・NCP・DMP	シロップ	3～6回/日・3ヵ月以上（①・②）
	【気拡張】MEH・DPP	カプセル	3～6回/日・8歳以上（③）
	【去痰】GFN・BHH・LZH		2～3回/日・15歳以上（⑤・⑥）
	【抗H】CPM・DHH	液	2～3回/日・15歳以上（④・⑦）
	【他】CAF・ナンテンジツエキス・キキョウ流エキス・ セネガ流エキス　等		3回/日・8歳以上（⑧）
B/指定第2類医薬品 **表9-11**：⑨～⑪	【麻鎮咳】DCP・CDP	液	4～6回/日・15歳以上（⑨）
	【非麻鎮咳】NCP	錠	3～4回/日・11歳以上（⑩）
	【気拡張】MEH・DPP	カプセル	3回/日・15歳以上（⑪）
	【去痰】GFN・LZH		
	【抗H】CPM		
	【他】CAF　等		
C/指定第2類医薬品 **表9-12**：⑫～⑭	【麻鎮咳】DCP	錠	3回/日・12歳以上（⑫）
	【非麻鎮咳】NCP		
	【気拡張】MEH	液	3回/日・12歳以上（⑬） 3回/日・15歳以上（⑭） ※ただし⑭は必要な場合は1日 4回まで
	【去痰】BHH・GFN		
	【抗P】TRA		
	【他】セネガ流エキス		
D/第2類医薬品 **表9-13**：⑮～⑰	【去痰】CCS・BHH	カプセル	3回/日・8歳以上（⑮・⑯）
		錠	3回/日・8歳以上（⑰）
E/第1類医薬品・ 指定第2類医薬品 **表9-14**：⑱・⑲	【気拡張】TPL・MEH	錠	3回/日・15歳以上
	【去痰】GFN		
	【他】キキョウエキス・セネガエキス・カンゾウエキス		
F/指定第2類医薬品・ 第2類医薬品 **表9-15**：⑳～㉒	【麻鎮咳】DCP	液	3～6回・4回/日・3ヵ月以上 （⑳・㉑）
	【非麻鎮咳】NCP		
	【気拡張】MEH・DPP		
	【去痰】GFN・PGS		
	【抗H】CPM		
	【他】CAF・オンジ流エキス・カンゾウ流エキス・キョ ウニンエキス・バクモンドウ流エキス　等	シロップ	4回/日・3ヵ月以上（㉒）
G/指定第2類医薬品・ 第2類医薬品 **表9-16**：㉓～㉖	【非麻鎮咳】NCP	錠	3回/日・5歳以上（㉓～㉕）
	【気拡張】DPP・MEH・MPH		
	【去痰】PGS	散	3回/日・8歳以上（㉖）
	【抗H】CPM・CBX		
	【他】マオウ乾燥エキス・カンゾウエキス・CAF・ナ ンテンジツエキス・ゴミシエキス		
H/指定第2類医薬品 **表9-17**：㉗～㉙	【麻鎮咳】DCP	シロップ	3～6回/日・3ヵ月～8歳（㉗）
	【気拡張】MEH		
	【去痰】PGS・GFN・BHH・LZH	液	3～6回/日・3ヵ月～14歳（㉘・㉙）
	【抗H】CPM・DHH・CBX		
	【他】CAF・ナンテンジツエキス　等		

グループ/リスク分類 製品番号	主な成分・薬効分類	剤形	服薬（使用）/日 年齢制限
I/指定第2類医薬品 **表9-18**：㉚〜㉞	【麻鎮咳】CPH・DCP	液	3〜6回/日・3ヵ月以上（㉚・㉝・㉞）
	【非麻鎮咳】NCP	シロップ	3〜6回/日・3ヵ月以上（㉛・㉜）
	【気拡張】MEH		
	【去痰】GFN・LZH		
	【抗H】CPM		
	【他】CAF・キキョウ流エキス　等		
J/指定第2類医薬品 **表9-20**：㉟〜㊴	【麻鎮咳】DCP	液	3〜6回/日・1歳〜成人
	【非麻鎮咳】NCP		
	【気拡張】MEH		
	【去痰】BHH・GFN		
	【抗H】CPM		
	【他】CAF・セネガ流エキス・キキョウ流エキス　等		
K/指定第2類医薬品 **表9-21**：㊵〜㊹	【麻鎮咳】DCP	顆粒	3回/日・3歳〜成人（㊵・㊶）
	【非麻鎮咳】NCP	液	3〜6回/日・5歳〜成人（㊷）
	【気拡張】MEH	錠	3回/日・5歳〜成人（㊸・㊹）
	【去痰】LZH・BHH		
	【抗H】CPM・CBX・CMF		
	【他】CAF・キキョウ乾燥エキス　等		
L/指定第2類医薬品 **表9-23**：㊺〜㊾	【麻鎮咳】DCP	液	3回/日・8歳〜成人（㊺）
	【非麻鎮咳】NCP	錠	3回/日・8歳〜成人（㊻・㊽・㊾）
	【気拡張】MEH	カプセル	3回/日・8歳〜成人（㊼）
	【去痰】GFN・BHH・CCS		
	【抗H】CPM・CBX		
	【他】CAF・カンゾウ粗エキス・セネガエキス		

【麻鎮咳】麻薬性鎮咳薬，【非麻鎮咳】非麻薬性鎮咳薬，【気拡張】気管支拡張薬，【去痰】去痰薬，【抗H】抗ヒスタミン薬，【抗P】抗プラスミン薬，【他】その他の成分
【麻鎮咳】DCP：ジヒドロコデインリン酸塩，CDP：コデインリン酸塩，CPH：コデインリン酸塩水和物
【非麻鎮咳】DMH：デキストロメトルファン臭化水素酸塩水和物，NCP：ノスカピン塩酸塩，DMP：ジメモルファンリン酸塩
【気拡張】MEH：メチルエフェドリン塩酸塩，DPP：ジプロフィリン，TPL：テオフィリン，MPH：メトキシフェナミン塩酸塩
【去痰】GFN：グアイフェネシン，BHH：ブロムヘキシン塩酸塩，LZH：リゾチーム塩酸塩，CCS：L-カルボシステイン，PGS：グアヤコールスルホン酸カリウム
【抗H】CPM：クロルフェニラミンマレイン酸塩，DHH：ジフェンヒドラミン塩酸塩，CBX：カルビノキサミンマレイン酸塩，CMF：クレマスチンマレイン酸塩
【抗P】TRA：トラネキサム酸
【他】CAF：無水カフェイン

　このグループ化に基づき，各製品の「効能・効果」，「原因疾患」と「主な6配合成分の構成」を一覧化すると，「適剤探しに必要な課題」がみえてくる（**図9-8**，**表9-9**）.

　では，適剤探しの課題とは何を指しているのだろうか．**図9-8**には12グループ・49製品の「効能・効果」，「原因疾患」，「主な配合成分の構成」，「その他成分」が示されており，**表9-9**にはこれら49製品から適剤探しを進めるに当たって，理解しておかなければならない適剤探しの課題（Clinical Question）が12項目示されている.

　しかし，ここまでの情報を活かした「最終的な適剤探しの基準」は示されていない．そこで，適正なSMSを一歩進めるために，「咳止めの配合成分と主適応疾患からみる適剤探しの判断基準」を示した．また，最終的な適剤探しの段階では，緻密な問診を進め，病態を把握したうえで，その病態に合った特異的治療に資する配合成分からなる咳止めの最適化を図

グループ	効能・効果	原因疾患	麻鎮咳	非麻鎮咳	気拡張	去痰	抗P	抗H	他
A	せき・たん	感染後咳嗽 (急性・遷延性)	—	●	●	●	—	●	生薬　他
B			●	●	●	●	—	●	CAF　他
C	のどの痛みを伴うせき・たん		●	●	●	●	●	—	生薬
D	たん・たんのからむせき	かぜ症候群後の痰が絡む咳	—	—	—	●	—	—	—
E	せき・ぜんそく・たん	咳喘息	—	—	●	●	—	—	生薬
F			—	—	●	●	—	●	漢方
G				●	●	●			生薬
H	せき・たん	①かぜ症候群後咳嗽 ②咽頭アレルギー ③アトピー咳嗽	●	—	●	●	—	●	BHH　他
I			●	●	●	●	—	●	CAF・生薬 他
J			●	●	●	●	—	●	
K			●	●	●	●	—	●	
L			●	●	●	●	—	●	

【麻鎮咳】麻薬性鎮咳薬，【非麻鎮咳】非麻薬性鎮咳薬，【気拡張】気管支拡張薬，【去痰】去痰薬，【抗P】抗プラスミン薬，【抗H】抗ヒスタミン薬

CAF：無水カフェイン，BHH：ブロムヘキシン塩酸塩

図 9-8　咳止め 49 製品の効能・効果/6 基本成分と推定される原因疾患

表 9-9　適剤探しの SMS に必要な 12 の課題（Clinical Question）

No.	適剤探し 12 の課題（Clinical Question）
1	かぜ症候群後咳嗽に中枢性鎮咳薬を用いるときの留意点は？
2	中枢性鎮咳薬は湿性咳嗽に使って良いか？
3	かぜ症候群の対症療法に用いる NSAIDs に咳嗽抑制効果はあるか？
4	病的咳嗽とされる乾性咳嗽は，なぜ抑制しなければならないのか？
5	抗ヒスタミン薬はアトピー咳嗽・咳喘息・かぜ症候群後咳嗽に改善作用がある．
6	咳嗽を抑制するには，①咳感受性を抑制する薬物，②気管支平滑筋を抑制する薬物，③咳中枢を抑制する薬物（中枢性鎮咳薬）の 3 薬効群の薬物を用いる．
7	麦門冬湯・抗ヒスタミン薬は，咳受容体に影響して鎮咳効果を発揮するので，かぜ症候群後咳嗽に用いる．
8	アトピー咳嗽には，抗ヒスタミン薬が有効である．
9	咳喘息に伴う咳嗽は，気管支拡張薬により改善する．
10	鎮咳作用のある生薬として，バクモンドウ・カンゾウ・マオウ・ハンゲ・ゴミシ・キョウニン・サイシンがある．
11	咳嗽治療は咳の原因を見極め，それに対する特異的治療を行うことが原則であり，中枢性鎮咳薬のみを使うことは慎まなければならない．その理由は？
12	咳の問診は，ASAHI-N（A（ACE 阻害薬の服薬の有無），S（Smoking（喫煙）の有無），A（Allergy（アレルギー）の有無），H（Heartburn（心疾患）の有無），I（Infection（感染症）の有無），N（Nasal and paranasal sinus disease（鼻副鼻腔疾患）の有無））で行う．

222　9章　咳を伴う Common Disease

らなければならない（**図 9-9**）.

　それでは，咳止めの適剤探しの SMS を進めるに当たって，12 グループ・49 製品と漢方製剤について，具体的な留意点を示す.

薬効	配合成分	主な適応疾患	①かぜ症候群 後咳嗽	②咽頭 アレルギー	③アトピー 咳嗽	④咳喘息
麻薬性鎮咳薬	DCP・CDP	非特異的 （呼吸器疾患）	●	●	●	●
非麻薬性鎮咳薬	NCP・DMH・DMP					
気管支拡張薬	MEH・DPP・TPL・MPH	咳喘息	●	▲	▲	●
去痰薬	PGS・GFN・LZH・BHH・CCS	湿性咳嗽 （原則として）	●	▲	▲	●
抗プラスミン薬	TRA	のどの痛みを 伴うせき・たん	▲	─	─	─
抗ヒスタミン薬*	CPM・DHH・CBX・CMF	感染後咳嗽・アトピー咳嗽・咽頭アレルギー・咳喘息	●	●	●	●
漢方製剤①	麦門冬湯	感染後咳嗽・ 咳喘息	●			●
漢方製剤②	麻黄湯・葛根湯・小青竜湯・小柴胡湯・半夏厚朴湯・麻黄附子細辛湯	かぜ症候群・ 咽頭アレルギー	●	▲	─	─
生薬	バクモンドウ・カンゾウ・マオウ・ハンゲ・ゴミシ・キョウニン他	非特異的 （鎮咳作用）	▲	▲	▲	▲

● : 該当する配合成分を含有する製品を①〜④の罹患患者に使用しても良い.
▲ : 該当する配合成分を含有する製品を①〜④の罹患患者に用いる場合は，添付文書の使用上の注意，患者背景を考慮して慎重に適剤探しをする必要がある.
* 抗ヒスタミン薬を含有する製品については，抗ヒスタミン薬の投与により，気道の乾燥をひき起こすことがあるので，臨床症状の変化に十分配慮する.
【麻薬性鎮咳薬】DCP : ジヒドロコデインリン酸塩，CDP : コデインリン酸塩
【非麻薬性鎮咳薬】NCP : ノスカピン塩酸塩，DMH : デキストロメトルファン臭化水素酸塩水和物，DMP : ジメモルファンリン酸塩
【気管支拡張薬】MEH : メチルエフェドリン塩酸塩，DPP : ジプロフィリン，TPL : テオフィリン，MPH : メトキシフェナミン塩酸塩
【去痰薬】PGS : グアヤコールスルホン酸カリウム，GFN : グアイフェネシン，LZH : リゾチーム塩酸塩，BHH : ブロムヘキシン塩酸塩，CCS : L-カルボシステイン
【抗プラスミン薬】TRA : トラネキサム酸
【抗ヒスタミン薬】CPM : クロルフェニラミンマレイン酸塩，DHH : ジフェンヒドラミン塩酸塩，CBX : カルビノキサミンマレイン酸塩，CMF : クレマスチンマレイン酸塩

図 9-9　咳止めの配合成分と主適応疾患からみる適剤探しの判断基準

〔グループ A : 適剤探しの留意点〕

　グループ A の 8 製品に配合されている非麻薬性鎮咳薬は，剤形・服薬年齢から，さらに製品①，②（3ヵ月以上），製品③，⑧（8 歳以上），製品④〜⑦（15 歳以上）の 3 つに分けられる.

製品①，②，③，⑧は，鼻炎・鼻咽頭炎などのウイルス性上気道炎による急性咳嗽が適応となる．製品①，②は，デキストロメトルファン臭化水素酸水和物・メチルエフェドリン塩酸塩・グアイフェネシン・抗ヒスタミン薬の構成で，かぜ症候群後咳嗽に使用できる．製品③は，デキストロメトルファン臭化水素酸水和物・ノスカピン塩酸塩・メチルエフェドリン塩酸塩・リゾチーム塩酸塩の構成で，かぜ症候群後咳嗽の中等症に，製品⑧（デキストロメトルファン臭化水素酸水和物・クロルフェニラミンマレイン酸塩）は，軽症例に使用できる．

15歳以上に適応をもつ製品④，⑥，⑦は，デキストロメトルファン臭化水素酸水和物・ジメモルファン塩酸塩・クロルフェニラミンマレイン酸塩の構成で，咽頭アレルギー・アトピー咳嗽に使用できる．製品⑤は，デキストロメトルファン臭化水素酸水和物・ジプロフィリン・リゾチーム塩酸塩の構成で，かぜ症候群後咳嗽の軽症例に使用できる（**表9-10**）．

〔グループB：適剤探しの留意点〕

グループBの3製品は，麻薬性・非麻薬性鎮咳薬配合剤であり，かぜ症候群後咳嗽，咽頭アレルギー・アトピー咳嗽に効果が得られるよう，処方内容が工夫されている．また，製品⑨，⑩のクロルフェニラミンマレイン酸塩の配合量は12mg/日であり，特に高齢者の乗り物の運転や機械類の操作は危険を伴うので，厳重な指導が必要である．なお，医療用のクロルフェニラミンマレイン酸塩製剤であるアレルギン酸の添付文書においては，緑内障・前立腺肥大症の患者に対して禁忌となっている（**表9-11**）．

〔グループC：適剤探しの留意点〕

グループCの3製品の効能・効果は，「のどの痛みを伴うせき・たん」であり，非特異的治療薬としてトラネキサム酸が配合されている．トラネキサム酸はプラスミンの働きを阻止し，抗出血・抗アレルギー・抗炎症反応効果を示す．

医療用のトラネキサム酸製剤は①扁桃炎，咽喉頭炎に伴う咽頭痛，②口内炎に伴う口内痛に適応がある．また，成人の1日用量は医療用で750～2,000mgとなっており，グループ

表9-10　グループA（非麻薬性鎮咳薬配合剤）

製品番号・製品名/リスク分類	剤形/服薬年齢	基本成分	非特異的成分
①宇津こども せきどめシロップA/指定第2類医薬品	シロップ/3ヵ月	DMH・MEH・GFN・CPM	ナンテンジツエキス・キキョウエキス
②キッズバファリン せきどめシロップS/指定第2類医薬品	シロップ/3ヵ月	DMH・MEH・GFN・DHH	キキョウ流エキス・セネガ流エキス
③ルルせき止めミニカプセル/指定第2類医薬品	カプセル/8歳	DMH・NCP・MEH	LZH・CAF
④新パブロンせき止め液/第2類医薬品	液/15歳	DMP・CPM	BHH・LZH・CAF
⑤コンタックせき止めST/第2類医薬品	カプセル/15歳	DMH・DPP	LZH
⑥プレコール 持続性せき止めカプセル/指定第2類医薬品	カプセル/15歳	DMH・MEH・CPM	PGS
⑦新パブロンせき止め液/第2類医薬品	液/15歳	DMP・CPM	BHH・LZH・CAF
⑧エスエスブロン液L/第2類医薬品	液/8歳	DMH・CPM	GFN・CAF

DMH：デキストロメトルファン臭化水素酸塩水和物，MEH：メチルエフェドリン塩酸塩，GFN：グアイフェネシン，CPM：クロルフェニラミンマレイン酸塩，DHH：ジフェンヒドラミン塩酸塩，NCP：ノスカピン塩酸塩，LZH：リゾチーム塩酸塩，CAF：無水カフェイン，DMP：ジメモルファン塩酸塩，BHH：ブロムヘキシン塩酸塩，DPP：ジプロフィリン，PGS：グアヤコールスルホン酸カリウム

224　9章　咳を伴う Common Disease

表 9-11　グループ B（麻薬性・非麻薬性鎮咳薬配合剤：指定第 2 類医薬品）

製品番号・製品名	剤形/服薬年齢	基本成分	非特異的成分
⑨ベリコン S	液/15 歳	DCP・NCP・MEH・CPM	GFN・CAF・DPP・セネガ流エキス
⑩アネトン せき止め Z 錠	錠/11 歳	CDP・MEH・CPM	LZH・CAF・セネガ流エキス
⑪新コルゲン 咳止め透明カプセル	カプセル/15 歳	DCP・MEH・CPM	GFN・安息香酸ナトリウムカフェイン

DCP：ジヒドロコデインリン酸塩，NCP：ノスカピン塩酸塩，MEH：メチルエフェドリン塩酸塩，CPM：クロルフェニラミンマレイン酸塩，GFN：グアイフェネシン，CAF：無水カフェイン，DPP：ジプロフィリン，CDP：コデインリン酸塩，LZH：リゾチーム塩酸塩

　C の 1 日配合量（420mg）との差が大きいことが分かる．トラネキサム酸の主な副作用は食欲不振，悪心・嘔吐（1％未満）で，まれに（0.1％未満）眠気を訴えるとの報告がある（**表 9-12**）．

　グループ C の適応は「感染後咳嗽」である．感染後咳嗽では免疫力等によって病原微生物が排除されているか，もしくは少数になっている．かぜ症候群では，咳とともに発熱・咽頭痛をひき起こすが，上気道の炎症症状はウイルスが消褪した後も持続する．

〔グループ D：適剤探しの留意点〕

　グループ D の 3 製品における配合成分の 1 日量は，L-カルボシステイン 750mg，ブロムヘキシン塩酸塩 12mg である．L-カルボシステインは喀痰が多い急性期に使用され，ブロムヘキシン塩酸塩は気道粘液溶解薬ではなく，気道分泌促進薬に位置づけられる（**表 9-13**）．

〔グループ E：適剤探しの留意点〕

　グループ E の 2 製品は咳喘息に適応をもっており，製品⑱及び製品⑲とも，配合成分に特徴がある．

表 9-12　グループ C（TRA 配合剤：指定第 2 類医薬品）

製品番号・製品名	剤形/服薬年齢	基本成分	非特異的成分
⑫ベンザブロック せき止め錠	錠/12 歳	DCP・NCP・MEH	BHH・TRA
⑬ベンザブロックせき止め液	液/12 歳	DCP・MEH	GFN・セネガ流エキス・TRA
⑭ベンザブロックせき止め液 1 回量のみ切りタイプ	液/15 歳	DCP・MEH	GFN・セネガ流エキス・TRA

DCP：ジヒドロコデインリン酸塩，NCP：ノスカピン塩酸塩，MEH：メチルエフェドリン塩酸塩，BHH：ブロムヘキシン塩酸塩，TRA：トラネキサム酸，GFN：グアイフェネシン

表 9-13　グループ D（CCS・BHH 配合剤：第 2 類医薬品）

製品番号・製品名	剤形/服薬年齢	非特異的成分
⑮クールワン去たんソフトカプセル	カプセル/8 歳	CCS・BHH
⑯ストナ去たんカプセル	カプセル/8 歳	
⑰タイムコール去たん錠	錠/8 歳	

CCS：L-カルボシステイン，BHH：ブロムヘキシン塩酸塩

咳喘息は咳を唯一の症状とする喘息であるが，夜間から早朝において咳の悪化傾向があり，季節性が認められる．また，喀痰を伴わない例や，湿性咳嗽の例がある．なお，外因性抗原への I 型アレルギーが一部の患者で関与する．

咳喘息の治療は，医療用の吸入ステロイド薬 (inhaled corticosteroid：ICS) が第 1 選択薬とされ，軽症例では ICS 単独療法が主流である．咳喘息の軽症例については，症状は毎日ではなく，睡眠の妨げ・夜間の症状が週に 1 回未満と定義されており，「咳嗽に関するガイドライン第 2 版」における咳喘息の診断基準では，気管支拡張薬 (β 刺激薬・テオフィリン製剤) が有効とされている．

グループ E の 2 製品に関しては，咳喘息の軽症例への使用で症状の軽減が得られるが，2 週間前後の経過の後，なお咳症状の消失に至らない場合は，受診勧奨が相当である．なお，咳喘息は気管支喘息の前段階あるいはその亜型とされ，咳喘息患者の 30％が喘息に移行するといわれていることに配慮しなければならない（**表 9-14**）．

〔グループ F：適剤探しの留意点〕

グループ F の配合成分は，気管支拡張薬，抗ヒスタミン薬，麦門冬湯等から構成され，咳喘息に適応がある．剤形は液剤・シロップで，3ヵ月～成人までの適用年齢がある．咳喘息に特異的所見がない例における小児の急性・遷延性，慢性咳嗽については，基本的に受診勧奨とする．また，2 週間を超える使用で，喘息様症状の改善が得られない例についても受診勧奨が相当である（**表 9-15**，**図 9-5**，**図 9-6**）．

〔グループ G：適剤探しの留意点〕

グループ G の 4 製品は，ぜんそく・せき・たんに適応をもち，気管支拡張薬，抗ヒスタミン薬の構成となっている．なお，製品㉕，㉖には非麻薬性鎮咳薬が配合されている．

服薬年齢は 5 歳及び 8 歳～成人であり，小児への SMS では，グループ F と同様の配慮が必要である．

添付文書によると，①かぜや気道のアレルギー症状への適応（製品㉓），②ぜんそく発作の各タイプへの適応（製品㉔），③4 配合成分の配合理由（製品㉕），④ぜんそく，かぜなど

表 9-14 グループ E（咳喘息に適応あり）

製品番号・製品名/リスク分類	剤形/服薬年齢	中枢性非麻薬性鎮咳薬・特異的配合成分・非特異的配合成分（成人 1 日量）
⑱ミルコデ錠 A/第 1 類医薬品	錠/15 歳	（特異的） TPL：300 mg MEH：37.5 mg （非特異的） GFN：300 mg キキョウエキス：120 mg セネガエキス：30 mg カンゾウエキス：108 mg
⑲アストフィリン S/指定第 2 類医薬品	錠/15 歳	（中枢性非麻薬性鎮咳薬） NCP：30 mg （特異的） DPP：225 mg MEH：18.75 mg DHH：45 mg

TPL：テオフィリン，MEH：dl-メチルエフェドリン塩酸塩，GFN：グアイフェネシン，NCP：ノスカピン塩酸塩，DPP：ジプロフィリン，DHH：ジフェンヒドラミン塩酸塩

表 9-15 グループ F（咳喘息に適応あり）

製品番号・製品名/リスク分類	剤形/服薬年齢	配合成分（1 日量）
⑳小児用エスエスブロン液エース/ 指定第 2 類医薬品	液/3ヵ月	36mL（11〜14 歳の 1 日量）中 DCP：18mg GFN：120mg CPM：5.04mg CAF：48mg
㉑フスコン Z 液/指定第 2 類医薬品	液/3ヵ月	40mL（成人 1 日量）中 MEH：50mg DPP：100mg CPM：8mg GFN：200mg オンジ流エキス・カンゾウ流エキス・キョウニンエキス・バクモンドウ流エキス
㉒シロップ A アスゲン/指定第 2 類医薬品	シロップ/3ヵ月	60mL（成人 1 日量）中 NCP：38mg PGS：240mg CPM：8.2mg CAF：72mg マオウエキス・カンゾウエキス・ケイヒ流エキス・ショウキョウ流エキス・サイシン流エキス・ゴミシ流エキス・ハンゲエキス

DCP：ジヒドロコデインリン酸塩，GFN：グアイフェネシン，CPM：クロルフェニラミンマレイン酸塩，CAF：無水カフェイン，MEH：メチルエフェドリン塩酸塩，DPP：ジプロフィリン，NCP：ノスカピン塩酸塩，PGS：グアヤコールスルホン酸カリウム
※製品⑳：12 歳未満の小児は受診を優先.
※製品㉑・㉒：2 歳未満の乳幼児は受診を優先.

による，せき・たんへの適応（製品㉖）といった点が，適剤探しの訴求点となる（**表 9-16**）.

〔グループ H：適剤探しの留意点〕

　グループ H の 3 製品は，剤形がシロップ・液剤であり，服薬年齢は 3ヵ月〜8 歳未満及び 14 歳までとなっている. せき・たんに適応をもち，配合成分は麻薬性鎮咳薬・気管支拡張薬・去痰薬・抗ヒスタミン薬からなる典型的な咳止めである. これら 3 製品は，いずれも鼻炎・鼻咽頭炎などのウイルス性上気道炎を想定した処方設計となっている.

　なお，小児の急性上気道炎の場合，咳嗽は 1 週間で 50％，2 週間で 90％以上が改善するといわれているので，生活療法を中心とする SCS に重点をおく必要がある（**表 9-17**）.

表 9-16 グループ G（咳喘息に適応あり）

製品番号・製品名/リスク分類	剤形/服薬年齢	基本成分	非特異的配合成分
㉓アスゲン錠 EX/ 指定第 2 類医薬品	錠/5 歳〜成人	DPP・CPM・マオウ乾燥エキス・カンゾウエキス	CAF
㉔アドレニンエース錠/ 指定第 2 類医薬品	錠/5 歳〜成人	DPP・MEH・CPM	ナンテンジツエキス・ゴミシエキス
㉕エスエスブロン錠 Z/ 第 2 類医薬品	錠/5 歳〜成人	DPP・MPH・NCP・CPM	―
㉖アスクロン/第 2 類医薬品	散/8 歳〜成人	MPH・NCP・CBX	カンゾウ粗エキス・CAF

DPP：ジプロフィリン，CPM：クロルフェニラミンマレイン酸塩，CAF：無水カフェイン，MEH：メチルエフェドリン塩酸塩，MPH：メトキシフェナミン塩酸塩，NCP：ノスカピン塩酸塩，CBX：カルビノキサミンマレイン酸塩

表9-17 グループH（せき・たんに適応あり：指定第2類医薬品）

製品番号・製品名	剤形/服薬年齢	配合成分
㉗アルペンSこどもせきどめシロップ	シロップ/3ヵ月～8歳未満	基本処方：DCP・MEH・DHH・PGS 非特異的配合成分：ナンテンジツエキス・キキョウ流エキス
㉘小児用エスエスブロン液エース	液/3ヵ月～14歳	基本処方：DCP・GFN・CPM 非特異的配合成分：CAF
㉙こどもパブロンせき止め液	液/1～14歳	基本処方：DCP・MEH・CBX 非特異的配合成分：BHH・LZH

DCP：ジヒドロコデインリン酸塩，MEH：メチルエフェドリン塩酸塩，DHH：ジフェンヒドラミン塩酸塩，PGS：グアヤコールスルホン酸カリウム，GFN：グアイフェネシン，CPM：クロルフェニラミンマレイン酸塩，CAF：無水カフェイン，CBX：カルビノキサミンマレイン酸塩，BHH：ブロムヘキシン塩酸塩，LZH：リゾチーム塩酸塩

[グループI：適剤探しの留意点]

OTC薬のかぜ薬・咳止め・鼻炎用内服薬については，「『使用上の注意』の改訂について」（平成20年7月4日厚生労働省医薬食品局安全対策課事務連絡）により，2歳未満に適応のあるかぜ薬・咳止め・鼻炎用内服薬の添付文書の「使用上の注意」に関し，「用法及び用量に関連する注意」の項に「2歳未満の乳幼児には，医師の診療を受けさせることを優先し，やむを得ない場合にのみ服用させること」との記載が求められることとなった.

グループIの5製品及び先述したグループHの3製品の服薬年齢は，3ヵ月以上と設定されており，しかも麻薬性鎮咳薬の配合剤であるため，呼吸抑制の感受性が高い患児にグループH及びグループIの製品を使用する場合には，より一層慎重を期さなければならない.

また，リゾチーム塩酸塩配合の製品㉚，㉞の2製品に関し，添付文書の「相談すること」に，「乳児において，本剤に含まれるリゾチーム塩酸塩を初めて服用したときに，アナフィラキシーが現れたとの報告があります」との記載があることに対しても，最大限の注意を払わなければならない（**表9-18**）.

同様に，医療用医薬品の鎮咳薬であるフスコデ配合錠（ジヒドロコデインリン酸塩・*dl*-メチルエフェドリン塩酸塩・クロルフェニラミンマレイン酸塩）の添付文書には，小児関連

表9-18 グループI（せき・たんに適応あり：指定第2類医薬品）

製品番号・製品名	剤形/服薬年齢	基本成分	非特異的配合成分
㉚アネトンせき止めZ液	液/3ヵ月～成人	CPH・MEH・CPM	LZH・CAF・セネガ流エキス
㉛アナロンせき止めシロップ	シロップ/3ヵ月～成人	DCP・MEH・CPM	GFN・CAF・キキョウ流エキス
㉜ヒストミンせき止めシロップ			
㉝ブロコデせき止め液	液/3ヵ月～成人	DCP・MEH・CPM	PGS・CAF・オウヒ抽出物・ニンジン軟エキス
㉞コルゲンせき止め液	液/3ヵ月～成人	DCP・MEH・CPM	LZH・PGS・セネガ流エキス

CPH：コデインリン酸塩水和物，MEH：メチルエフェドリン塩酸塩，CPM：クロルフェニラミンマレイン酸塩，LZH：リゾチーム塩酸塩，CAF：無水カフェイン，DCP：ジヒドロコデインリン酸塩，GFN：グアイフェネシン，PGS：グアヤコールスルホン酸カリウム

の「使用上の注意」の欄に，「新生児（出生 28 日以内）・乳児（1 年未満）では低用量から投与を開始するなど，患者の状態を観察しながら，慎重に投与すること（呼吸抑制の感受性が高い）」との記載があり，小児への適応について具体的な指針を示し，医師に安全性管理義務を求めている（**表 9-19**）．

〔グループ J：1 歳から多彩な適応をもつ咳止め剤の適剤探しの留意点〕

グループ J の製品㉟，㊱は，ブロムヘキシン塩酸塩・ジヒドロコデインリン酸塩・クロルフェニラミンマレイン酸塩を基本処方とし，製品㊲〜㊴は，ジヒドロコデインリン酸塩・クロルフェニラミンマレイン酸塩に加えて，バクモンドウ・キキョウ・ナンテンなどの生薬を基本処方としている．

製品㉟，㊱は，痰が気になるかぜ症候群後咳嗽の適剤となり，製品㊲〜㊴は，咽喉頭の搔痒感を伴う乾性咳で，抗ヒスタミン薬が効果を示すアトピー咳嗽（**表 9-5**）及び咽頭アレルギー（**表 9-4**）の適剤となる．

アトピー咳嗽は予後良好な疾患であり，また，長期的に気管支喘息や COPD への進行が認められないとされているので，咳嗽症状の軽快があれば服薬を中止する．咽喉頭のイガイガ感が特徴の咽頭アレルギーには，製品㊲〜㊴を選択してもよいが，1 週間の使用で効果が不十分な場合，麻黄附子細辛湯を試しても良い（**表 9-20**）．

表 9-19　医療用鎮咳薬「フスコデ配合錠」の小児関連の安全対策（添付文書抜粋）

配合成分	1 錠中：ジヒドロコデインリン酸塩：3 mg *dl*-メチルエフェドリン塩酸塩：7 mg クロルフェニラミンマレイン酸塩：1.5 mg
効能・効果	急性気管支炎・慢性気管支炎・感冒・上気道炎，肺炎，肺結核に伴う咳嗽．
用法・用量	• 成人：1 日 9 錠 • 12 歳〜15 歳未満：成人量の 2/3 　8 歳〜12 歳未満：成人量の 1/2 　5 歳〜8 歳未満：成人量の 1/3 　2 歳〜5 歳未満：成人量の 1/5 　2 歳未満：成人量の 1/10
使用上の注意 （小児関連）	小児等への投与：新生児・乳児では低用量から投与を開始するなど，患者の状態を観察しながら，慎重に投与すること（呼吸抑制の感受性が高い）．

表 9-20　グループ J（せき・たんに適応あり：指定第 2 類医薬品）

製品番号・製品名	剤形/服薬年齢	基本成分	非特異的配合成分
㉟ビソルボンせき止め液	液/1 歳〜成人	DCP・MEH・BHH・CPM	CAF
㊱ハリーV せき止め液			CAF・キキョウ流エキス・セネガ流エキス
㊲コフクリアせき止め液		DCP・CPM	GFN・ナンテン流エキス・キキョウ流エキス・バクモンドウ流エキス
㊳ニッドせきどめ B 液		DCP・NCP・MEH・CPM	CAF・ナンテン流エキス・キキョウ流エキス・セネガ流エキス
㊴コフハイドリン液			

DCP：ジヒドロコデインリン酸塩，MEH：メチルエフェドリン塩酸塩，BHH：ブロムヘキシン塩酸塩，CPM：クロルフェニラミンマレイン酸塩，CAF：無水カフェイン，GFN：グアイフェネシン，NCP：ノスカピン塩酸塩

〔グループK：3歳・5歳からの感染後咳嗽の適剤探しの留意点〕

グループKの5製品のうち，製品㊵，㊶は，ジヒドロコデインリン酸塩・抗ヒスタミン薬・リゾチーム塩酸塩の配合剤で，服薬年齢は3歳からとなっており，かぜ症候群後の痰がからむ咳に選択できる．製品㊷〜㊹は，ジヒドロコデインリン酸塩・抗ヒスタミン薬・メチルエフェドリン塩酸塩を基本処方とすることから，かぜ症候群後咳嗽の適剤と判断できる．なお，これら3製品の服薬年齢は5歳からである．

グループKの5製品を15歳未満の例に用いるときは，基本的にグループH及びグループIと同様の注意が必要である．特に添付文書に示される「過量服用」・「長期連用」については回避しなければならない．また，製品㊵〜㊷にはリゾチーム塩酸塩が配合されているので，グループIの製品㉚，㉞と同様，まれで重篤な有害反応であるアナフィラキシー・ショックの前兆には特別の注意を必要とする（**表9-21**）．

〔グループL：8歳からの咳止めの適剤探しの留意点〕

グループLのうち，製品㊺はジヒドロコデインリン酸塩，クロルフェニラミンマレイン酸塩（成人12mg/日）に去痰薬を配合した成分構成で，アトピー咳嗽/咽頭アレルギーに選択できる．製品㊻は抗ヒスタミン薬を配合せず，ジヒドロコデインリン酸塩，メチルエフェドリン塩酸塩にカンゾウ・セネガエキスとグアイフェネシンを配合しており，抗ヒスタミン薬の回避が必要な服薬制限因子がある症例の感染後咳嗽に選択できる．

クロルフェニラミンマレイン酸塩を成分とする医療用医薬品のポララミン散1%及びポララミン錠2mgは，かぜ症候群に伴う「くしゃみ・鼻汁・咳嗽」を適応の1つとし，成人用量を2〜8mg/日としているが，禁忌には①緑内障，②前立腺肥大等下部尿路に閉塞性疾患がある患者との記載がある．製品㊺，㊽，㊾の3製品は，クロルフェニラミンマレイン酸塩12mg/日（医療用医薬品の最高用量の1.5倍）を成人1日用量としているが，添付文書の「使用上の注意」の「相談すること」では，「次の症状のある人（高熱・排尿困難）」，「次の診断を受けた人（緑内障）」との記載にとどめている．そのため，SMSの段階で，医師・薬剤師・登録販売者が服薬者から相談を受けた際の対応が問われることとなる（**表9-22**）．

また，製品㊼，㊽，㊾は，ジヒドロコデインリン酸塩・メチルエフェドリン塩酸塩・抗ヒスタミン薬（クロルフェニラミンマレイン酸塩・カルビノキサミンマレイン酸塩）・去痰薬

表9-21　グループK（せき・たんに適応あり：指定第2類医薬品）

製品番号・製品名	剤形/服薬年齢	基本成分	非特異的配合成分
㊵エスエスブロン「カリュー」	顆粒/3歳〜成人	DCP・CPM	LZH
㊶パブロンせき止め		DCP・MEH・NCP・CBX	LZH・キキョウ乾燥エキス・カンゾウ粗エキス
㊷レビューせき止め液S	液/5歳〜成人	DCP・MEH・CPM	BHH・LZH・CAF・キキョウ流エキス・セネガ流エキス
㊸エスエスブロン錠	錠/5歳〜成人	DCP・MEH・CPM	CAF
㊹龍角散せき止め錠		DCP・MEH・クレマスチンフマル酸塩	BHH・CAF・カンゾウ乾燥エキス・キキョウ乾燥エキス・セネガ乾燥エキス

DCP：ジヒドロコデインリン酸塩，CPM：クロルフェニラミンマレイン酸塩，LZH：リゾチーム塩酸塩，MEH：メチルエフェドリン塩酸塩，NCP：ノスカピン塩酸塩，CBX：カルビノキサミンマレイン酸塩，BHH：ブロムヘキシン塩酸塩，CAF：無水カフェイン

表 9-22 抗コリン作用があるクロルフェニラミンマレイン酸塩配合剤の使用上の注意

添付文書 (記載事項)	咳止め グループ L（製品㊺・㊽・㊾）	医療用医薬品 （ポララミン散 1%・ポララミン錠 2 mg）
効能・効果	せき，たん	感冒等上気道炎に伴うくしゃみ・鼻汁・咳嗽
用法・用量 (成人 1 日量)	クロルフェニラミンマレイン酸塩として，12 mg/日	クロルフェニラミンマレイン酸塩として，2～8 mg/日
使用上の注意 (医療用は禁忌)	【使用上の注意（相談すること）】 • 次の症状のある人：高熱・排尿困難 • 次の診断を受けた人：緑内障	【禁忌】 • 緑内障の患者 • 前立腺肥大等，下部尿路に閉塞性疾患のある患者

※クロルフェニラミンマレイン酸塩：眼内圧が高い緑内障患者に抗コリン作用のある薬物（抗ヒスタミン薬等）を投与すると，一過性に眼内圧が上昇して，緑内障の症状が悪化する．
また，同様に，前立腺肥大症等の下部尿路の狭窄を伴う患者に抗コリン作用のある薬物を投与すると，尿道の平滑筋が収縮して排尿困難の度を高める懸念がある．

（ブロムヘキシン塩酸塩・L-カルボシステイン）などが配合成分の構成となっている．

したがって，これら 3 製品は，かぜ症候群後咳嗽の適剤と判断できる．一方，咽頭アレルギー・アトピー咳嗽の適剤の配合条件には，抗ヒスタミン薬が挙げられるが，気管支拡張作用があるメチルエフェドリン塩酸塩の必要はなく，去痰薬の配合も必須条件とはならない．このため，咽頭アレルギー・アトピー咳嗽の適剤探しを咳止めから求めることは困難であり，アレルギー性鼻炎（7 章参照）などの合併がある場合は，アゼラスチン塩酸塩単味の配合剤（スカイナーAL 錠等）を検討することが勧められる（**表 9-23**）．

表 9-23 グループ L（せき・たんに適応あり：指定第 2 類医薬品）

製品番号・製品名	剤形 / 服薬年齢	基本成分	非特異的配合成分
㊺新ブロン液エース	液/8 歳～成人	DCP・CPM	GFN・CAF
㊻プレコールせき止め錠	錠/8 歳～成人	DCP・MEH	GFN・カンゾウ粗エキス・セネガエキス
㊼パブロン S せき止め	カプセル/8 歳～成人	DCP・MEH・NCP・CBX	BHH・CAF
㊽新フステノン	錠/8 歳～成人	DCP・MEH・CPM	CCS
㊾新エスエスブロン錠エース			

DCP：ジヒドロコデインリン酸塩，CPM：クロルフェニラミンマレイン酸塩，GFN：グアイフェネシン，CAF：無水カフェイン，MEH：メチルエフェドリン塩酸塩，NCP：ノスカピン塩酸塩，CBX：カルビノキサミンマレイン酸塩，BHH：ブロムヘキシン塩酸塩，CCS：L-カルボシステイン

9.3.3. 咳を伴う Common Disease に用いる漢方製剤

「咳嗽に関するガイドライン第 2 版」の「成人の咳嗽治療薬」（第Ⅵ章/表Ⅵ-2）には，漢方製剤の麦門冬湯と小青竜湯が掲載されている[21]．漢方製剤は①全人的医療，②守りの医療，③オーダーメイド医療に使われる．本章で取り上げた OTC 薬 49 製品と同様に，「どの程度の咳嗽」及び「どのような咳嗽」に用いたら良いかの要点について述べる．

〔麦門冬湯〕

　麦門冬湯は，日本呼吸器学会の「漢方薬治療における医薬品の適正な使用法ガイドライン」に詳述されており，適応は，①軽度ではあるが咳嗽がしつこく続く，②咽頭部乾燥・イライラ感がある乾性咳嗽，あるいは少量の痰が引っかかって切れにくい，③乾性咳嗽が主体で，咽喉頭，気道乾燥感が強い症例とされている．また，「EBMによる呼吸器領域の漢方の使い方〈ポケット版〉」では，麦門冬湯は「上気道粘膜の乾燥感・不快感を伴う乾性咳嗽，気道の炎症により少量の喀痰を伴う咳嗽に適応がある」と記載されている（**図9-10**）．

〔小青竜湯〕

　小青竜湯は，かぜ症候群・アレルギー性鼻炎等が原因疾患となって，薄い水様性痰を伴う「咳や鼻水」が適応になる．かぜ症候群とアレルギー性鼻炎は，ともにCommon Diseaseの代表的な疾病である．アレルギー性鼻炎は耳鼻科領域の疾患であるが，鼻炎による鼻水・鼻閉は呼吸器疾患の悪化要因となる．就寝中の鼻づまりが「口呼吸」の原因となり，その口呼吸が上気道の慢性炎症をひき起こすことで，就寝時から夜間にみられる咳嗽の原因となる．

　小青竜湯は「EBMによる呼吸器領域の漢方の使い方〈ポケット版〉」では，「眠くならない抗アレルギー薬として使用可能である」と評価されている（**図9-11**）．

　また，麦門冬湯・小青竜湯は，ともに「鼻づまりに伴う咳嗽」の適剤となるので，プライマリ・ケアにおけるSMSでは，口呼吸の有無について慎重な問診が必要となる（**表9-24**）．

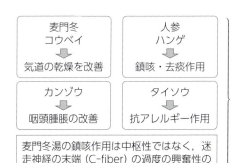

図9-10　麦門冬湯の構成生薬とその作用[12]

9.3.4．咳止めの適剤探し

　咳止めの適剤探しは，次に示す「咳止めの適剤探し10の基準」に従って進める．適剤探しでは，プライマリ・ケアにおけるSMSに始まり，その後のフォローアップ段階の服薬指導・生活指導と，ときに受診勧奨までを含んでいる．

〔咳止めの適剤探し10の基準〕

①Common Diseaseの4疾患（かぜ症候群後咳嗽，咽頭アレルギー，アトピー咳嗽，咳喘息に伴う咳嗽）を中心に進める．

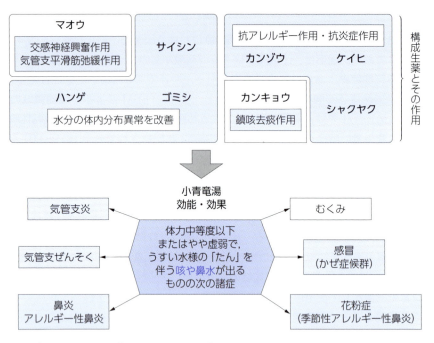

図 9-11 小青竜湯の構成生薬と効能・効果[13]

表 9-24 麦門冬湯・小青竜湯の添付文書情報

	ツムラ漢方麦門冬湯エキス顆粒	ツムラ漢方小青竜湯エキス顆粒
症状	・のどの奥に「たん」がへばりついて，顔が赤くなるほどせき込むようなせき． ・なかなか「たん」が切れないせき．	・花粉症，鼻炎等で鼻水がとまらない． ・うすい水の様な痰を伴った咳や鼻水が出る．
相談すること	①医師の治療を受けている人． ②妊婦または妊娠していると思われる人． ③水様性の痰の多い人． ④高齢者． ⑤「むくみ」の症状のある人． ⑥高血圧・心臓病・腎臓病の診断を受けた人．	①医師の治療を受けている人． ②妊婦または妊娠していると思われる人． ③体の虚弱な人． ④胃腸の弱い人． ⑤発汗傾向の著しい人． ⑥高齢者． ⑦今までに薬などにより発疹・発赤，かゆみ等を起こしたことがある人． ⑧「むくみ」や「排尿困難」の症状のある人． ⑨高血圧・心臓病・腎臓病・甲状腺機能障害の診断を受けた人．
効能・効果	体力中等度以下で，「たん」が切れにくく，ときに強くせきこみ，又は咽頭の乾燥感があるものの次の諸症：からぜき，気管支炎，気管支ぜんそく，咽頭炎，しわがれ声	体力中等度又はやや虚弱で，うすい水様の「たん」を伴うせきや鼻水が出るものの次の諸症：気管支炎，気管支ぜんそく，鼻炎，アレルギー性鼻炎，むくみ，感冒，花粉症
成分・分量	成人1日量中 バクモンドウ：5g，コウベイ・ハンゲ：各2.5g，タイソウ：1.5g，カンゾウ・ニンジン：各1g	成人1日量中 ハンゲ：3.0g，カンキョウ・カンゾウ・ケイヒ・ゴミシ・サイシン・シャクヤク・マオウ：各1.5g

②可能な限り見極めがついた疾病・病態に応じて進めることとし，見極めが困難な乾性咳嗽については，治療的診断の適剤探しから出発する．

③添付文書の「使用上の注意」と，相談者の「咳嗽日記」等に基礎をおいた適正な問診計画に基づいて進める．

④プライマリ・ケアにおける重症度（軽症・中等症）及び病期（急性・遷延性・慢性）に適合する最適の薬剤を選択する．

⑤OTC薬では，グループ化した各製品の特徴を活かし，漢方製剤では，目標症状と証を尊重する．

⑥適剤探しの範囲は，OTC薬12グループ，漢方製剤2製品を中心とし，効能・効果，使用上の注意，用法・用量に関連する注意等について十分な配慮をする．

⑦2歳以下の患児の適剤探しでは，麻薬性鎮咳薬，リゾチーム塩酸塩配合剤について特別の注意を払い，安全性管理を徹底する．

⑧第1世代抗ヒスタミン薬配合剤の適剤探しでは，強い認知機能障害，抗コリン作用による排尿障害，眼圧上昇等に対して特別の配慮をする．

⑨フォローアップの適剤探しでは，症状の変化，副作用徴候に十分留意する．

⑩フォローアップの適剤探しでは，生活指導を重視し，薬物療法の目標をQOLの速やかな改善と維持におく（**表9-25**）．

9章 咳を伴う Common Disease

表9-25 グループ・製品別の適剤選択基準

グループ	効能・効果	感染後咳嗽*	咽頭アレルギー	アトピー咳嗽	咳喘息	製品別の適剤探しの基準 （①〜㊾は製品番号）
A	せき・たん	●	●	●	—	• 製品①・②は，かぜ症候群後咳嗽に選択できる. • 製品③は，かぜ症候群後咳嗽の中等症，製品⑤・⑧は，軽症例に選択できる. • 製品④・⑥・⑦は，咽頭アレルギー，アトピー咳嗽に選択できる.
B					—	• 製品⑨・⑩・⑪は，かぜ症候群後咳嗽，咽頭アレルギー，アトピー咳嗽に選択できる.
C	喉痛を伴うせき・たん	●	—	—	—	• 製品⑫〜⑭のトラネキサム酸配合剤が選択できる. 疾患の症状と，これら3製品の処方内容の適合性を考慮する.
D	たん・たんの絡むせき	●	—	—	▲	• かぜ症候群では，急性期の痰が絡む咳症状に選択できる. • 高齢者の痰が絡む咳喘息に選択できる.
E	せき・喘息・たん	—	—	—	●	• 製品⑱・⑲は，咳喘息の軽症例に選択できる（服薬後，症状の軽減が得られれば中断する）. • 2週間で改善しない例は受診勧奨.
F		—	—	—	●	• 小児の急性・遷延性，慢性例及び2週間以上の服薬で喘息様症状の改善が得られない例は受診勧奨.
G		▲	—	—	●	• 製品㉓は，「かぜ・気道粘膜のアレルギー症状」，製品㉖は，かぜによる「せき・たん」にも使用できる.
H	せき・たん	●	—	—	—	• 製品㉗〜㉙は，DCP・MEH（㉘を除く）・抗ヒスタミン薬からなり，ウイルス性上気道炎に伴う咳に選択できる（1週間で50%，2週間で90%自然治癒する）. • 生活療法が重要.
I		●	—	—	—	• 2歳未満は受診勧奨とし，やむを得ない例に選択. • 製品㉚・㉞は，リゾチーム塩酸塩によるアナフィラキシーの前兆に注意する.
J		●	●	●	—	• 製品㉟・㊱は，痰が気になるかぜ症候群後咳嗽に選択できる. • 製品㊲〜㊳は，咽喉頭の掻痒感を伴う乾性咳で，抗ヒスタミン薬に効果を示す例に選択できる. • 1週間で効果を示さない咽頭アレルギーには，麻黄附子細辛湯を用いる.
K		●	—	—	—	• 製品㊵・㊶は，かぜ症候群後咳嗽の痰が絡む例に選択できる. • 製品㊷〜㊹は，かぜ症候群後咳嗽に選択できる.
L		●	●	●	—	• 製品㊺は，咽頭アレルギー，アトピー咳嗽に選択できる. • 製品㊻は，抗ヒスタミン薬に服薬制限がある例で検討する. • 製品㊺・㊽・㊾は，かぜ症候群後咳嗽に選択できる. 咽頭アレルギー，アトピー咳嗽には，抗ヒスタミン薬の単味配合剤を検討する.

DCP：ジヒドロコデインリン酸塩，MEH：メチルエフェドリン塩酸塩

●：適応あり. ▲：条件付きで適応あり（グループ製品すべてまたは一部）.

* 感染後咳嗽には，かぜ症候群後咳嗽が含まれる.

Pharmacist's point of view
咳嗽の適剤探し

- 咳嗽治療は診断的治療，導入療法，維持療法からなる．
- 中枢性鎮咳薬は，生理的な咳反射をも抑制することが問題となる．
- 咳治療は，可能な限り見極めがついた疾病・病態に応じたものでなければならない．
- 咳治療は，生理的な咳嗽とはいえない病的な咳嗽の抑制・緩和でなければならない．
- 近年，咳の病態を標的とした新たな非特異的治療薬の必要性が認識されるようになった．
- 咳止めのグルーピングは，関係薬効群との関連で，的確な適剤探しに結びつけることにある．
- 抗ヒスタミン薬は，アトピー咳嗽・咳喘息・かぜ症候群後咳嗽に改善作用がある．
- 咳嗽抑制には，咳感受性抑制薬，気管支平滑筋拡張薬，咳中枢抑制薬を用いる．
- 麦門冬湯及び抗ヒスタミン薬は，咳受容体に影響して鎮咳効果を発揮する．
- アトピー咳嗽には，抗ヒスタミン薬が有効である．
- 咳喘息に伴う咳嗽は，気管支拡張薬により改善する．
- 鎮咳作用のある生薬には，麦門冬・甘草・麻黄・半夏・五味子・杏仁・細辛がある．
- 咳嗽の治療では，咳の原因を見極め，それに対する特異的治療を行うのが原則である．
- 咳の問診は，ASAHI-N（A（ACE 阻害薬の服薬の有無），S（Smoking の有無），A（Allergy の有無），H（Heartburn の有無），I（Infection の有無），N（Nasal and paranasal sinus disease の有無））の6つで進める．
- 適剤探しでは病態の特異的治療のため，咳止めの最適化を図らなければならない．
- グループ A は，服薬年齢によってさらに3つに区分され，感染後咳嗽，咽頭アレルギー，アトピー咳嗽に使用できる．
- グループ B は，感染後咳嗽，咽頭アレルギー，アトピー咳嗽に適応されるが，クロルフェニラミンマレイン酸塩が 12 mg/日であるため，安全性の配慮が強く求められる．
- グループ C にはトラネキサム酸が配合されており，のどの痛みを伴うせき・たんに用いられる．
- グループ D に配合されている L-カルボシステインは，喀痰が多い急性期に用いられる．また，ブロムヘキシン塩酸塩は気道分泌促進薬として使われる．
- グループ E は咳喘息軽症例に有効だが，2週間後の効果をみて受診勧奨を考慮する．
- グループ F では，2週間を超える使用で喘息様症状の改善がない場合，受診勧奨が相当である．
- グループ G は「喘息」に適応をもち，気管支拡張薬・抗ヒスタミン薬を基本処方としている．
- グループ H は，鼻炎・鼻咽頭炎などのウイルス性上気道炎を想定した処方構成となっている．
- グループ H 及びグループ I の添付文書の「使用上の注意」には，「2歳未満の乳幼児には，医師の診療を受けさせることを優先し，やむを得ない場合にのみ服用させること」と記載されている．
- グループ J の処方構成は2つあり，ブロムヘキシン塩酸塩・ジヒドロコデインリン酸塩・クロルフェニラミンマレイン酸塩を基本処方とするものは，かぜ症候群後咳嗽に選択され，ジヒドロコデインリン酸塩・クロルフェニラミンマレイン酸塩と生薬を基本処方とするものは，アトピー咳嗽・咽頭アレルギーに選択される．
- グループ K は，3歳からの感染後咳嗽に選択されるが，アナフィラキシー・ショックの前兆に注意する．
- グループ L では，3製品にクロルフェニラミンマレイン酸塩 12 mg/日が配合されており，①緑内障の患者，②前立腺肥大等下部尿路に閉塞性疾患がある患者には使用できない．
- 咽頭アレルギー・アトピー咳嗽の適剤探しが困難で，しかもアレルギー性鼻炎の合併がある場合は，アゼラスチン塩酸塩単味の配合剤（例：スカイナー AL 錠等）を検討する．
- 「咳嗽に関するガイドライン第2版」では，漢方製剤の麦門冬湯と小青竜湯が掲載されている．
- 小青竜湯は「眠くならない抗アレルギー薬として使用可能である」との評価がある．
- 咳止めの適剤探しでは，プライマリ・ケア，フォローアップ段階の服薬指導・生活指導と，ときに受診勧奨までが含まれる．
- 適剤探しにおいて，OTC 薬ではグルーピングの特徴を活かし，漢方製剤では目標症状と証を尊重する．
- フォローアップの適剤探しでは，生活指導を重視し，薬物療法の目標を QOL の速やかな改善と維持におく．

9.4. 咳を伴う Common Disease の生活指導

9.4.1. 喀痰排出を改善する生活指導

　気道内喀痰を排出しやすくする生活指導として，①痰を軟らかくする，②気道内を滑らかにする，③気管・気管支壁に付着している痰を取り除くなどの対策が挙げられる．

　喀痰排出の家庭治療には，①水分補給，②加湿器・吸入薬の活用，③メディカルドロップ・トローチの活用，④咳嗽の誘因となる喫煙（受動喫煙を含む）の回避，⑤補助枕による睡眠時の体位調整，⑥喉に過度の負担をかけないなどの対策がある．

　本章では特に，水分補給，加湿器・吸入器の活用，メディカルドロップ・トローチの活用について述べる．

　1.　水分補給　　水分が不足すると痰の粘稠度が上がり，逆に水分補給があると痰の粘稠度は下がる．一方，かぜ症候群後咳嗽の急性期で，喀痰が多量に見られる場合では，多量のたんぱく質・水分が失われるため，良質のたんぱく質からなる消化のよい食事を心がける．ただし，腸内ガスの発生が多い食品は避ける必要がある（腸内ガスの貯留が咳嗽を誘発するため）．また，かぜ症候群に伴う「鼻づまり」があれば，口呼吸が誘発されて気道内の乾燥状態が進み，それに伴って気道粘膜の線毛運動も低下し，排痰機能の低下が起きるので，鼻づまりに対しては，麦門冬湯の経口剤，トローチ剤の適用を検討する．

　去痰薬による薬物療法も，生理的な排痰機能を保つ上で有効である．しかし，代表的な去痰薬の配合成分であるL-カルボシステインは，喀痰が多い急性期に適しており，ブロムヘキシン塩酸塩は，気道分泌促進薬としての効果が期待されるので，この2成分を配合するグループDの3製品（製品⑮～⑰）は，生理的な排痰状態の維持に使われている．

　2.　加湿器・吸入器の活用　　気道内を滑らかにすることが狙いである．ただし，水分が不足状態にある患者の場合，加湿器・吸入器の効果は得られない．

　3.　メディカルドロップ・トローチの活用　　使用前に配合成分の薬理作用を確認し，メディカルドロップ・トローチの活用目的が代替治療なのか補助的治療なのかを明確にする必要がある．選択製品の添付文書の「リスク分類」，「使用上の注意」を精査し，①第2類医薬品以上のハイリスク医薬品である，②使用上の注意に，「本剤の使用中に，他の鎮咳去痰薬，かぜ薬，鎮静薬等を使用しない」と記載されている製品（表9-26の製品❶～❸）は，代替治療薬として適剤の範囲と判断してよい．ただし，この3製品は5歳未満の例には使用できない．

9.4.2. 配合成分から見る咳止めの服薬指導

　服薬指導のSMSを効果的に進めるため，咳止めのOTC薬の12グループ49製品について，添付文書の「使用上の注意」の「してはいけないこと」の記載事項と，当該製品の配合成分との関係を概説する．

〔抗ヒスタミン薬・デキストロメトルファン臭化水素酸塩水和物と乗り物，機械類の運転操作〕

　グループAの8製品は，いずれも非麻薬性鎮咳薬が配合されている．また，製品③及び製品⑤を除く6製品には，抗ヒスタミン薬（クロルフェニラミンマレイン酸塩，ジフェンヒドラミン塩酸塩）が配合されており，添付文書には「乗り物，機械類の運転操作の禁止」についての記載がある（表9-10）．

表9-26 メディカルドロップ・トローチ等の添付文書情報

製品名/（リスク）分類	配合成分	効能・効果	用法・用量
❶ルルメディカルドロップ/指定第2類医薬品	MEH・PGS・CPC	のどの炎症によるのどの痛み・腫れ・荒れ・不快感，声がれ，せき・たん，ぜんそく	• 2粒/回・5～6回/日 • 2時間以上の間隔をあけて服用する．
❷漢方せき止めトローチS「麦門冬湯」/第2類医薬品	バクモンドウ・コウベイ・ニンジン・ハンゲ・タイソウ・カンゾウ	体力中等度以下で，痰が切れにくく，ときに強く咳き込み，又は咽頭の乾燥感があるものの次の諸症：から咳・気管支炎・気管支喘息・咽頭炎・しわがれ声	• 2錠/回・3回/日
❸ベンザブロックトローチ/第2類医薬品	DMH・PGS・CPC	せき・たん，のどの炎症によるのどの腫れ・痛み・荒れ・不快感・声がれ	• 1錠/回・6回/日
❹ルルのどスプレー/第3類医薬品	アズレンスルホン酸ナトリウム水和物	のどの炎症によるのどの腫れ・痛み・荒れ・不快感・声がれ，口内炎	• 1日数回，適量を患部に噴霧塗布する．
❺浅田飴ガードドロップAC/指定医薬部外品	CPC	のどの炎症によるのどの腫れ・痛み・荒れ・不快感・声がれ	• 2粒/回・3～6回/日
❻ヴイメディカルドロップR/指定医薬部外品	CPC	口腔内の殺菌・消毒・口臭の除去，のどの炎症による声がれ・のどの荒れ・不快感・痛み・腫れ	• 2粒/回・3～6回/日 • 5歳以上の小児から使用可能．

【気管支拡張薬】MEH：メチルエフェドリン塩酸塩，【去痰薬】PGS：グアヤコールスルホン酸カリウム，【殺菌消毒薬】CPC：セチルピリジニウム塩化物水和物，【非麻薬性鎮咳薬】DMH：デキストロメトルファンフェノールフタリン塩

　製品③，⑤には，デキストロメトルファン臭化水素酸塩水和物が配合されているが，「運転操作の禁止」について，製品③には記載がなく，製品⑤には記載がある（**表9-27**）．なお，デキストロメトルファン臭化水素酸塩水和物の医療用医薬品であるメジコン錠15mgの添付文書の「使用上の注意」には，「眠気を催すことがあるので，本剤投与中の患者には自動車

表9-27 抗ヒスタミン薬非配合の鎮咳薬と「乗り物・機械類の運転操作」の関係

グループ	製品番号	乗り物・機械類の運転操作		配合成分	
		禁止	制限なし	抗ヒスタミン薬	中枢性鎮咳薬
A	③	―	●	―	DMH・NCP
	⑤	●	―	―	DMH
C	⑫	●	―	―	DCP・NCP
	⑬・⑭	●	―	―	DCP
L	㊻	●	―	―	

DMH：デキストロメトルファン臭化水素酸塩水和物，NCP：ノスカピン塩酸塩，DCP：ジヒドロコデインリン酸塩

※グループB，G～Kの6グループは，抗ヒスタミン薬配合剤であり，服薬後の乗り物・機械類の運転操作は禁じられている．

※抗ヒスタミン薬非配合剤であるグループDの製品⑮・⑯・⑰及びグループEの製品⑱には，服薬後の乗り物・機械類の運転操作に関する制限は設けられていない．

の運転等危険を伴う機械の操作に従事させないように注意すること」と記載されている.

デキストロメトルファン臭化水素酸塩水和物の成人1日配合量をみると,製品③,⑤は60mgであり,メジコン錠15mgは,15～30mg/回,1～4回/日の用量幅がある.このような場合,製品⑤の添付文書の記載内容を尊重し,製品③についても運転操作を避けるよう十分な指導をする必要がある.

ちなみに,メジコン錠15mgのインタビューフォームの「その他の副作用」には,「眠気」の記載があり,その発症頻度は「5%以上または頻度不明」となっている.

〔乳汁移行が服薬制限因子となる3成分〕

乳汁移行する性質をもつ成分であるジヒドロコデインリン酸塩,dl-メチルエフェドリン塩酸塩,ジフェンヒドラミン塩酸塩のいずれか,またはそれらの複数成分が配合されている咳止めの添付文書には,「授乳中の人は本剤を服用しないか,本剤を服用する場合は授乳を避けてください」との記載がある.

これら3成分のうち,ジフェンヒドラミン塩酸塩配合剤には,グループAの製品②,グループEの製品⑲,グループHの製品㉗がある.なお,製品②,㉗の適用年齢について,製品②は2歳未満,製品㉗は12歳未満の患者では,医師の診療を優先するとしている.しかし,授乳に関する服薬制限の項目も記載されており,小児用製剤を成人が誤用・乱用する場合を想定した対処であると思われる.なお,本章で取り上げた咳止め49製品のうち,32製品(65.3%)にこれら3成分のいずれかが配合されている.

医療用医薬品の乳汁移行に伴う「使用上の注意」に関しては,①アストフィリン(ジフェンヒドラミン塩酸塩配合剤),②カフコデN配合錠(ジヒドロコデインリン酸塩・dl-メチルエフェドリン塩酸塩等配合),③dl-メチルエフェドリン塩酸塩散10%「三和」などがある(表9-28).

表9-28 乳汁移行する3成分を配合した製品のグループ・製品番号・配合構成

グループ	製品番号	乳汁移行成分			グループ	製品番号	乳汁移行成分		
		DHH	DCP	MEH			DHH	DCP	MEH
A	②	●	—	●		㉟	—	●	●
B	⑨	—	●	●		㊱	—	●	●
	⑩	—	●	●	J	㊲	—	●	—
	⑪	—	●	●		㊳	—	●	●
C	⑫	—	●	●		㊴	—	●	●
	⑬	—	●	●		㊵	—	●	●
	⑭	—	●	●		㊶	—	●	●
E	⑱	—	—	●	K	㊷	—	●	●
	⑲	●	—	●		㊸	—	●	●
H	㉗	●	●	●		㊹	—	●	●
	㉘	—	●	—		㊺	—	●	●
	㉙	—	●	●		㊻	—	●	●
I	㉚	—	●	●	L	㊼	—	●	●
	㉛	—	●	●		㊽	—	●	●
	㉜	—	●	●		㊾	—	●	●
	㉝	—	●	●					
	㉞	—	●	●					

DHH:ジフェンヒドラミン塩酸塩,DCP:ジヒドロコデインリン酸塩,MEH:dl-メチルエフェドリン塩酸塩

〔咳止め服薬中に併用できない医薬品〕

　咳止めの添付文書の「してはいけないこと」には,「本剤を服用している間は,次のいずれの医薬品も使用しないでください」との記載によって,咳止め服薬中に併用できない医薬品が挙げられている(「他の鎮咳去痰薬,かぜ薬,鎮静薬,抗ヒスタミン薬を含有する内服剤等(鼻炎用内服剤,乗り物酔い薬,アレルギー用剤等)」).

　この記載事項に関し,「咳止めⅠ(抗ヒスタミン薬非配合・中枢性鎮咳薬配合)」に,「乗り物・機械類の運転操作の禁止条項」がある場合,抗ヒスタミン薬配合の「『乗り物酔い薬X』の服薬は許されるか?」という質問が寄せられるケースと,「咳止めⅡ(抗ヒスタミン薬非配合・中枢性鎮咳薬非配合)」に,「乗り物・機械類の運転操作の禁止条項」がない場合,抗ヒスタミン薬配合の「『乗り物酔い薬X』の服薬は許されるか?」という質問が寄せられるケースで,薬剤師等によって対応に違いが出る懸念がある(図9-12).

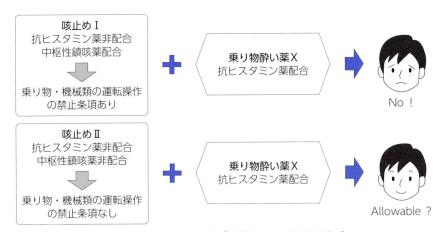

図9-12　咳止めと乗り物酔い薬の併用が可能なケースはあるか?

〔リゾチーム塩酸塩・ブロムヘキシン塩酸塩〕

　リゾチーム塩酸塩配合の咳止めの添付文書の「してはいけないこと」には,「本剤又は本剤の成分,鶏卵によりアレルギー症状を起こしたことがある人」への服用を禁じる記載がある.また,「相談すること」には,まれで重篤な症状として,ショック(アナフィラキシー),皮膚粘膜眼症候群(スティーブンス・ジョンソン症候群(SJS)),中毒性表皮壊死融解症(TEN)等が挙げられるとともに,その臨床症状の一覧が示されている(表9-29).

　なお,アナフィラキシーの重症度評価によると,次のいずれかに該当する場合,アナフィラキシーであるとされている(表9-30).

①皮膚症状(全身の発疹,搔痒または紅潮),または粘膜症状(口唇・舌・口蓋垂の腫脹など)のいずれかが急速(数分~数時間以内)に発現するとともに,呼吸困難あるいは血圧低下の少なくとも1つを伴う.

②アレルゲンとなりうるものへの曝露の後,急速(数分~数時間以内)に発現する❶皮膚・粘膜症状(全身の発疹,搔痒,紅潮,浮腫),❷呼吸器症状(呼吸困難,気道狭窄,喘鳴,低酸素血症),❸循環器症状(血圧低下,意識障害),❹持続する消化器症状(腹部疝痛,嘔吐)のうち,2つ以上を伴う.

③アレルゲンへの曝露後の急速(数分~数時間以内)な血圧低下.

表9-29 まれで重篤な副作用疾患の前兆となる臨床症状[14]〜[16]

症状の名称	前兆となる臨床症状
ショック（アナフィラキシー）	・頻度不明 ・ショック，アナフィラキシーを起こすことがあるので，観察を十分に行い，顔面蒼白，四肢冷感，血圧低下，チアノーゼ，意識喪失，潮紅，蕁麻疹，顔面浮腫，喉頭浮腫，呼吸困難等があらわれた場合には，投与を中止し，適切な処置を行うこと．
・皮膚粘膜眼症候群（スティーブンス・ジョンソン症候群（SJS）） ・中毒性表皮壊死融解症（TEN）	・頻度不明 ・皮膚粘膜眼症候群，中毒性表皮壊死融解症があらわれることがあるので，観察を十分に行い，発熱，紅斑，掻痒感，眼充血，口内炎等の症状があらわれた場合には，投与を中止し，適切な処置を行うこと．

表9-30 臨床所見によるアナフィラキシーの重症度評価[17]

症状発現	臨床所見	Grade 1（軽症）	Grade 2（中等症）	Grade 3（重症）
皮膚・粘膜症状	紅斑，蕁麻疹，膨疹	部分的	全身性	←
	掻痒	軽度（自制内）	強い（自制外）	
	口唇・眼瞼腫脹	部分的	顔全体の腫れ	
消化器症状	口腔内・咽頭違和感	口・喉のかゆみ，違和感	咽頭痛	←
	腹痛	弱い腹痛	強い腹痛	
	嘔吐，下痢	単回嘔吐・下痢	数回嘔吐・下痢	
呼吸器症状	咳，鼻汁，鼻閉，くしゃみ	間欠的	断続的	持続的
	喘鳴，呼吸困難	—	聴診上の喘鳴	喘鳴，呼吸困難
循環器症状	脈拍，血圧	—	頻脈，血圧低下	不整脈，血圧低下，重度徐脈，心停止
神経症状	意識状態	元気がない	眠気，軽度頭痛，恐怖感	ぐったり，不穏，失禁，意識消失

　ブロムヘキシン塩酸塩配合の咳止めの添付文書の「してはいけないこと」には，「本剤・本剤成分によりアレルギー症状を起こしたことがある人」への服用を禁じる記載がある．また，「相談すること」には，副作用症状として「ショック症状（服用後すぐに，皮膚のかゆみ・じんましん，声のかすれ，くしゃみ，のどのかゆみ，息苦しさ，動悸，意識の混濁等）が現れる場合は，ただちに医師の診断を受けること」との記載がある．

Pharmacist's point of view
咳を伴う Common Disease の生活指導

- 排痰には，痰の軟化，気道内壁の滑性化，気道壁喀痰の除去などの対策が挙げられる.
- 排痰の家庭治療には，水分補給，加湿器・吸入器の活用，メディカルドロップ・トローチの活用，喫煙（間接喫煙も含む）の回避，睡眠時の体位調整，喉負担の軽減などが挙げられる.
- 水分が不足すると痰の粘稠度が上がり，逆に水分補給があると痰の粘稠度は下がる.
- かぜ症候群後咳嗽の急性期では，良質のたんぱく質による消化のよい食事を摂取する.
- 腸内ガスの貯留が咳嗽を誘発するため，腸内ガスの発生が多くなる食品は避けた方がよい.
- 鼻づまりによる口呼吸で気道内が乾燥すると，気管支内線毛運動不全による排痰の低下が起きる.
- 加湿器・吸入器の活用は，気道内を滑らかにすることを目的としている.
- メディカルドロップ・トローチは，咳止めの代替治療，咳嗽の補助的治療を目的として使用される.
- 第2類医薬品以上のメディカルドロップ・トローチは，咳止めの代替治療薬と考えてよい.
- 抗ヒスタミン薬配合の咳止めの添付文書には，「乗り物・機械類の運転操作の禁止」に関する記載がある.
- 添付文書に「乗り物・機械類の運転操作の禁止」に関する記載がない場合でも，配合成分によっては避けるよう指導することが求められる（例：デキストロメトルファン臭化水素酸塩水和物配合の咳止め）.
- ジヒドロコデインリン酸塩，*dl*-メチルエフェドリン塩酸塩，ジフェンヒドラミン塩酸塩は，乳汁移行の性質がある.
- 咳止めの服薬中には，他の咳止め，かぜ薬，鎮静薬，抗ヒスタミン薬配合剤等の服薬はできない.
- リゾチーム塩酸塩配合の咳止めは，「本剤又は本剤の成分，鶏卵によりアレルギー症状を起こしたことがある人」への適用はできない.
- リゾチーム塩酸塩配合の咳止めでは，まれで重篤な症状であるショック（アナフィラキシー），皮膚粘膜眼症候群（スティーブンス・ジョンソン症候群（SJS）），中毒性表皮壊死融解症（TEN）等を発症するおそれがある.
- ブロムヘキシン塩酸塩配合の咳止めの添付文書には，「本剤又は本剤の成分によりアレルギー症状を起こしたことがある人」には適用できないと記載されている.

参 考 文 献

1) 飯塚病院呼吸器内科ブログ：「咳嗽シリーズ①　咳嗽の機序」
   http://res81.exblog.jp/19184373
2) 日本呼吸器学会咳嗽に関するガイドライン第 2 版作成委員会：「咳嗽に関するガイドライン第 2 版」（第 Ⅲ章　咳嗽の分類と原因疾患），2012.
3) 七尾病院呼吸器内科 HP：「長引く咳の診療」（藤村政樹）.
   http://www.nanao-hosp.jp/patient/pdf/oyakudachi01.pdf
4) 日本呼吸器学会咳嗽に関するガイドライン作成委員会：「咳嗽に関するガイドライン」，2005.
5) 日本咳嗽学会 HP：「咳について」（表 9　かぜ症候群後遷延性咳嗽の診断基準）.
   http://www.kubix.co.jp/cough/c_doctor.html#No9
6) 日本咳嗽研究会 HP：「咳について」（表 4　咽頭アレルギーのやさしい診断基準案）. より引用改変.
   http://www.kubix.co.jp/cough/c_doctor.html#No4
7) 日本咳嗽研究会 HP：「咳について」（表 3 アトピー咳嗽のあまい診断基準）. より引用改変.
   http://www.kubix.co.jp/cough/c_doctor.html#No3
8) 日本咳嗽研究会 HP：「咳について」（表 2 咳喘息のあまい診断基準）. より引用改変.
   http://www.kubix.co.jp/cough/c_doctor.html#No2
9) 日本呼吸器学会咳嗽に関するガイドライン第 2 版作成委員会：「咳嗽に関するガイドライン第 2 版」（第 Ⅶ章　主要な原因疾患），2012.
10) 日本呼吸器学会咳嗽に関するガイドライン第 2 版作成委員会：「咳嗽に関するガイドライン第 2 版」（第 Ⅶ章　主要な原因疾患　図Ⅶ-14），2012.
11) 日本呼吸器学会咳嗽に関するガイドライン第 2 版作成委員会：「咳嗽に関するガイドライン第 2 版」（巻頭フローチャート 3　小児の慢性咳嗽の代表的疾患と診断），2012. より引用改変.
12) 永井厚志（監修），巽浩一郎：「EBM による呼吸器領域の漢方の使い方　ポケット版」，p.15（麦門冬湯）. より引用改変.
13) 永井厚志（監修），巽浩一郎：「EBM による呼吸器領域の漢方の使い方　ポケット版」，p.25（小青竜湯）. より引用改変.
14) 厚生労働省：「重篤副作用疾患別対応マニュアル（アナフィラキシー）」，平成 20 年 3 月.
15) 厚生労働省：「重篤副作用疾患別対応マニュアル（スティーブンス・ジョンソン症候群（皮膚粘膜眼症候群））」，平成 18 年 11 月.
16) 厚生労働省：「重篤副作用疾患別対応マニュアル（中毒性表皮壊死症（中毒性表皮壊死融解症）（ライエル症候群，ライエル症候群型薬疹））」，平成 18 年 11 月.
17) 日本アレルギー学会（監修），Anaphylaxis 対策特別委員会　編：「アナフィラキシーガイドライン」（8 アナフィラキシーの重症度評価），p.12，2014. より引用改変.

10章
COPD（慢性閉塞性肺疾患）と禁煙補助薬

学習のポイント

COPDの患者数は530万人とされているが，500万人以上が未受診である．現在，患者用の「慢性気管支炎・肺気腫のセルフケア・ガイド」を基礎にした，薬剤師主導の医療連携が強く期待されている．その期待に応えるために，本章では，① COPDからみる禁煙治療の意味，② COPD疑診例に対する禁煙指導，③禁煙の薬物療法と禁煙補助剤という構成とし，禁煙治療を成功へと導く基礎と臨床のヘルスケアサポートを目指す．

10.1. COPD（Chronic Obstructive Pulmonary Disease）とは？

10.1.1. COPDの疫学と現況

厚生労働省の人口動態統計によると，2013年のCOPDによる死亡順位は全体で9位となっている．

順天堂大学医学部の福地氏らの大規模な疫学調査研究「NICE（The Nippon COPD Epidemiology）スタディ」（2001年発表）によると，日本人の40歳以上のCOPD有病率は8.6%，患者数は530万人と推定されている．しかし，2011年の厚生労働省患者調査によると，COPDと診断された患者数は約22万人であり，これをふまえると，COPDであるのに医療機関を受診していない人が500万人以上はいるということになる（図10-1）．

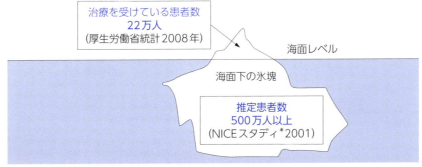

* NICEスタディ（Nippon COPD Epidemiologyスタディ）
本疫学研究によると，40歳以上のCOPD有病率は8.6%，患者数は530万人と推定されている．しかし，2011年の患者調査によると，病院でCOPDと診断された患者数は22万人となっており，COPDであるのに未受診の者が500万人以上いると推定されている．

図10-1 COPDの推定患者数と受診患者数の現況

10.1.2. 喫煙習慣と慢性気管支炎

COPDとは，末梢気道での気流が閉塞される疾患である．COPDは慢性気管支炎，肺気腫，または両者の併発によってひき起こされる．

慢性気管支炎は，咳と痰が主に冬期の3ヵ月以上にわたり，ほぼ毎日続く状態が2年以上続き，それが肺結核・気管支拡張症などによるものではない場合をいう．気道壁には炎症が起きるので粘液が過剰に分泌され，それに伴う過剰な痰は咳の原因となる．また，これらによる気管の線毛運動の低下は，排痰機能を著しく低下させる（図10-2，図10-3）．

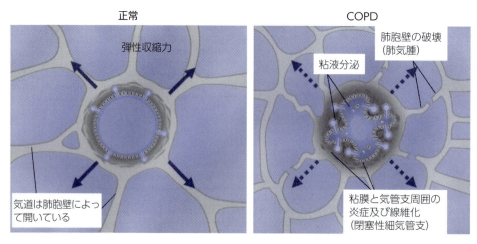

※COPDの基本的な病理組織像は，肺胞壁の破壊，粘膜と気管支周囲の炎症と，炎症から起きる線維化（閉塞性細気管支）である．
※喫煙等の要因により，急性炎症が繰り返され，分泌物の貯留が増加するに従って，気管支樹に沿って慢性の病理変化が広がっていく．
※線毛運動の欠如は，浸出物の排出を困難にするとともにクリアランスを妨げ，細菌増殖を起こして急性増悪の原因となる．
※慢性気管支炎は，雨量の多い工業地帯に住む40歳以上の男子に多い．

図10-2 COPDの基本的な病理組織像[1]

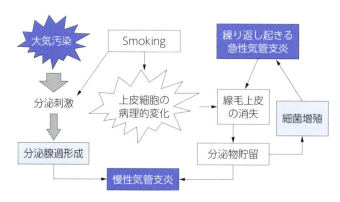

※COPDの原因は多数あり，相互に作用するcomplexを形成している．原因としては，喫煙習慣が最大の影響力をもっている．

図10-3 喫煙習慣と慢性気管支炎[2]

10.1.3. COPD の各種ガイドラインと COPD の問診票

「COPD 診断と治療のためのガイドライン第 2 版」が刊行されたのは 2004 年のことである．また，一般の施設でも利用できる診断と治療手法による，COPD 診療のための「IPAG（International Primary Care Airways Group）ガイドライン」が策定されている．

わが国では，2010 年 5 月に日本臨床内科学会が，患者を対象とした「分かりやすい病気のお話シリーズ 7：慢性気管支炎・肺気腫」を，2010 年 12 月には日本 COPD 対策推進会議（日本医師会，日本呼吸器学会，日本呼吸ケア・リハビリテーション学会，結核予防会）が，「COPD 診療のエッセンス」をそれぞれ作成している．

一方，OTC 薬の現場においては，エパデール T やセレキノン S など，生活習慣病に関わる製品が扱われるようになり，COPD との関係でいえば，禁煙補助剤が OTC 薬として流通しているので，「IPAG ガイドライン」，「COPD 診療のエッセンス」，患者用の「慢性気管支炎・肺気腫のセルフケア・ガイド」等を基礎にした，薬剤師等による COPD 医療への参画と医療連携が強く期待されている．

本章で取り上げる「COPD の問診票」は 8 つの質問からなるが，その内容は十分に検討された論文で，診断的価値がもっとも高いとされている COPD の症状及び危険因子に基づくものであるため，COPD の疑診例として受診勧奨するか，COPD の可能性が低いかを判断する目安として利用することができる（**表 10-1**）．

表 10-1 COPD 問診票：8 つの質問[3)]

COPD 問診票	17 ポイント以上：COPD の可能性がある 16 ポイント以下：COPD の可能性は低い

質問	選択肢（ポイント）
Q1：あなたの年齢は？	40〜49 歳（0）・50〜59 歳（4）・60〜69 歳（8）・70 歳〜（10）
Q2：現在の喫煙本数/禁煙者は喫煙中の推定喫煙本数*は？ ＊1 日の本数×喫煙年数	0〜299（0）・300〜499（2）・500〜999（3）・1000〜（7）
Q3：あなたの BMI は？ （注）BMI＝体重（kg）/身長（m）×身長（m）	BMI<25.4（5）・BMI＝25.4〜29.7（1）・BMI>29.7（0）
Q4：天候により，咳がひどくなることがある？	はい（3）・いいえ（0）・咳は出ない（0）
Q5：かぜをひいていないのに痰が絡むことがある？	はい（3）・いいえ（0）
Q6：朝起きてすぐに痰が絡むことがある？	はい（0）・いいえ（3）
Q7：喘鳴（ゼイゼイ・ヒューヒュー）がよくある？	いいえ（0）・時々/よくある（4）
Q8：現在/いままで，アレルギー症状はある？	はい（0）・いいえ（3）

10.1.4. COPD 発症リスクと禁煙の効果

禁煙は COPD の発症リスクを減少させ，進行を抑制する最も効果的で経済的な方法である．COPD は不可逆的な器質障害を伴う疾病であるだけに，進行を遅らせることが最大の課題になる．禁煙を成功させるには，相談者が強い意志をもって継続的に禁煙に取り組める

ストラテジー(戦略)が必要である．そのためには，COPDに対する禁煙効果を立証するエビデンス・データに基づく「効果的な禁煙のためのフォローアップ計画」と，「薬剤師等による力強い励まし」が必要である (**図10-4**，**図10-5**).

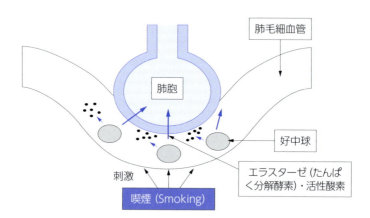

喫煙は，気管支・肺胞に慢性の炎症をひき起こす．その発生機序は研究段階であるが，現在，分かっていることは，喫煙によって好中球が肺に集まってくると，たんぱく分解酵素・活性酸素などが放出され，気管支・肺胞の上皮細胞，肺毛細血管壁が破壊されるということである．

図10-4 喫煙が気管支・肺胞の器質障害をひき起こす機序

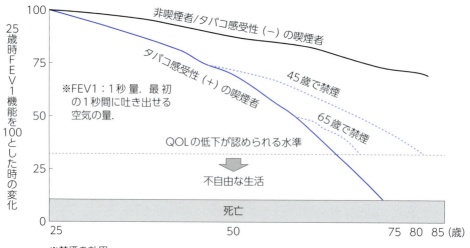

※禁煙の効果
COPD発症後でも，呼吸機能減少率は禁煙から2年以内に，非喫煙者の呼吸機能 (FEV1) 減少率とほぼ同じになることが確認されている．

図10-5 タバコ感受性 (＋) の喫煙者の年齢別FEV1機能に対する禁煙効果[4]

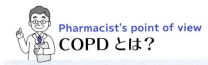

Pharmacist's point of view
COPDとは？

- 2013年のCOPDの死亡順位は9位，40歳以上のCOPD有病率は8.6％であった．患者数は530万人と推定されるが，500万人以上が未受診者である．
- COPDは末梢気道での気流が閉塞される疾患で，慢性気管支炎，肺気腫，または両者の併発によりひき起こされる．
- 慢性気管支炎の気道壁には炎症とそれに伴う過剰な痰があり，線毛運動の低下が起きている．
- 線毛運動の低下は浸出物のクリアランスを妨げ，細菌増殖による急性増悪の原因となる．
- 一般の施設のプライマリケアのCOPD診療のために利用できる「IPAGガイドライン」が策定されている．
- 「IPAGガイドライン」，「COPD診療のエッセンス」，患者用の「慢性気管支炎・肺気腫のセルフケア・ガイド」等を基礎にした，薬剤師等による医療連携が強く期待されている．
- COPDの問診票は，COPDの疑診例として受診勧奨すべきか，それともCOPDの可能性は低いかを判断するために利用することができる．
- 禁煙は，COPDの発症リスクを減少させ，進行を抑制する最も効果的で経済的な方法である．
- 禁煙を成功に結びつけるには，禁煙効果を立証するエビデンス・データに基づく「効果的な禁煙のためのフォローアップ計画」と，「薬剤師等による力強い励まし」が必要である．

10.2. COPD疑診例に対する禁煙指導

10.2.1. 禁煙ガイドラインとCOPD

「禁煙ガイドライン」(JCS2005)は，2005年に日本呼吸器学会，日本循環器学会など9学会の総意として明らかにされ，2010年にその改訂版 (JCS2010) が作成されている．「JCS2005」において，喫煙は「喫煙病（依存症＋喫煙関連疾患）という全身疾患」であり，喫煙者は「積極的禁煙治療を必要とする患者」と位置づけられている．

喫煙習慣はCOPDリスクの80～90％を占めるとされるが，現在のところ，タバコ煙の特定成分とCOPDを結びつけることはできない．また，喫煙者のすべてがCOPDを発症するわけではなく，臨床的に問題となるのは，タバコ煙の影響を受けやすい15～20％の喫煙者で，喫煙感受性，遺伝子多型の解析が課題となっている．

10.2.2. わが国の喫煙者率と禁煙治療の保険適用

2017年の「全国たばこ喫煙者率調査」によると，平均喫煙率は成人男性が28.2％，成人女性が9.0％である．一方，2006年より，一定基準を満たす患者に対して禁煙治療の保険適用が認められている．保険適用を受けるには，次の4つの要件を満たす必要がある（**図10-6**）．
①ニコチン依存症のスクリーニングテスト（TDS）が5点以上である（**表10-2**）．
※TDSは10の設問から構成され，各設問に「はい」と答えた者には1点，「いいえ」と答えた者には0点の評価を行う診断法である．
②ブリンクマン指数（1日喫煙本数×喫煙年数）が200以上である（2016年4月より35歳以上が対象）．
③ただちに禁煙を始める意思がある．
④禁煙治療を受けることの文書での同意．

一般診療における対象者のスクリーニング

【問診診察項目】
①喫煙状況の問診
②禁煙の準備性に関する問診
③ニコチン依存症のスクリーニングテスト（TDS）の実施
④禁煙に伴う症状や身体所見の問診及び診察

ただちに「禁煙」しようとは考えていない
喫煙者，ニコチン依存症ではない喫煙者

①自由診療による禁煙治療
②簡易な禁煙アドバイス
③セルフヘルプ教材等の資料の提供

下記4条件を満たす喫煙者に対して「禁煙治療プログラム」を提供する．
①TDSが5点以上であること．
②ブリンクマン指数が200以上であること．
③ただちに禁煙を始める意思があること．
④禁煙治療を受けることの文書での同意．

※ブリンクマン指数：1日の喫煙本数×喫煙年数

標準禁煙治療プログラム（保険治療）

※厚生労働省は2016年の診療報酬改定で，喫煙者の「ニコチン依存症」を対象とした「禁煙治療」について，条件緩和を明らかにし，34歳以下の若い世代に対しては，ブリンクマン指数200以上の条件を適用しないと発表している．

図10-6 保険診療で禁煙治療が受けられる4つの条件[5]

表10-2 ニコチン依存症のスクリーニングテスト（TDS）[6]

問番号	設問の内容
1	自分が吸うつもりよりもずっと多くタバコを吸ってしまうことがありましたか？
2	禁煙や本数を減らそうと試みて，できなかったことがありましたか？
3	禁煙したり本数を減らそうとした時に，タバコが欲しくてたまらなくなることがありましたか？
4	禁煙したり本数を減らした時に，次のどれかがありましたか？ （イライラ，神経質，落ちつかない，集中しにくい，ゆううつ，頭痛，眠気，胃のむかつき，脈が遅い，手のふるえ，食欲または体重増加）
5	問4の症状を消すために，またタバコを吸い始めることがありましたか？
6	重い病気にかかった時に，タバコはよくないとわかっているのに吸うことがありましたか？
7	タバコのために自分に健康問題が起きているとわかっていても，吸うことがありましたか？
8	タバコのために精神的問題[*1]が起きているとわかっても，吸うことがありましたか？
9	自分はタバコに依存していると感じることがありましたか？
10	タバコが吸えないような仕事やつきあいを避けることが何度かありましたか？

※ニコチン依存症のスクリーニングテストの精度．
①感度＝ICD-10[*2]：タバコ依存症の95％が5点以上を示す．
②特異度＝ICD-10：タバコ依存症でない喫煙者の81％が4点以下を示す．
③得点が高い者ほど禁煙成功の確率が低い傾向にある．
[*1] 禁煙や本数を減らした時に出現する離脱症状（いわゆる禁断症状）ではなく，喫煙することによって神経質になったり，不安や抑うつなどの症状が出現している状態．
[*2] 国際疾病分類第10版

10.2.3. 自由診療による禁煙治療の流れ

　基礎疾患で治療中の患者，あるいは禁煙治療に関心があり，診療機関を受診する新規患者であっても，対象者スクリーニングの 4 要件に該当しなければ，禁煙の保険診療は受けられない．したがって，自由診療で禁煙治療を希望する相談者が，薬局・薬剤師のもとを訪問する機会が増えてくると考えられる．このような禁煙治療の流れのなかで，地域の薬局・薬剤師は「かかりつけ医との連携」を軸とし，患者のための健康相談センターの役割（Gate-keeper：ゲートキーパー）を演じることが強く期待されている（図 10-7）．

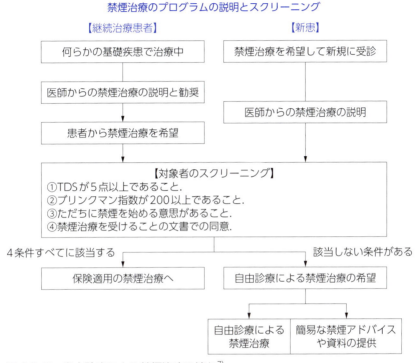

図 10-7　自由診療による禁煙治療の流れ[7]

10.2.4. 禁煙支援の流れと簡易禁煙治療

　厚生労働省では，「健康日本 21（第二次）」において，生活習慣病の重大な危険因子である喫煙による健康被害を減少させるため，「喫煙をやめたい人がやめる」ことを数値化し，2022 年度における成人喫煙率を 12％に設定している．

　喫煙は COPD の他，がん，脳卒中，心筋梗塞，糖尿病，歯周病など，さまざまな疾病の危険因子となる．WHO では，喫煙習慣を，非感染性疾患（Non-Communicable Diseases：NCDs）の予防管理のための主要な危険因子の 1 つと位置づけており，国際的な枠組みとして，2005 年 2 月 27 日に発効された「たばこの規制に関する世界保健機関枠組条約」を中心とした禁煙対策が進められている．なお，2012 年 11 月に開催された公式加盟国会合において明らかにされた「非感染性疾患予防管理のための 9 つの自発的世界目標」のうちの 1 つに，「たばこ使用 30％減少」が挙げられている（図 10-8）．

　さて，禁煙支援はどのような考え方のもとに進められようとしているのだろうか？　厚生労働省が策定した「禁煙支援マニュアル（第二版）」には，①短時間支援と，②標準的支援の

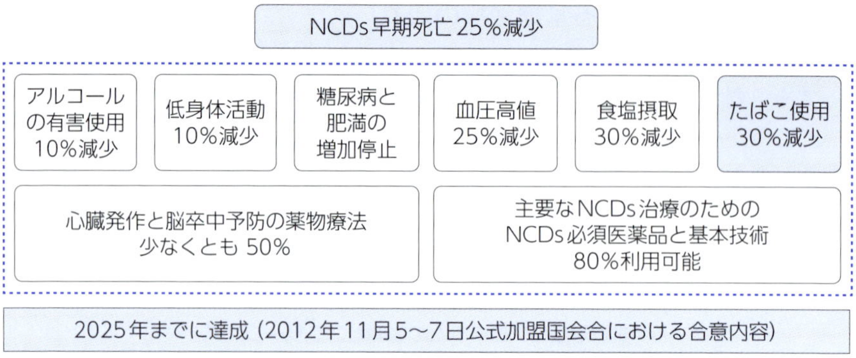

NCDs早期死亡25%減少
アルコールの有害使用10%減少
低身体活動10%減少
糖尿病と肥満の増加停止
血圧高値25%減少
食塩摂取30%減少
たばこ使用30%減少
心臓発作と脳卒中予防の薬物療法少なくとも50%
主要なNCDs治療のためのNCDs必須医薬品と基本技術80%利用可能
2025年までに達成（2012年11月5～7日公式加盟国会合における合意内容）

図 10-8　非感染性疾患（NCDs）の予防管理のための自発的目標

プログラムが用意されており，その両者に共通する喫煙者への働きかけには，A と B で始まる「禁煙の声かけ」として，「Ask」，「Brief advice」が重要であるとしている．これによると，禁煙支援のためには，まず，喫煙者に対して「Ask」することで喫煙状況と禁煙意思を把握するとともに，短時間の「禁煙アドバイス（Brief advice）」を行うことが原則であると定めている．

短時間支援では，薬剤師等が禁煙を決意している人に会う機会があり，SCS に十分時間を割けない場合は，医療機関の受診を勧奨し（R：Refer），相談者が SCS を希望する場合は，禁煙補助剤の利用（C：Cessation support）を勧めてもよい（**図 10-9**）．

標準的支援では，A（Ask），B（Brief Advice）と進み，C（Cessation Support）の段階に入る．C の段階では準備期状態の喫煙者を対象に，禁煙の実行・継続に向けて具体的な支援を行うことになる．また，禁煙スタート日を決めている喫煙者には，フォローアップとして健診受診日から 2 週間後，1ヵ月後，2ヵ月後，6ヵ月後に電話による支援を行うと定めている（**図 10-10**）．

一方，「禁煙支援マニュアル（第二版）」では，「Ⅲ　実践編」，「Ⅳ　資料編」において，①喫煙状況等の評価，②禁煙の意思や実行段階に応じた指導法，③簡易禁煙治療プログラムの具体例などが示されている．そして，医療従事者である医師・歯科医師には，「禁煙」という困難な行為を成功へと導くため，あるときは喫煙者に勇気を与えるひと（encourager）と

禁煙の声かけ　→　医療機関

Ask（禁煙状況の把握）
Brief advice（短時間支援）

Refer（医療機関の紹介）
Cessation support（禁煙支援の実施）

医療従事者（薬剤師含む）
健診・保健指導の実施者

A	①喫煙状況の把握． ②禁煙の意思の把握．
B	③原則として，喫煙者に禁煙のアドバイスをする．
R	④禁煙希望者には，❶医療機関での禁煙治療，❷禁煙補助剤の利用を勧める．
C	⑤十分時間がとれる場合，医療機関の禁煙治療等を紹介し，禁煙に向けての具体的な禁煙支援を行う．

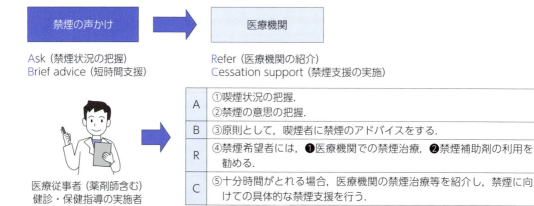

図 10-9　健診・保健事業の場における禁煙推進[8)]

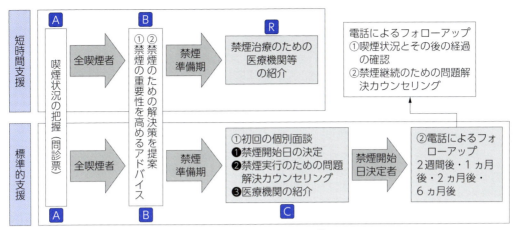

図 10-10 禁煙支援における短時間支援と標準的支援の流れ[9]

して，また，あるときは専門性豊かな医療従事者として，工夫と忍耐をもって臨むための治療プログラムが用意されている．一方，「禁煙支援マニュアル（第二版）」の基礎となった「JCS2010」の総論（「2．簡易禁煙治療（日常診療等における禁煙支援）」）では，禁煙の意思や実行段階に応じた指導法として，世界各国で採用されている「5A (Ask・Advise・Assess・Assist・Arrange) アプローチ」と呼ばれる外来診療などで短時間にできる禁煙治療の手順を紹介している．

5A アプローチによる禁煙治療の手順

ステップ 1 (Ask)

禁煙状況等の評価が目的で，問診記録はカルテの血圧・脈拍・体温等のバイタルサインの記入欄に現在の喫煙状況等を記録し，各医療機関としてのシステムを作ることが必要である．

ステップ 2 (Advise)

現在の喫煙者に対し，「はっきりと」，「強く」，「個々人に合った」メッセージによって，禁煙を強く促す．

ステップ 3 (Assess)

喫煙者一人ひとりに禁煙をする意思があることを尋ねる段階となる．面談時点で禁煙を決意する意思が明確であれば，禁煙治療に対する具体的な支援（ステップ4・ステップ5）を行う．また，禁煙の意思が固まっていない場合には，禁煙の動機づけの強化指導を行う．

ステップ 4 (Assist)

現時点では喫煙しているが，禁煙の意思がある相談者に対し，グループ学習，電話・面談による個別カウンセリング等の方法を用いて禁煙の支援を行う．なお，「JCS2010」では，ステップ4について，次のような6つのサブステップが示されている（**表 10-3**）．

サブステップ 4-1：患者の禁煙計画の支援．
サブステップ 4-2：問題解決のカウンセリング．
サブステップ 4-3：診療活動でのソーシャル・サポートの提供．
サブステップ 4-4：相談者が医療従事者以外からのソーシャル・サポートを得られるよう支援．
サブステップ 4-5：禁煙指導で最重要な SCS である「薬物療法の勧奨」（詳細については「10.3．禁煙の薬物療法と禁煙補助剤」を参照）．

表10-3 5Aアプローチにおけるステップ4（Assist）のサブステップ[10]

ステップ4（Assist）	実施のための戦略
①患者が禁煙を計画することを支援する	・禁煙開始日を設定する（2週間以内が良い）. ・家族や友人，同僚に禁煙することを話し，理解とサポートを求める. ・禁煙するうえでの問題点（特に禁煙後の最初の数週間）をあらかじめ予測しておく．この中には，ニコチン離脱症状が含まれる. ・禁煙に際して，自分のまわりからタバコを処分する．禁煙に先立って，仕事・家庭・自動車など，長時間過ごす場所での喫煙を避ける.
②カウンセリングを行う（問題解決のスキルトレーニング）	・1本も吸わないことが重要（禁煙開始日以降は，一ふかしもダメ）. ・過去の禁煙経験（何が役に立ち，何が障害になったか）. ・アルコール（喫煙再開の原因となるので，禁煙中は節酒あるいは禁酒するべき）. ・家庭内に喫煙者がいると，禁煙は困難となる．一緒に禁煙するように誘うか，自分のいるところでタバコを吸わないように言う.
③診療活動の中で，ソーシャル・サポートを提供する	「私と私のスタッフは，いつでもお手伝いします」と言う.
④患者が医療従事者以外からソーシャル・サポートを利用できるよう支援する	「あなたの禁煙に対して配偶者/パートナー，友人，同僚から社会的な支援を求めなさい」と言う.
⑤薬物療法の勧奨	・効果が確認されている薬物療法の使用を勧める．これらの薬物がどのようにして禁煙成功率を高め，離脱症状を緩和するかを説明する. ・第1選択薬はニコチン代替療法剤及びバレニクリン.
⑥補助教材を提供する	政府機関や非営利団体などが発行する教材の中から，患者の特性に合った教材を提供する.

サブステップ4-6：補助教材の提供.

ステップ5（Arrange）

禁煙プランを立てた喫煙者の禁煙達成に向けたフォローアップなどを行う．なお，フォローアップのタイミングは，初回が禁煙開始直後，2回目は初回実施から1ヵ月以内が効果的であるとされている.

10.2.5．COPD疑診例の診療に伴う禁煙治療の流れ

COPDでは咳・痰の症状を自覚しても受診する例は少ない傾向があり，先述したように未受診患者数が500万人を超えると推定されている．したがって，薬剤師等が日常業務のなかで，COPD疑診例をCOPD問診票などで適正に評価し，呼吸器内科あるいはかかりつけ医に受診を勧めることが重要である.

また，喫煙は，COPD，糖尿病，歯周病など，さまざまな疾病の危険因子であり，非感染性疾患の予防管理のために，ニコチン依存症のスクリーニングテスト5点以上，ブリンクマン指数200以上の例であれば，薬剤師等は，可能な限り速やかに禁煙を決意するよう「禁煙の声かけ」，「医療機関の紹介」，「禁煙補助剤による禁煙支援」の推進者となることが期待されている（**図10-11**）.

10.2.COPD疑診例に対する禁煙指導 253

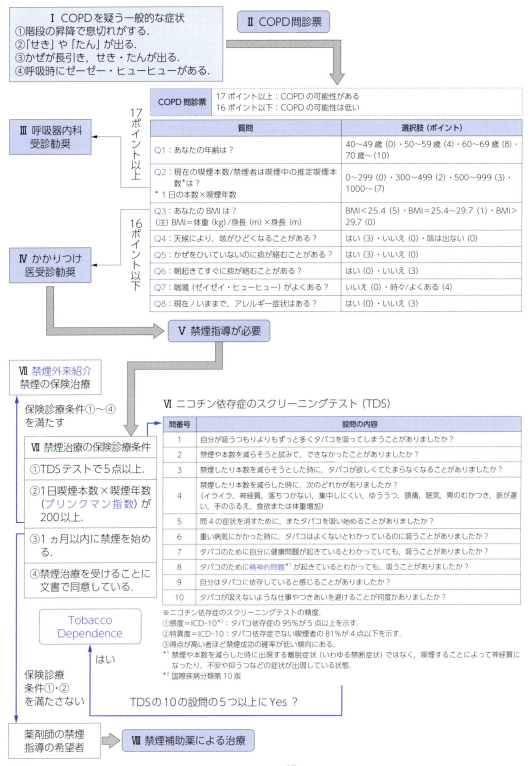

図 10-11 COPD疑診例の診療に伴う禁煙治療の流れ[11]

Pharmacist's point of view
COPD疑診例に対する禁煙指導

- 「JCS2005」は，2005年に日本呼吸器学会など9学会の総意として作成された．
- 「JCS2005」において，喫煙は「喫煙病（依存症＋喫煙関連疾患）」という全身疾患，喫煙者は「積極的禁煙治療を必要とする患者」と位置づけられている．
- 喫煙習慣は，COPDリスクの80～90％を占めるとされている．
- 臨床的に問題となるのは，タバコ煙の影響を受けやすい15～20％の喫煙者である．
- 2017年の「全国たばこ喫煙者率調査」によると，平均喫煙率は男性が28.2％，女性が9.0％である．
- 禁煙治療の保険適用条件は，①TDSが5点以上，②ブリンクマン指数が200以上，③ただちに禁煙を始める意思がある，④禁煙治療を受けることの文書での同意の4つである．
- TDSは10の設問から構成され，各設問に「はい」と答えた者には1点，「いいえ」と答えた者には0点の評価を行う診断法であり，TDSが5点以上の者は，ニコチン依存症と診断する．
- 喫煙はCOPDの他にも，がん，脳卒中，心筋梗塞，糖尿病，歯周病などの疾病の危険因子である．
- 「禁煙支援マニュアル（第二版）」には，「短時間支援」，「標準的支援」のプログラムが用意されている．
- 短時間支援では，禁煙を決意している人に対して十分時間が割けない場合，禁煙治療の受診勧奨，あるいは禁煙補助剤の利用を勧めても良い．
- 標準的支援では，A (Ask)，B (Brief Advice) と進み，C (Cessation Support) の段階に入る．
- 禁煙の意思や実行段階に応じた指導法として「5A (Ask・Advise・Assess・Assist・Arrange) アプローチ」がある．これは，短時間にできる禁煙治療の手順であり，世界各国で採用されている．
- 「5Aアプローチ」のステップ4 (Assist) のサブステップ4-5は，禁煙指導で最重要な「薬物療法の勧奨」の段階である．
- 薬剤師等が，COPD疑診例をCOPD問診票などで適正に評価し，呼吸器内科，あるいはかかりつけ医に受診を勧めることが重要である．

10.3. 禁煙の薬物療法と禁煙補助剤

10.3.1. ニコチン代謝活性の個体差

　タバコに含有されるニコチンには依存性があり，喫煙者は体内のニコチン濃度を保とうとして喫煙する．体内摂取されたニコチンの消失経路は，90％程度が肝代謝に依存している．主な代謝経路にはCYP2A6によるコチニンと，それに続くトランス-3'-水酸化コチニンへの酸化反応がある（図10-12）．

　ニコチンから主代謝物コチニンへの代謝は，CYP2A6に依存的であるが，ニコチン代謝活性には人種差があることが知られ，日本人は他の人種と比べてコチニン生成能が低いことが明らかにされている（図10-13）．

10.3.2. コチニン生成能とニコチン依存度

　禁煙を試みる喫煙者の50％以上が1週間以内に挫折する．また，多くの喫煙者は，禁煙の失敗の原因を自分の意志の弱さにあると考えている．しかし，禁煙の成否は，禁煙に対する喫煙者の強い意志だけではなく，ニコチン代謝酵素CYP2A6によるニコチンの代謝が早

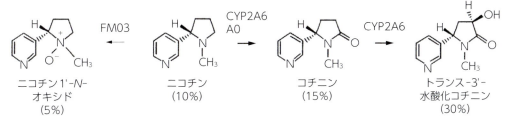

図 10-12 体内摂取されたニコチンの主な代謝経路

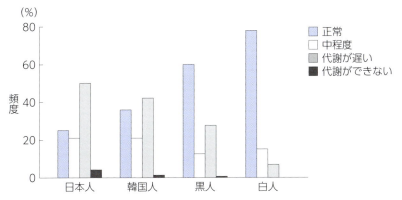

図 10-13 CYP2A6 変異型の遺伝子頻度に基づいたニコチン代謝活性の分布

いほど，次の1本を吸いたいという欲求が起こりやすく，禁煙をより難しくしている．

ニコチンの代謝能は個人差が大きく，代謝能が低い人 (poor metabolizer：PM) と，代謝能が正常な人 (extensive metabolizer：EM) に分けられるが，ニコチン代替療法 (ニコチン置換療法) の成否は，かなりの部分でニコチンの代謝活性に依存している．また，その他にも，食事や環境的要因が影響をおよぼしているとも考えられている．

米国とカナダの研究者らは，CYP2A6 の代謝速度を Biomarker (生体指標) として，禁煙を希望する喫煙者 1,246 人を対象に，ニコチンパッチと非ニコチン製剤 (経口禁煙補助薬のチャンピックス錠) での治療効果を比較している．その結果によると，約 50％を占めたEM 群において，ニコチンパッチよりも，非ニコチン製剤を使用した方が禁煙しやすく，6ヵ月後でも禁煙の継続率が高いことが明らかになっている．一方，PM 群の場合では，ニコチンパッチ使用群と経口禁煙補助薬使用群に差は認められていない．

なお，わが国のプライマリケアを担う禁煙教室等では，ニコチン代謝酵素の活性に代わる患者要因としてニコチン依存度に注目し，その違いによって禁煙療法の最適化を図る試みがなされるようになっている．

10.3.3. 禁煙補助薬の種類と特徴

ニコチン代替療法 (NRT) とは，禁煙した時に出現するタバコの渇望，睡眠障害，イライラ感，倦怠感などのニコチン離脱症状に対して，禁煙補助薬の形でニコチンの補給をしつつ，その症状を緩和しながら喫煙習慣から抜け出す努力をし，あわせて禁煙補助薬を徐々に減量してニコチン依存から離脱する方法である．

現在，使われている禁煙補助薬は，OTC 薬にはニコチンガムとニコチンパッチがあり，

医療用医薬品ではニコチネル TTS（経皮吸収薬）と，非ニコチン製剤のチャンピックス錠（バレニクリン酒石酸塩）がある（**表10-4**）.

表10-4 禁煙補助薬とその特徴

	ニコチン製剤			バレニクリン 酒石酸塩製剤
剤形	ニコチンガム	ニコチンパッチ		チャンピックス錠
区分	第2類医薬品	第1類医薬品	医療用（保険等一部限定適用）	
製品名	①ニコチネル ②ニコレット	③シガノン ④ニコチネルパッチ ⑤ニコレット	⑥ニコチネル TTS	⑦チャンピックス錠
特徴	①喫煙を完全に止めて使用. ②突然の喫煙欲求に対応可能. ③ニコチン摂取量の調整が可能. ④食欲抑制効果. ⑤ニコチン補充と口寂しさ抑制効果. ⑥効果発現時間はニコチンパッチより短い.	①喫煙を止めてから使用. ②ニコチンが確実に補給される（安定した血中濃度）. ③食欲抑制効果. ④使用していても，他人には分からない.		①禁煙開始日の1週間前から内服. ②喫煙しながら治療を開始する. ③ニコチンを含まない. ④循環器疾患の罹患者にも使用できる. ⑤喫煙による満足感は減少する.

〔ニコチンガム〕

　ニコチンガム1個には2mgのニコチンが含まれている．使用時に口中で溶出するニコチンのうち，0.8～1mgが口腔粘膜からの単純拡散によって体内に吸収される．したがって，ニコチンガムの「かみ方」と，「かみ方の意味」が理解できないと効果が得られない．薬剤師等は，添付文書等に示されている使用方法を的確に実行できるよう指導する必要がある（**図10-14**）.

　ニコチンガムの体内薬物動態に関する開発時の臨床データによると，健常成人男子喫煙者（14例）で，ニコチンガム（ニコレット（ニコチン2mg含有））を単回投与した群と，喫煙群（ニコチン表示量：0.9mg）の血中ニコチン濃度を測定したところ，ニコレット単回投与群では，喫煙者（13例）のような急激な上昇はみられなかった（**図10-15**）.

　また，健常成人男子喫煙者（14例）に，ニコレットを1時間ごとに1個（計8個）投与した群と，タバコ（ニコチン表示量：0.9mg）を1時間ごとに1本（計8本）喫煙させた群の血中ニコチン濃度を測定した反復投与試験では，ニコレット投与群は，全試験時間を通じて血中ニコチン濃度が喫煙群より低値で推移した.

〔ニコチンパッチ〕

　ニコチン製剤の第1世代とされるニコチンガムに続き，ニコチンパッチは第2世代ニコチン製剤として開発された．また，鼻腔スプレー，インヘラー，舌下錠は，第3世代ニコチン製剤として開発され，臨床試験において安全性・有効性が確認されている（**表10-5**）.

　ニコチンパッチはニコチンガムに比較して吸収効率は低いが，朝1回の貼り換えで安定した血中ニコチン濃度が得られる．一方，ニコチンガムと第3世代のニコチン製剤は，ニコチン離脱症状時に血中ニコチン濃度を一時的に高めることができる．ニコチンパッチのシ

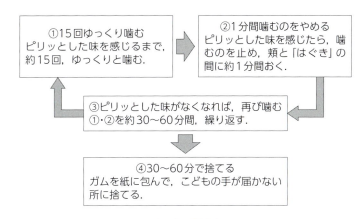

噛み方の留意点
- ニコチンは口腔内粘膜から単純拡散で吸収される．
- 普通のガムのように早く噛むと，唾液が多く出て，ニコチンが唾液とともに飲み込まれ，一定の効果が得られなくなる．また，早く噛むと，口腔内やのどに刺激感（副作用）があらわれる．
- 1回に1個を30〜60分かけて，断続的に噛む．

図 10-14 ニコチンガムの噛み方と留意点

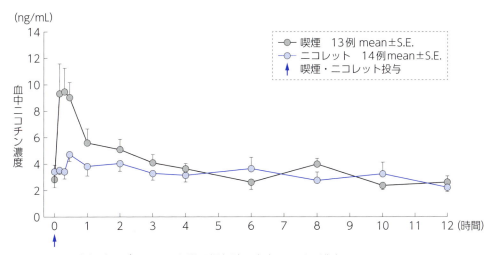

図 10-15 喫煙時及びニコレット単回投与時の血中ニコチン濃度

表 10-5 禁煙補助薬の有効性に関するメタアナリシス[12]

	種類（試験数）	禁煙率のリスク比	95% 信頼区間	報告者
ニコチン代替療法 (NRT)	ガム (53)	1.43	(1.33-1.53)	Stead, 2008
	パッチ (41)	1.66	(1.53-1.81)	
	鼻腔スプレー (4)	2.02	(1.49-3.73)	
	インヘラー (4)	1.90	(1.36-2.67)	
	舌下錠・トローチ剤 (6)	2.00	(1.63-2.45)	
	全体	1.58	(1.50-1.66)	
バレニクリン (10)		2.31	(2.01-2.66)	Cahill, 2011

ガノン CQ1 透明パッチ（ニコチン 78 mg/枚）とシガノン CQ2 透明パッチ（ニコチン 36 mg/枚）の剤形は，断面の薬物貯蔵層が支持体と放出制御層に挟まれ，その下層にある粘着層が適用部位の上腹部・腹部・腰背部に固定される．本剤からのニコチン吸収は，剤形の皮膚接着面積と貼付時間に依存する（ニコチンの吸収は表皮と皮膚付属器官からとなる（図 10-16））．

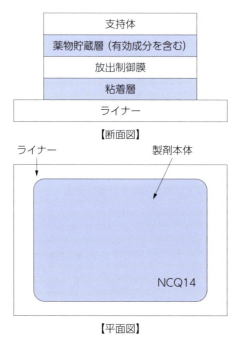

図 10-16　シガノンの構造

シガノンの開発時の薬物動態資料によれば，①喫煙習慣のある成人男性 12 例に単回貼付した時の血漿中ニコチン濃度は，喫煙者の自由喫煙時の平均血漿中ニコチン濃度（27.62 ng/mL）の 2/3 以下で推移し，②喫煙習慣のある成人男性 20 例に反復貼付した時の最高血漿中ニコチン濃度は，26.37 ng/mL と推定され，自由喫煙時の最高血漿中ニコチン濃度の平均値である 30.50 ng/mL を下回ったとしている（図 10-17，図 10-18）．

10.3.4. ニコチン製剤の使用量の目安

ニコチンガムの添付文書の「用法・用量」には，禁煙治療の導入期となる最初の 1 ヵ月間の使用量の目安として，1 日 4～12 個（ただし，1 日 24 個が限度）の必要があると記載されている．そして，1 日の使用個数は，1 日の喫煙本数によって 3 段階に分けられ，1 日 31 本以上の喫煙者には 9～21 個，21～30 本の喫煙者には 6～9 個，20 本以下の喫煙者には 4～6 個のニコチンガムが必要とされている（図 10-19）．

なお，添付文書の「用法・用量」には，1 日の使用個数（24 個が限度）の他に，使用期間は最大 3 ヵ月間と記載されている．

また，ニコチンガムのスイッチ化のときの臨床試験の成績では，ニコチン依存度が高度（FTND スコア 8 点以上）である場合における禁煙後 1 ヵ月間の推奨使用個数は，8～9 個と報告されている．

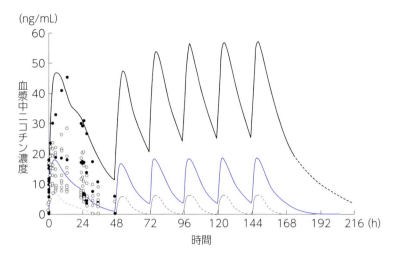

日本人にシガノンCQ1を反復貼付した時の血漿中のニコチン濃度のシミュレーション (EM+PM)
実線は95%信頼区間，青線は中央値，○はEM，●はPMの濃度実測値を示す．

図 10-17　シガノン反復貼付時の血中ニコチン濃度

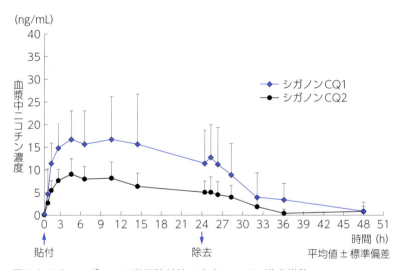

図 10-18　シガノンの単回貼付時の血中ニコチン濃度推移

禁煙前の1日の喫煙本数	1日の使用個数				
20本以下	4〜6個	1〜3個	0〜1個	＊	＊
21〜30本	6〜9個	3〜6個	1〜3個	0〜1個	＊
31本以上	9〜12個	6〜9個	3〜6個	1〜3個	0〜1個

禁煙開始　4週　6週　8週　10週　12週

※1回にガム1個を30〜60分かけて噛む．
※1日の使用個数は上記を目安とし，通常，1日4〜12個から始めて適宜増減する．
※1日の使用個数が0〜1個になった段階で使用を止める．

図 10-19　禁煙治療開始1ヵ月目のニコチンガム使用量の目安

FTND (Fagerström Test for Nicotin Dependence) とは，ニコチン依存度簡易判定法の1つで，6つの質問から構成されている．FTNDスコアは，喫煙者の血中ニコチン濃度と相関しており，一般に，FTNDスコアが高いほどニコチン依存度が高く，禁煙の過程でニコチン離脱症状が強く出る．なお，このような例は，ニコチン代替療法の良い適応であるとされている．

　ニコチン依存度を簡易に評価するには，FTNDの6つの質問項目のうち，特に血漿中ニコチン濃度と高い相関性がある「喫煙本数」と「起床後，最初に喫煙するまでの時間」の2項目について問診する．問診の結果，喫煙本数が26本以上で，起床から喫煙までの時間が30分以内の場合は，高度依存と判断できる（**表10-6**）．

表10-6 1日あたりの推奨平均使用個数（ニコチン依存度（FTND）別）[13), 14)]

FTND ニコチン依存度	禁煙開始（投与開始）		
	開始～2週間以内	開始～4週間以内	開始～12週以内
低群（0～3点）	5.0個	4.4個	3.1個
中群（4～7点）	5.4個	5.0個	3.2個
高群（8～10点）	8.9個	8.0個	5.4個

※上記の成績は，禁煙著効例（開始から12週後までの間，禁煙を持続したもの）における平均使用個数．

ニコチン依存度の判定法

質問	0点	1点	2点	3点
①朝，最初のタバコは目覚めて何分後？	61分以内	31～60分	6～30分	5分以内
②禁煙場所でタバコを我慢するのは難しい？	いいえ	はい	―	
③1日の中で，どの時間帯での禁煙に一番未練を感じる？	右記以外	朝起床時の1本	―	
④1日何本吸う？	10本以下	11～20本	21～30本	31本以上
⑤朝，目覚めてから2～3時間の方が，その後の時間帯より頻繁にタバコを吸う？	いいえ	はい	―	
⑥病気で1日中寝ている時もタバコを吸う？	いいえ	はい	―	

Pharmacist's point of view
禁煙の薬物療法と禁煙補助剤

- タバコのニコチンには依存性があり，喫煙者は体内のニコチン濃度を保とうとして喫煙する．
- ニコチンの代謝経路には，CYP2A6によるコチニンと，それに続くトランス-3'-水酸化コチニンへの酸化反応がある．
- ニコチン代謝活性には人種差があり，日本人は他の人種と比べてコチニン生成能が低い．
- 禁煙を試みる喫煙者の50%以上が，1週間以内に挫折する．
- 禁煙の成否は，喫煙者の禁煙に対する強い意志だけではなく，CYP2A6によるニコチンの代謝の早さが影響している．
- ニコチン代謝が早い人ほど，ニコチン依存性も強く出る傾向がある．
- ニコチンの代謝能の個人差は大きく，代謝能が低い人（PM）と正常な人（EM）に分かれる．

10.3. 禁煙の薬物療法と禁煙補助剤 **261**

- ●禁煙教室等では，ニコチン代謝酵素の活性に代わる患者要因としてニコチン依存度に注目し，その違いによって禁煙療法の最適化を図る試みがなされている．
- ●ニコチン代替療法は，禁煙時に出現するニコチン離脱症状に対し，ニコチンの補給をしつつ，症状緩和をしながら喫煙習慣から抜け出し，あわせて禁煙補助薬を徐々に減量しながらニコチン依存から離脱する方法である．
- ●ニコチンガムに含まれる2mgのニコチンは，使用時に口中に溶出し，0.8〜1mgが口腔粘膜から単純拡散によって体内に吸収される．
- ●ニコチンガムはゆっくりかみ，ピリッとした味を感じたら1分間ガムを「はぐき」で休ませ，ピリッとした味がなくなれば，またかむ動作を30〜60分繰り返す．
- ●ニコチンガムの体内薬物動態に関する開発時の臨床データによると，健常成人男子喫煙者にニコレットを1時間に1個（計8個）投与した群と，タバコを1時間に1本（計8本）喫煙させた群の血中ニコチン濃度を測定した反復投与試験では，ニコレット投与群は，全試験時間を通じて血中ニコチン濃度が喫煙群より低値で推移したとの報告がある．
- ●ニコチンパッチは，吸収効率は低いが，朝1回の貼り換えで安定した血中ニコチン濃度が得られる．
- ●ニコチンパッチからのニコチン吸収は，剤形の皮膚接着面積と貼付時間に依存する．
- ●ニコチンガムの最初の1ヵ月間の使用量は，1日4〜12個の範囲とされている．なお，1日の使用個数は，1日の喫煙本数によって3段階に分けられている．
- ●ニコチンガムの添付文書の「用法・用量」では，1日の使用個数は24個を超えないこととされ，使用期間は最大3ヵ月間とされている．
- ●ニコチンガムのスイッチ化のときの臨床試験の成績から，ニコチン依存度が高度である場合の禁煙後1ヵ月間の推奨使用個数は，8〜9個とされている．
- ●ニコチン依存度簡易判定法の1つであるFTNDスコアは，喫煙者の血中ニコチン濃度と相関する．
- ●FTNDスコアが高いほどニコチン依存度が高く，禁煙の過程でニコチン離脱症状が強く出る．
- ●ニコチン依存度を簡易に評価するには，FTNDの6つの質問項目のうち，特に血漿中ニコチン濃度と高い相関性がある「喫煙本数」と「起床後，最初に喫煙するまでの時間」の2項目について問診する．

参 考 文 献

1) Barnes P J：New Engl J Med 343, p.269-280, 2000. より引用改変.
2) 細田泰弘：「イラスト病理学 第3版」, p.315, 文光堂, 1997.
3) 日本呼吸器学会 HP：「IPAG 診断・治療ハンドブック日本語版—慢性気道疾患プライマリケア医用ガイド 2005」より引用改変.
4) Fletcher C. et al.：Br Med J 1, p.1645, 1977.
5) 日本循環器学会, 日本肺癌学会, 日本癌学会, 日本呼吸器学会：「禁煙治療のための標準手順書 第6版」, p.5, 2014.
6) Kawakami, N et al.：Addict Behav 24 (2), p.155, 1999.
7) 日本循環器学会, 日本肺癌学会, 日本癌学会, 日本呼吸器学会：「禁煙治療のための標準手順書 第6版」, p.7, 2014.
8) 厚生労働省健康局がん対策・健康増進課：「禁煙支援マニュアル (第二版)」, 2013.
9) 厚生労働省健康局がん対策・健康増進課：「禁煙支援マニュアル (第二版)」, p.20, 2013.
10) 日本循環器学会：「循環器病の診断と治療に関するガイドライン 禁煙ガイドライン (2010年改訂版)」, p.6 (表1 外来診療などで短時間にできる禁煙治療の手順—5A アプローチ), 2010. より引用改変.
11) GOLD (Global Initiative for Chronic Obstructive Lung Disease) 日本委員会 HP (COPD 情報サイト)：「COPD の症状」
http://www.gold-jac.jp/about_copd/
12) 日本循環器学会, 日本肺癌学会, 日本癌学会, 日本呼吸器学会：「禁煙治療のための標準手順書 第5版」, p.38 (資料2 禁煙補助薬の使い方), 2012.
13) 中村正和 他：「一般医薬品としての禁煙補助剤ニコチン・レジン複合体の臨床評価—多施設共同オープン試験—」, 臨床医薬 18, p.335-361, 2002.
14) 日本循環器学会, 日本肺癌学会, 日本癌学会, 日本呼吸器学会：「禁煙治療のための標準手順書 第5版」, p.42, 2012.

11章

過敏性腸症候群（IBS）

学習のポイント

　過敏性腸症候群（IBS）・機能性ディスペプシア（FD）・胃食道逆流症（GERD）は多彩な症状を訴える．それらの症状は互いに関連・連動することが分かり，患者が納得・満足するSCSが目標になる．治療薬の選択肢も増え，運動改善薬ではOTC薬のセレキノンS，医療用医薬品ではFD治療薬のアコファイド錠（アコチアミド塩酸塩水和物）が誕生し，その両剤をつなぐように漢方製剤の六君子湯の胃運動機能改善効果が認められている．また，近年，IBSは社会心理学的要因とのかかわりから，合併症に焦点が当てられ，多剤併用の有用性研究もなされるようになっている．

11.1. 過敏性腸症候群（Irritable Bowel Syndrome：IBS）とは？

11.1.1. IBSの疫学

　IBSは機能性腸疾患であり，腹痛・腹部不快感，それに関連する便通異常が慢性・再発性に持続する状態と定義されている（図1-12）．IBSは器質的疾患を確実に除外するため，「RomeⅢ・IBS診断基準」に基づいて診断されている．このため，同一基準による疫学調査が可能になり，日本のIBSは一般人口の6.1〜14.2％で，消化器内科受診患者の30.0％を占めるとする報告がある（図11-1）．

11.1.2. IBSの患者属性と受療行動

　2013年5月にIBSの諸症状（腹痛または腹部不快感を伴い，繰り返しまたは交互に現れる下痢及び便秘）の緩和を効能にもつOTC薬として，セレキノンS（トリメブチンマレイン酸塩配合剤）が承認されている．IBSの患者属性は女性群が53％，男性群が47％と，女性群の構成比が高いが，男性群の患者数の推移は2005年の459,734人に対し，2012年には971,397人となっており，近年になって急増傾向にある．また，IBS患者の下痢発症時の対処法に関するアンケート調査によると，診療機関を受診する例は7％，OTC薬で対処する例は36％にも達している（図1-11）．

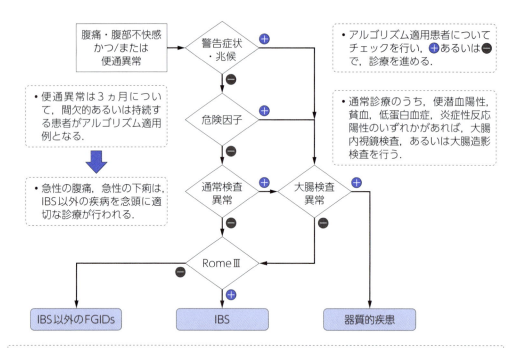

図 11-1　IBS 診断フローチャート

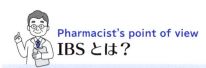

- IBS は一般人口の 6.1～14.2％で，消化器内科受診患者の 30.0％を占めるとする報告がある．
- IBS は女性群が 53％，男性群が 47％であるが，男性の患者数推移は 2005 年の 459,734 人に対し，2012 年には 971,397 人と急増傾向にある．
- IBS 患者の下痢発症時の対処法のアンケート調査によると，診療機関を受診する例は 7％，OTC 薬で対処する例は 36％にも達している．

11.2. IBS の適応探し

11.2.1. IBS の適応探しとセレキノン S の添付文書の「してはいけないこと」

　IBS の適応探しは，セレキノン S の添付文書の「してはいけないこと」の 14 問診のうち，最初の 2 問診（①医師による IBS の診断・治療歴があり，②来局時に IBS の再発（増悪）であることが（Rome Ⅲ によって）確認できる例）から出発する．続く 12 問診については，大腸がん・炎症性腸疾患・腸管感染症・食餌性下痢症・好酸球性胃腸炎・虚血性腸炎・薬剤起因性腸炎，大腸憩室症・アミロイドーシスの鑑別診断等のために用意されていることが分かる（図 1-14）．

問診②の「来局時にIBSの再発であることが確認できる例」に関しては,「IBSの再発かどうかよくわからない人(例えば,今回の症状は,以前にIBSの診断・治療を受けた時と違う)」との記載がある.IBSを含む機能性消化管障害(FGIDs)は,ストレスの負荷によって症状変化が起きる.その症状変化は,適応探しの観点からすれば,①IBSの4病型,②IBSの合併症,③IBSの重症度から捉えておく必要がある.

IBSの4病型　RomeⅢでは,IBSは優勢症状によって,便秘型,下痢型,混合型,分類不能型に分けられるが,初診時の病型診断は変動することが多い.日本消化器病学会の「機能性消化管疾患診療ガイドライン2014―過敏性腸症候群(IBS)」(IBS診療ガイドライン2014)には,IBS 158例の12年間の経過報告が示されているが,その30%は症状の消失,残る例は他病型に移行している.

IBSの合併症　IBSの40%が胃痛・胃もたれなどの上腹部症状(FD),28~80%には胸やけ・逆流症状(GERD・非びらん性胃食道逆流症(NERD))の訴えがあると報告されている.

さらに,IBSのプライマリ・ケアにおける診断は,長期的な観察によって変化し,合併症がみられることも分かっている.うつ病・パニック障害などの精神科疾患,GERD・FDなどのFGIDsを合併する例では,患者のQOLは大きく低下することが知られており,これらの疾患の合併例については,消化器内科・心療内科等への受診を勧めることが望ましい(図11-2).

IBSの重症度　セルフケアの対象はIBSの70%を占める軽症例に限られるので,相談者の来局時にはIBSの重症度判定表(表1-7)による重症度判定を行う必要がある.

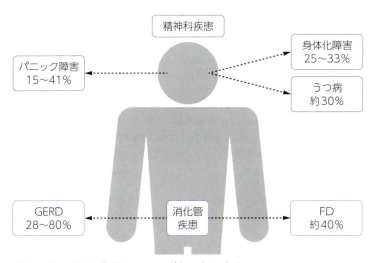

図11-2　IBSと合併することが多い主な疾患

11.2.2. IBSの適応探し

初回来局時におけるIBS疑診例への対応は,①セレキノンSの添付文書の「してはいけないこと」にある14設問,②同添付文書の「相談すること」にある9設問,③これらの設問の設定理由となったセレキノンSの承認申請書類,④RomeⅢ,⑤「IBS診療ガイドライン2014」などによって慎重に進めなければならない(図1-13,図1-14,表1-4,表1-5).

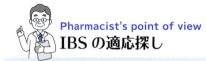

Pharmacist's point of view
IBS の適応探し

- IBS の適応探しは，セレキノン S の添付文書の「してはいけないこと」の 14 問診のうち，最初の 2 問診（①医師による IBS の診断・治療歴があり，②来局時に IBS の再発であることが（Rome Ⅲによって）確認できる例）から出発する.
- 続く 12 問診は，大腸がん・炎症性腸疾患・腸管感染症等の鑑別のために用意されている.
- IBS の症状変化は，IBS の 4 病型，IBS の合併症，IBS の重症度から捉える必要がある.
- IBS はその優勢症状によって，便秘型，下痢型，混合型，分類不能型に分けられる.
- IBS の 40％ で胃痛・胃もたれの上腹部症状（FD），28～80％ で胸やけ・逆流症状（GERD・NERD）の訴えがあると報告されている.
- IBS はうつ病・パニック障害などの精神科疾患，GERD・FD などの FGIDs を合併する場合があり，それらの例では患者の QOL は大きく低下する.
- IBS のセルフケアは，70％ を占める軽症例に限られるので，相談者の来局時には IBS の重症度判定表による重症度判定を行う必要がある.
- 初回来局時の IBS 疑診例への対応は，セレキノン S の添付文書の「してはいけないこと」,「相談すること」によって，慎重に進めなければならない.

11.3. IBS の適剤探し

11.3.1. IBS の治療目標とバイオマーカー

IBS は QOL（①全般的 QOL には SF-36，②疾患特異的尺度には IBS-QOL がある）が障害されるので，薬剤師による適切な SCS が必要である. IBS では下痢，腹痛などが QOL の低下の原因となるが，その症状の持続は器質的疾患のためではないかという不安感を抱く相談者が多い. 過去に消化器内科系の診療機関で適切な診療を受けている例であっても，来局時に IBS に伴う症状が消失しない例では，社会生活に障害のない状態への改善を治療目標として SCS を進める必要がある.「IBS 診療ガイドライン 2014」によると，IBS の治療目標は，患者判断による主症状の改善におかれている.

米国の FDA では，IBS の病勢をよく反映すると考えられるバイオマーカー（診断指標）として，腹痛（0～10 の 11 段階）と便通異常の改善を主要評価項目とすることを提唱している. わが国で用いられているバイオマーカーには，総合的症状調査票（IBS-SSS/GSRS-IBS）があるが，これは FDA とほぼ同様の考え方に基づいている.

11.3.2. IBS の病型と重症度の判定

セレキノン S・漢方製剤などは IBS の軽症例に使われる. また，治療薬剤の選択（適剤探し）は，IBS の病型ごとに異なるため，IBS の適剤探しでは，まず，IBS の病型の把握と重症度判定の問診から始めなければならない.

IBS の病型の判定　先述したように，IBS 初診時の病型診断は経過とともに変動することが多い. したがって，薬剤師は相談者の最初の来局時に，相談者が理解できる言葉・表現で IBS の成り立ち・病態を説明し，優勢症状を聴き出す問診によって IBS の病型を鑑別する（図 11-3）.

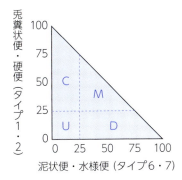

※硬便・兎糞状便：ブリストル便形状スケール（図1-17）の1型・2型.
　軟便・水様便：ブリストル便形状スケールの6型・7型
※便形状の判定は，止痢薬・下剤を用いない時の状態で行う．

図11-3 ブリストル便形状によるIBSの4病型

　IBSの4病型の鑑別には，ブリストル便形状スケールが必要になるので，相談者に対する便形状の聴き取りでは，視覚による便の形状スケール資料を用意する必要がある（**図1-17**）．なお，腹部膨満を訴える例については，これまでのRome Ⅱでは「IBS-ガス型」と呼んでいたが，Rome Ⅲでは，ガス型はIBSの一病型ではないとの判断により，IBSとは独立した「機能性腹部膨満症」に分類している．

　IBSの重症度判定　IBSの重症度評価は，IBSの重症度判定表によってなされる．セルフケアの対象となる軽症例の判断基準は，次のとおりである（**表1-7**）．
①下痢型については，排便回数1〜2回/日，ブリストル便形状5（やや軟らかい便）または6（泥状弁）．
②便秘型については，排便回数1回/1〜2日，ブリストル便形状3（やや硬い便）または2（硬い便）．
③腹痛を特徴とする例については，腹痛・胃部不快感の程度が軽度のもの．

11.3.3. 食事指導と生活習慣の改善

　IBS症状を誘発する食品　①小麦・タマネギ摂取の減少，②ひよこ豆・レンズ豆摂取，③高ポリオール食品（リンゴ・スイカ・ドライフルーツ・アスパラガス・ブロッコリー・マッシュルーム・小麦・パスタなど）の摂取，④乳糖不耐性例では，牛乳・ヨーグルトの一時摂取量の制限，⑤果糖不耐性例では，果糖過剰含有食の摂取制限が，IBS症状抑制に有効とする無作為化試験報告がある．

　IBSの食事療法指導　現在，IBSの食事療法は確立していないが，IBSの相談者に対して，①1日の食事回数・食事量，②食事時間等をくわしく問診し，食事習慣の一部がIBSの病勢に影響を与えていると考えられる状況があれば，原因となる特定成分含有食物の摂取制限，不規則な食事習慣の是正を指導することが望ましい．

　その他の生活習慣　運動療法はIBS症状の増悪抑止に効果が期待できる．喫煙や飲酒習慣がIBSの増悪因子となるリスクがある場合は，それらの制限を提案する．なお，「IBSの運動療法」は確立していないので，問診により，ある特定の生活習慣がIBS症状の増悪につながると考えられる場合については，個別に改善指導を行う．

11.3.4. IBS の適剤探し

Rome III に示される薬剤の選択基準は，重症度により第1段階～第3段階に分けられており，セルフケアの対象となる軽症例には，第1段階の薬剤選択基準が適用され，消化管機能調節薬（トリメブチンマレイン酸塩含有製剤等）や，高分子重合体が第1選択薬に位置づけられている（**図1-15**）．

また，これらの第1選択薬に抵抗性がある例には，下痢症状が主徴となる下痢型IBS（IBS-D）の場合は止痢薬，腹痛が気になる混合型/分類不能型IBS（IBS-M/U）の場合は抗コリン薬配合剤，便秘の訴えがある便秘型IBS（IBS-C）の場合は緩下剤を頓用的に使用する．さらに，IBS の軽症例のすべての病型について，プロバイオティクス，高分子重合体を一定期間服薬するよう指導する（**表11-1**）．

表11-1 IBS に使用される OTC 薬とトクホ

IBS 診療ガイドライン 収載医薬品・トクホ等	トクホ・OTC 薬の適応と推奨度	IBS 診療ガイドライン 2014
プロバイオティクス	プロバイオティクスのもつ「有益な作用」としては，下痢や便秘を抑える，腸内の良い菌を増やし悪い菌を減らす，腸内環境を改善する，腸内の感染を予防する，免疫力を回復させる，などが挙げられている．	IBS にプロバイオティクスは有効で，治療法として用いることを推奨する．コストの面でも，トクホマーク，整腸作用がある製品を選択する．
高分子重合体 食物繊維	・水溶性繊維（アメリカオオバコ）は IBS 症状を有意に改善している． ・ポリカルボフィルカルシウムは可溶性繊維作用があり，下痢・便秘の両者に効果が期待できる．	IBS の治療には高分子重合体・食物繊維は有効である．IBS にこの両者を使用することを推奨する．
セレキノン S タナベ胃腸薬〈調律〉	2剤ともトリメブチンマレイン酸塩（TM）配合剤で，セレキノン S は IBS の再発症状改善薬，タナベ胃腸薬〈調律〉は TM の他に制酸薬，消化酵素を配合した FD 適剤である．	IBS に消化管運動機能調節薬は有効である．本剤を服用することを提案する．
ブスコパン M カプセル ストパン	2剤とも胃痛・腹痛・さしこみ・胃酸過多・胸やけを効能とし，軽度な腹痛を主徴とする IBS-M/U への適剤となる．	一部の IBS 患者に有効である可能性があり，服用することを提案する．
ロペラマックサット ストッパ下痢止め EX ビオフェルミン下痢止め	汎用により腹痛などの副作用が報告されており，長期間の服薬は好ましくない．	一部の IBS-D 患者に止痢薬は有効であり，服用することを提案する．
スラーリア便秘内服薬 コーラックソフト コーラック II	わが国では，浸透圧性下剤の酸化マグネシウム，大腸刺激性のピコスルファートナトリウム水和物配合剤が汎用されている．	一部の IBS-C 患者における下剤の有効性は明らかであり，服用するよう提案する．

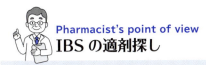

Pharmacist's point of view
IBSの適剤探し

- IBSでは下痢，腹痛がQOL低下の原因となるが，その症状持続に不安感を抱く相談者が多い．
- 「IBS診療ガイドライン2014」によると，IBSの治療目標は，患者判断による主症状の改善におかれる．
- IBSの病勢を反映する診断指標として，腹痛と便通異常が主要評価項目とされている．
- IBSの適剤探しでは，まず，IBSの病型の把握と重症度判定の問診から始める．
- IBSの病型は，優勢症状により便秘型，下痢型，混合型，分類不能型に分けられる．
- IBSの重症度評価は，IBSの重症度判定表によってなされる．
- 食事習慣がIBSに影響を与えている例では，原因となる特定成分の摂取制限，食事習慣の是正を図る．
- 運動療法はIBS症状の増悪抑止に効果が期待できる．
- IBS軽症例では，第1段階の薬剤選択基準が適用される．
- 第1段階の薬剤選択基準では，消化管機能調節薬，高分子重合体が第1選択薬に位置づけられている．
- 第1選択薬で抵抗性がある例には，IBS-Dの場合は止痢薬，IBS-M/Uの場合は抗コリン薬，IBS-Cの場合は緩下剤を使用する．

11.4. IBSのFD・GERD合併例に対するSCS

11.4.1. FD・GERDの合併例

IBSとFD・GERDは，自覚症状により診断される．FGIDsに伴う臨床症状は互いに関連・連動することから，IBSとFD・GERDの合併例が高頻度で報告されている（**図1-16**）[1]．

IBSの病歴がある者との医療面接において，薬剤師が十分な診療記録を得られず，改めてRome ⅢのIBS，FD等の診断基準に基づいて適応探しを行った場合，かなりの頻度でFD・GERDとの合併例に遭遇することになる．

11.4.2. IBSのFD・GERD合併例に対するSCS

IBSのFD・GERDとの合併例では，複数疾患に伴う症状の改善を治療目標におくことになり，薬剤師は，患者が納得・満足する十分な症状改善を適剤探し・SCSの目標とする．

IBS・FD・GERDに伴う症状は多彩であるが，疾病は1つの消化管のなかでの病態変化であり，多彩とみえる消化管の臨床症状は，運動機能改善薬，制酸薬・酸分泌抑制薬の併用療法によって緩和する．運動機能改善薬に焦点を当てれば，OTC薬ではIBS再発症状改善薬として「セレキノンS」，医療用医薬品のFD治療薬として「アコファイド錠」がある．また，漢方製剤の「六君子湯」には胃運動機能改善効果が認められており，注目されている（**表11-2**）．

---

1) J Gastroenterol Hepatol 25, p.1151-1156, 2010.

表11-2　IBS・FD・GERDの薬物療法選択肢[2)〜4)]

薬物療法の選択肢 /FGIDs	IBS	FD	GERD
プロバイオティクス	●		
高分子重合体・食物繊維	●		
セレキノンS・タナベ胃腸薬〈調律〉（運動機能改善薬）	●	●	●
ブスコパンMカプセル・ストパン（抗コリン薬）	●		
止痢薬	●		
緩下剤	●		
酸分泌抑制薬・制酸薬		●	●
漢方製剤（六君子湯）		●	

●：診療ガイドライン（IBS・FD・GERD）において，選択が提案されているもの．

Pharmacist's point of view

IBSのFD・GERD合併例に対するSCS

- FGIDsに伴う臨床症状は，互いに関連・連動することから，IBSとFD・GERDの合併例が高頻度で報告されている．
- IBSのFD・GERD合併例について，薬剤師は，患者が納得・満足する十分な症状改善を適剤探し・SCSの目標とする．
- IBS・FD・GERDに伴う症状は多彩であるが，その臨床症状は運動機能改善薬，制酸薬・酸分泌抑制薬等の併用療法によって緩和する．
- 運動機能改善薬には，OTC薬のセレキノンS，医療用医薬品ではFD治療薬のアコファイド錠がある．

---

2) 日本消化器病学会：「機能性消化管疾患診療ガイドライン2014―過敏性腸症候群（IBS）」，2014.
3) 日本消化器病学会：「機能性消化管疾患診療ガイドライン2014―機能性ディスペプシア（FD）」，2014.
4) 日本消化器病学会：「患者さんと家族のための胃食道逆流症（GERD）ガイドブック」，2010.

12章

機能性ディスペプシア（FD）

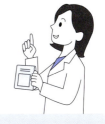

学習のポイント

> FD・IBS・GERDは重複して発症する．FGIDsはCommon Diseaseとして軽医療の中核となり，医療用医薬品では世界初のFD治療薬としてアコファイド錠が発売され，また，IBSを効能にもつ世界初のOTC薬としてセレキノンSが加わった．2016年5月にはFGIDsのRome IVが発表され，国際疾病分類のICD-11には伝統医学の国際分類を盛り込む作業も進められている．

12.1. 機能性ディスペプシア（Functional Dyspepsia：FD）とは？

12.1.1. 有病率とRome IIIの定義

　FDの有病率は健診受診者では11〜17％であり，何らかの上腹部症状を訴えて医療機関を受診する者では45〜53％である．昨今では，*H. pylori* 感染率は低下傾向にあり，日本の外来・入院患者における消化性潰瘍，胃がん（器質的疾患）の割合も減少傾向にある．また，同一診療機関において25年間にわたり集積した内視鏡検査結果からも，FDの有病率がもっとも多いことが分かっているが，この結果から，ただちにFDが増加傾向にあるとはいえない．

　Rome IIIはFDについて，「症状の原因となる器質的，全身性，代謝性疾患がないのに，慢性的に心窩部痛・胃もたれなどの心窩部を中心とする腹部症状を呈する疾患」とする概念を示し，さらに，FDを次の2つのレベルで定義している．

①広く臨床的に用いられる定義で，症状の原因となるような器質的，全身性，代謝性の疾患がないにもかかわらず，胃十二指腸に由来すると思われる症状が慢性的に生じているもの．

②臨床研究・病態研究に用いる定義で，症状の原因となるような器質的疾患がないにもかかわらず，食後のもたれ感，早期満腹感，心窩部痛，心窩部灼熱感のうちの1つ以上の症状があり，これらが6ヵ月以上前に初発し，3ヵ月以上続いているもの．

　なお，②の定義に示す4症状のうち，食後のもたれ感，早期満腹感があるものを食後愁訴症候群（post-prandial distress syndrome：PDS），心窩部痛，心窩部灼熱感があるものを心窩部痛症候群（epigastric pain syndrome：EPS）と分類している（**表12-1**）．

　日本消化器病学会の「機能性消化管疾患診療ガイドライン2014—機能性ディスペプシア（FD）」（FD診療ガイドライン2014）によれば，Rome IIIによるFDの定義の一部に「FDに伴う症状の持続が6ヵ月以上前に初発し，3ヵ月以上続いている」との記載があるが，わ

272 12章 機能性ディスペプシア（FD）

表12-1 FD診断のためのRome Ⅲ基準（特に研究目的や，さらにくわしい定義が必要な場合）

- 次の4つのうち，少なくとも1つ以上の症状があること.
◆食後愁訴症候群（PDS）[*1]
　①食後膨満感
　②早期膨満感（early satiation）
◆心窩部痛症候群（EPS）[*2]
　③心窩部痛
　④心窩部灼熱感
- 症状を説明できる明らかな器質的疾患がないもの.
- 少なくとも6ヵ月以上前に症状を経験し，最近3ヵ月間症状が続いているもの.
- 「症状が続いている」とは，PDSに関しては週に数回（2～3回以上），EPSに関しては週に1回以上の頻度で生じることをいう.

[*1] EPS症状を併存することがあり，また，食後のもたれ感，食後の悪心，げっぷが出ることもある.
[*2] 少なくとも中等度以上の強さの心窩部に限定する間欠的な痛みで，排便や排ガスでは軽快しない. 痛みは灼熱感のこともあるが，胸骨後部に起こるものではない. 症状は空腹時に起こることもある. PDS症状を併存することがある.

が国では医療機関へのアクセスがよいため，症状発現から来院までの期間が短くなる傾向があり，RomeⅢのような病悩期間の設定は適切ではないと考えられている.

12.1.2. FDの病態

FDの病態には，①胃適応性弛緩障害，②胃排出遅延，③内臓知覚過敏，④社会的因子，⑤H. pylori 感染，⑥胃酸分泌などが関与している. つまり，FDは典型的な多因子疾患であるといえる.

FDでは胃の排出能の低下により，食物が胃内に長時間停滞し，胃壁は持続的伸展と，胃内容物による化学的刺激にさらされ，適応性弛緩反応障害から胃内圧の上昇，胃壁の過剰伸展による知覚過敏も加わり，わずかな刺激でも，腹部膨満感や早期飽満感，腹部不快感，痛みなどの症状につながる（図12-1）.

12.1.3. FDの適応探し

なんらかの辛い消化器症状がある相談者のプライマリ・ケアでは，①受診が必要な警告症状，②Medicinal Product（本書「1.1.3. Medicinal Product の範囲」参照）の適応の有無，③Medicinal Product の非適応例についての問診が必要である.

受診が必要な警告症状　警告症状には，①原因が特定できない体重減少，②再発性の嘔吐，③出血徴候，④嚥下困難が挙げられる. また，⑤高齢者についても注意が必要である. 警告症状聴取の目的は，緊急な受診勧奨の判断基準を得るためで，簡易な問診で警告症状が得られない例であっても，消化性潰瘍，胃がんなどの器質的疾患を否定することはできない.

相談者との問診により，PDSまたはEPS（表12-1）が疑われる例については，①消化器がん・消化性潰瘍，②急性腹症，③感染症，④重症のIBS合併例についての鑑別が必要である（図2-7）. これらを症状から鑑別し得た場合，FD疑診例として初期治療などの対象となる. 初期治療では，酸分泌抑制薬，運動機能改善薬が，二次治療では，六君子湯などの漢方製剤が推奨の範囲とすることができる.

Medicinal Product の適応の有無　Medicinal Product の適応の有無については，RomeⅢ（表12-1）及びFDの病態（図12-1）によって，相談者がFDの疑診例であることを再

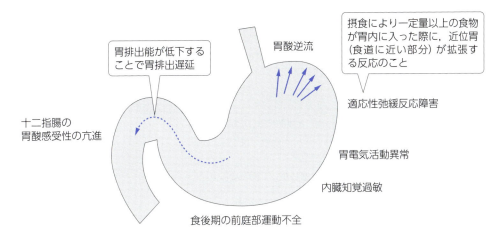

※FDでは胃の排出能の低下により胃内に食物が長時間停滞し，持続的に胃壁の伸展，食物による化学的刺激，さらには，適応性弛緩反応障害による，胃の内圧の上昇を伴う胃壁の過剰な伸展が重なって，内臓知覚過敏性が惹起され，低刺激での腹部膨満感や早期飽満感，腹部不快感，痛みなどにつながることが示唆されている．

図 12-1 FDにおける上部消化管の機能異常

度確認する．なお，適剤探しの段階では，適剤候補製品の配合成分に重点をおいた最適化の作業を行う．

 Medicinal Product の非適応例 適剤探しの段階では，非適応例の探索範囲を最大限に広げることが必要である．添付文書の「してはいけないこと」，「相談すること」の範囲だけではなく，PDSに適応をもつ医療用医薬品のアコファイド錠の投与例であれば，ブチルスコポラミン臭化物などの抗コリン作用薬との併用は避けることが望ましい．

12.1.4. FDの自記式問診票と重症度

　FDの適応探しは，まず，相談者の症状を詳細に把握することから出発する．しかし，FDに伴う症状の把握は困難な場合があり，症状の聴き取りには自記式問診票を用いることが多い．わが国では「GSRS」，「出雲スケール」，「FSSG」などが知られているが，「FD診療ガイドライン」では，いずれについてもFDの適応探し，治療効果判定に有用性が高いとしている．

　自記式問診票のうち，出雲スケールは15のCQからなり，FD・GERD・IBS等のFGIDsを1枚の問診票でおおまかに把握することができる．15のCQは，鍵となる5つの症状（①胸やけ，②胃の痛み，③胃もたれ，④便秘，⑤下痢）に関連してそれぞれ3つのCQが割り振られ，各CQについての解答は「全く困らなかった」，「あまり困らなかった」，「少し困った」，「困った」，「かなり困った」，「がまんできないくらい困った」の6段階から，もっとも当てはまるものを1つ選択する．これにより，相談者が一番困っている症状が分かり，FD以外のFGIDsの合併症，PDS・EPSの鑑別，FDの重症度判定に利用することができる（**表 12-2**）．

274　12章　機能性ディスペプシア（FD）

表12-2　消化器症状に対する自記式問診票（出雲スケール）

		あなたの過去1週間の状況について質問します．それぞれの質問について，1番良くあてはまるもの1つにチェック（☑）をつけてください．	全く困らなかった	あまり困らなかった	少し困った	困った	かなり困った	がまんできないくらい困った
問1	胸やけ	胃酸の逆流のために困ったことがありましたか？（胃酸の逆流とは，少量の苦い水が胃からのどにあがってくる感じをさします）	0	1	2	3	4	5
問2		前胸部に熱く焼けるような感じがして困ったことがありましたか？	0	1	2	3	4	5
問3		のどの違和感で困ったことがありましたか？（のどの違和感とは人によって異なりますが，何かが詰まっている感じや，ひりひりした感じ，何かに摘まれている感じをさします）	0	1	2	3	4	5
問4	胃の痛み	胃が痛くて困ったことがありましたか？（空腹時の痛みは除く）	0	1	2	3	4	5
問5		空腹時に胃が痛くて困ったことがありましたか？	0	1	2	3	4	5
問6		みぞおちの辺り（おへそと胸の間）が焼けるような熱い感じで困ったことがありましたか？	0	1	2	3	4	5
問7	胃もたれ	食事をするとすぐにおなかがいっぱいになって困ったことがありましたか？	0	1	2	3	4	5
問8		食後に胃の中にいつまでも食べ物がとどまっているような重苦しく，ムカムカした感じがあって困ったことがありましたか？	0	1	2	3	4	5
問9		胃の膨満感のために困ったことがありましたか？（胃の膨満感とは，胃にガスがたまっておなかが張っている感じをさします）	0	1	2	3	4	5
問10	便秘	完全に便を出しきれていない感じ（残便感）で困ったことがありましたか？	0	1	2	3	4	5
問11		何日も続く便秘あるいは硬い便で困ったことがありましたか？	0	1	2	3	4	5
問12		強いストレスを感じた時に起こる便秘で困ったことがありましたか？	0	1	2	3	4	5
問13	下痢	急な便意でトイレに駆け込みたくなるような感じ（便意切迫感）で困ったことがありましたか？（便意切迫感とは，便が出そうになる状態をさします）	0	1	2	3	4	5
問14		下痢あるいは軟らかい便で困ったことがありましたか？	0	1	2	3	4	5
問15		強いストレスを感じた時に起こる下痢で困ったことがありましたか？	0	1	2	3	4	5

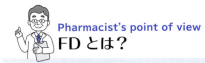

Pharmacist's point of view
FD とは？

- FD の有病率は健診受診者では 11〜17％，何らかの上腹部症状を訴えて医療機関を受診する者では 45〜53％である．
- FD は器質的疾患がなく，慢性的に心窩部痛・胃もたれなどを呈する疾患である．また，食後のもたれ感，早期満腹感，心窩部痛，心窩部灼熱感のうち，1 つ以上の症状があり，これが 6 ヵ月以上前に初発し，3 ヵ月以上続いているものと定義されている．
- 食後のもたれ感，早期満腹感があるものを PDS と呼んでいる．
- 心窩部痛，心窩部灼熱感があるものを EPS と呼んでいる．
- PDS は EPS 症状を併存し，食後のもたれ感，食後の悪心，げっぷが出ることもある．
- EPS は中等度以上の心窩部に限定する間欠的な痛みで，排便や排ガスがあっても軽快しない．
- FD は典型的な多因子疾患である．
- FD では，胃の排出能低下により，わずかな刺激でも腹部膨満感，早期飽満感，腹部不快感，痛みなどを訴えるようになる．
- FD の適応探しでは，受診が必要な警告症状，Medicinal Product の適応の有無，Medicinal Product の非適応例についての問診が必要である．
- 警告症状の聴取の目的は，緊急な受診勧奨の判断基準を得るためである．
- PDS・EPS の疑診例では，器質性疾患，急性腹症，感染症，IBS 合併例の鑑別が必要である．
- FD の初期治療では，酸分泌抑制薬，運動機能改善薬が，二次治療では六君子湯などの漢方製剤を推奨の範囲とすることができる．
- アコファイド錠の投与例の場合，ブチルスコポラミン臭化物などの抗コリン作用薬との併用を避ける．
- FGIDs のプライマリ・ケアでは，出雲スケールによる問診が有用である．

12.2. FD の適剤探し

12.2.1. FD 治療の考え方

　Rome Ⅲによれば，FGIDs の治療は，患者が納得・満足のいく症状の改善を得ることが目標になる（「FD 診療ガイドライン 2014」の CQ 4-1）．一方，FD 及び GERD では，24.6％に合併が認められ[1]，FD の 60％には IBS が併存しているとの報告がある（「FD 診療ガイドライン 2014」の CQ 5-4）．

　このように，FGIDs の複数疾患の合併がある例について，「FD 診療ガイドライン 2014」では，「患者がもっとも困っている症状を最優先の治療目標とする」ことが示されている．

　Nagami らは，①逆流性食道炎（EE），②非びらん性逆流性食道炎（NERD），③機能性ディスペプシア（FD），④消化性潰瘍（PU）の患者 737 例を集めて，「あなたの最も困っている症状は何ですか？」と問いかけをしたところ，EE が逆流感・前胸部灼熱感で困っているという意識は，FD 患者・PU 患者で同一症状をもち困っている患者群との間に有意差を認めたと報告している（図 12-2）．

---

1) J Gastroenterol Hepatol 25, p.1151-1156, 2010.

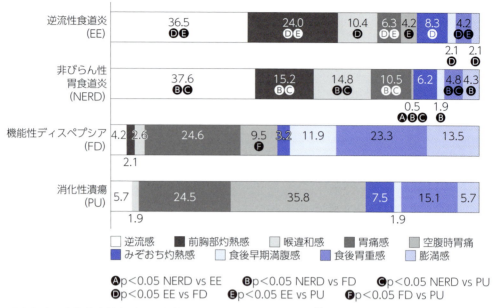

図 12-2 上腹部症状を訴える患者の最も困っている症状は？[2)]

12.2.2. FD に使われる主な配合成分

　FD 治療薬に使われる配合成分は，「FD 診療ガイドライン 2014」（CQ4-6 他）に詳細な記載がある（「2.1.2. 適応探しと添付文書」参照）（**図 2-1～図 2-5，表 2-2**）．しかし，最終的に FD に使われる主な配合成分は，①消化管運動賦活薬，②制酸薬，③漢方製剤，④健胃生薬に集約できる．

　消化管運動賦活薬　　胃もたれや早期飽満感がある場合には，消化管のはたらきを活発にする消化管運動賦活薬が使われる（**図 12-1**）．現在，OTC 薬ではトリメブチンマレイン酸塩配合剤（タナベ胃腸薬〈調律〉）があるが，そのほかにもドンペリドンがスイッチ OTC 薬の候補として取り上げられている．

　制酸薬　　なんらかの原因で生じる過剰な胃酸分泌は，FD の消化不良（dyspepsia）症状発現の一因となる．過剰な酸分泌は①胃もたれ，②お腹のはり，③はきけ・むかむか感，④「げっぷ」症状などの生理学的異常を誘発する．OTC 薬に配合される成分としては，ヒスタミン H_2 受容体拮抗薬（H_2RA）や，各種の制酸薬がある．

　漢方製剤　　六君子湯は，1993 年の二重盲検試験による 7 日間投薬で，FD の心窩部膨満感，「げっぷ」，嘔気などへの症状改善が示されている．また，同時に胃運動機能低下の改善作用も示され，現在ではドンペリドンとの比較試験も実施されている．

　これまで六君子湯の薬理作用としては，①胃排泄能促進作用，②グレリン分泌増加作用，③胃適応性弛緩促進作用，④胃粘膜血流増加作用が報告されている．

　また，2014 年には，274 例の FD 患者を対象として，六君子湯の有用性と安全性に関する多施設共同二重盲検無作為化プラセボ対照比較試験も実施されており，FD 亜分類別では，PDS 単独群の食後もたれ感に対し，プラセボ投与群と比較して，六君子湯投与群が有意に

---

2) Esophagus 8, p.39-43, 2011.

優る改善効果を示したとの報告がある[3].

健胃生薬 市場には制酸薬, 消化酵素, 健胃生薬等からなる総合胃腸薬が流通している. 用いられる健胃生薬にはアカメガシワ, カンゾウなどがある. これらの健胃生薬には, 胃腸の過緊張を抑え, 胃粘膜を保護し, 胃の炎症を鎮める効果がある. また, 実験的消化性潰瘍に対する効果を示すことが多くの研究によって確認されている. なお, カンゾウ末の有効成分である脱グリチルリチン酸エキスには, 胃上皮増殖促進作用, 胃粘膜障害防止効果などの細胞保護 (cytoprotective) 作用が認められている.

12.2.3. FD 治療薬の適剤探し

本章で取り上げた FD 治療薬をグルーピングすると, 5 グループ (グループ A~E) 13 製品となる.

〔グループ A : 適剤探しの留意点〕

トリメブチンマレイン酸塩の臨床試験データには, 2 種の二重盲検試験が含まれており, 慢性胃炎 (現在の FD) 526 例における消化器症状 (腹部膨満感, 腹部疼痛, 悪心, 曖気など) に対する総合改善率 (中等度改善以上) は 64.1%, IBS 642 例における便通異常・消化器症状の総合改善率 (中等度改善以上) は 56.5% であった.

トリメブチンマレイン酸塩は, 食事関連愁訴といわれる①胃もたれ, ②上腹部膨満感, ③早期飽満感に効果があるので, PDS に適応がある (**表 12-3**). また, ①消化管運動機能改善作用, ②内臓知覚過敏にも改善効果がある. なお, 類似薬効をもつものとして, メトクロプラミド, ドンペリドン, アコチアミド塩酸塩水和物がある (アコチアミド塩酸塩水和物は, 2013 年に世界初の FD 治療薬 (アコファイド錠) となった).

〔グループ B : 適剤探しの留意点〕

ヒスタミン H_2 受容体拮抗薬 (H2RA) 配合の製品④, ⑤の効能は「胃痛・胸やけ・もたれ・むかつき」であり, それ以外の症状には使用できない. また, H2RA 配合剤は, 11 試験 2,164 例の解析結果で, プラセボに対して 22% を上回る有効性が報告されており, 適応探しでは EPS が対象になる (**表 12-4**).

〔グループ C : 適剤探しの留意点〕

製品⑥は M1 ブロッカー (ピレンゼピン塩酸塩水和物) の配合剤で, 胃炎, 胃潰瘍, 十二指腸潰瘍を対象とした二重盲検比較試験の結果, 1,511 例についての有効率は 80.7% であ

表 12-3 グループ A (TM 配合剤)

製品番号・製品名/リスク分類	配合成分	備考 (適応)
①タナベ胃腸薬〈調律〉顆粒/第 2 類医薬品	TM : 300mg 【制酸薬】炭酸水素ナトリウム, 沈降炭酸カルシウム, メタケイ酸アルミン酸マグネシウム, ロートエキス 【消化酵素】ビオヂアスターゼ 2000, リパーゼ AP6, カンゾウ末	FD の PDS・EPS に用いられる
②パンシロントリム〈三層錠〉/第 2 類医薬品		
③セレキノン S/ 要指導医薬品	TM : 300mg	IBS の FD 合併例

TM : トリメブチンマレイン酸塩

---

3) 日経メディカル 2014 年 9 月号別冊付録.

り，かつ忍容性も高いので，PDS・EPS に使用できる.

　製品⑦に配合されるオキセサゼインには，局所麻酔作用，ガストリン遊離抑制作用，胃酸分泌抑制作用，胃腸管運動抑制作用がある. また，胃炎，消化性潰瘍についての二重盲検試験でも本剤の有用性が確認されている. 症状別には胸やけ，呑酸，腹部膨満感，胃もたれ，食欲不振等に対する有効性が認められるので，製品⑥と同様，PDS・EPS に使用できる（表 12-5）.

表 12-4　グループ B（ヒスタミン H_2 受容体拮抗薬配合剤：第 1 類医薬品）

製品番号・製品名	配合成分	備考（適応）
④ガスター10 内服液	ファモチジン 10mg（1 本 10mL/回）	胃痛・胸やけ・もたれ・むかつき
⑤イノセアワンブロック	ロキサチジン酢酸エステル塩酸塩 75mg（1 カプセル/回）	

表 12-5　グループ C（ピレンゼピン塩酸塩水和物・オキセサゼイン配合剤：第 2 類医薬品）

製品番号・製品名	配合成分	備考（適応）
⑥ガストール錠	ピレンゼピン塩酸塩水和物（45mg：無水物として），メタケイ酸アルミン酸マグネシウム，炭酸水素ナトリウム，ビオヂアスターゼ 2000	製品⑥・⑦は，FD の PDS・EPS に使用できる
⑦サクロン Q	オキセサゼイン（5mg（2 錠/回・3 回/日））	

〔グループ D：適剤探しの留意点〕

　「FD 診療ガイドライン 2014」では，漢方製剤の有用性について「漢方製剤は FD 治療薬として有効であり，FD 患者の病態生理改善に呼応したエビデンスが存在している」としている.

　これまで六君子湯は，上部消化管症状に用いられてきたが，その臨床効果の機序として，①食道クリアランス改善作用，②胃貯留能改善作用，③胃粘膜保護作用，④胃排出能促進作用が挙げられている. FD の病態は，胃貯留能や胃排出能の低下が大きな原因と考えられているため，それらの改善効果が立証された六君子湯は，FD にとって最適な治療薬のひとつであるといえる（表 12-6）.

〔グループ E：適剤探しの留意点〕

　製品⑫，⑬は，制酸薬，消化酵素，健胃生薬等からなる. "No acid, No ulcer"（酸がなければ，潰瘍はない）といわれているように，制酸薬は①胃もたれ，②お腹の張り，③吐き気・むかむか感，④「げっぷ」に効果がある（図 2-3）. 一方，健胃生薬には，⑤胃上皮増殖促進作用，⑥胃粘膜障害防止作用などの細胞保護作用がある（表 12-7）.

表12-6 グループD (六君子湯・安中散料と漢方合剤：第2類医薬品)

製品番号・製品名	効能・効果	構成生薬
⑧ツムラ漢方六君子湯エキス顆粒	体力中等度以下で，胃腸が弱く，食欲がなく，みぞおちがつかえ，疲れやすく，貧血性で手足が冷えやすいものの次の諸症：胃炎，胃腸虚弱，胃下垂，消化不良，食欲不振，胃痛，嘔吐	ソウジュツ，ニンジン，ハンゲ，ブクリョウ，タイソウ，チンピ，カンゾウ，ショウキョウ
⑨ツムラ漢方安中散料エキス顆粒	体力中等度以下で，腹部に力がなくて，胃痛又は腹痛があって，ときに胸やけや，げっぷ，胃もたれ，食欲不振，はきけ，嘔吐などを伴うものの次の諸症：神経性胃炎，慢性胃炎，胃腸虚弱	ケイヒ，エンゴサク，ボレイ，ウイキョウ，カンゾウ，シュクシャ，リョウキョウ
⑩大正漢方胃腸薬（安中散・芍薬甘草湯合剤）	胃のもたれ，胃部不快感，胃炎，胃痛，げっぷ，食欲不振，腹部膨満感，胸つかえ，胸やけ，胃酸過多，腹痛，はきけ (むかつき，悪心)	・安中散 　ケイヒ，エンゴサク，ボレイ，ウイキョウ，シュクシャ，カンゾウ，リョウキョウ ・芍薬甘草湯エキス末 　シャクヤク，カンゾウ ・四逆散 　サイコ，キジツ，シャクヤク，カンゾウ
⑪大正漢方胃腸薬「爽和」錠剤（安中散・四逆散合剤）	胃のもたれ，胃部不快感，胃痛，げっぷ，食欲不振，胃部・腹部膨満感，胸つかえ，胸やけ，胃酸過多，腹痛，はきけ (むかつき，悪心)，神経性胃炎	

※製品⑪：安中散と四逆散の組み合わせにより，ストレス性FDの胃部不快感 (胃もたれ・胃重圧感) に投与後3日で改善効果が得られている．また，胃部膨満感のストレス度別消失推移の追跡調査によると，高ストレス群の方が早期から症状改善がみられている．

表12-7 グループE (消化酵素・制酸薬・健胃生薬など・胃粘膜修復薬配合剤：第2類医薬品)

製品番号・製品名	配合成分
⑫第一三共胃腸薬プラス細粒	【消化酵素】タカヂアスターゼN1，リパーゼAP12 【制酸薬】ケイ酸アルミン酸マグネシウム，合成ヒドロタルサイト，沈降炭酸カルシウム 【健胃生薬など】オウバク，ケイヒ末，ショウキョウ末，チョウジ末，ウイキョウ末，*l*-メントール 【胃粘膜修復薬】アルジオキサ，カンゾウ末 【その他の成分】有胞子性乳酸菌 (ラクボン原末)
⑬シグナル胃腸薬「顆粒」	【消化酵素】ジアスメンSS，ビオヂアスターゼ1000，プロザイム6，リパーゼAP6 【制酸薬】メタケイ酸アルミン酸マグネシウム，炭酸水素ナトリウム，沈降炭酸カルシウム 【健胃生薬など】ガジュツ末，オウバク末，ゲンチアナ末，ショウキョウ末，チョウジ油，ケイヒ油，*l*-メントール 【胃粘膜修復薬】アルジオキサ，カンゾウ末 【その他の成分】ロートエキス

280 12章 機能性ディスペプシア（FD）

Pharmacist's point of view
FDの適剤探し

- FGIDsの治療は，患者が納得・満足のいく症状の改善を得ることが目標になる．
- FDの24.6％にはGERDが，60％にはIBSの合併例がある．
- FGIDsの複数疾患の合併例では，患者がもっとも困っている症状を最優先の治療目標にする．
- FD，GERD，NERD，消化性潰瘍患者に「あなたのもっとも困っている症状は何ですか？」と尋ねたところ，疾病間で有意差が認められている．
- FD治療薬に使われる配合成分は，消化管運動賦活薬，制酸薬，漢方製剤，健胃生薬に集約できる．
- 消化管運動賦活薬のOTC薬には，トリメブチンマレイン酸塩配合剤がある．
- 過剰な胃酸分泌は，胃もたれ，お腹のはり，はきけ・むかむか感，「げっぷ」などを誘発する．
- 六君子湯は，FDの心窩部膨満感，「げっぷ」，嘔気などの症状に効果がある．
- PDS単独群の食後もたれ感への効果は，六君子湯投与群がプラセボ投与群に有意に優る．
- カンゾウエキスは，胃上皮増殖促進，胃粘膜障害防止などの細胞保護作用が認められている．
- トリメブチンマレイン酸塩はFDの消化器症状に対して，64.1％の総合改善効果が得られている．
- トリメブチンマレイン酸塩は食事関連愁訴に効果があり，PDSに選択することが望ましい．
- H_2RA配合剤の効能は，胃痛・胸やけ・もたれ・むかつきで，それ以外には使用できない．
- EPSの適剤探しでは，H_2RA配合剤を選択することができる．
- グループCは，PDS・EPSに使用できる．
- 「FD診療ガイドライン2014」では，漢方製剤はFD治療薬として有効であり，FD患者の病態生理改善に呼応したエビデンスがあるとしている．
- 六君子湯は，FDの最適な治療薬であると考えられている．
- 制酸薬，消化酵素，健胃生薬等からなる胃腸薬は，FD治療に試みても良い．

12.3. FDのSCS

12.3.1. 生活指導と食事療法

　FD患者には睡眠不足，不規則な食事時間，野菜不足など，食習慣の乱れがみられる[4]．しかし，FD治療のランダム化比較試験はわずかに1報告で，「高カロリー脂肪食を避けることで，FD症状の一部が軽減される可能性がある」としているものの，飲酒・喫煙などの生活習慣と，その改善についての有用性は明らかにされていない．

12.3.2. FD治療薬の添付文書の「してはいけないこと」

　OTC薬等は服薬者の判断で選択・服薬し，服薬後の経過により服薬を中止する．一方，スイッチOTC，特に要指導医薬品では，OTC薬の選択・服薬，断薬のタイミングについて，高いレベルでのSCSが必要になる．軽医療といわれるFD・IBS・NERDでさえ，そのプライマリ・ケアの意義は一段と大きいものになっている．

　表12-8は，5グループ13製品の添付文書の「してはいけないこと」の記載を簡略化したものである．なお，「相談すること」の記載をみると，計り知れない医療上のピットフォー

---

4) Neurogastroenterol Motil 24, p.464-471, 2012.

ル（落とし穴）が潜んでおり，それが治療としての生活療法の意義をより一層際立たせているのかもしれない（**表 3-1**）．

表 12-8 FD 治療薬添付文書の「してはいけないこと」

製品番号/製品名	透析	鎮痛鎮痙	授乳	連用	H₂RA	その他
①タナベ胃腸薬〈調律〉顆粒	●	●	●	●		
②パンシロントリム〈三層錠〉	●	●	●	●		
③セレキノン S						アレルギー・15 歳未満他 12 項目（**表 1-4** 参照）
④ガスター10 内服液			●		●	指定患者
⑤イノセアワンブロック	●	●	●	●	●	
⑥ガストール錠	●	●		●		アレルギー・妊婦・乗り物酔い薬
⑦サクロン Q				●		妊婦・15 歳未満・他胃腸薬
⑧六君子湯	※製品⑧〜⑪の 4 製品については，「してはいけないこと」の設定なし．					
⑨安中散						
⑩大正漢方胃腸薬						
⑪大正漢方胃腸薬「爽和」錠剤						
⑫第一三共胃腸薬プラス細粒	●			●		
⑬シグナル胃腸薬「顆粒」	●	●	●	●		

透析：透析療法者の服用，鎮痛鎮痙：胃腸鎮痛鎮痙薬の服用，授乳：服薬時の授乳または授乳中の服用，連用：長期連用，H₂RA：H₂RA に対するアレルギー既往歴者の服用，指定患者：指定疾病の治療患者（服用含む）の服用，15 歳未満：15 歳未満あるいは 80 歳以上の患者の服用，アレルギー：本剤または本剤配合成分に対するアレルギー既往歴者の服用，妊婦：妊婦または妊娠していると思われる人の服用，乗り物酔い薬：本剤との併用，他胃腸薬：他の胃腸薬の服用

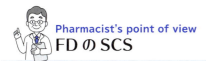

Pharmacist's point of view
FD の SCS

- FD 患者には睡眠不足，不規則な食事時間，野菜不足などの食習慣の乱れがみられる．
- 高カロリー脂肪食を避けることで，FD 症状の一部が軽減される可能性がある．
- FD 治療に関し，飲酒・喫煙などの生活習慣と，その改善についての有用性は明らかにされていない．
- 添付文書の「相談すること」には，計り知れない医療上のピットフォール（落とし穴）が潜んでおり，それが生活療法の意義をより一層際立たせている．

13章

胃食道逆流症（GERD）

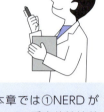

学習のポイント

GERDの有病率は20～25％であり，顕著なQOL低下が課題となる．本章では①NERDがGERD全体の60％を占めること，②プロトンポンプ阻害薬（PPI）・ヒスタミンH_2受容体拮抗薬（H_2RA）に抵抗性があること，③GERDの診断に内視鏡検査は欠かせないが，診断法としての感度は高くないことについて触れる．また，GERDの適剤探しでは，GERD・NERDの病態と臨床症状の成り立ちを理解し，製品の個性を活かしつつ薬剤選択の最適化を図る戦略について概説する．

13.1. 胃食道逆流症（Gastroesophageal Reflux Disease：GERD）とは？

13.1.1. GERDの疫学と臨床病理学的検索

GERDの有病率は20～25％にまで増加している．GERDは食道内に胃内容物が逆流（胃食道逆流）することでひき起こされる症状・合併症で，下部食道にびらん・潰瘍（粘膜損傷）を認める逆流性食道炎（erosive esophagitis：EE）と，下部食道に粘膜損傷を認めないが，逆流症状を訴える非びらん性胃食道逆流症（non-erosive reflux disease：NERD）の2つに分類されている（図13-1）．

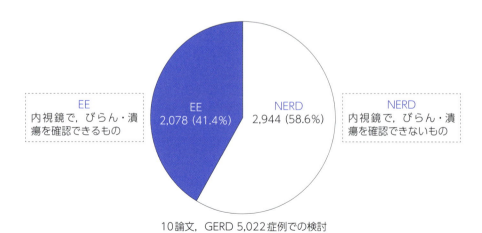

図13-1 日本人のGERDにおけるNERDの割合[1]

GERDの症状は，①食道由来の胸やけ・呑酸・嚥下障害・胸痛等の定型症状，②食道外臓器由来の慢性咳嗽・喘息様症状，肺炎などの非定型症状に分けられる．定型症状があれば症状による適応探しは可能であるが，小数例にみられる非定型症状だけの場合は，内視鏡を中心とする種々の検索が必要になる．

13.1.2．GERDの適応探しと内視鏡所見

　GERDの適応探しで重要なのは，相談者の自覚症状の聴取である．自覚症状に胸やけ・呑酸などの定型症状を欠き，慢性咳嗽，咽喉頭部異常感，中等度以上の嚥下障害などがある例では，内視鏡検査の検索が必要になる．内視鏡検査は「びらん・潰瘍」の大きさと局在性により，Grade A〜Dにクラス分類されるLos Angeles分類が広く用いられてきたが，GERD（EEとNERD）の診断法としては，医師によって内視鏡の読影能に大きな差があるため，わが国ではGrade N（内視鏡的に変化を認めない），Grade M（色調変化があるもの）を加えた改定分類が繁用されている．しかし，GERD全体の診断法としてみると，その感度は高くないといわれている（**図13-2**）．

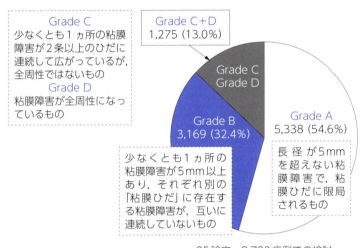

図13-2 Los Angeles分類によるGERDの重症度評価[2]

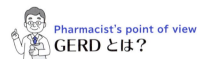

GERDとは？

- GERDは，胃食道逆流によってひき起こされる症状・合併症で，下部食道に粘膜損傷を認めるEEと，それが認められないNERDに分類される．
- GERDは，その定型症状があれば臨床診断が可能である．
- 内視鏡検査はEEの診断には欠かせないが，GERD全体の診断法としての感度は高くない．

13.2. GERD の適応探し

13.2.1. GERD の適応探しの考え方

　胃食道逆流を原因とする病態を，広く GERD と呼んでいる．一方，胃酸が食道内に逆流し，下部食道に粘膜障害が生じるものは EE と診断される．EE は粘膜障害を基本とした形態学的診断であるのに対し，GERD は粘膜障害の有無にかかわらず，胃食道逆流により生じる病態全体を包括した広い疾病概念である．

　一方，食道に粘膜障害が認められないのに，胃食道逆流による症状を認める病態をNERD と呼ぶようになった．NERD は GERD の 60% を占め，その医療用医薬品として，①PPI では，エソメプラゾール・オメプラゾール・ラベプラゾール・ランソプラゾールの 4製品が，② H_2RA では，シメチジン・ニザチジン・ファモチジン・ラニチジン・ラフチジン・ロキサチジンの 6 製品があり，いずれも保険適用となっている．

13.2.2. GERD の自記式問診票と適応探し

　GERD の適応探しは，日本消化器病学会の「胃食道逆流症 (GERD) 診療ガイドライン2009」(GERD 診療ガイドライン (最新版は「GERD 診療ガイドライン 2015 (改訂第 2版)」)) に基づいて進められる．ただし，内視鏡検査，24 時間連続食道内 pH モニタリングなどの検査は患者への負担が大きく，実施できる施設も少ないことから，実地臨床では問診による症状の正確な把握に重点をおく．

　現在，GERD の適応探しに使われる自記式問診票には，「QUEST スコアー」，「F スケール (FSSG)」，「GERD-Q 問診票」，「GERD-TEST」などがある．本章では GERD-Q 問診票の内容を取り上げる．問診数は 6 項目で，満点の 18 点に対して 8 点以上が GERD と判定される．なお，GERD-Q の感度は 82% で，特異度は 84% とされている (表 13-1)．

表 13-1 GERD-Q 問診票 (日本語版)[3), 4)]

質問 (過去 1 年間の症状についてご回答ください)	症状のスコア (点数)			
	0日	1日	2〜3日	4〜7日
1. 胸やけ (胸骨の後が焼ける感じ) は，どれくらいありましたか？	0点	1点	2点	3点
2. 胃の中のものが喉・口の方まで上がってくることは，どのくらいありましたか？	0点	1点	2点	3点
3. 上腹部中央の痛みはどのくらいありましたか？	3点	2点	1点	0点
4. 吐き気はどのくらいありましたか？	3点	2点	1点	0点
5. 胸やけ・逆流のために，よく眠れなかったことは，どれくらいありましたか？	0点	1点	2点	3点
6. 胸やけ・逆流のために医師から処方された以外の薬を服用したことは，どれくらいありましたか？	0点	1点	2点	3点

※GERD-Q 問診票は 6 つの CQ から構成されているが，18 点満点 (3 点×6CQ) 中で 8 点以上であれば，GERD と判定される．

GERD の適応探しでは，GERD の多彩な症状を医療従事者と患者が判断して進める．言い換えれば，医師・薬剤師等の医療側に適応探しの基準があり，その基準による適応探しの作業は，患者自身の判断・感じ方に依存するという実態が見えてくる．各種の問診票は患者尊重の性格が強く，また，GERD などの FGIDs の治療目標・考え方についても，患者の QOL を尊重している．

　なお，「GERD 診療ガイドライン」における GERD 診断のポイントから，GERD の適応探しに活用できる 4 つの注意点を示す（**表 13-2**）．

表 13-2　「GERD 診療ガイドライン」にみる 4 つの診断ポイント[5]

適応探しのポイント	適応探しの進め方
①GERD の定型症状 　胸やけ・食道への逆流感	GERD の定型症状は胸やけと胃内容物の食道への逆流感であり，この症状が週に 2 回以上あれば GERD と診断する．
②GERD の非定型症状	胸やけ・呑酸以外の症状，すなわち，GERD の非定型的症状（嗄声・咽喉頭異常感・慢性咳嗽・非心臓性胸痛・睡眠時無呼吸症候群など）にも注意する．
③GERD 症状と検査所見	胸やけなどの GERD 症状は，必ずしも，①内視鏡的粘膜障害の重症度，②24 時間 pH モニタリングでの酸逆流と相関しない．
④PPI*テスト	食道内への酸逆流を調べる 24 時間 pH モニタリングに代わり，PPI を短期間試験的に投与することにより，症状の改善があるかどうかをみる PPI テストが行われることが多い．

* PPI：プロトンポンプインヒビター
PPI テスト：本テストを診断のみに用いる場合は，PPI 高用量の 1～2 週間投与，診断的治療が目的であれば，1～4ヵ月の投与がなされている．多くの報告では，症状改善率が 50～75% 以上を PPI テスト陽性としているが，PPI テストの感度・特異性には PPI 代謝酵素の影響が大きい．

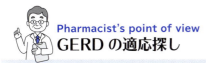

Pharmacist's point of view
GERD の適応探し

- 胃から食道への胃内容物の逆流（胃食道逆流）を原因とする病態を，広く GERD と呼んでいる．
- 胃酸が食道内に逆流し，下部食道内に粘膜障害が生じると EE と診断される．
- 食道に粘膜障害は認められないが，胃食道逆流による症状を認める病態を NERD という．
- NERD は GERD の 60% を占め，その治療薬には PPI と H_2RA がある．
- GERD の適応探しは，「GERD 診療ガイドライン」に基づいて進める．
- GERD の適応探しには，「GERD-Q」，「GERD-TEST」などの問診票が使われる．
- GERD の適応探しでは，GERD の多彩な症状を医療従事者と患者が判断して進める．
- 胸やけと胃内容物の逆流感が週に 2 回以上あれば，GERD の疑診例と考えてよい．

13.3.　GERD の適剤探しと SCS

13.3.1.　GERD と生活習慣の見直し

　生活習慣には胃食道逆流をひき起こす要因として，喫煙習慣，チョコレート，炭酸飲料，

右側臥位等が挙げられている．これらの要因には胃食道逆流を防止し，食道クリアランスを高める LES (lower esophageal sphincter) 機能の抑制作用がある．また，酸曝露時間を長くする（遷延化する）要因として，タバコ，アルコール，チョコレート，脂肪食，右側臥位が挙げられている．逆に GERD にみられる症状の緩和策として，エビデンスのあるものに限れば，体重減少とベッドの頭側挙上の 2 つが挙げられる（**図 13-3**）．

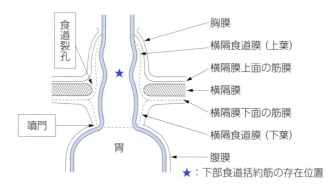

※食道の狭窄部位は食道裂孔より 1 cm ほど口側に位置し，その部位に「下部食道括約筋」(LES) が局在している．LES は完全な輪走筋ではなく機能的括約筋として，胃内容物の食道への逆流防止に関与している．LES は消化管ホルモンのガストリンによって緊張し，セクレチンによって弛緩する．ガストリンは酸分泌を促進するホルモンであるが，同時に LES を緊張させて胃内容物の逆流を防止する．
　胃粘膜にたんぱく質・アミノ酸，あるいは，アルコールなどが触れると，粘膜内の「G 細胞」からガストリンが分泌され，壁細胞・主細胞にはたらくと同時に，LES にも作用する

図 13-3　下部食道括約筋の局在部位と胃内容物の逆流防止作用[6]

13.3.2．GERD の薬物療法

　GERD の長期管理の治療目標は，①症状の抑制・QOL の改善，②合併症の予防である．GERD の治癒と維持の有効率は，H_2RA 投与では 40～70％ であるとされている．一方，PPI 投与での有効率をみると，EE が 80～90％ であるのに対し，NERD では 40～50％ との報告がある．このことから，EE と NERD では病態に違いがあると解釈でき，PPI 抵抗性のある GERD には，①漢方製剤の六君子湯，②消化管運動賦活作用があるアコチアミド塩酸塩水和物（医療用医薬品のアコファイド錠）が使われている．
　「GERD 診療ガイドライン」では，GERD の薬物療法に関する 2 つの CQ（CQ4-03・CQ4-04）が用意されている．そこで，GERD の適剤探しに当たっては，この 2 つの CQ を参考に SCS を進める必要がある（**表 13-3**，**表 13-4**）．

13.3.3．GERD の適剤探し

　「13.3.2．GERD の薬物療法」に基づき，GERD の薬物療法の適剤となる 13 製品を，グループ A～D の 4 つに分類（グループ A～C は OTC 薬，グループ D は漢方製剤）した（**表 13-5**，**表 13-6**）．

〔グループ A：適剤探しの留意点〕

　グループ A は，H_2RA 配合の 4 製品となっている．製品①・②は，H_2RA（ファモチジン）の配合剤であり，製品③・④は，H_2RA（ロキサチジン（製品③）・ニザチジン（製品④））の配合剤である．

表13-3 CQ4-03：アルギン酸塩，制酸薬，OTC薬はGERDの治療に有効か？[7]

Statement	推奨 Grade	Evidence-Level		保険適用
		海外	日本	
アルギン酸塩，制酸薬は，GERDの一時的症状改善に効果がある	B	I	なし	可

推奨Grade
文献上のエビデンスレベルと臨床的な有用性によって，「A：行うよう強く勧められる」，「B：行うよう勧められる」，「C1：行う方がよい」，「C2：行わない方がよい」，「D：行わないよう勧められる」の5段階に分けられている.

Evidence-Level
システマティクスレベル/RCTのメタアナリシス．エビデンスレベルはI・II・III・IVa・IVb・V・VIに分けられている.

制酸薬
連続投与試験における内視鏡的治癒率は，プラセボと有意差はないが，自覚症状においてはプラセボより改善が認められ，その有用性が認められている．ただし，制酸薬の作用発現は速やかであるが，酸中和薬であるために，作用は30分程度である．したがって，制酸薬の適用は，軽症に限局される.

アルギン酸塩
酸逆流を有意に抑制するが，1日4回の投与が必要で，中等症までが適用.

ヒスタミンH_2受容体拮抗薬（H_2RA）
1日用量は医療用医薬品の50%であり，服薬30分後に胃内pHの上昇が始まり，服薬後30～45分以内に胸やけ症状は消失する．重症例は非適用である.

表13-4 CQ4-04：PPIはGERDの治療に有効か？[8]

Statement	Grade	Evidence-Level		保険適用
		海外	日本	
①逆流性食道炎（びらん性GERD）の治癒速度及び症状消失の速さは，薬剤の酸分泌抑制力に依存する		I	III	
②NERD（非びらん性GERD）の治療に酸分泌抑制薬が有効である	A	I	なし	可

逆流性食道炎
メタアナリシスの12週治癒率はプラセボ28%，スクラルファート39%，H_2RA 52%，PPI 84%で，胸やけの12週寛解率はH_2RA 48%，PPI 77%である.

NERD
NERDを対象とした9試験のメタアナリシスでは，PPIはプラセボより35%，H_2RAより20%，それぞれ高い胸やけ消失率が得られている.
粘膜障害のないNERDには，さまざまな病態が包括されており，この病態の相違が治療効果の差になっていると考えられている．特に，酸逆流が胸やけ症状発現に関与しない「機能性胸やけ」にはNERDが包括されているために，症状消失率がEEよりも低下する原因となっていると考えられている.

これら4製剤のGERDに対する1回あたりのH_2RA配合量は，次のとおりであり，同じ適応（EE）に対する医療用医薬品での1回用量の1/2～同量の範囲にある.
　製品①・②：ファモチジン10mg（医療用医薬品は20mg）
　製品③：ロキサチジン酢酸エステル塩酸塩75mg（医療用医薬品は75mg）
　製品④：ニザチジン75mg（医療用医薬品150mg）
　OTC薬におけるH_2RAの適用はNERDであり，その使用目的は胸やけ・呑酸などの症状改善である.
　また，NERDに対するPPIとH_2RAの治療効果を症状の消失率でみた研究によると，PPI群は60%，H_2RA群は68%であり，有意差は得られていない．しかし，胸やけ・呑酸

の消失までの日数では，H_2RA 群が有意に少なく，さらにそれぞれの 4 週間後の経過をみても，H_2RA 群の 50%以上はオンデマンド治療（胸やけ・呑酸が再発した際に，症状が消失するまで必要に応じて服薬すること）が可能であったとしている[9]．

〔グループ B：適剤探しの留意点〕

グループ B は，ムスカリン M1 拮抗薬（ピレンゼピン塩酸塩水和物）配合の 3 製品となっている．製品⑤〜⑦の効能を要約すれば「胃痛，胃酸逆流などによる胸やけ」となるが，NERD 及び FD を想定した成分を配合している．基本処方はピレンゼピン塩酸塩水和物（47 mg/日）と，制酸薬・消化酵素である．

一方，ピレンゼピン塩酸塩水和物の医療用医薬品での効能は，①胃・十二指腸潰瘍，②急性胃炎・慢性胃炎の急性増悪時の出血などの症状であり，製品⑤〜⑦の効能・効果とは異なっている．また，用法・用量を比較すると，医療用医薬品の 1 日量は 75〜100 mg であり，製品⑤〜⑦の倍量となっている．

表 13-5 グループ A〜C（GERD に選択される OTC 薬）

グループ	製品番号・製品名/リスク分類	配合成分/1 回量	成人（15 歳以上）用量
A (H_2RA)	①ガスター10 S 錠（口中速溶タイプ）/第1類医薬品	ファモチジン（75 mg）	製品①：1 カプセル/回・2 回/日 製品②・④：1 錠/回・2 回/日 製品③：1 カプセル/回・1 回/日 適用年齢：15〜80 歳未満
	②ガスター10/第1類医薬品	ファモチジン（10 mg）	
	③イノセアワンブロック/第1類医薬品	ロキサチジン酢酸エステル塩酸塩（75 mg）	
	④アシノン Z 錠/第1類医薬品	ニザチジン（75 mg）	
B (M1 拮抗薬)	⑤パンシロンキュア/第2類医薬品	PZ（46.9 mg）・MH・PCC・SH・SHC　他	製品⑤：1 包/回・3 回/日 製品⑥・⑦：3 錠/回・3 回/日 適用年齢：15 歳以上
	⑥イノパン M1 錠/第2類医薬品	PZ（47.1 mg）・SHC・メタケイ酸アルミン酸マグネシウム・ビオヂアスターゼ 2000	
	⑦ガストール錠/第2類医薬品		
C (胃粘膜保護薬・修復薬)	⑧アバロン/第2類医薬品	SF（100 mg）・MAMS・SHC・SE（10 mg）	製品⑧・⑩：1 包/回・3 回/日 製品⑨：1 錠/回・3 回/日 適用年齢：15 歳以上
	⑨セルベール整胃錠/第2類医薬品	TP（112.5 mg）・ソウジュツ・コウボク	
	⑩スクラート胃腸薬/第2類医薬品	SCF（1,500 mg）・MAMS・SE・SIA　他	

【制酸薬】MAMS：ケイ酸アルミン酸マグネシウム，MGO：酸化マグネシウム，MHAH：水酸化アルミナマグネシウム，MH：水酸化マグネシウム，PCC：沈降炭酸カルシウム，SH：合成ヒドロタルサイト，SHC：炭酸水素ナトリウム
【ムスカリン M1 拮抗薬】PZ：ピレンゼピン塩酸塩水和物
【胃粘膜保護薬・修復薬】SF：ソファルコン，TP：テプレノン，SCF：スクラルファート水和物
【その他】SE：ロートエキス，SIA：アズレンスルホン酸ナトリウム

〔グループC：適剤探しの留意点〕

　グループCは，胃粘膜修復薬・胃粘膜保護薬配合の3製品となっている．胃粘膜修復薬・胃粘膜保護薬は，FGIDs に広く使われる．特に GERD・NERD は多因子疾患であるため，精神的ストレスや喫煙等といった生活習慣との関わりが強い．また，グループC及びグループDの製品群は，PPI・H_2RA 抵抗例に対する酸分泌抑制作用の強化を目的として使用されている（**図13-4**）．

〔グループD：適剤探しの留意点〕

　グループDは，漢方製剤の3製品となっている．胸やけ・呑酸などの GERD の定型症状に加え，温かいものを好み，心下振水音を認める裏寒証の例では，製品⑪の安中散を第1選択薬と考える．また，GERD の定型症状に加え，喉の渇き，黄白舌苔などを認める裏熱証の例では，製品⑫の半夏瀉心湯を選択する．なお，胃腸虚弱が著しく，PPI 抵抗性がある NERD の場合は，製品⑬の六君子湯を併用する．

表13-6　グループD（GERD と漢方製剤：第2類医薬品）

製品番号・製品名	効能・効果	用法・用量
⑪安中散	体力中等度以下で，腹部は力がなくて，胃痛又は腹痛があって，ときに胸やけや，げっぷ，胃もたれ，食欲不振，吐き気，嘔吐などを伴うものの次の諸症：神経性胃炎，慢性胃炎，胃腸虚弱	・成人：1包（1.875g）・2回/日 ・7歳以上15歳未満：2/3包・2回/日 ・4歳以上7歳未満：1/2包・2回/日 ・2歳以上4歳未満：1/3包・2回/日
⑫半夏瀉心湯	体力中等度で，みぞおちがつかえた感じがあり，時に悪心，嘔吐があり食欲不振で腹が鳴って軟便又は下痢の傾向のあるものの次の諸症：急・慢性胃腸炎，下痢・軟便，消化不良，胃下垂，神経性胃炎，胃弱，二日酔，げっぷ，胸やけ，口内炎，神経症	・成人：1包（1.875g）・2回/日 ・7歳以上15歳未満：2/3包・2回/日 ・4歳以上7歳未満：1/2包・2回/日 ・2歳以上4歳未満：1/3包・2回/日
⑬六君子湯	体力中等度以下で，胃腸が弱く，食欲がなく，みぞおちがつかえ，疲れやすく，貧血性で手足が冷えやすいものの次の諸症：胃炎，胃腸虚弱，胃下垂，消化不良，食欲不振，胃痛，嘔吐	・成人：1包（1.875g）・2回/日 ・7歳以上15歳未満：2/3包・2回/日 ・4歳以上7歳未満：1/2包・2回/日 ・2歳以上4歳未満：1/3包・2回/日

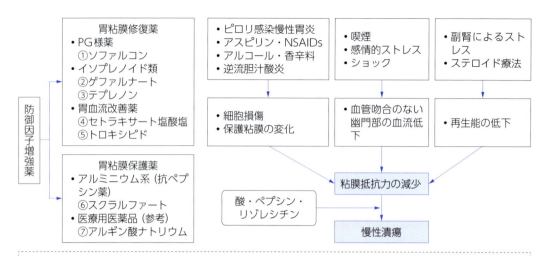

- 胃粘膜を健常な状態に維持するためには，①保護粘液の存在，②良好な血液供給，③表層を完全な状態に保つための速やかな上皮細胞の交替が条件になる．ピロリ感染症，NSAIDs，アルコール・香辛料，喫煙，感情的ストレスなどの要因が重なることで，胃粘膜は健常な状態を維持することが困難になる．
- 防御因子増強薬として，上図①～⑥のスイッチOTC薬が示されている．医療用医薬品である⑦のアルギン酸ナトリウムは，GERDの自覚症状の改善作用が効能の1つとして承認されている．
- PPI・H₂RA抵抗性のNERDで，比較的酸分泌が弱い例には「六君子湯」を併用し，酸分泌を強化する対策がとられている．六君子湯は，①食道クリアランスの改善，②胃貯留能の改善，③胃排出能の改善，④胃粘膜の血流改善，⑤六君子湯の有効成分であるグレリン（食欲亢進ホルモン）分泌促進などの作用があるとされている．

図13-4 胃粘膜修復薬・胃粘膜保護薬とGERDの治療戦略[10]

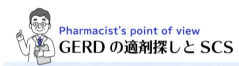

Pharmacist's point of view
GERDの適剤探しとSCS

- 胃食道逆流をひき起こす要因には，喫煙習慣，チョコレート，炭酸飲料，右側臥位等がある．
- 酸曝露時間を遷延化する要因には，タバコ，アルコール，チョコレート，脂肪食，右側臥位がある．
- 体重減少とベッドの頭側拳上は，GERDにみられる症状の緩和策になる．
- LESは消化管ホルモンのガストリンによって緊張し，セクレチンによって弛緩する．
- GERDの長期管理の治療目標は，①症状の抑制・QOLの改善，②合併症の予防である．
- 「GERD診療ガイドライン」では，アルギン酸塩，制酸薬，OTC薬によるケアを推奨している．
- OTC薬におけるH₂RAの適用はNERDであり，その使用目的は胸やけ・呑酸などの改善である．
- グループBの基本処方は，ムスカリンM1拮抗薬，制酸薬・消化酵素である．
- グループC，グループDは，PPI・H₂RA抵抗例に対する酸分泌抑制作用の強化を目的として使用される．
- GERDの定型症状には，安中散，半夏瀉心湯，六君子湯が使われる．

参考文献

1) 藤原靖弘：「日本人における GERD 有病率は？」，CLINICIAN 57 (586), p.9 (図②), 2010.
2) 藤原靖弘：「日本人における GERD 有病率は？」，CLINICIAN 57 (586), p.8 (図①), 2010.
3) Jones R *et al.*：Aliment. Pharmacol Ther 30, p.1030-1038, 2009. を元に翻訳.
4) 鈴木秀和　他：「GERD の診断と治療」，medicina 48 (7), p.1292-1295, 医学書院, 2011. より引用改変.
5) 泉孝英　編：「Guidelines-based　外来診療ハンディガイド」，p.62-65, 日経メディカル開発, 2009.
6) 松村讓兒：「イラスト解剖学　第4版」，p.134, 中外医学社, 2004.
7) 日本消化器病学会：「胃食道逆流症 (GERD) 診療ガイドライン」，p.49 (CQ4-03), 2009.
8) 日本消化器病学会：「胃食道逆流症 (GERD) 診療ガイドライン」，p.51 (CQ4-04), 2009.
9) 真部紀明　他：「消化器病学の進歩―症候性 GERD の治療―」，p.35-38, メディカルレビュー社, 2005.
10) 細田泰弘：「イラスト病理学　第3版」，p.393, 文光堂, 1997.

14章
機能性下痢・食中毒・薬物性潰瘍（NSAIDs 潰瘍）

学習のポイント

① **機能性下痢**
　下痢型 IBS（IBS-D），食物・薬物起因性下痢などを鑑別し，適剤探しを行う．また，生活療法で QOL に課題が残る例は，病態に合わせて整腸薬・ロペラミド塩酸塩・木クレオソートを試みる．

② **食中毒**
　食中毒・ウイルス性胃腸炎は，症状をもとに臨床診断を行い，迅速・的確な受診勧奨が必要になる．多くは 24～48 時間で寛解するが，脱水への対処が重要である．

③ **薬物性潰瘍（NSAIDs 潰瘍）**
　高齢化による変形性関節症，脳血管障害，虚血性心疾患を基礎疾患とする NSAIDs 潰瘍がヘルスケアサポートの中心課題となる．

14.1. 機能性下痢

14.1.1. 機能性下痢とは？

　機能性下痢は比較的まれな疾患で，排便の 75% 以上が泥状～水様便であり，便性状の変化はない．下痢型 IBS（IBS-D）とは明確に区別されるが，病態生理は不明な点が多い．
　Rome Ⅲ では「6ヵ月以上前から症状があり，最近 3ヵ月間は排便の 75% 以上が軟便（泥状便）あるいは水様便で，腹痛がない」と定義されている．

14.1.2. 機能性下痢の適応探し

　機能性下痢の適応探しでは，各種下痢症から ①食物起因性，②薬物起因性，③乳糖不耐性などを鑑別する．食物起因性の評価では，繊維・低吸収性の炭水化物（乳糖・フルクトース・ソルビトール・マンニトール）の過剰摂取が問題となる．一方，薬物起因性の評価では，高齢者の機能性便秘に使われる酸化マグネシウム，FD の治療に使われるマグネシウム含有制酸薬が起因薬となる可能性が高い．また，便意切迫を伴う水様便，便に粘液・血液が混じる重度の下痢症では，抗菌薬，抗がん薬，免疫抑制薬，一部の PPI（ランソプラゾール），ミソプロストール（PGE1），コルヒチンなどが起因薬となるため，その薬歴に注意する．
　食物起因性，薬物起因性，乳糖不耐性の下痢のチェックを終えたら，下痢が主症状となる IBS-D との鑑別ステップに移る．

IBS-Dと機能性下痢は，ともに機能性下痢症である．Rome Ⅲでは，IBS-Dと機能性下痢について，「両疾患による症状が少なくとも6ヵ月以上前からあり，最近3ヵ月間は両疾患の診断基準に示される条件を満たすもの」と定めている．

しかし，IBS-Dと機能性下痢では，①腸の運動，②心理的特性，③直腸感受性に相違点があるため，両疾病のSCS（薬物療法，生活療法）において反映することが望ましい（**図14-1**）．

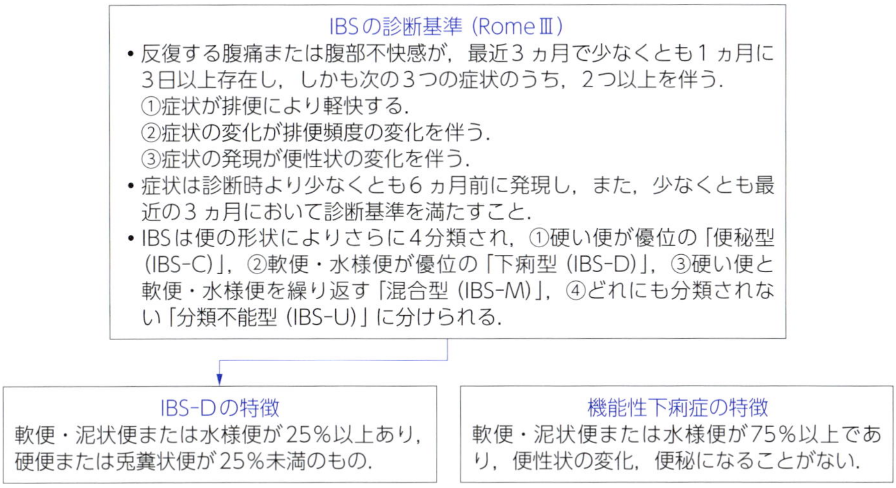

IBSの診断基準（Rome Ⅲ）

- 反復する腹痛または腹部不快感が，最近3ヵ月で少なくとも1ヵ月に3日以上存在し，しかも次の3つの症状のうち，2つ以上を伴う．
  ①症状が排便により軽快する．
  ②症状の変化が排便頻度の変化を伴う．
  ③症状の発現が便性状の変化を伴う．
- 症状は診断時より少なくとも6ヵ月前に発現し，また，少なくとも最近の3ヵ月において診断基準を満たすこと．
- IBSは便の形状によりさらに4分類され，①硬い便が優位の「便秘型（IBS-C）」，②軟便・水様便が優位の「下痢型（IBS-D）」，③硬い便と軟便・水様便を繰り返す「混合型（IBS-M）」，④どれにも分類されない「分類不能型（IBS-U）」に分けられる．

IBS-Dの特徴	機能性下痢症の特徴
軟便・泥状便または水様便が25％以上あり，硬便または兎糞状便が25％未満のもの．	軟便・泥状便または水様便が75％以上であり，便性状の変化，便秘になることがない．

IBS-Dと機能性下痢症の病態の違い

- IBS-Dでは大腸運動の亢進が下痢・腹痛の原因となるが，機能性下痢症では食後の大腸運動は低下している．
- IBS-Dは不安を伴うが，機能性下痢症では不安を伴うことがない．
- IBS-Dでは直腸感受性が増大しているが，機能性下痢症には直腸感受性の亢進はみられない．

図14-1 IBS-Dと機能性下痢症の病態の相違点

14.1.3. 機能性下痢の一般的治療法

機能性下痢では，ブリストル便形状スケールの「⑤やや軟らかい便」から「⑦水様便」の変化をする（**図1-17**）．食後に大腸通過が亢進して下痢気味の状態になるが，発熱・血便などを訴えることはない．機能性下痢の場合，QOLが特に下がっていなければ生活療法で対処する．生活療法の基本には，①良質で十分な睡眠の維持，②刺激物や油ものの摂取を控える，③腸内環境を整えるプロバイオティクス製剤を試みるなどがある（**図Ⅵ-5**）．

なお，生活療法の実施と乳酸菌整腸薬の4~6週間の服薬で便性状が改善せず，QOLに課題が残る場合は，グループ化した6製品のうち，腸管ぜん動運動抑制作用・抗分泌作用があり，忍容性が高いとされるグループBの製品③~⑤（ロペラミド塩酸塩製剤），あるいは，グループCの腸管運動抑制作用がないとされる木クレオソート配合の製品⑥などを病態に合わせて推奨する（**表14-1**）．

表 14-1　機能性下痢に使われる 3 グループ 6 製品

グループ	製品番号・製品名/リスク分類	配合成分	成人（15 歳以上）用量等
A 整腸薬	①新ビオフェルミン S 錠/ 指定医薬部外品	・コンク・ビフィズス菌末：18 mg/日 ・コンク・フェカーリス菌末：18 mg/日 ・コンク・アシドフィルス菌末：18 mg/日	3 錠/回・3 回/日 適用年齢：5 歳以上
	②太田胃散整腸薬/ 第 3 類医薬品	・ビフィズス菌，ガッセリ菌：各 30 mg/日 ・酪酸菌：90 mg/日 ・整腸生薬，健胃生薬，消化酵素	
B ロペラミド塩酸塩製剤	③ペロット下痢止め/ 指定第 2 類医薬品	ロペラミド塩酸塩：0.5 mg/回 ※下痢が止まれば服用しない．2 回目の服用には 4 時間以上間隔を空ける．	〔してはいけないこと〕 ❶本剤または本剤の成分に対するアレルギー既往歴者の服用 ❷胃腸鎮痛鎮痙薬の併用 ❸服用後の乗り物・機械類の運転操作 ❹服用前後の飲酒
	④ロペラマックサット/ 指定第 2 類医薬品		
	⑤トメダインコーワフィルム/指定第 2 類医薬品		
C 木クレオソート配合剤	⑥セイロガン糖衣 A/ 第 2 類医薬品	※1 日最大服用量 ・木クレオソート：270 mg/日 ・ゲンノショウコ末：300 mg/日 ・オウバク乾燥エキス：300 mg/日	〔してはいけないこと〕 ❶本剤または本剤の成分に対するアレルギー既往歴者の服用 ❷5 歳未満の乳幼児の服用 ❸透析患者の服用 ❹服薬中の他の止瀉薬との併用 ❺長期連用 ❻効能以外への使用

Pharmacist's point of view
機能性下痢

- 一般人口調査によれば，機能性下痢の発症頻度は 1％との報告がある．
- Rome Ⅲでは，機能性下痢は，6 ヵ月以上前から症状が続き，最近 3 ヵ月間は排便の 75％以上が軟便から水様便で，腹痛はないと定義されている．
- 適応探しは，各種下痢症から①食物起因性，②薬物起因性，③乳糖不耐性などを鑑別する．
- 食物起因性の評価では，繊維・低吸収性の炭水化物の過剰摂取が問題となる．
- 酸化マグネシウム，マグネシウム含有制酸薬が機能性下痢の起因薬となる．
- 重度下痢症では，抗菌薬，抗がん薬，免疫抑制薬，一部の PPI，ミソプロストール，コルヒチンの薬歴に注意する．
- IBS-D では大腸運動の亢進が下痢・腹痛の原因となるが，機能性下痢では食後の大腸運動の亢進はなく，むしろ低下している．
- 機能性下痢は，QOL が特に下がっていなければ生活療法で対処する．
- 生活療法と乳酸菌整腸薬 4〜6 週間の服薬で QOL に課題が残る場合は，グループ B の製品③〜⑤（ロペラミド塩酸塩製剤），木クレオソート配合のグループ C の製品⑥などを病態に合わせて推奨する．

14.2. 食中毒

14.2.1. 食中毒と食あたり

「食あたり」という言葉は医学用語にはなく，その定義もない．わが国では食中毒（food poisoning）という用語が当てられている．

食中毒とは，有害，有毒な微生物や化学物質等の毒素を含む飲食物の経口摂取が原因で起こる下痢・嘔吐，発熱などの症状（中毒）のことである．わが国の平成27年度の原因別の食中毒の発生状況をみると，①細菌が431件/6,029人，②ウイルスが458件/15,127人で突出しており，細菌・ウイルスが原因となる食中毒の全体に占める割合は，人数レベルで約93％に達している．特に原因となる微生物は高温・多湿を好むため，食中毒の発生は夏場に多くなる．また，発生施設別でみると，飲食店が68.5％，家庭が9.7％となっている．

食中毒はウイルスや，不適切に保存された食品に付着した細菌から産生される毒素によって発症する．食中毒の場合，通常，汚染食物の摂取後1〜2時間経過後に悪心・嘔吐・下痢症状が見られ，遅い場合でも汚染食物摂取から48時間以内に発症する．

一方，食中毒とは原因が異なるが，ほぼ同様の症状・病態を呈するものに感染性胃腸炎（infectious gastroenteritis）がある．そこで本章では原則として，感染性胃腸炎も食中毒に含めて扱う．

感染性胃腸炎の原因（*pathogen*）をみると，小児発症例ではほとんどがロタウイルスであり，成人発症例ではノロウイルス及びカンピロバクターがもっとも多い．

14.2.2. 食中毒の適応探し

食中毒は，患者の徴候・症状をもとに臨床診断される．したがって，食中毒の問診に当たっては，悪心・嘔吐，下痢，便の性状，下血，発熱，脱水症状等についての情報収集を行う．なお，食中毒の原因の判別に関しては，それが治療法を大きく左右するものではないため，通常，問診項目には含めない．

食中毒の適応探しでは，的確で迅速な判断基準による受診勧奨が必要になる．プライマリ・ケアにあたる薬剤師は，食中毒と類似症状を示す疾病を鑑別し，食中毒に伴う脱水症状等のSCSにも関わることが求められている（**表14-2**，**表14-3**）．

14.2.3. 食中毒のセルフケア

食中毒は，通常，24〜48時間で寛解する．健常人が日常的に経験する①食べ過ぎ・飲み過ぎ，脂肪分の高い食事摂取，②ストレス・過労，睡眠不足などがあれば，食中毒発症のリスクは高くなる．このような食中毒の軽症例は，急性単純性腸炎の病態を示し，適切なセルフケアで回復を早めることができる．

食中毒による下痢で選択される製品のグループ化では，4製品を2つのグループに分類しているが，食中毒では経口補水液による水分補給が一次治療となる（第4部のIの「3. 経口補水液3つの適応症」を参照）．もし，ふらつき，意識レベルの低下があれば，緊急に受診勧奨をする．なお，一部のプロバイオティクスは，下痢症状の回復と下痢頻度を減少させる効果がある（**表14-4**）．

表 14-2 症状からみる食中毒

	主症状 （OTC 薬非適応）	下痢の原因疾患とその病態
急性下痢症	①下痢・腹痛＋発熱	感染性腸炎：O-157・腸炎ビブリオ（水様便） 薬剤性腸炎：抗菌薬，NSAIDs，免疫抑制薬が起因薬の可能性 ※問診：感染機会，薬歴チェックで原因を推定する．
急性下痢症	②下血・下痢＋腹痛	虚血性大腸炎 ※鑑別ポイント：突然の激しい下腹部痛，下血・下痢で発症．悪心・嘔吐に加え発熱が認められることもある．
急性下痢症	③下血・下痢＋腹痛・発熱	感染性腸炎 ※カンピロバクター・赤痢菌では，粘膜障害（粘血便）がある． 偽膜性大腸炎 ※抗菌薬服薬から 5〜10 日で水様性下痢，腹鳴，下腹部鈍痛，腹部膨満感がある．
慢性便通異常症	④下血	痔，大腸がん，腸結核，クローン病，大腸動静脈奇形の鑑別
慢性便通異常症	⑤腹痛	大腸進行がん・大腸憩室 ※腹痛＋下痢の場合は，慢性腸炎，潰瘍性大腸炎，結腸憩室炎を疑う．
慢性便通異常症	⑥下血＋腹痛	大腸進行がん・大腸憩室炎・子宮内膜炎 ※直腸がんの初期症状は肛門出血が主な症状で，出血を痔疾によるものと誤ることがある．
慢性便通異常症	⑦下血＋下痢	潰瘍性大腸炎・放射線性大腸炎・直腸粘膜脱症候群
慢性便通異常症	⑧粘液＋下痢	潰瘍性大腸炎・直腸粘膜脱症候群
慢性便通異常症	⑨下血＋便秘	大腸進行がん

表 14-3 食中毒の受診勧奨基準

問診項目	症状	受診勧奨の基準
食中毒症状 鑑別症状	嘔吐	成人：嘔吐が 24 時間以上続いている．
食中毒症状 鑑別症状	下痢	成人：大量の水様便が 1〜2 時間ごとに 1 回あり，その状態が 2 日間にわたって続いている．
食中毒症状 鑑別症状	その他	• 下血，粘液便が気になる． • 下腹部の左右に腹痛を感じる． • 発熱を伴う下痢が続いている． • 生水を飲んだ後に下痢が起きた．
脱水症状	―	• 口中乾燥と粘液性唾液が気になる． • 尿量がいつもより少なく，気になる． • 尿の色が茶褐色になっている．

表 14-4 食中毒による下痢に選択される 2 グループ 4 製品（第 2 類医薬品）

グループ	製品番号・製品名	配合成分	成人（15歳以上）用量
D ロートエキス 非配合剤	⑦スメクタテスミン	天然ケイ酸アルミニウム：3,000 mg/回	1 包/回・3 回/日 適用年齢：11 歳以上
	⑧ワカ末止瀉薬錠	・ベルベリン塩化物水和物：75 mg/回 ・ゲンノショウコエキス：200 mg/回	2 錠/回・3 回/日 適用年齢：8 歳以上
E ロートエキス 配合剤	⑨ビオフェルミン下痢止め	・タンニン酸ベルベリン：100 mg/回 ・ゲンノショウコ乾燥エキス：140 mg/回 ・ロートエキス：11 mg/回 ・シャクヤクエキス：41.7 mg/回 ・ビフィズス菌：10 mg/回	3 錠/回・3 回/日 適用年齢：11 歳以上
	⑩エクトール	・アクリノール水和物：40 mg/回 ・ベルベリン塩化物水和物：60 mg/回 ・ロートエキス：13.3 mg/回	2 カプセル/回・3 回/日 適用年齢：8 歳以上

※感染性胃腸炎・食中毒の軽症例には，上記グループの他，グループ B の製品③・④・⑤とグループ C の製品⑥（表 14-1 参照）を選択することもできる．なお，グループ B のロペラミド製剤の適用年齢は 15 歳以上となっているが，医療用医薬品のロペミンでは，小児用製剤も販売されており，急性下痢症に対する小児用量は 1 日 0.02〜0.04 mg/kg と設定されている．

※グループ C の製品⑥（木クレオソート配合製品）の下痢症状に対する作用機序は，消化管内病原菌に対する殺菌作用ではなく，消化管運動異常亢進及び水分分泌異常亢進に対する抑制効果であるとの報告がなされている[1]．

Pharmacist's point of view
食中毒

- 「食あたり」という言葉は医学用語にはなく，その定義もない．わが国では食中毒という用語が当てられている．
- 食中毒とは，有害，有毒な微生物，化学物質等の毒素を含む飲食物の経口摂取が原因で起きる下痢・嘔吐，発熱などの症状（中毒）のことである．
- 食中毒では，汚染食物の摂取後 1〜2 時間経過後に悪心・嘔吐・下痢症状が見られる．
- 食中毒とは原因が異なるが，ほぼ同様の症状・病態を呈するものに感染性胃腸炎がある．
- 感染性胃腸炎の原因は，小児発症例ではロタウイルス，成人発症例ではノロウイルス及びカンピロバクターが多い．
- 食中毒は，患者の徴候・症状をもとに臨床診断される．
- 食中毒の適応探しでは，的確・迅速な判断基準による受診勧奨が必要になる．
- 食中毒は，通常，24〜48 時間で寛解する．
- 食中毒の軽症例では，急性単純性腸炎の病態を示し，セルフケアで回復を早めることができる．
- 食中毒の一次治療は，あくまでも経口補水液による水分補給である．
- 一部のプロバイオティクスは，下痢症状の回復と下痢頻度の減少に効果がある．
- 食中毒には，グループ D（製品⑦，⑧）及びグループ E（製品⑨，⑩）の 4 製品と，機能性下痢に適用のあるグループ B（製品③〜⑤）及びグループ C（製品⑥）の 4 製品が選択できる．
- OTC 薬におけるロペラミド塩酸塩製剤の適用年齢は 15 歳以上だが，医療用医薬品（ロペミン）には小児用製剤がある．
- グループ C の製品⑥の作用機序は，消化管運動・水分分泌異常亢進に対する抑制効果である．

---

1) 安宅弘司 他：「木クレオソートの止瀉作用についての新しい知見」，YAKUGAKU ZASSHI 125 (12), p.937-950, 2005.

14.3. 薬物性潰瘍（NSAIDs 潰瘍）

14.3.1. NSAIDs 潰瘍とは？

Helicobacter pylori (*H. pylori*) と NSAIDs（非ステロイド性抗炎症薬：Non-Steroidal Anti-Inflammatory Drugs）は，消化性潰瘍の二大原因とされている（**図 13-4**）．本章では薬物性潰瘍のうち，症例数が多い NSAIDs 潰瘍を取り上げる．薬物性潰瘍の原因薬とされる NSAIDs は，これまでリウマチに使われてきたが，昨今では脳血管障害，虚血性心疾患などの二次予防の目的で，低用量アスピリン（low dose aspirin：LDA）が投与される機会が増え，LDA に起因する消化管出血が急増している．

わが国では 2000 年に LDA が脳・循環器における抗血小板療法に保険承認されるなど，適用診療領域に広がりをみせている．2006 年 5 月の「医薬品・医療機器等安全性情報 No.224」（厚生労働省）によると，2005 年時点でアスピリン製剤の年間服薬者数は，およそ 520 万人と推定されており，高齢化に伴う脳血管・心血管疾患の増勢を考えると，LDA の長期使用による NSAIDs 潰瘍の患者動態の新知見の全貌がやがて明らかになるものと推定される．

また，ロコモティブシンドロームの急増傾向が続き，NSAIDs の服薬者は，変形性腰椎症（腰椎 OA），変形性膝関節症（膝 OA）などの整形外科領域疾病では 1,800 万人と推定されており，全 NSAIDs 使用量の 54.4％を占めるに至っている．

14.3.2. NSAIDs 配合の OTC 薬

OTC 薬に配合されている NSAIDs は，サリチル酸系のアセチルサリチル酸（製品⑬），プロピオン酸系のイブプロフェン（製品⑭），ロキソプロフェンナトリウム水和物（製品⑫）及び 2014 年に発売されたアルミノプロフェン（製品⑪）の 4 成分である（**表 14-5**）．

14.3.3. NSAIDs の COX 阻害作用と NSAIDs 潰瘍

NSAIDs 潰瘍は，NSAIDs の①粘膜への直接作用，②COX（cyclooxygenase：シクロゲンオキシゲナーゼ）阻害による胃粘膜の内因性 PG（prostaglandin：プロスタグランジン（体内のさまざまな器官や組織に存在し，生体機能の調整を行っている生理活性物質））減少による消化管粘膜防御能の減弱から発症する．NSAIDs の直接作用は，繁用されている酸性 NSAIDs が胃内の強酸性環境下で多くが非イオン化状態となり，胃粘膜の上皮細胞内に蓄積することで生じる．一方，臨床的に重要なのは，細胞膜の構成成分であるアラキドン酸に対する NSAIDs の COX 阻害作用による発症である．

COX には COX-1，COX-2 の 2 つの種類がある．COX-1 は胃粘膜の粘液産生・分泌促進，重炭酸分泌促進，粘膜血流増加などの粘膜防御能に関与する酵素であり，COX-2 は主に刺激があったときに産生され，痛みや炎症に関与する酵素である．NSAIDs は COX-2 の働きを抑えて解熱や鎮痛などの抗炎症作用を示すが，同時に COX-1 の働きも阻害するため，COX-1 によってアラキドン酸から合成される PG の産生（いわゆるアラキドン酸カスケード）が抑制されて胃粘膜障害が惹起される．

したがって，アスピリン，イブプロフェンのように COX-1・COX-2 を非選択的に阻害する NSAIDs では，抗炎症作用を示す一方で，COX-1 阻害による NSAIDs 潰瘍を誘導す

表 14-5　NSAIDs 配合の OTC 薬 4 製品の安全性情報

配合成分/リスク分類	配合製品名	NSAIDs 潰瘍・安全性情報
アルミノプロフェン 第 1 類医薬品 2017 年 7 月 8 日	⑪ルミフェン ※医療用医薬品「ミナルフェン錠」 は 2009 年 3 月に薬価基準削除 の経過措置を終えている.	・動物実験における治療係数が他の NSAIDs より高く，胃腸障害の軽減が期待できる. ・初回承認時の副作用発現症例率は 7.6％，使用成績調査時の副作用発現率は 2.6％，副作用症状は他の NSAIDs と同様に消化器系症状が多い. ・イブプロフェン，ロキソプロフェンナトリウムとの比較では，眠気（神経系）以外の副作用はほぼ同等である. ・ミナルフェン錠の発売中止の理由は，他の NSAIDs との競合による.
ロキソプロフェン ナトリウム水和物 第 1 類医薬品 2011 年 1 月 21 日	⑫ロキソニン S ※医療用医薬品は 2009 年 9 月に薬価収載されている.	医療用医薬品「ロキソニン錠」添付文書・副作用情報 ❶0.1～1％未満：腹痛・胃部不快感・食欲不振・悪心嘔吐・下痢 ❷0.05～0.1％未満：消化性潰瘍・便秘・胸やけなど ❸0.05％未満：消化不良
アセチルサリチル酸 指定第 2 類医薬品	⑬バイエルアスピリン ※医療用医薬品は 2000 年 11 月に薬価収載されている.	医療用医薬品「バイアスピリン錠 100 mg」添付文書・副作用情報 ❶5％以上（頻度不明）：胃腸障害・嘔吐・腹痛・胸やけ・便秘・下痢・食道炎など ❷0.1～5％未満：悪心・食欲不振・胃部不快感
イブプロフェン 指定第 2 類医薬品	⑭イブクイック頭痛薬 DX ※医療用医薬品は 2008 年 6 月に薬価収載されている.	医療用医薬品「ブルフェン錠 200」添付文書・副作用情報 ❶0.1～5％未満：食欲不振・嘔気嘔吐・胃部不快感・腹痛・消化不良・下痢 ❷0.1％未満：口渇・口内炎・胃部膨満感・便秘

るリスクがある.

　一方，COX-2 選択的阻害薬は，従来の NSAIDs に比べて潰瘍発症が軽減される．しかし，①*H. pylori* 陽性，②高リスクの患者，③NSAIDs の高用量投与例，あるいは長期投与例では，NSAIDs 潰瘍の発症のリスクが高くなる.

　日本消化器病学会の「消化性潰瘍診療ガイドライン 2015（改訂第 2 版）」（消化性潰瘍診療ガイドライン）では，NSAIDs 潰瘍の発症が疑われる例については，ただちに被疑薬を断薬することを原則とし，断薬ができない場合は，PPI あるいは PG 製剤での補助療法を勧めるとしている（**図 14-2**）.

　NSAIDs の内服中にみられる胃潰瘍・胃十二指腸潰瘍は，NSAIDs を中止するだけで高率に治癒する（胃潰瘍の治癒率：4 週（47～61％），8 週（90％），十二指腸潰瘍の治癒率：4 週（42％））．また，NSAIDs の中止または継続による H_2RA（ラニチジン塩酸塩 300 mg/日）投与での 4 週治癒率は，胃潰瘍では有意差がなかったものの，十二指腸潰瘍では NSAIDs の中止例で有意に治癒率が上昇している.

14.3.4．NSAIDs 潰瘍の予防と受診勧奨

　「消化性潰瘍診療ガイドライン」では，NSAIDs 潰瘍の予防につながる 9 つの要点が示されている（**表 14-6**）.

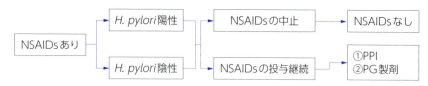

図 14-2 NSAIDs 潰瘍の発症時の対応[3]

表 14-6 NSAIDs 潰瘍の予防につながる 9 つの要点

①NSAIDs の種類によって潰瘍発生率に差があり，COX-2 選択的阻害薬では従来の NSAIDs に比して潰瘍発生が軽減される．
②NSAIDs 潰瘍の発生率は NSAIDs の投与量に依存するので，高用量は避ける．
③NSAIDs の坐薬は経口薬に比して潰瘍発生率が低い．
④NSAIDs 潰瘍の発生は，多剤投与により増加するので避ける．
⑤NSAIDs 投与開始予定例では，投与中での潰瘍発生防止のため，H. pylori の除菌が勧められる．
⑥NSAIDs 短期投与（3ヵ月未満）での一次予防として，胃潰瘍発生の予防には PG 製剤，PPI，十二指腸潰瘍発生の予防には PG 製剤，PPI，H_2RA が有効であり，防御因子増強薬の一部は PG 製剤と同等の予防効果が期待できる．
⑦長期投与（3ヵ月以上）での潰瘍発生の一次予防として，PG 製剤，PPI あるいは高用量の H_2RA が有効である．
⑧高リスク群での NSAIDs 潰瘍の一次予防としては，PG 製剤，PPI が有効である．
⑨高リスク群での NSAIDs 潰瘍の再発予防には，PG 製剤，PPI が有効である．

14.3.5. 重篤副作用疾患別対応マニュアル

　NSAIDs による粘膜障害の発症機序に関する基礎研究が始まったのは 1995 年以降のことで，その後，NSAIDs の短期投与（3ヵ月未満）での一次予防の研究がなされており，NSAIDs 潰瘍は長期服用者だけではなく，服薬早期にも発症することが分かってきた．また，2000 年には LDA が脳・循環器における抗血小板療法で保険承認されたこともあり，NSAIDs 潰瘍を発症させる危険因子の研究が進められている（「重篤副作用疾患別対応マニュアル　消化性潰瘍（胃潰瘍，十二指腸潰瘍，急性胃粘膜病変，NSAIDs 潰瘍）」（厚生労働省　2008 年））．しかし，先述したように，NSAIDs 服薬者の基礎疾患のうち，54.4％が変形性関節症などの整形外科疾患が占めている状況を忘れてはならない．

　OTC 薬の NSAIDs 製剤では，アルミノプロフェン配合剤（ルミフェン）が 2014 年に加わり，その効能・効果も従来の NSAIDs の「頭痛，月経痛（生理痛）」から「関節痛，腰痛」が首座となった．なお，NSAIDs による副作用は次のような要因を含んでおり，NSAIDs 潰瘍が急増する懸念が増大している．しかし，薬剤師はこのような医療環境の急激な変化のなかで，次のような点で NSAIDs 潰瘍の早期発見と対応が現実のものとなっていることを理解し，その適正化を急がなければならない（**図 14-3**）．

①多くの例で服薬開始時から 1 週間で発生していること．

---

2) Arthritis Rheum 62, p.1592-1601, 2010.
3) 日本消化器病学会：「消化性潰瘍診療ガイドライン 2015（改訂第 2 版）」, p.93, 2015.

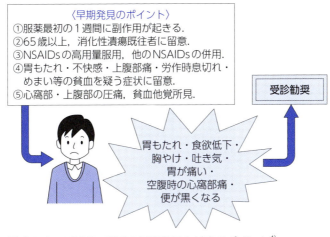

図 14-3 NSAIDs 潰瘍の早期発見と対応のポイント[4]

②頭痛・歯痛などの疼痛性疾患で NSAIDs を服薬する者であっても，変形性腰椎症（腰椎 OA），変形性膝関節症（膝 OA）などの整形外科領域疾病，あるいは脳血管障害，虚血性心疾患の二次予防目的で LDA を服薬する場合と重複する可能性が高くなっていること．

Pharmacist's point of view
薬物性潰瘍（NSAIDs 潰瘍）

- *H. pylori* と NSAIDs は消化性潰瘍の二大原因とされている．
- LDA が脳・循環器の抗血小板療法に保険承認され，適用診療領域に広がりをみせている．
- 変形性関節症などの疾病における NSAIDs の服薬者は，1800 万人と推定されている．
- OTC 薬における NSAIDs は，アセチルサリチル酸，イブプロフェン，ロキソプロフェンナトリウム，アルミノプロフェンの 4 成分である．
- COX-1 は胃粘膜の粘液産生・分泌促進，重炭酸分泌促進，粘膜血流増加などの粘膜防御能に関与する酵素であり，COX-2 は主に刺激があったときに産生され，痛みや炎症に関与する酵素である．NSAIDs は COX-2 の働きを抑えて解熱や鎮痛などの抗炎症作用を示すが，同時に COX-1 の働きも阻害するため，胃粘膜の防御能が抑制される．
- COX-1・COX-2 を非選択的に阻害する NSAIDs は，抗炎症作用を示す一方で，COX-1 阻害による NSAIDs 潰瘍を誘導するリスクがある．
- COX-2 の選択的阻害薬は，従来の NSAIDs に比べて潰瘍発症が軽減される．
- 「消化性潰瘍診療ガイドライン」では，NSAIDs 潰瘍の予防につながる 9 つの要点が示されている．
- NSAIDs 潰瘍は長期服用者だけではなく，服薬早期にも発症することが分かってきた．
- アルミノプロフェン配合剤（ルミフェン）の効能・効果は，従来の NSAIDs の「頭痛，月経痛（生理痛）」から「関節痛，腰痛」が首座となった．
- 頭痛・歯痛などの疼痛性疾患で NSAIDs を服薬する者であっても，変形性腰椎症（腰椎 OA），変形性膝関節症（膝 OA）などの整形外科領域疾病，あるいは脳血管障害，虚血性心疾患の二次予防目的で LDA を服薬する場合と重複する可能性が高くなっている．

---

4) 厚生労働省：「重篤副作用疾患別対応マニュアル 消化性潰瘍（胃潰瘍，十二指腸潰瘍，急性胃粘膜病変，NSAIDs 潰瘍）」（平成 20 年 3 月）．

15章

頭痛

学習のポイント

有病率，生活支障度を考慮し，一次性頭痛と二次性頭痛の鑑別，一次性頭痛の分類・診断基準を基礎とする患者QOLの向上策を学習目標とした．目標達成のために，適応探しのアルゴリズム，片頭痛・緊張型頭痛の治療目的，OTC薬による薬物療法の範囲を明示した．慢性・反復性頭痛のSCSでは，呉茱萸湯・タナベ胃腸薬〈調律〉を加え，相談者の期待に寄り添う提案をしている．

15.1. 頭痛とは？

15.1.1. 頭痛の疫学

坂井らの調査によると，疑診例を含む片頭痛の有病率は8.4%，緊張型頭痛の有病率は22.4%である．わが国の人口から推定する片頭痛の患者数は1,067万人，緊張型頭痛の患者数は2,847万人に上る（**図15-1**）．年代別では，片頭痛，緊張型頭痛とも男性は20〜30歳代，女性は30〜40歳代での有病率が高く，就労年齢層の割合が高い傾向にある．したがって，ADL（activities of daily living：日常生活動作）に大きな影響がある片頭痛では，社会的支障度が極めて高いことが推察される．

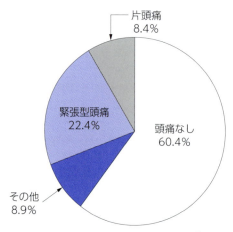

図15-1 慢性・反復性頭痛の有病率[1]

日本頭痛学会の「国際頭痛分類第3版 beta 版」(以下, ICHD-3β) によると, 頭痛は機能性頭痛である一次性頭痛と, 他の疾患に起因する二次性頭痛に分類されている. 本章では, 一次性頭痛である片頭痛, 緊張型頭痛を中心に取り扱う.

15.1.2. 一次性頭痛と二次性頭痛の鑑別

「ICHD-3β」によると, 一次性頭痛は, ①片頭痛, ②緊張型頭痛, ③三叉神経・自律神経性頭痛 (TACs), ④その他の一次性頭痛に分類される. 一次性頭痛は, 頭痛を訴える患者の 90% を占め, 残りの 10% は二次性頭痛である. 二次性頭痛には, ①頭頚部外傷・障害による頭痛, ②頭頚部血管障害 (くも膜下出血) による頭痛, ③非血管性頭蓋内疾患による頭痛 (脳腫瘍), ④物質またはその離脱による頭痛 (薬物乱用性頭痛), ⑤感染症による頭痛 (髄膜炎), ⑥ホメオスターシス障害による頭痛 (高血圧) などがあり, これらの疾患等が原因で起きている頭痛を鑑別するために, 薬剤師は, **図 15-2** に示した 9 つの警告症状を慎重に拾い上げ, 一次性頭痛の適応探しに結びつけることが求められている.

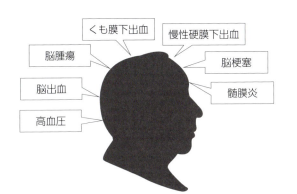

神経脱落症状
日常生活動作 (ADL) の著しい低下や感覚低下, 筋力低下などの神経麻痺症状で, ある程度判断できる.
項部硬直
髄膜刺激症状の一つ. 髄膜炎やくも膜下出血の際に, 後頭部及び項部の筋肉が反射的に緊張して抵抗が生じ, 「うなじ部分」が硬直することをいう.
髄膜刺激症状
頭蓋骨の内側に存在する「硬膜」, 「くも膜」, 「軟膜」がくも膜下出血によって刺激を受け, 頭痛, 悪心・嘔吐, 不穏状態, 羞明, けいれんなどの症状が起きることをいう.

図 15-2 危険な二次性頭痛の Alarm Signs

15.1.3. 片頭痛

片頭痛の診療において, かかりつけ医師・薬剤師は, 患者との良いコミュニケーションを基礎に, 患者の QOL の向上を目指すことが重要である. 丁寧な問診と的確な診断によって, 片頭痛の誘因を医療従事者と患者が理解し, さらに有益な情報を得るために, 頭痛ダイアリーなどを活かした効果的な片頭痛治療を目指すことが目標になる.

片頭痛の誘因には, ①精神的因子 (ストレス・精神的緊張・疲れ・睡眠不足), ②内因性因子 (月経周期), ③環境因子 (天候の変化・温度差・気圧・人混み), ④食事性因子 (アルコール, 他の食品群) がある.

頭痛の誘因となる食品には, 赤ワイン (ヒスタミン様物質・アルコール・ポリフェノール),

ベーコン・ソーセージ（亜硝酸化合物）のような「血管拡張作用」のあるもの，逆にチョコレート・ココア（チラミン・ポリフェノール・カフェイン），チーズ・柑橘果物（チラミン），コーヒー・紅茶（カフェイン）のような「血管収縮作用」のあるものがある．つまり，頭痛の原因となる食品は，血管拡張作用のあるものと血管収縮作用のあるものに分類できる可能性がある．

ポリフェノールの摂取と頭痛の関係をみると，緊張型頭痛ではポリフェノールは頭痛を抑える効果があるが，片頭痛ではその逆となる．緊張型頭痛は筋肉が緊張し，血液の巡りが悪くなることで起こるとされており，ポリフェノールの抗酸化作用と血管拡張作用による血流改善によって頭痛が緩和されると考えられている．一方，片頭痛は，ポリフェノールがもつ「血管作動作用」（血管拡張作用と血管収縮作用）によって引き起こされると考えられている．食品中に含まれるポリフェノールは，その他の機能性成分とともに血管作動作用を発揮している．また，ポリフェノールは5,000種類あるといわれており，食品中のポリフェノールの機能性研究は今後のテーマであるともいえる．

頭痛の相談者に対し，食品と頭痛との関係を考える場合，まず「頭痛ダイアリー」による注意深い分析が重要である．

頭痛ダイアリーは，「①患者が自分の頭痛を理解できること」，「②医師がより正確に診断できること」，「③治療・治療薬の評価・改善」に役立つので，頭痛ダイアリーには，頭痛の程度，ADL，服薬歴と有用性評価，1日の主な出来事等の記載が求められている．

片頭痛の適応探しでは，さまざまな症状を訴える片頭痛の特徴及び分類と，その診断基準を知ることが重要になる．というのも，片頭痛の診療では，まず，片頭痛を「前兆のない片頭痛」と，「前兆のある片頭痛」に分け，それぞれの典型的な症状，診断基準，急性期治療についての知識と経験を積まなければならないからである（**表15-1**）．

表15-1　片頭痛の診断基準

1.1.　前兆のない片頭痛	1.2.　前兆のある片頭痛
A. B〜D を満たす発作が 5 回以上ある． B. 頭痛の持続時間は 4〜72 時間（未治療もしくは治療が無効の場合）． C. 次の 4 つの特徴の少なくとも 2 項目を満たす． 　①片側性 　②拍動性 　③中等度〜重度の頭痛 　④日常的な動作（歩行や階段昇降など）により頭痛が増悪する，あるいは頭痛のために日常的な動作を避ける D. 頭痛発作中に少なくとも次の 1 項目を満たす． 　①悪心または嘔吐（あるいはその両方） 　②光過敏及び音過敏 E. ほかに最適な ICHD-3*の診断がない．	A. B 及び C を満たす発作が 2 回以上ある． B. 次の完全可逆性前兆症状が 1 つ以上ある． 　①視覚症状 　②感覚症状 　③言語症状 　④運動症状 　⑤脳幹症状 　⑥網膜症状 C. 次の 4 つの特徴の少なくとも 2 項目を満たす． 　①少なくとも 1 つの前兆症状は 5 分以上かけて徐々に進展するか，または 2 つ以上の前兆が引き続き生じる（あるいはその両方） 　②それぞれの前兆症状は 5〜60 分持続する 　③少なくとも 1 つの前兆症状は片側性である 　④前兆に伴って，あるいは前兆発現後 60 分以内に頭痛が発現する D. ほかに最適 ICHD-3 の診断がない，また，一過性脳虚血発作が除外されている．

* ICHD-3：「国際頭痛分類第 3 版 beta 版」（ICHD-3β）に同じ．

15.1.4. 緊張型頭痛

緊張型頭痛と片頭痛の症状は似ているが，治療法が異なっているので，緊張型頭痛の分類と診断基準の知識は欠かせない．緊張型頭痛には「稀発反復性緊張型頭痛」と，「頻発反復性緊張型頭痛」があり，それぞれについて診断基準が示されている（**表 15-2**）．

表 15-2 緊張型頭痛の診断基準

2.1. 稀発反復性緊張型頭痛	2.2. 頻発反復性緊張型頭痛
A. 平均して1ヵ月に1日未満（年間12日未満）の頻度で発現する頭痛が10回以上あり，かつB〜Dを満たす． B. 頭痛は30分〜7日間持続する． C. 次の4つの特徴のうち，少なくとも2項目を満たす． 　①両側性 　②症状は圧迫感または締めつけ感（非拍動性） 　③強さは軽度〜中等度 　④歩行や階段の昇降のような日常的な動作により増悪しない D. 次の両方を満たす． 　①悪心・嘔吐はない 　②光過敏や音過敏はあってもどちらか一方のみ E. ほかに最適なICHD-3*の診断がない．	A. 3ヵ月を超えて，平均して1ヵ月に1〜14日（年間12日以上180日未満）の頻度で発現する頭痛が10回以上あり，かつB〜Dを満たす． B. C. 2.1. 稀発反復性緊張型頭痛に同じ． D. E.

* ICHD-3：「国際頭痛分類第3版 beta 版」（ICHD-3β）に同じ．

Pharmacist's point of view
頭痛とは？

- 頭痛の有病率は片頭痛が8.4％，緊張型頭痛が22.4％である．
- 片頭痛，緊張型頭痛は，ともに就労年齢層での割合が高く，社会的支障度が高いと推定される．
- 「ICHD-3β」では，頭痛を機能性頭痛（一次性頭痛）と疾患起因性頭痛（二次性頭痛）に分類している．
- 「ICHD-3β」によると，一次性頭痛は，片頭痛，緊張型頭痛などに分類される．
- 一次性頭痛は，頭痛を訴える患者の90％を占めており，残りの10％は二次性頭痛である．
- 二次性頭痛には，頭頸部外傷・障害性頭痛，くも膜下出血による頭痛，脳腫瘍による頭痛，薬物乱用性頭痛，髄膜炎による頭痛，高血圧による頭痛などがある．
- 二次性頭痛の鑑別は，頭痛の基礎疾患から来る警告症状の把握によって進める．
- 片頭痛の診療では，丁寧な問診と的確な診断によって，片頭痛の誘因を医療従事者と患者が理解し，頭痛ダイアリーなどを活かした効果的な片頭痛治療を目指すことが目標になる．
- 片頭痛の誘因には，①精神的因子，②月経周期，③環境因子，④食事性因子がある．
- 頭痛ダイアリーの意義は，「①患者が自分の頭痛を理解できること」，「②医師がより正確に診断できること」，「③治療・治療薬の評価・改善」にある．
- 片頭痛の適応探しでは，その特徴と分類，診断基準を知ることが重要になる．また，片頭痛のさまざまな症状の特徴と分類，診断基準，急性期治療について知っておく必要がある．
- 緊張型頭痛と片頭痛の症状は似ているが，治療法は異なっている．

15.2. 頭痛の適応探し

15.2.1. 頭痛診療と薬剤師

「かかりつけ薬剤師」は，頭痛診療において，「かかりつけ医」，「頭痛の専門医」との連携を図ることが求められており，その前提条件として，患者の日常生活の改善を企図したコミュニケーションが基礎になければならない（図15-3）．

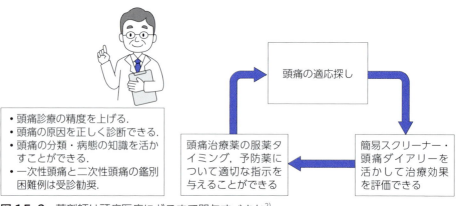

図15-3 薬剤師は頭痛医療にどこまで関与すべきか[2]

15.2.2. 頭痛相談者の適応探しのアルゴリズム

辛い頭痛症状をかかえる相談者のプライマリ・ケアでは，日本頭痛学会の「慢性頭痛の診療ガイドライン2013」（慢性頭痛ガイドライン）のアルゴリズム（CQ I -8）を有効に活用する．頭痛の適応探しでは，まず，二次性頭痛を鑑別するために，二次性頭痛の9つの警告症状を意識しつつ，相談者の訴えに耳を傾けるステップから始める（図15-2）．なお，問診は相談者の症状を的確に捉える効果がある「積極的傾聴」によって進める．

問診については，かかりつけ医あるいは「頭痛外来」等で実施している「頭痛患者のスクリーニング」による進め方がある．このアルゴリズムは，薬局・薬剤師のSCSにも活かすことができる実践的な問診Q1～Q4から構成されている（図15-4）．

Q1：頭痛が日常生活・活動に及ぼす影響

現在，MIDAS（日常生活を仕事・学校，家事，余暇に分けた簡易テスト）や，HIT-6（痛みの程度・日常生活への影響・社会生活への影響・頭痛による精神的負担などの6つの質問）などがある．HIT-6では各質問の回答選択肢が5つあり，それぞれ6点（第1選択肢）・8点（第2選択肢）・10点（第3選択肢）・11点（第4選択肢）・13点（第5選択肢）で評点される．なお，50点以上の場合，頭痛による日常生活への影響が大きいと判断され，医療機関の受診が勧められる．

Q2：1ヵ月に頭痛は何日あるか

慢性連日性頭痛は，6ヵ月にわたり，1日4時間以上の頭痛が月15日以上（1年間に180日）出現する頭痛と定義される．なお，片頭痛は，月に1～2回から，多い場合で週に1～2回くらいの発症頻度とされている．

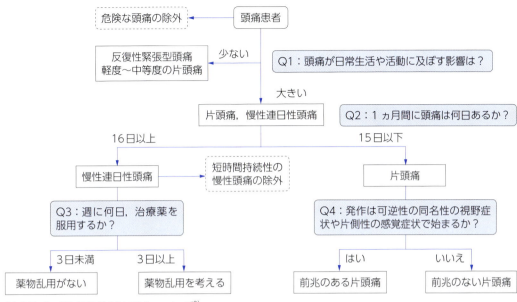

図15-4 頭痛患者のスクリーニング[3]

Q3：週に何日，治療薬を服用するか

　この設問は薬物乱用性頭痛（medication-overuse headache：MOH）疑診例を見出すための設問である．MOHの診断基準では，以前から頭痛疾患をもつ患者において，「頭痛は1ヵ月に15日以上存在する」，「1種類以上の急性期または対症的頭痛治療薬を3ヵ月以上定期的に服用している」，「ほかに最適な『ICHD-3β』の診断がない」こととされている．
　なお，MOHの有病率は1％と推定されている．

Q4：発作は可逆性の同名性の視野症状や片側性の感覚症状で始まるか

　この設問は前兆のある片頭痛を確認することで，前兆のない片頭痛も確認できる．片頭痛の前兆症状には，両眼の同じ側が見えなくなる同名性の視野障害や，片側性の感覚症状がある．
　片頭痛に関しては，その特徴を示す「POUNDing」に注目したアルゴリズムが有用である．POUNDingとは，「Pulsating（拍動性）」，「duration of 4-72hOurs（4-27時間持続）」，「Unilateral（片側性）」，「Nausea（悪心）」，「Disabling（生活支障度が高い）」の5文字をとったもので，片頭痛の適応探しでは，これら5つの特徴のうちの4つを満たせば，片頭痛である可能性が高い（**図15-5**）．

15.2.3. 一次性頭痛の治療の目的

　一次性頭痛では患者に苦痛があれば，重症度にかかわらず治療の対象になる．また，頭痛が日常生活に支障をきたしていると判断できる場合は，セルフケアの範囲となる．
　片頭痛患者の74％は日常生活に支障をきたしているとの報告があるが，その一方で，医療機関への受診率は，片頭痛が30％，慢性緊張型頭痛が73％（そのうち29％が日常生活に影響があるとしている）となっている．日常生活への影響は，先述したとおり，MIDASとHIT-6によって確認する（五十嵐によれば，MIDASにおける評価の場合，Ⅰ（ほとんど支障ない）63.3％，Ⅱ（軽度支障）14.0％，Ⅲ（中等度支障）8.0％，Ⅳ（高度支障）5.7％であったと報告している）．

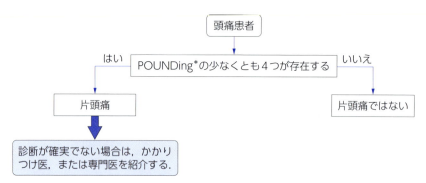

*POUNDing：Pulsating（拍動性），duration of 4-72 hours（4〜72時間の持続），Unilateral（片側性），Nausea（悪心），Disabling（生活支障度が高い）

図15-5 頭痛診療のアルゴリズム，この患者は片頭痛か？[4]

　一次性頭痛の治療目的は，頭痛の頻度・強度，持続時間を減らし，頭痛によって障害される時間を短縮するとともに，患者のQOLを改善することにある．

15.2.4．OTC薬による薬物療法の範囲

　「慢性頭痛ガイドライン」によれば，OTC薬による薬物療法の範囲は，①軽度の片頭痛，②反復性緊張型頭痛とされている．一方，大日らの「疾病毎の医療受診とOTC需要の代替性に関する分析」によれば，「頭痛・生理痛の医療受診 vs OTC薬の需要」の割合は14%/49%であり，薬剤師の頭痛治療に対する役割は大きいといえる．

 Pharmacist's point of view
頭痛の適応探し

- 頭痛診療において，かかりつけ薬剤師は，「かかりつけ医」，「頭痛の専門医」との連携が求められている．
- 頭痛の適応探しでは，二次性頭痛の警告症状に耳を傾けるステップから始める．
- 頭痛が日常生活・活動に及ぼす影響は，MIDAS，HIT-6などによって評価される．
- 慢性連日性頭痛は，6ヵ月にわたり，1日4時間以上の頭痛が月15日以上出現する頭痛と定義される．
- 片頭痛は月に1〜2回から，多い場合で週に1〜2回くらいの発症頻度とされている．
- MOHは，「月15日以上の頭痛」，「1種類以上の急性期または対症的頭痛治療薬の3ヵ月以上の定期的乱用」，「『ICHD-3β』に最適診断がない」といった条件を満たす．
- 片頭痛の前兆症状には，両眼の同じ側が見えなくなる同名性の視野障害や，片側性の感覚症状がある．
- POUNDingで示される5つの特徴のうち，4つを満たせば片頭痛である可能性が高い．
- 一次性頭痛では，患者に苦痛があれば，重症度にかかわらず治療の対象になる．
- 頭痛が日常生活に支障をきたしていると判断できる場合は，セルフケアの範囲となる．
- 一次性頭痛の治療目的は，頭痛の頻度・強度，持続時間を減らし，頭痛によって障害される時間を短縮するとともに，患者のQOLを改善することにある．
- 「慢性頭痛ガイドライン」では，OTC薬による薬物療法の範囲は，軽度の片頭痛，反復性緊張型頭痛としている．

15.3. 頭痛の適剤探し

15.3.1. 片頭痛の急性期治療

　片頭痛の急性期治療は，薬物治療が中心となる．治療薬には①アセトアミノフェン，②NSAIDs が選択の範囲になる．片頭痛の急性期治療では，重症度を軽度とすることが原則で，頭痛発作中に悪心・嘔吐を伴う場合は，③トリメブチンマレイン酸塩配合剤の併用が許される．

　薬物の使用範囲は①ロキソプロフェンナトリウム水和物，②アセトアミノフェン，③イブプロフェン，④アセチルサリチル酸が中心となる．また，漢方製剤では，慢性頭痛患者53例に限定した呉茱萸湯についての二重盲検ランダム化比較試験の報告があり，頭痛の発生頻度及び鎮痛薬の服用回数で有意の減少が認められている．なお，呉茱萸湯は頭痛を伴うはきけ・嘔吐にも選択できる．

15.3.2. 頭痛治療薬のグルーピング

　ここでは慢性頭痛の OTC 薬として，8 製品を次の 3 グループに分類した（**表 15-3**〜**表 15-5**）．

表 15-3　グループ A (NSAIDs)[5),6)]

製品番号・製品名/リスク分類 主成分（1 回量・1 日限度）	他の配合成分	効能・効果（抜粋）
①ロキソニン S/第1 類医薬品 ロキソプロフェンナトリウム水和物 1 錠/回 (68.1 mg)・2 回/日	—	頭痛・月経痛（生理痛）・歯痛・抜歯後の疼痛・咽喉痛・腰痛・関節痛・神経痛・筋肉痛・肩こり痛・耳痛・打撲痛・骨折痛・ねんざ痛・外傷痛の鎮痛
②ロキソニン S プラス/第1 類医薬品 ロキソプロフェンナトリウム水和物 1 錠/回 (68.1 mg)・2 回/日	酸化マグネシウム	頭痛・月経痛（生理痛）・歯痛・抜歯後の疼痛・咽喉痛・腰痛・関節痛・神経痛・筋肉痛・肩こり痛・耳痛・打撲痛・骨折痛・ねんざ痛・外傷痛の鎮痛
③イブ A 錠 EX/指定第 2 類医薬品 イブプロフェン 2 錠/回 (200mg)・2 回/日	アリルイソプロピルアセチル尿素，無水カフェイン	月経痛（生理痛）・頭痛・歯痛・咽喉痛・関節痛・筋肉痛・神経痛・腰痛・肩こり痛・抜歯後の疼痛・打撲痛・耳痛・骨折痛・ねんざ痛・外傷痛の鎮痛
④バファリン A/指定第 2 類医薬品 アセチルサリチル酸 2 錠/回 (660mg)・2 回/日	合成ヒドロタルサイト	頭痛・月経痛（生理痛）・関節痛・神経痛・腰痛・筋肉痛・肩こり痛・咽喉痛・歯痛・抜歯後の疼痛・打撲痛・捻挫痛・骨折痛・外傷痛・耳痛の鎮痛

片頭痛と緊張型頭痛の標準的な薬物治療（適剤探し）

- 片頭痛の発作時の場合：軽度〜中等度の頭痛には NSAIDs を用いる．中等度〜重度の頭痛，または，軽度〜中等度の頭痛であっても NSAIDs が無効な場合には，漢方方剤「呉茱萸湯」の服薬あるいは受診勧奨とする．
- 片頭痛の発作中に「悪心・嘔吐」を伴う場合：「タナベ胃腸薬〈調律〉」の併用を検討する．
- 片頭痛の発作が月に 2 回以上ある場合：予防的治療が必要なため，かかりつけ医・頭痛専門医の受診勧奨とする．
- 緊張型頭痛と判断される場合：病型・病態に即した適剤探しが望ましいが，治療薬の使い分けに関するエビデンスは少ない．したがって，ストレス，うつ状態，不安，肩こりなどを背景因子とする例については，非薬物療法として，①ストレス管理，②姿勢の矯正，③適度な運動などを勧める．
- ①二次性頭痛を疑う 9 つの警告症状（**図 15-2** 参照）がある例，②頭痛ダイアリーの判定による治療薬に効果がない例，③一次性頭痛と二次性頭痛の鑑別に苦慮する例は，かかりつけ医の受診を勧奨する（あるいは頭痛専門医を紹介する）．

表 15-4 グループ B（アセトアミノフェン：第 2 類医薬品）

製品番号・製品名 主成分（1 回量・1 日限度）	他の配合成分	効能・効果（抜粋）
⑤ラックル速溶錠 アセトアミノフェン 1 錠/回（300 mg）・3 回/日まで	―	腰痛・神経痛・関節痛・肩こり痛・筋肉痛・頭痛・ねんざ痛・外傷痛・打撲痛・骨折痛・歯痛・抜歯後の疼痛・咽喉痛・耳痛・月経痛（生理痛）の鎮痛
⑥タイレノール A アセトアミノフェン 1 錠/回（300 mg）・3 回/日まで	―	頭痛・月経痛（生理痛）・歯痛・抜歯後の疼痛・咽喉痛・耳痛・関節痛・神経痛・腰痛・筋肉痛・肩こり痛・打撲痛・骨折痛・捻挫痛・外傷痛の鎮痛

医療用アセトアミノフェン含有製品（カロナール）との比較

- カロナール錠の添付文書（効能・効果）

下記の疾患並びに症状の鎮痛

頭痛，耳痛，症候性神経痛，腰痛症，筋肉痛，打撲痛，捻挫痛，月経痛，分娩後痛，がんによる疼痛，歯痛，歯科治療後の疼痛，変形性関節症

- 上記の「効能・効果」欄に対応する「用法・用量」欄には，「通常，成人にはアセトアミノフェンとして，1 日 300～1,000 mg を経口投与し，投与間隔は 4～6 時間以上とする．なお，年齢，症状により適宜増減するが，1 日総量として 4,000 mg を限度とする．また，空腹時の投与は避けさせることが望ましい」とされている．
- 製品⑥の用法・用量は，成人（15 歳以上）で 1 回 1 錠，1 日 3 回までで，服用間隔は 4 時間以上空けることとされており，カロナールの頭痛に対する用法・用量との格差が大きい．
- ※グループ B の製品⑤・⑥は，それらの用法・用量の範囲における有効性では，頭痛（片頭痛・緊張型頭痛）の軽症例への適剤と考えることができる．

表 15-5 グループ C（頭痛に悪心・嘔吐を伴う場合：第 2 類医薬品）

製品番号・製品名 主成分（1 日含有量）	他の配合成分	効能・効果（抜粋）
⑦呉茱萸湯エキス顆粒 呉茱萸湯 1,000 mg/日	―	体力中等度以下で，手足が冷えて肩がこり，ときにみぞおちが膨満するものの次の諸症：頭痛，頭痛に伴うはきけ・嘔吐，しゃっくり
⑧タナベ胃腸薬〈調律〉 トリメブチンマレイン酸塩 2 錠/回・3 回/日（300 mg）	ビオヂアスターゼ 2000，リパーゼ AP6，カンゾウ末，ロートエキス，炭酸水素ナトリウム，沈降炭酸カルシウム，メタケイ酸アルミン酸マグネシウム	・胃もたれ，胃部膨満感，胃重 ・吐き気（胃のむかつき，二日酔・悪酔のむかつき），胃部不快感 ・食べ過ぎ，飲み過ぎ，消化促進，消化不良による胃部・腹部膨満感 ・食欲不振，胃弱，消化不良，胸つかえ ・胃痛，胸やけ，胃酸過多，げっぷ，嘔吐

呉茱萸湯エキスとタナベ胃腸薬〈調律〉

- 関ら及び前田らは，慢性頭痛に対して呉茱萸湯を用い，それぞれ 79.5％，89％ の有効率を報告している．特に前田らの報告では，痛みの強い血管性頭痛に対しても高い改善効果を認めており，効果発現時期も投与開始から 2 週間以内であったと報告している．
- 赤嶺らは，緊張型頭痛に対して，呉茱萸湯は 76.7％ の有効性を報告し，呉茱萸湯は，慢性頭痛の片頭痛・緊張型頭痛のいずれにも効果があるとしている．
- 「タナベ胃腸薬〈調律〉」の主薬成分であるトリメブチンマレイン酸塩は，①消化管運動機能改善を中心に，②内臓知覚過敏にも改善効果がある．類似薬効をもつものに，メトクロプラミド，ドンペリドン，アコチアミドがあり，アコチアミドは 2013 年に世界初の FD（機能性ディスペプシア）の治療薬となっている．
- ドンペリドンは悪心・嘔吐を伴う片頭痛に併用するよう勧められている[7]．

①グループAは，NSAIDsの4製品（服用は15歳以上）．
②グループBは，アセトアミノフェン製剤の2製品（服用は15歳以上）．
③グループCは，漢方製剤及びトリメブチンマレイン酸塩配合剤の各1製品（製品⑦は2歳以上の小児から使用可能）．

なお，グループBのアセトアミノフェン製剤に関しては，アセトアミノフェンの1日限度量が，OTC薬と医療用医薬品で格差が大きい（OTC薬：900 mg，医療用医薬品：4,000 mg）ため，一次性頭痛への使用では，片頭痛・緊張型頭痛とも，一部の軽症例を選んで推奨する．

Pharmacist's point of view
頭痛の適剤探し

- 片頭痛の急性期治療では，軽症例に対する薬物治療が中心となる．
- 治療薬には，ロキソプロフェンナトリウム水和物，アセトアミノフェン，イブプロフェン，アセチルサリチル酸等がある．
- 頭痛発作中に悪心・嘔吐を伴う場合は，トリメブチンマレイン酸塩配合剤の併用が許される．
- 慢性頭痛の二重盲検ランダム化比較試験によって呉茱萸湯の有用性が明らかにされた．また，呉茱萸湯は頭痛に伴うはきけ・嘔吐にも選択できる．
- 軽度〜中等度の片頭痛の急性期治療にはNSAIDsが使用できるが，NSAIDsが無効な場合には呉茱萸湯を選択するか，受診勧奨とするかを考慮する．
- 片頭痛発作が月2回以上の例は，予防的治療が必要と判断し，受診勧奨とする．
- ストレス，うつ状態，不安，肩こりなどを背景因子とする緊張型頭痛は，ストレス管理，姿勢の矯正，適度な運動などの非薬物療法を活かす道が選択できる．
- 二次性頭痛疑診で鑑別困難な例や，治療薬抵抗性の例については，かかりつけ医・頭痛専門医を紹介する．
- アセトアミノフェンの1日限度量は，OTC薬（900 mg）と医療用医薬品（4,000 mg）で格差が大きいため，アセトアミノフェン製剤を片頭痛・緊張型頭痛に使用する場合は，軽症例を選択する．

参考文献

1) Sakai F, Igarashi H：Prevalence of migraine in Japan (a nationwide survey)., Cephalalgia 17 (1), p.15-22, 1997.
2) 慢性頭痛の診療ガイドライン作成委員会：「慢性頭痛の診療ガイドライン2013」，p.16-17 (CQ I-5「プライマリケア医は頭痛医療にどう取り組むべきか」)，医学書院，2013.
3) Dowson AJ, Bradford S, Lipscombe S, Rees T, Sender J, Watson D, Wells C：Managing chronic headaches in the clinic., Int J Clin Pract 58 (12), p.1142-1151, 2004.
4) Detsky ME, McDonald DR, Baerlocher MD, Tomlinson GA, McCrory DC, Booth CM：Does this patient with headache have a migraine or need neuroimaging?, JAMA 296 (10), p.1274-1283, 2006. より引用改変.
5) 慢性頭痛の診療ガイドライン作成委員会：「慢性頭痛の診療ガイドライン2013」，2013.
6) 小川聡 他 監修：「今日のcommon disease 診療ガイドライン」，p.246-250，医学書院，2012.
7) 小川聡 他 監修：「今日のcommon disease 診療ガイドライン」，p.246-250，医学書院，2012.

16章

月経困難症

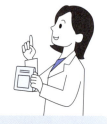

学習のポイント

> 機能性月経困難症の患者数は急増し，OTC薬でセルフケアする45歳未満の服薬者は42％に達する．月経困難症では月経痛の程度・対応と基礎に触れ，その治療では，OTC薬15製品と漢方製剤の有用性からの適剤探しについて述べる．また，月経困難症のSCSでは「産婦人科診療ガイドライン─婦人科外来編2014」を軸に，機能性月経困難症の対応・治療について述べる．

16.1. 月経困難症とは？

16.1.1. 月経痛と月経困難症

　女性労働協会の16～50歳未満の働く女性を対象とした「働く女性の健康に関する実態調査」（2004年）によると，月経痛の程度は，①かなりひどい（解熱鎮痛薬等を服薬しても会社を休む）2.8％，②ひどい（服薬すれば，仕事ができる）25.8％と報告されている．また，同調査の年代別の調査結果をみると，25歳未満の女性の43.1％に強い月経痛が認められるが，年齢が高くなるにつれて月経痛の程度は軽くなる傾向にある（**図16-1**）．

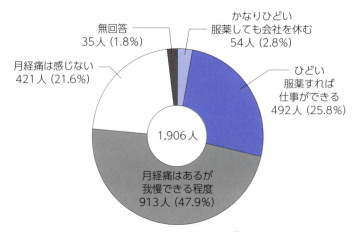

図16-1　16～49歳の女性の月経痛の程度[1]

下開の報告によれば，45歳未満で月経痛が重い女性における，OTC薬の服薬者は42.4%に達しており，産婦人科医の受診者は35.9%，産婦人科以外の受診者は8.7%となっている．これらをふまえると，医療受診とOTC薬の需要の間に拮抗関係がみられるといえる．一方，「特に何もしなかった」と回答した女性も26.1%あり，月経痛が重くても何も対応しない女性の存在が浮き彫りになった（**図16-2**）．

なお，大橋らが1965年に実施した10,480人を対象とする大規模報告によると，10〜15歳では41.3%に月経痛，23.9%に月経困難症が認められ，16〜20歳では65.7%に月経痛，35.7%に月経困難症が認められた．

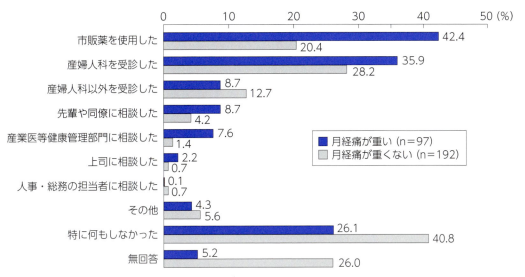

図16-2 月経痛への対応（月経痛の程度別）[2]

16.1.2. 月経期と月経周期

思春期では内生殖器が成熟し，排卵の開始（初潮）が見られる時期に達する．月経周期は約28日間で，月経期（4日間），増殖期（10日間），分泌期（14日間）が周期的に起きる．月経期において卵が受精しない場合，血中の高値レベルのプロゲステロンが下垂体の活動を抑制し，黄体化ホルモンの産生をかなり減少させることで，黄体の変性とプロゲステロン産生の減少が起こる．そして，排卵の約14日後には子宮内膜は変性して剥離し，月経が始まる（**図16-3**）．

16.1.3. 月経困難症とその分類

月経困難症（Dysmenorrhea）とは，月経時，あるいはその直前から強い下腹痛や腰痛（月経痛）が始まり，月経期間中に日常生活を営むことが困難な状態と定義されている．月経困難症は，機能性（原発性）月経困難症と器質性（続発性）月経困難症に分類され，それぞれで治療方針が異なるので，両疾患の鑑別診断が必要となる．

月経困難症のうち，セルフケアの対象となるのは機能性月経困難症であるため，機能性月経困難症の適応探しでは，器質性月経困難症との鑑別が必要である．両疾患の鑑別には，通常，①発症時期，②疼痛時期，③疼痛持続期間，④疼痛の質の4項目について問診が実施される（**表16-1**）．

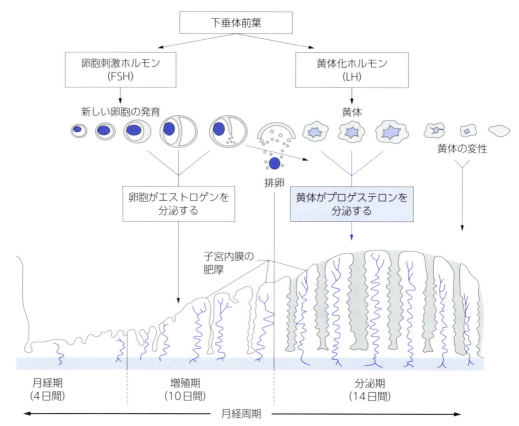

図 16-3 月経周期における子宮内膜の変化[3]

表 16-1 問診による機能性月経困難症と器質性月経困難症の鑑別[4]

	機能性月経困難症	器質性月経困難症
発症の時期	初経後1〜2年後より	初経後10〜20年頃より
疼痛の時期	月経開始の前後	月経数日前から月経数日頃まで
疼痛持続期間	1〜2日程度	3〜5日間
疼痛の質	けいれん性，周期性	持続性

機能性月経困難症

月経困難症の症状は，下腹痛，腰痛，腹部膨満感，嘔気，頭痛，疲労・脱力感，食欲不振，いらいら，下痢及び憂鬱の順に多い．機能性月経困難症は，初経後1〜2年後より始まる．機能性月経困難症に罹る女性は，子宮内膜より産生されるプロスタグランジン (PG) が多いことが報告されており，正常域を超えて分泌されるプロスタグランジン $F_{2\alpha}$ ($PGF_{2\alpha}$) が，平滑筋からなる子宮筋を過度に収縮させ，血管の攣縮や子宮筋の虚血などをひき起こすことで発症すると推測されている．

通常，機能性月経困難症は，無排卵性月経には見られないが，ときに発症することがある．これについては，子宮発育不全の子宮腔内に月経血が貯留し，これが硬い頸管を通過するときに刺激となって起きると考えられている．また，ときに心因性要因も関与するとされ，特に若年者にその傾向がみられる．

器質性月経困難症

器質性月経困難症の場合，子宮内膜症が頻度の高い原因疾患と考えられている．子宮内膜症とは，子宮内膜あるいは類似組織が，何らかの原因で子宮内膜以外の場所に発生する疾病である．この組織は女性ホルモンの影響を受け，正常な子宮内膜と同じように周期的に生理様変化を起こして増殖・出血するため，その血液が排泄されないことにより，炎症や，周囲組織との癒着を起こし，さまざまな痛みをもたらす．

また，子宮腺筋症は，子宮内膜または類似する組織が子宮筋層に入り込み，子宮筋層内で月経様変化を起こすことによって子宮が腫大する疾病である．このほかにも原因疾患として，クラミジア感染による骨盤内炎症，不正出血，子宮筋腫（粘膜下筋腫）がある（**表16-2**）．

表16-2 器質性月経困難症を疑う原因疾患と症状

原因疾患	症状
子宮内膜症	月経痛は90％，ほかに腰痛・下腹部痛，排便痛，性交痛などがあり，20～30歳代の女性に多く発症し，加齢による女性ホルモン分泌の減少を境におさまる．
骨盤内炎症	性交渉経験者が，帯下異常，性交時出血，下腹部痛，右上腹部痛を訴える．
不正出血	月経以外の時期に出血がある．
子宮筋腫	子宮筋腫や子宮腺筋症，子宮内膜ポリープがある場合は過多月経の原因となる．貧血を訴える場合は，受診勧奨が原則である．
子宮腺筋症	生理時に下腹部や腰部に激しい痛みを引き起こし，下半身に痛みを感じるようになる．経血量が増える過多月経も起こりやすく，その影響で貧血になりやすい．

16.1.4. 月経困難症の適応探し

初経後・青年期初期の発症の例では，機能性月経困難症が疑われ，思春期以降初発の例では，器質性月経困難症を疑う．

機能性月経困難症の診断には，特徴的で反復性症状の病歴が必要である．また，器質性月経困難症との鑑別には，子宮内膜症，クラミジア感染による骨盤内炎症，性器奇形を想定し，疑わしい例は受診勧奨する．

Pharmacist's point of view
月経困難症とは？

- 月経痛の程度については「かなりひどい」2.8％，「ひどい」25.8％と報告されている．
- 45歳未満で月経痛が重い女性における，OTC薬の服薬者は42.4％であり，産婦人科医の受診者は35.9％であった．
- 16～20歳の65.7％に月経痛，35.7％に月経困難症が認められた．
- 月経周期は28日間で，月経期（4日間），増殖期（10日間），分泌期（14日間）が周期的に起きる．
- 月経期において卵が受精しない場合，排卵14日後には子宮内膜は変性し，月経が始まる．
- 月経困難症とは，月経前，あるいは月経期間中の下腹痛などで，日常生活を営むことが困難な状態と定義される．
- 月経困難症は機能性（原発性）月経困難症と，器質性（続発性）月経困難症に分類される．

- 月経困難症の鑑別には，発症時期，疼痛時期，疼痛持続期間，疼痛の質について問診する必要がある．
- 月経困難症の症状には，下腹痛，腰痛，腹部膨満感，嘔気，頭痛，疲労感，食欲不振などがある．
- 機能性月経困難症に罹る女性は，子宮内膜からの PG 産生が多いとの報告がある．
- 器質性月経困難症の原因疾患として，子宮内膜症の頻度が高い．
- 子宮内膜症の症状には，月経痛，腰痛・下腹痛，排便痛，性交痛がある．
- 初経後・青年期初期発症の例では，機能性月経困難症が疑われ，思春期以降の初発例では，器質性月経困難症が疑われる．
- 機能性月経困難症の診断には，特徴的で反復性症状の病歴が必要である．

16.2. 機能性月経困難症の治療

16.2.1. 機能性月経困難症の管理と治療

　機能性月経困難症の対応と治療には 6 つのアプローチがあり，腰・下腹部を温めて骨盤の血流を良くすること〔Ⅰ〕は，漢方製剤（駆瘀血剤）による血液循環の改善〔Ⅱ〕につながり，子宮発育不全に伴う月経痛に鎮痙薬を使う〔Ⅳ〕ことは，それらの例に鎮痙作用がある漢方製剤を用いる考え方〔Ⅱ〕に結びついている．

　機能性月経困難症の適応探しには，特徴的で反復性症状の病歴が必要であるが，相談者が排卵周期に伴う疼痛であるか否かを判断するには，基礎体温を記録し，痛みの程度を記入してもらう必要がある．機能性月経困難症の疼痛に対しては，非ステロイド性抗炎症薬（NSAIDs）等を用いる〔Ⅲ〕が，子宮発育不全に伴う月経痛では，鎮痙薬，漢方製剤の選択肢を検討する〔Ⅳ〕必要がある．

　子宮発育不全では過少月経・生理不順・無月経，あるいは生理痛が強い場合がある．軽症例では過少月経となるが，無排卵性月経を伴って月経量が多くなる例もあるので，このような場合は原則として受診勧奨を行う（**図 16-4**）．

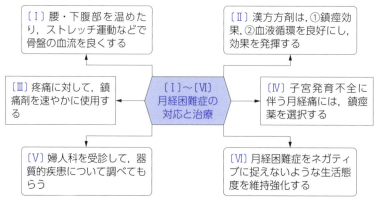

図 16-4 機能性月経困難症の対応と治療[5]

16.2.2. 機能性月経困難症に使用される OTC 薬

　機能性月経困難症の適剤探しでは，一般療法が重要である．特に疼痛不安が大きい例では，痛み閾値の低下がみられるので，SCS においては，必要に応じて月経困難症の機序を説明し，納得してもらうことで相談者との信頼関係を構築する．

　ここでは，月経困難症に繁用される 6 種の解熱鎮痛薬（**表 16-3**）ごとに OTC 薬 15 製品をグループ化した（**表 16-4**，**表 16-5**）.

16.2.3. 機能性月経困難症の適剤探し

　機能性月経困難症の適剤探しは，有効性と安全性の面から行われる．有効性の面では，グループ A，B，C が軽症例，グループ D，E は心因的要因がある軽症例，グループ F は軽症〜中等症に選択される．グループ F の 3 製品及びグループ D の製品⑦は，効果発現までの日数がやや少ない．また，月経困難症の 20〜30％において NSAIDs が無効との報告もあるため，一定期間の使用で効果がみられない例には漢方製剤を検討する．

　安全性の面では，各製品の添付文書の「してはいけないこと」，「相談すること」の記載に基づく．例えば，胃・十二指腸潰瘍の既往歴者の場合，グループ A の製品①，グループ C の製品⑥，グループ E の製品⑫，グループ F の製品⑭，⑮等を選択するなどの配慮が求められる（**表 16-6**，**表 16-7**）.

16.2.4. 月経困難症と駆瘀血剤

　漢方製剤の場合，月経困難症では次に示した駆瘀血剤を用いる（**表 16-8**）.
①体質・体格の良好例には，桂枝茯苓丸，桃核承気湯
②体質・体格の虚弱例には，当帰芍薬散，温経湯
　東洋医学の瘀血という概念は，静脈のうっ血，微小循環障害，血管外への出血・組織損傷・慢性炎症・ホルモン異常による凝固線溶系異常などを意味している．適応については，皮膚粘膜所見（例：どす黒い皮膚・手掌紅斑・皮膚粘膜の紫斑など），腹症所見（下腹部腹筋の異常緊張と圧痛など），一般症状（月経異常・冷え症など）から総合的に判断し，適剤探しでは，これらの所見と虚実の程度とを組み合わせることで，駆瘀血剤の最適化を図る．

318　16章　月経困難症

表16-3　6種類の解熱鎮痛薬とその特徴

配合される解熱鎮痛薬	配合成分の特徴
アセトアミノフェン	非ピリン系．中枢で弱いプロスタグランジン合成抑制作用を示す．アスピリンと同等の解熱鎮痛作用があるが，抗炎症作用はほとんどないとされる．副作用の胃痛が出にくい．子供の解熱薬として安全性が高い．
アセチルサリチル酸	サリチル酸系のNSAIDs．解熱鎮痛作用，抗炎症作用が強い．胃腸障害を防ぐために，胃粘膜保護成分を配合した製品が多い．
イブプロフェン	医療用医薬品でも「月経困難症」に適応をもち，繁用されている．ロキソプロフェンと類似構造をもつ．末梢でCOX阻害作用を現し，抗炎症・鎮痛作用に優れる．小さな錠剤に製剤しやすく，グループD及びE（**表16-5**）の6製品では1回2錠の用法・用量を設定．
イソプロピルアンチピリン	ピリン系成分．中枢でプロスタグランジン合成抑制作用を現すとされる．グループE（**表16-5**）の製品⑩ではイブプロフェンとの配合剤となっている．ピリン系薬剤であり，まれに重篤な副作用発現の可能性があるため，推奨時の服薬指導が必要．
エテンザミド	非ピリン系．アスピリンと同じサリチル酸系NSAIDsだが，比較的胃腸障害が出にくいとされている．アセトアミノフェン（A），カフェイン（C），エテンザミド（E）の配合で鎮痛効果を高めた「ACE処方」が知られている．
ロキソプロフェン	経口剤は，2011年1月に「ロキソニンS」が発売されている．医療用医薬品の「ロキソニン錠」の効能・効果には，①関節リウマチ等の消炎鎮痛，②術後・外傷・抜歯後の鎮痛・消炎，③急性上気道炎の解熱鎮痛が挙げられている．しかし，「月経困難症に強力な鎮痛効果と即効性を示す」としている文献もある[6]．

表16-4　機能性月経困難症の軽症例に選択される3グループ6製品

グループ	製品番号・製品名/リスク分類	配合成分	成人1回量・1日量 服薬年齢制限
A	①タイレノールA/第2類医薬品	AA	1錠/回・3回/日 （300mg/回・900mg/日） 15歳以上
B	②イブ/指定第2類医薬品	IP	2錠/回・3回/日（製品②） （150mg/回・450mg/日） 1包/回・3回/日（製品③） （150mg/回・450mg/日） 1カプセル/回・2回/日（製品④） （200mg/回・400mg/日） 15歳以上
B	③フェリア/指定第2類医薬品	IP	
B	④イブプロフェンソフトカプセル200「キョーワ」/指定第2類医薬品	IP	
C	⑤バイエルアスピリン/指定第2類医薬品	ASA（1錠中500mg）	1錠/回・3回/日 15歳以上
C	⑥バファリンA/指定第2類医薬品	ASA（1錠中330mg） HTC（1錠中100mg）	2錠/回・2回/日 15歳以上

AA：アセトアミノフェン，IP：イブプロフェン，ASA：アセチルサリチル酸，HTC：合成ヒドロタルサイト

※グループCの製品⑤・⑥は，いずれもアスピリン主薬製剤であるが，指定される用法・用量で服薬する場合，ASAの1日用量は製品⑤で1,500mg，製品⑥で1,200mgである．さらに，製品⑥は胃粘膜保護の目的でHTC 200mg/回の配合がなされている．

※製品①～⑥のすべての添付文書では「本剤服薬中は他の解熱鎮痛薬，かぜ薬，鎮静薬を服薬できない」としているが，AA配合剤の製品①の場合，多剤併用にともなうAAの過量摂取によって重篤な肝障害をひき起こすことが知られており，AAについては1回1,000mg，1日4,000mgを限度とするとされている．

16.2. 機能性月経困難症の治療　**319**

表16-5　機能性月経困難症の軽症・中等症に選択される3グループ9製品

グループ	製品番号・製品名/リスク分類	配合成分	成人（15歳以上）用量
D	⑦イブA錠EX/指定第2類医薬品	IP：200mg（製品⑦） IP：150mg（製品⑧・⑨） AIAU：60mg CAF：80mg	2錠/回・2回/日まで
	⑧セデスキュア/指定第2類医薬品		2錠/回・3回/日まで
	⑨ノーシンピュア/指定第2類医薬品		
E	⑩サリドンWi/指定第2類医薬品	IPA：150mg IP：50mg CAF：50mg	1錠/回・2回/日まで
	⑪ナロンエース/指定第2類医薬品	IP：144mg ET：84mg BVU：200mg CAF：50mg	2錠/回・3回/日まで
	⑫バファリンプレミアム/ 　指定第2類医薬品	IP：130mg AA：130mg CAF：80mg AIAU：60mg DAH：70mg	
F	⑬ロキソニンS/第1類医薬品	LSH：68.1mg	1錠/回・2回/日まで ・症状があらわれた時，空腹時を避けて服用する． ・再度の症状があらわれた時，3回目の服用ができる．
	⑭ロキソニンSプラス/第1類医薬品	LSH：68.1mg MGO：33.3mg	
	⑮ロキソニンSプレミアム/ 　第1類医薬品	LSH：68.1mg AIAU：60mg CAF：50mg MAM：100mg	

【解熱鎮痛薬】IP：イブプロフェン，IPA：イソプロピルアンチピリン，ET：エテンザミド，AA：アセトアミノフェン，LSH：ロキソプロフェンナトリウム水和物
【鎮静薬】AIAU：アリルイソプロピルアセチル尿素，BVU：ブロムバレリル尿素
【胃粘膜保護薬】DAH：乾燥水酸化アルミニウムゲル，MGO：酸化マグネシウム，MAM：メタケイ酸アルミン酸マグネシウム
【キサンチン誘導体】CAF：無水カフェイン
※グループDはIP，グループEはIPAあるいはIPの主薬製剤であるが，1日の服薬回数は2回のものと3回のものがある．
※グループD，E，Fの9製品のうち，製品⑬・⑭を除く7製品にはCAFが50〜80mg/回含まれている．
※心因的要因が強い月経痛にはAIAU/BVU配合剤の選択を考慮する．

表16-6　機能性月経困難症のOTC薬の「してはいけないこと」

グループ	A	B			C		D			E			F		
してはいけないこと/製品番号	①	②	③	④	⑤	⑥	⑦	⑧	⑨	⑩	⑪	⑫	⑬	⑭	⑮
本剤または本剤配合成分に対するアレルギー既往歴者	●	●	●	●	●	●	●	●	●	●	●	●	●	●	●
本剤・他の解熱鎮痛薬・かぜ薬の服用に対する喘息発症歴者	●	●	●	●	●	●	●	●	●	●	●	●	●	●	●
15歳未満の小児	●	●	●	●	●	●	●	●	●	●	●	●	●	●	●
医療機関で治療中の者（胃・十二指腸潰瘍，肝臓病，腎臓病，心臓病）					●								●	●	●
医師から貧血，血小板減少との血液異常を指摘されている者					●								●	●	●
出産予定日12週以内の妊婦		●	●	●	●	●	●	●	●	●	●	●	●	●	●
本剤服用中の他の解熱鎮痛薬・かぜ薬・鎮静薬の服用	●	●	●	●	●	●	●	●	●	●	●	●	●	●	●
服用前後の飲酒	●	●	●	●	●	●	●	●	●	●	●	●	●	●	●
長期連用（3~5日）	●	●	●	●	●	●	●	●	●	●	●	●	●	●	●
服用後の乗り物・機械類の運転操作			●				●	●	●		●	●			

●：該当するもの
※詳細については各製品の添付文書を参照.

表16-7　機能性月経困難症のOTC薬の「相談すること」

グループ	A	B			C		D			E			F		
相談すること/製品番号	①	②	③	④	⑤	⑥	⑦	⑧	⑨	⑩	⑪	⑫	⑬	⑭	⑮
医師または歯科医師の治療を受けている人	●	●	●	●	●	●	●	●	●	●	●	●	●	●	●
妊婦または妊娠していると思われる人	●	●	●	●	●	●	●	●	●	●	●	●	●	●	●
授乳中の人		●	●	●	●	●	●	●	●	●	●	●	●	●	●
高齢者	●	●	●	●	●	●	●	●	●	●	●	●	●	●	●
薬などによりアレルギー症状を起こしたことがある人	●	●	●	●	●	●	●	●	●	●	●	●	●	●	●
心腎肝疾患，全身性エリテマトーデス，混合性結合組織病の診断を受けている人	▲		●	●	▲	▲	●	●	●	●	●	●	●	●	●
胃・十二指腸潰瘍，潰瘍性大腸炎，クローン病の既往歴がある人	▲	●	●	●	▲	▲	●	●	●	●	●	●	●	●	●
服用後の副作用（まれで重篤な副作用を含む）	●	●	●	●	●	●	●	●	●	●	●	●	●	●	●
服用後の副作用発症時（「便秘・眠気等」）に添付文書持参で相談（医師・薬剤師等）		●	●	●			●	●	●				●	●	●
5~6回（1~2回・3~4回）服用しても改善しない場合に要相談*	●	●	●	●	●	●	●	●	●	●	●	●	●	●	●

●：該当するもの　▲：一部が該当するもの
※詳細については各製品の添付文書を参照.
* 服用回数：製品⑦は3~4回，製品⑬・⑭・⑮は1~2回，その他の製品は5~6回の服用で効果が得られない場合に要相談.

表16-8 月経困難症に用いる4つの駆瘀血剤

	体質・体格が良好な例
桂枝茯苓丸 (50)	・体質・体格中等度～やや強い例，皮膚はサメ肌，小静脈うっ血，口唇の暗紫色化 ・便秘がある例には，大黄製剤の併用を検討する ・下腹部が硬く膨満があり，下腹部に圧痛がある例
桃核承気湯 (152)	・体重・体格中等度以上，頑健で筋肉質あるいは固太り ・のぼせ，動悸，頭痛，精神不穏，瘀血の徴候があり，便秘傾向がある ・下腹部膨満，筋緊張，圧痛（瘀血の腹症の一つ） ・月経困難症，月経不順，月経前緊張症等
	体質・体格が虚弱な例
当帰芍薬散 (155)	・体質・体格中等度～やや虚弱，顔色青白く冷え性，むくみやすい ・めまい，頭痛，朝のうち指が握りにくい，腰痛などがある例 ・月経異常，不妊症，排卵障害，習慣性流産，妊娠中毒症（軽症例），産後の腰痛，たん白尿，痔疾など
温経湯 (7)	・体質・体格中等度～やや虚弱，血色不良，足冷え，胃腸虚弱（当帰芍薬散による消化器障害），手掌のほてり，顔のほてり感，下腹部の冷え・痛み ・排卵異常，不妊症，月経不順，出血性メトロパチー，更年期障害，手掌角皮症

※（ ）内の数字は一般用漢方製剤承認基準の処方番号（「一般用漢方製剤承認基準の改正について」（平成24年8月30日薬食審査発0830第1号厚生労働省医薬食品局審査管理課長通知））

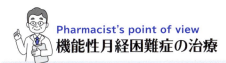

Pharmacist's point of view
機能性月経困難症の治療

● 機能性月経困難症の対応と治療には6つのアプローチがある．
● 腰を温め，骨盤の血流を良くすることは，駆瘀血剤による血液循環の改善作用につながる．
● 子宮発育不全に伴う月経痛に鎮痙薬を使うことは，漢方製剤を用いる考え方と共通する．
● 機能性月経困難症の適応探しでは，相談者が排卵周期に伴う疼痛であることを基礎体温記録等から判断する必要がある．
● 機能性月経困難症の疼痛にはNSAIDs等を用いるが，子宮発育不全を伴う月経痛には鎮痙薬，漢方製剤を用いる．
● 子宮発育不全では，過少月経・生理不順・無月経，あるいは生理痛が強い場合がある．
● 機能性月経困難症のSCSでは，相談者との信頼関係の構築が第一である．
● OTC薬は，機能性月経困難症の軽症～中等症の一部に用いられる．
● 月経困難症のOTC薬に配合される解熱鎮痛薬には，アセトアミノフェン，アセチルサリチル酸，イブプロフェン，イソプロピルアンチピリン，エテンザミド，ロキソプロフェンの6種がある．
● 機能性月経困難症の適剤探しについては，グループA，B，Cは軽症例，グループD，Eは心因的要因がある軽症例，グループFは軽症～中等症に選択される．
● 月経困難症の20～30％において，NSAIDsが無効との報告もあるため，一定期間の使用で効果がみられない例には，漢方製剤を検討する．
● 月経困難症の適剤探しでは，添付文書の「してはいけないこと」，「相談すること」の記載に基づく．
● 漢方製剤の場合，月経困難症では駆瘀血剤を用いる．

322　16章　月経困難症

16.3. 月経困難症の SCS

16.3.1.「産婦人科診療ガイドライン—婦人科外来編 2014」

　日本産科婦人科学会・日本産婦人科医会の「産婦人科診療ガイドライン—婦人科外来編2014」(産婦人科診療ガイドライン(最新版は 2017))には，実地臨床で課題となる 427 のCQ が用意されており，「女性医学編」では，思春期女子の診察・診療 (CQ 408・CQ 409)が，「内分泌編」では，機能性月経困難症 (CQ 301) が取り上げられている．これらは，薬剤師等が相談者に対する SCS を進める上で，欠かせない課題であるといえる (**表 16-9**).

表 16-9　産婦人科診療ガイドラインと機能性月経困難症[7]

	CQ	Answer
CQ408・CQ409	若年者の不安を取り除くためのSCS のポイント	一般に，月経困難症は，年齢とともにまたは妊娠出産によって症状が軽快することを説明する．
CQ301	① NSAIDs 使用の意味は？	月経困難症の発生には，内分泌期内膜で産生されるプロスタグランジン (PG) の関与が大きいので，PG の合成阻害薬である非ステロイド抗炎症薬 (NSAIDs)が有効であるとされている．
	②漢方薬の使用について	• 漢方薬により月経困難症を効果的に治療できる可能性がある．当帰芍薬散，加味逍遙散，桂枝茯苓丸，桃核承気湯，当帰建中湯などから，漢方医学的診断に基づいて処方する (**表 16-8**). • 漢方薬治療に即効性はないが，4〜12 週間の服薬で症状の改善が期待できる．
	③子宮発育不全に伴う月経痛への対処は？	ブチルスコポラミン臭化物を用いることができる．一方，OTC 薬の効能には月経困難症の承認は取れていない．医療用医薬品の 1 日最大服用量は 20 mg×5回であり，OTC 薬では 10 mg×3 回である．
	④保存治療の無効例への対応は？	• 心理・社会的背景が関与している可能性があるので，医療の現場では，カウンセリング・心理療法を選択できる． • 薬剤師の立場では受診勧奨が相当とされる．

※CQ に対する Answer の内容は，高いエビデンスレベルに基づき，徹底的な合議を重ねて結論を導いている．
※CQ301 の①(NSAIDs の使用)については推奨度 B，②(漢方製剤の使用)については推奨度 C と位置づけられている．

16.3.2. NSAIDs による早期療法

　月経痛を我慢する必要はない．月経開始とともに，我慢できないほどの痛みが月経周期ごとに出現する相談者の場合，月経開始と同時，または月経開始の予兆が出現した際に NSAIDs製剤を服用すれば，疼痛の原因となる PG の産生が早期に抑制されると考えられている．

16.3.3. 月経困難症相談者に対する受診勧奨

　機能性月経困難症のセルフケアをしている相談者について，難治性，あるいは進行性の月

経困難症を認める場合では，器質性の疾患の有無を考慮すべきであるとされ，初経後1～2年の思春期女子であっても，比較的早期に婦人科の診察を勧奨することが望ましいとされている（**表16-10**）．

表16-10 月経困難症疑診例の受診勧奨を考える7つのケース[8]

①月経出血の有無を問わず激しい骨盤痛を訴える場合
②月経痛が徐々に強まって不安を感じている場合
③骨盤痛の起こり方が月経周期と結びつかない場合
④月経痛と37.7℃以上の発熱が同時に起きている場合
⑤月経痛が月経周期の始まる5～7日前から始まるか，月経周期の後まで続いている場合
⑥月経痛に対する薬物療法，骨盤の血流を良くする一般療法を続けても，3サイクルの月経周期において，日常生活に支障がある場合
⑦銅付加タイプのIUD (intrauterine device：子宮内避妊用具) の挿入が月経痛の原因である疑いがあり，IUD挿入前に医師から説明のあった月経痛よりも悪い状態が続いている場合

Pharmacist's point of view
月経困難症のSCS

- 思春期女子のSCSでは，月経困難症は年齢とともに，または妊娠出産によって症状が軽快することを説明する．
- 月経困難症には，PGの合成阻害薬であるNSAIDsが有効である．
- 漢方製剤は月経困難症に対して即効性はないが，4～12週間の服薬で症状の改善が期待できる．
- 激しい骨盤痛，徐々に強まる月経痛，月経周期に関連しない月経痛などの症状の場合は，受診勧奨を行う．
- 月経開始とともに，我慢できない痛みが月経周期ごとに出現する場合では，月経開始と同時，または月経開始の予兆が出現した際にNSAIDs製剤を服用する早期療法が勧められる．

参考文献

1) 女性労働協議会：「働く女性の健康に関する実態調査」，p.21, 2004.
2) 下開千春（第一生命経済研究所ライフデザイン研究本部）：「働く女性の健康とストレスの要因」，ライフデザインレポート183, p.10（図表8），2008.
3) Anne Waugh, Kathleen J.W. Wilson 著，島田達生 他 訳：「健康と病気のしくみがわかる解剖生理学」，p.461, 西村書店，2000. より引用改変.
4) 赤松達也：「月経困難症」（日本産科婦人科学会専門医制度研修コーナー），日産婦誌57 (12), N-509-513, 2005. より引用改変.
5) 安達知子：「月経困難症」（日本産科婦人科学会専門医制度研修コーナー），日産婦誌59 (9), N-456（表2），2007. より引用改変.
6) 安達知子：「月経困難症」（日本産科婦人科学会専門医制度研修コーナー），日産婦誌59 (9), N-456, 2007. より引用改変.
7) 日本産科婦人科学会：「産婦人科診療ガイドライン－婦人科外来編2014」，p.113, 187, 189, 2014.
8) BC Health Guide/Chapter 15 Women's Health/Menstrual Cramps p.313-314. より引用改変.

17章

アレルギー性結膜疾患（ACD）

 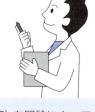

学習のポイント

本章では季節性アレルギー性結膜炎（SAC）・通年性アレルギー性結膜炎（PAC）を問診によって臨床診断し，自他覚所見から SAC・PAC の経過・重症度を読み取る．適剤探しでは，抗アレルギー点眼薬 12 製品，合併症対策としてアレルギー性鼻炎用薬（内服）2 製品及び鼻炎スプレー 1 製品から最適薬剤の選択，使用タイミング，使用中のフォローアップのポイントを示した．

17.1. アレルギー性結膜疾患（Allergic Conjunctival Disease：ACD）とは？

17.1.1. ACD の疫学と定義

アレルギー疾患の有病率は世界的に増加し，また，すべての年齢層に広がりをみせている．当時の厚生省のアレルギー総合事業疫学調査班による 1993 年の調査によれば，両眼に掻痒感（かゆみ）をもつ者は，全人口のうち，小児（15 歳未満）16.1％，成人 21.1％と報告されており，スギ花粉による季節性アレルギー性結膜炎（SAC）の患者が増え，低年齢化もみられている．SAC を伴う花粉症患者では，日常生活動作（Activities of Daily Living：ADL）だけではなく，手段的日常生活動作（Instrumental Activity of Daily Living：IADL）の低下が解決すべき課題になっている．

ACD は「Ⅰ型アレルギーが関与する結膜の炎症性疾患で，何らかの自他覚症状を伴うもの」と定義されている．つまり，ACD とは単にアレルギー性素因が結膜疾患の発症に関わっているだけではなく，結膜の炎症性変化に伴う掻痒感・眼脂・流涙などの自覚症状がある場合にのみ，ACD と臨床診断できるとされている（**図 17-1**）．

17.1.2. ACD の自覚症状と眼瞼結膜の他覚所見

ACD の自覚症状（かゆみ・異物感・眼脂）と，結膜充血などの他覚所見は，ACD の臨床像として理解することが望ましい．その理由は，これらの情報が，ACD の適応探し，重症度評価，適剤探しに必要な判断基準を提供するためである（**表 17-1**）．

17.1. アレルギー性結膜疾患（Allergic Conjunctival Disease：ACD）とは？

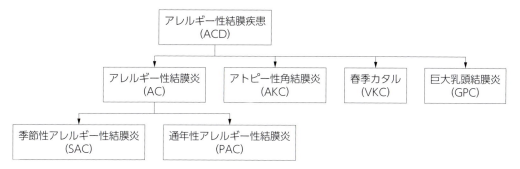

- ACDは，①増殖性変化のないAC，②アトピー性皮膚炎に合併して起こるAKC，③増殖性変化のあるVKC，異物の刺激によって惹起されるGPCに分類される．
- ACは，症状の発現時期により，SACとPACに分類される．

図 17-1 ACDの分類[1]

表 17-1 ACDの自覚症状の成り立ちと結膜充血の臨床像の評価基準

自覚症状と結膜充血	臨床像の評価基準
かゆみ	・掻痒感（かゆみ）はACDにとって，もっとも特徴的な自覚症状である．掻痒感は，SAC，PAC，VKCに共通する症状である． ・かゆみの代わりに「異物感」を訴える症例もある． ・花粉・ハウスダスト（アレルゲン）が結膜嚢に入ると，眼表面の涙液に抗原が溶出され，抗原の刺激で感作された肥満細胞からはヒスタミンなどのケミカルメディエーターが三叉神経を刺激することでかゆみを生じる．
異物感	「ゴロゴロする」という自覚症状は，ACDの30～35％にみられる．軽いかゆみを「異物感」と認識する場合のほかに，「多数の結膜乳頭」がまばたきするときに角膜に接して異物感を感じることが多い．結膜乳頭とは，結膜上皮固有層の肥厚性変化で，ACDの患者では結膜全体にみられるようになる．
眼脂	眼脂とは結膜の分泌物であり，痰，鼻汁など身体の他部位の粘膜分泌物と同様に，水溶性及び非水溶性のムチンがその主成分である．ACDでみられる眼脂は，細菌性結膜炎の膿性眼脂，ウイルス性結膜炎の粘性のある漿液性眼脂などとは性状が異なる．
結膜充血	眼瞼部の結膜にみられる充血は，ACDに多い．この充血をACDの重症度の評価基準として用いる場合は，結膜血管の状態によって次の4つのクラスに分類する． ①高度（＋＋＋）：個々の血管の識別ができない． ②中等度（＋＋）：多数の血管が拡張． ③軽度（＋）：数本の血管が拡張． ④なし（－）：所見なし．

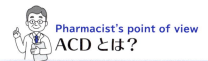

Pharmacist's point of view
ACDとは？

- アレルギー疾患の有病率は世界的に増加し，すべての年齢層に広がりを見せている．
- 1993年の疫学調査によれば，両眼に掻痒感（かゆみ）をもつ者は，全人口に対して小児（15歳未満）16.1％，成人21.1％と報告されている．
- SACを伴う花粉症患者では，ADLだけではなく，IADLの低下が解決すべき課題になっている．

---

1) 日本眼科学会：「アレルギー性結膜疾患診療ガイドライン（第2版）」，日眼会誌 114 (10), p.833-834, 2010.

- ACDはⅠ型アレルギーによる結膜の炎症性疾患で、何らかの自他覚症状を伴うものと定義されている.
- ACDの自覚症状と、結膜充血などの他覚所見は、ACDの臨床像として理解することが望ましい.
- 掻痒感はACDにとって、もっとも特徴的な自覚症状である.
- まばたきをすると、多数の結膜乳頭が角膜に接して、異物感を感じることが多い.
- 眼脂とは、結膜の分泌物であり、水溶性及び非水溶性のムチンがその主成分である.
- 結膜血管の拡張などの変化による4クラス分類は、ACDの重症度評価に用いられている.

17.2. ACDの適応探し

17.2.1. ACDの適応探しの根拠

　ACDの適応探しでは、相談者に①アレルギー性素因が認められ、②結膜の炎症性変化に伴う掻痒感・眼脂・流涙などの自覚症状がなければならない. この①及び②の条件を満たすことによって、適応探しの条件が満たされたと解釈する診断基準を「臨床診断」と呼んでいる.

　ACDにはさまざまな症状が見られるが、代表的な自覚症状としては、眼掻痒感、充血、眼脂、流涙、異物感、眼痛、羞明がある. このうち、眼掻痒感はⅠ型アレルギー反応に伴う炎症症状の中では最も多くみられ、日本眼科医会アレルギー眼疾患調査研究班の疫学調査でのACDの自覚症状では、最高率の90%以上に達しており、ACDの診断根拠として、もっとも重要であるとされている.

　他の症状では、炎症の所見として充血、眼脂、流涙が重要であるが、ACDとしての特異性は少ない. また、ACDでは、一般に眼脂があっても軽度の場合が多く、漿液性、粘液性眼脂となっている. なお、異物感、眼痛、羞明は、角膜病変に随伴する症状であり、重症度に関連する炎症の強さを示すものと理解されている（**図17-2**）.

17.2.2. 季節性・通年性アレルギー性結膜炎と他のACD

1. 季節性アレルギー性結膜炎（SAC）

　症状発現が季節性で、原因抗原が主に花粉によるものをSACと呼んでいる. SACには、眼掻痒感、流涙、充血、異物感などの自覚症状があり、他覚所見では結膜充血（結膜血管の拡張）、結膜浮腫（血管からの血漿成分の漏出による結膜の浮腫）、結膜濾胞（下眼瞼結膜*上皮下にみられるリンパ濾胞）が認められるので、臨床診断が可能である. SACは大部分が花粉抗原によるため、鼻炎症状との合併は65~70%と高率である.

2. 通年性アレルギー性結膜炎（PAC）

　多季節性に眼掻痒感、流涙、充血、眼脂などの自覚症状があり、他覚所見では結膜充血、結膜濾胞などがある. 抗原にはハウスダスト、ダニが多く認められる. PACの臨床症状が軽症であり、かつ特徴的な他覚所見にも乏しい例では、アレルゲンの検索のために受診勧奨が必要である.

---

* 眼瞼結膜：眼瞼の裏側を覆う部分.

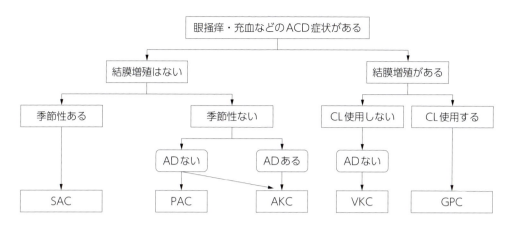

- ACDの適応探しには，①Ⅰ型アレルギー反応が起きていて，②アレルギー性炎症に伴う自他覚症状があることを確認しなければならない．また，Ⅰ型アレルギー反応が結膜において起こっていることも確認しなければならない．
- ACDの診断には，A：臨床症状だけで診断をする「臨床診断」，B：臨床症状＋Ⅰ型アレルギー素因の有無の証明を条件とする「準確定診断」，C：臨床診断または準確定診断に加えて，結膜擦過物中の好酸球の陽性反応を証明する「確定診断」の3つの診断レベルがある．
- OTC薬の現場では，この3つの診断レベルのうち，「臨床診断」を実施することが適応探しの条件となる．

図17-2 ACDの臨床診断の流れ[2]

3. アトピー性角結膜炎（AKC）

アトピー性皮膚炎に伴って起こる目の疾病には，眼瞼皮膚炎，角結膜炎などがあり，重度の視力障害につながるものが含まれる．

なお，特に顔面に病変が認められる患者のうち，通年性で慢性的に眼掻痒感，眼脂がある例は受診を勧める．

4. 春季カタル（VKC）

春季カタルとは，結膜に増殖性変化がある重症ACDである．結膜の増殖性変化とは，瞼（まぶた）の裏側がぼこぼこしたり，黒目と白目の間が腫れたりする症状をいう．強い眼のかゆみ・充血，目やにを訴え，上眼瞼の裏側（上眼瞼結膜）に巨大乳頭（大きいぶつぶつ）ができる．早期の受診が必要である．

5. 巨大乳頭結膜炎（GPC）

コンタクトレンズ，義眼などの機械的刺激による上眼瞼結膜の乳頭増殖が特徴である．眼掻痒感，異物感，眼脂があり，結膜充血，結膜浮腫を認める例では，受診勧奨が必要である．

Pharmacist's point of view
ACDの適応探し

- ACDの適応探しは，アレルギー性素因と，結膜炎症による眼掻痒感・眼脂の確認が条件となる．
- OTC薬の現場では，「臨床診断」を実施することが適応探しの条件となる．
- 眼掻痒感はACDの診断根拠として，もっとも重要であるとされている．

---

2) 日本眼科学会：「アレルギー性結膜疾患診療ガイドライン（第2版）」，日眼会誌 114 (10), p.847-849, 2010.

- 充血，眼脂，流涙などの症状は重要であるが，ACDとしての特異性は少ない．
- 異物感，眼痛，羞明は角膜病変の随伴症状で，重症度に関連する炎症の強さを示す．
- SACの自覚症状には眼掻痒感，流涙，充血，異物感などがあり，他覚所見には結膜充血，結膜浮腫，結膜濾胞がある．
- SACは大部分が花粉抗原によるため，鼻炎症状との合併は65〜70％と高率である．
- PACは多季節性に眼掻痒感，流涙，充血，眼脂があり，結膜充血，結膜濾胞などを認める．
- PACの臨床症状が軽く，特徴的な他覚所見にも乏しい例では，受診勧奨が必要となる．
- AKC患者で，特に顔面に病変があり，通年性で慢性的に眼掻痒感，眼脂がある例は受診を勧める．
- VKCでは，強い眼のかゆみ・充血，目やにを訴え，上眼瞼の裏側に巨大乳頭ができる．
- GPC患者で，眼掻痒感・異物感・眼脂があり，結膜充血・結膜浮腫を認める例では，受診勧奨が必要である．

17.3. ACDの適剤探し

17.3.1. ACDの治療

ACDでは，薬物治療が中心となる．第1選択薬はACD治療の基盤となる抗アレルギー薬であり，重症度によって副腎皮質ステロイド点眼薬の使い分け（低力価ステロイド点眼薬と高力価ステロイド点眼薬）が必要となる．

難治性重症のAKC・VKCに対しては，免疫抑制点眼薬，ステロイド内服薬，ステロイド瞼結膜下注射がある．また，乳頭切除術などの外科的治療も必要に応じて検討される（図17-3）．

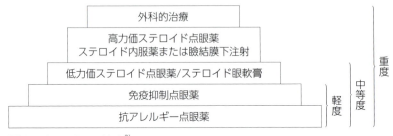

図17-3 ACDの治療[3]

17.3.2. アレルギー用点眼薬と他の剤形

ACDの適剤探しは，日本眼科アレルギー研究会の「アレルギー性結膜疾患診療ガイドライン（第2版）」（ACD診療ガイドライン）を参考に進める．「ACD診療ガイドライン」では，アレルギー用点眼薬を第1選択薬と位置づけている．そのうえで，アレルギー用点眼薬に配合されている①クロモグリク酸ナトリウム，②クロルフェニラミンマレイン酸塩について，使い分け等の指針も示されている．

3）日本眼科学会：「アレルギー性結膜疾患診療ガイドライン（第2版）」，日眼会誌 114（10），p.853-855, 2010.

本章では，ACD が適応となる OTC 薬として，アレルギー用点眼薬 12 製品と，ACD の 60〜70％に合併するとされるアレルギー性鼻炎用薬（内服）2 製品及び鼻炎スプレー 1 製品を，次の 3 つにグループ分けした（**表 17-2〜表 17-4**）．
①グループ A：8 製品（クロモグリク酸ナトリウム・クロルフェニラミンマレイン酸塩配合剤）
②グループ B：4 製品（ケトチフェンフマル酸塩等配合剤）
③グループ C：3 製品（アレルギー性鼻炎用薬（内服）・鼻炎スプレー剤）

17.3.3．ACD の適剤探し

ACD の適剤探しは，SAC と PAC が中心となる．AKC 及び VKC についても，抗アレルギー点眼薬の適応はあるが，多くの症例では，免疫抑制点眼薬，ステロイド点眼薬の適応となるため，抗アレルギー点眼薬の適応とはならず，受診勧奨が原則である．

SAC

グループ A の 8 製品（メディエーター遊離抑制薬＋抗ヒスタミン薬），グループ B の製品⑨，製品⑩（抗ヒスタミン薬）及び製品⑪，製品⑫（メディエーター遊離抑制薬）がある．鼻

表 17-2　グループ A（第 2 類医薬品）

製品番号・製品名	主な配合成分（100 mL 中）	その他の配合成分（100 mL 中）			
		コンドロイチン	グリチルリチン酸	アズレンスルホン酸	プラノプロフェン
①エージーアイズアレルカット C	・クロモグリク酸ナトリウム：1g ・クロルフェニラミンマレイン酸塩：0.015g	● (0.2g)	● (0.125g)		
②エージーアイズアレルカット M		● (0.2g)	● (0.125g)		
③ノアールアレジークール SH		● (0.2g)			
④眼涼アルファースト EX			● (0.125g)		
⑤アスゲン点眼薬 AG			● (0.125g)		
⑥エーゼットアルファ		● (0.2%)		● (0.02%)	
⑦マイティアアイテクトアルピタット					● (0.05g)
⑧ロートアルガードクリアブロック EX		● (0.2%)			● (0.05g)

クロモグリク酸ナトリウム：アレルギー反応の主役となる肥満細胞の脱顆粒を阻害して，炎症性メディエーター（ヒスタミン・ロイコトリエン・トロンボキサン A_2）の遊離を抑制することで，アレルギーの即時反応を軽減し，また，炎症細胞が結膜局所に浸潤することを防ぐことで，遅発相の反応（遅発反応）も軽減する．
クロルフェニラミンマレイン酸塩：肥満細胞の脱顆粒で放出されるメディエーターの代表とされるヒスタミンの作用を抑制する．「ACD 診療ガイドライン」では，「SAC・PAC の第 1 選択として，クロモグリク酸ナトリウムとクロルフェニラミンマレイン酸塩の併用も可能である」としている．
コンドロイチン硫酸エステルナトリウム：目に潤いを保ち，その保湿効果から点眼薬の配合成分を目にとどまりやすくすると考えられている．
グリチルリチン酸二カリウム：グリチルリチン酸は，化学構造がステロイド性抗炎症成分と類似しているため，抗炎症作用を発揮していると考えられている．
アズレンスルホン酸ナトリウム水和物：アズレンは，ヒスタミンあるいはヒスタミン様物質の遊離を抑制するので，局所適用により，強い抗炎症作用，抗アレルギー作用，組織再生促進作用を現わす．
プラノプロフェン：抗炎症，鎮痛，解熱作用が知られており，NSAIDs の 1 つと考えられている．

表 17-3　グループ B

製品番号・製品名/リスク分類	主な配合成分 （100 mL 中）	その他の配合成分（100 mL 中）	
		グリチルリチン酸	タウリン
⑨ザジテン AL 点眼薬/ 第2類医薬品	ケトチフェンフマル酸塩：69 mg（ケトチフェンとして 50 mg）	―	―
⑩アイリス AG ガード/ 第2類医薬品		250 mg	1,000 mg
⑪アルガードプレテクト/ 第1類医薬品	トラニラスト：0.5%	―	―
⑫アイフリーコーワ AL/ 第2類医薬品	アシタザノラスト水和物：1.08 mg	―	―

ケトチフェンフマル酸塩：作用機序は多彩で，ケミカルメディエーター遊離抑制に基づく，①抗アナフィラキシー作用，②抗ヒスタミン作用，③抗 SRS-A 作用及び抗 PAF（血小板活性化因子）作用を有し，抗原により誘発される結膜炎症状の抑制作用がある.

トラニラスト：抗原抗体反応に伴って起こる肥満細胞等からのヒスタミンやロイコトリエン C4・C5 などのケミカルメディエーターの遊離を抑制し，抗アレルギー作用を示す．受容体拮抗作用はない.

アシタザノラスト水和物：①ヒスタミン遊離抑制作用（in vitro），②PAF・ロイコトリエン遊離抑制作用（in vitro），③実験的 AC に対する作用（in vivo）が報告されている．承認時の臨床試験では，AC を対象とした比較試験を含む 210 例における最終全般改善度の改善率（改善以上）は 69%であった.

タウリン：①プールなどに含まれる塩素から目を保護し，刺激を緩和する働き，②目の新陳代謝を促進する効果があり，白内障及び角膜損傷の治療に使われている.

表 17-4　グループ C（第 2 類医薬品）

製品番号・製品名	主な配合成分	備考
⑬アレジオン 10（錠）	エピナスチン塩酸塩（10 mg/錠） 1 錠/回・1 回/日	製品⑬・⑭の経口剤，製品⑮の鼻炎スプレーは，抗アレルギー点眼剤だけでは効果が不十分な場合，アレルギー性鼻炎の合併例に併用されている．ただし，医療用医薬品の場合，抗アレルギー剤（経口用）のアレルギー性結膜疾患に対する保険適用はない.
⑭ザジテン AL 鼻炎カプセル	ケトチフェンフマル酸塩（1.38 mg/カプセル（ケトチフェンとして 1 mg）） 1 カプセル/回・2 回/日	
⑮ザジテン AL 鼻炎スプレーα	ケトチフェンフマル酸塩（75.6 mg/100 mL） 両鼻腔内 1 噴霧/回・4 回/日 ※1 噴霧：ケトチフェンとして 0.05 mg	

　炎症状が強い場合はグループ C の製品⑬，製品⑭または製品⑮の併用を勧める．なお，グループ A の製品②～製品⑧，グループ B の製品⑩については，炎症反応の所見として充血，眼脂，流涙が見られる例に選択することができる．ただし，SAC の重症例については，ステロイド点眼薬が必要になるので受診勧奨とする.

　使用法に関する注意事項として，グループ A の 8 製品，グループ B の製品⑪，製品⑫は，花粉飛散時期の約 2 週間前，または症状が少しでも現れた時点で使用を開始するよう指導する必要がある.

PAC

　相談者の症状・重症度，経過により，グループ A の 8 製品，グループ B の 4 製品から適剤探しを行う．なお，2 日間の使用で症状の改善が見られない場合，また，症状の改善が見られる場合でも，2 週間を過ぎての使用は避け，受診勧奨とする.

また，適剤探しの前段階となる自覚症状，他覚所見から PAC の適応探しが困難である例や，症状が軽症で特徴的な他覚所見に乏しい例についても，アレルゲンの特定と回避の必要があるので，アレルゲン検査のための受診を勧める必要がある．

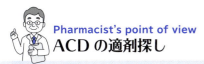

Pharmacist's point of view
ACD の適剤探し

- ACD の治療は，抗アレルギー薬が第 1 選択薬である．
- 難治性重症の AKC・VKC は，免疫抑制点眼薬，ステロイド内服薬が使用される．
- ACD の適剤探しは，「ACD 診療ガイドライン」を参考に進める．
- グループ A のクロモグリク酸ナトリウムは，炎症性メディエーター遊離を抑制し，アレルギー即時反応と遅発反応の双方を軽減する．
- グループ A のクロルフェニラミンマレイン酸塩は，肥満細胞の脱顆粒で放出されるヒスタミンの作用を抑制する．
- SAC・PAC の第 1 選択薬では，クロモグリク酸ナトリウムとクロルフェニラミンマレイン酸塩の併用も可能である．
- コンドロイチン硫酸エステルナトリウム（製品①，②，③，⑥，⑧）は，保湿効果によって点眼薬の配合成分を目に留まりやすくする．
- グリチルリチン酸二カリウム（製品①，②，④，⑤，⑩）はステロイドと構造類似性があり，抗炎症作用を発揮していると考えられる．
- アズレンスルホン酸ナトリウム水和物（製品⑥）には，ヒスタミン・ヒスタミン様物質の遊離抑制作用があり，局所適用によって強い抗炎症作用，抗アレルギー作用，組織再生促進作用を現す．
- プラノプロフェン（製品⑦，⑧）は抗炎症，鎮痛，解熱作用が知られており，NSAIDs の 1 つと考えられている．
- ケトチフェンフマル酸塩（製品⑨，⑩）はケミカルメディエーター遊離抑制作用により，結膜炎症状の抑制作用を発揮する．
- トラニラスト（製品⑪）はケミカルメディエーター遊離を抑制し，抗アレルギー作用を示す．
- アシタザノラスト水和物（製品⑫）はケミカルメディエーター遊離を抑制し，210 例のアレルギー性結膜炎の臨床試験で，最終全般改善度の改善率が 69％と報告されている．
- タウリン（製品⑩）は目の保護・刺激緩和，新陳代謝の促進効果があり，角膜損傷の治療に使われている．
- ACD とアレルギー性鼻炎を合併している例では，抗アレルギー点眼薬と，製品⑬（アレジオン10），あるいは製品⑭（ザジテン AL 鼻炎カプセル）を併用する．
- ACD の適剤探しは，SAC と PAC が中心となり，AKC・VKC は受診勧奨が原則である．
- SAC はグループ A 及びグループ B の 12 製品から適剤探しを進めるが，重症例には受診を勧める．
- グループ A の 8 製品，グループ B の製品⑪，製品⑫は，花粉飛散時期の約 2 週間前，または症状が少しでも現れた時点で使用を開始するよう指導する必要がある．
- PAC では，相談者の症状・重症度，経過により，グループ A の 8 製品，グループ B の 4 製品から適剤探しを行う．
- PAC 疑診例については，2 日間の使用で症状の改善が見られない場合，また，症状の改善が見られる場合でも，2 週間を過ぎての使用は避け，受診勧奨とする．
- PAC の適剤探しの前段階となる適応探しが困難である例や，症状が軽症で特徴的な他覚所見に乏しい例では，受診勧奨とする．

18章

結膜炎・眼瞼炎・眼精疲労

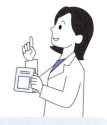

学習のポイント

　一般用眼科用薬は，現在200製品が市場に流通しており，適剤探し・継続使用については課題がある．効能には疾病（眼瞼炎等），症状（眼精疲労等），疾病予防（眼病予防）があり，「疾病と症状」，「症状と配合成分」，「疾病の発症要因」，「鑑別疾患」などを理解するための拠り所に乏しい．なお，本章では，眼科用薬の製造販売承認基準，日本眼科学会の「ウイルス性結膜炎ガイドライン」，眼科領域の実地臨床医による患者用ガイド等を参考としている．

18.1. 一般用眼科用薬

18.1.1. 一般用眼科用薬とは？

　一般用眼科用薬は，「眼科用薬の製造販売承認基準」に基づく所定の配合成分の溶液，懸濁液または使用時に溶解あるいは懸濁する無菌製剤で，結膜囊内に用いる．製剤条件として，①無菌であること，②涙液と等張であること，③涙液のpHに近いこと，④化学的に安定で異物の混入がないことが挙げられている．結膜囊に貯留する点眼薬の量は，点眼薬の1滴にほぼ等しい．

　一般用眼科用薬の効能・効果は，「①目のかすみ（目やにの多いときなど）」，「②目の疲れ」，「③結膜充血」，「④目のかゆみ」，「⑤眼病予防（水泳のあと，ほこりや汗が目に入ったときなど）」，「⑥眼瞼炎（まぶたのただれ）」，「⑦紫外線その他の光線による眼炎（雪目など）」，「⑧ハードコンタクトレンズを装着しているときの不快感」の範囲と定められている．

　また，一般用眼科用薬の効能・効果のうち，結膜充血の場合は一般用眼科用薬の有効成分表のA・C・D欄に示される成分の1種を，また，紫外線その他の光線による眼炎（雪目など），眼瞼炎（まぶたのただれ），目のかゆみの場合は，有効成分表のC・D・E-1欄に示される成分の1種をそれぞれ配合しなければならない（図18-1）．

18.1.2. 一般用眼科用薬の適応探し

　一般用眼科用薬の効能には疾病（眼瞼炎・眼炎），症状（目のかすみ・疲れ・かゆみ，結膜充血，ハードコンタクトレンズ装用時の不快感），疾病予防（眼病予防）がある．つまり，一般用眼科用薬の効能の範囲は広く，他のOTC薬にはみられない．また，一般用眼科用薬には，①一般点眼薬，②抗菌性点眼薬，③アレルギー用点眼薬，④人工涙液，⑤コンタクトレ

18.1. 一般用眼科用薬　333

欄	（製造承認基準内）有効成分
A	エピネフリン，エピネフリン塩酸塩，エフェドリン塩酸塩，テトラヒドロゾリン塩酸塩，ナファゾリン塩酸塩，ナファゾリン硝酸塩，フェニレフリン塩酸塩，dl-メチルエフェドリン塩酸塩
B	ネオスチグミンメチル硫酸塩
C	イプシロンアミノカプロン酸，アラントイン，ベルベリン塩酸塩，ベルベリン硝酸塩，アズレンスルホン酸ナトリウム，グリチルリチン酸二カリウム，硫酸亜鉛，乳酸亜鉛，塩化リゾチーム
D	ジフェンヒドラミン塩酸塩，クロルフェニラミンマレイン酸塩
E-1	フラビンアデニンジヌクレオチドナトリウム

結膜充血（A・C・D欄）

紫外線その他の光線による眼炎（雪目など），眼瞼炎（まぶたのただれ），眼のかゆみ（C・D・E-1欄）

図 18-1　一般用眼科用薬の効能・効果と配合成分の関係

ンズ（CL）装着液，⑥洗眼薬があり，そのうちの①～③についてみると，成因の異なる結膜炎と眼瞼炎を適応範囲とすることになり，それらの疾病の適応探し及び適剤探しには，新たな工夫が必要になる．

　ここでは，これらの状況をふまえ，一般用眼科用薬の5つの効能単位（眼精疲労・結膜充血・眼病予防・眼炎・眼瞼炎）の適応と，判断する症状及び受診を勧める症状について概説する（表18-1）．

表 18-1　一般用眼科用薬の適応探し

効能	適応となる症状と受診を勧める症状
目の疲れ（眼精疲労）	疲れ目には，「眼疲労」と「眼精疲労」があり，「眼疲労」は，一時的な目の疲れ，「眼精疲労」は，眼痛，肩こりなどの全身症状を訴える．眼精疲労の警告症状には，①充血，②ドライアイ，③視力低下があり，これらの症状が緑内障の初期症状と酷似しているために，低い頻度ではあっても，初期段階の緑内障を見落とせば，「緑内障の急性症状」として，①突然の目の痛み，②目の充血，③かすみ，また，これらとともに，④強い嘔吐や頭痛を訴えるおそれがある．初期段階での鑑別が不可欠．
結膜充血（結膜炎）	タバコの煙・ほこり・風・寒冷・乾燥した空気などの刺激でひき起こされる結膜炎は，軽度であることが多い．また，手に付着しているウイルス・黄色ブドウ球菌や花粉が目に入って引き起こされる結膜炎もある．一般点眼薬での適応は前者であり，後者は抗菌性点眼薬・アレルギー用点眼薬の適応となる可能性がある． 「ウイルス性結膜炎ガイドライン」によれば，その治療は対症療法の域を出ないこと，細菌感染の合併症対策がなされていることが示されている．
眼炎（結膜炎）	眼炎では，紫外線による角膜・結膜の損傷，まぶしさ（羞明），目が痛く涙が流出して，目が開けられない症状が出る．また，目の充血もみられる．
眼病予防	一般用眼科用薬の場合，水泳の後，ほこり・汗が目に入った後の眼病（眼球感染症）予防に使われる．一般用眼科用薬では涙液と同様に，感染症の起因となるウイルス・細菌等を洗い流す作用がある．アデノウイルスによる眼感染では，「プール熱」，「流行性角結膜炎」があり，接触感染によって伝播する．通常，感染機会から8～14日後に，眼瞼浮腫，流涙，結膜腫瘍がみられる．このような兆候がある場合は受診勧奨とする．
眼瞼炎	眼瞼の縁の炎症で，発赤と肥厚を伴い，症状としては①眼瞼縁のかゆみ，②灼熱感，③発赤，④眼瞼浮腫，⑤睫毛の喪失，⑥流涙と羞明を伴う結膜刺激などが認められる．アレルギー性，感染性の眼瞼炎である場合は，一般用眼科用薬の適応とはならない．

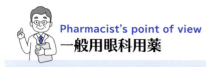

Pharmacist's point of view
一般用眼科用薬

- 一般用眼科用薬は，眼科用薬の製造販売承認基準に基づく配合成分の溶液，懸濁液または使用時に溶解あるいは懸濁する無菌製剤で，結膜嚢内に用いる．
- 一般用眼科用薬の効能には，疾患名（眼瞼炎等），症状（眼精疲労等），疾病予防（眼病予防）がある．
- 結膜充血の場合は，有効成分表 A・C・D 欄の成分の 1 種を，紫外線その他の光線による眼炎，眼瞼炎，目のかゆみの場合は，有効成分表の C・D・E-1 欄の成分の 1 種を配合しなければならない．
- 一般用眼科用薬には，一般点眼薬，抗菌性点眼薬，アレルギー用点眼薬，人工涙液，CL 装着液，洗眼薬がある．
- 一般用眼科用薬，抗菌性点眼薬，アレルギー用点眼薬は，異なる成因からなる結膜炎・眼瞼炎を適応とするため，関連する SCS では丁寧な問診が必要となる．
- 眼精疲労の警告症状には，充血，ドライアイ，視力低下があるが，これらの症状が緑内障の初期症状と酷似しているため，眼精疲労の適応探しでは，緑内障の鑑別が必要になる．
- タバコ煙・ほこり・風・寒冷・乾燥空気刺激で起きる軽度結膜炎は，一般用眼科用薬の適応である．
- ウイルス性結膜炎の治療は対症療法であり，細菌感染の合併症対策がなされる．
- 一般用眼科用薬は，感染症の起因となるウイルス・細菌を洗い流す作用がある．
- 感染機会から 8〜14 日後に，眼瞼浮腫，流涙，結膜腫脹がみられる場合は受診勧奨とする．
- 眼炎では，紫外線による角膜・結膜損傷，羞明，眼痛・流涙，充血などの症状が現れる．
- 眼瞼炎では，眼瞼縁のかゆみ，灼熱感，発赤，眼瞼浮腫，睫毛の喪失，流涙と羞明を伴う結膜刺激などが認められる．

18.2. 一般点眼薬におけるグルーピング

18.2.1. 一般点眼薬の配合成分と添付文書

　一般点眼薬は，5 群 8 成分の組み合わせ内容によって製品特性が決まる（**表 18-2**）．しかし，一般点眼薬に関しては，現在 200 品目が流通しており，他の眼科用薬を含めれば，相談者及び薬剤師等にとって，その適正使用のハードルは限りなく高い．

　したがって，一般点眼薬の適剤探しに当たっては，「①配合成分」，「②添付文書の製品名に冠する『10 文字キャッチコピー』と効能・効果」，「③使用上の注意」，「④用法・用量と関連注意事項」に特別の注意を払うことから始めなければならない．「10 文字キャッチコピー」とは，通常，添付文書の製品名の上部に記載されている「目の疲れ，結膜充血」のような効能・効果の略記のことである．また，その右側の隣接部分には製品特長欄に当たる「製品プロファイリング」が記載されており，これらは適剤探しの作業に欠かせない製品情報といえる．

　「使用上の注意」の記載内容の捉え方については，第 2 類医薬品の配合成分である α_1 刺激薬（テトラヒドロゾリン塩酸塩，ナファゾリン塩酸塩）及びプラノプロフェンを含有する製品では，適応探しの段階と服薬後のフォローアップの段階で，薬剤師等は「①激しい目の痛み」，「②緑内障の初期症状」を丁寧に拾い上げなければならない．

　また，第 2 類医薬品の一般点眼薬の添付文書における「相談すること」には，「③目のかすみが改善されない場合」，「④5〜6 日使用してもよくならない場合」との記載がある．一

表18-2 一般点眼薬の配合成分，効能・主症状，配合理由

配合成分	効能・主症状	配合理由
NSM	目の疲れ 目のかすみ	水晶体は副交感神経に支配される網様体筋によって調節されている．しかし，網様体筋の緊張が続けば，機能低下により目は疲れを覚える．NSM は，アセチルコリン分解酵素を阻害することで，遠近調節機能を回復させ，目の疲れを軽減する．
CPM	目のかゆみ	アレルギー，感染初期における炎症性メディエーターのヒスタミンに拮抗して，目のかゆみを緩和する．結膜炎・眼瞼炎に伴う目のかゆみに，他の成分と併用する．
ACA GLR ALT	結膜の充血 眼炎 眼瞼炎	• ACA はプラスミンに拮抗し，アレルギー症状に効果を発揮する． • GLR には，消炎・抗アレルギー作用がある． • ALT には，粘膜保護作用がある．
THZ NPZ	結膜の充血	α_1 刺激薬の THZ・NPZ は，末梢動脈系の平滑筋 α_1 受容体に直接作用して強い血管収縮作用を発揮し，結膜の充血などに効果をもたらす．
PPF	目のかゆみ 異物感 結膜充血 なみだ目 「目やに」が多いときの「目のかすみ」	パソコンの長時間使用などの負荷が目にかかると，外眼部及び前眼部に炎症が生じ，プロスタグランジンを生成することで，目の異物感（コロコロ・チクチクする感じ）・なみだ目・充血・かゆみ症状が生じる．これらの症状は，眼瞼炎・結膜炎・角膜炎・強膜炎などに伴って起きる．

【コリンエステラーゼ阻害薬】NSM：ネオスチグミンメチル硫酸塩
【抗ヒスタミン薬】CPM：クロルフェニラミンマレイン酸塩
【抗炎症薬】ACA：イプシロンアミノカプロン酸
【抗プラスミン薬】GLR：グリチルリチン酸カリウム（カンゾウエキス成分），ALT：アラントイン
【α_1 刺激薬】THZ：テトラヒドロゾリン塩酸塩，NPZ：ナファゾリン塩酸塩または硝酸塩
【非ステロイド性抗炎症薬】PPF：プラノプロフェン

般点眼薬では，適剤探しの段階と，フォローアップの局面での SCS があり，ともに重要度が高い．特に，①〜③については，異物感・流涙・灼熱感・眼の奥の痛みなどの症状の有無について問診を試み，相談者が体験したことがない症状がある場合では，症状の軽重を問わず緊急受診を勧奨する．

18.2.2. 一般点眼薬のグルーピング

　矢野経済研究所による一般用医薬品の市場調査によると，眼科用薬の 2014 年の市場規模は 434 億円で，2016 年には 500 億円になることが見込まれている．一方，医療用眼科用薬の市場規模も年々拡大しており，2015 年時点での市場全体の売上高は 3,237 億円で，2010 年時点より 38％増となっている．

　しかし，先述したように，わが国では 200 品目もの一般点眼薬が市場を流通しているため，一般消費者はこのような市場環境において，製品の選択に困難を感じている．また，対応する薬剤師等も同様に，一般点眼薬の適正使用という点で悩みを抱えている現状がある．

　本章では，これら 200 品目の一般点眼薬から 28 製品を選択し，添付文書情報，医療用医薬品の開発情報，日本眼科学会の「ウイルス性結膜炎ガイドライン」，眼科領域の実地臨床医による患者用ガイド等を参考にして，次に示す 6 つにグループ化した．なお，分類基準は，各製品の添付文書の①使用上の注意，②用法・用量，③効能・効果，④成分・分量等

である.
①グループA：目のかすみ・目の疲れに使われる6製品.
②グループB：目の疲れ・結膜充血に使われる7製品.
③グループC：なみだ目・異物感・充血・目のかゆみに効く，プラノプロフェン単味の3製品.
④グループD：紫外線等による眼炎・充血に使われる3製品.
⑤グループE：TVゲーム後の目の疲れ・水泳後の眼病予防などに使われるこども用の5製品.
⑥グループF：CL装着時の不快感・涙液補助・目の疲れ等に使われる4製品.

Pharmacist's point of view
一般点眼薬におけるグルーピング

- 一般点眼薬では，5群8成分が製品特性を決める.
- 一般点眼薬は，現在200品目が市場に流通しており，その適正使用のハードルは限りなく高い.
- 一般点眼薬の適剤探しには，「10文字キャッチコピー」，製品プロファイリングの情報が欠かせない.
- 「使用上の注意」の記載内容の捉え方には，緊急の受診を要する緑内障等の鑑別が含まれる.
- 一般点眼薬のグループ化に当たっては，添付文書情報，医療用医薬品の開発情報，日本眼科学会の「ウイルス性結膜炎ガイドライン」，眼科領域の実地臨床医による患者用ガイド等を参考にしている.

18.3. 一般点眼薬の適剤探し

18.3.1. 目のかすみ・目の疲れの適剤探し（グループA）

度数の合わない眼鏡やCL，長時間のPC作業・携帯ゲーム・スマートフォンなど，目を酷使する状態が続くと外眼筋と呼ばれる眼球を動かす筋肉に疲労が起きて，目のピントを合わせる力が低下する調節緊張の状態になり，目のかすみ・目の疲れ（眼精疲労）を感じるようになる（**図18-2**）.

眼精疲労の患者の60%はドライアイを合併するとされ，目の疲れ，かすみ目，目の乾燥感，かゆみ症状などの訴えがある．製品③，⑤に配合されているコンドロイチン硫酸エステルには角膜保護作用があり，ドライアイに用いられる（**表18-3**）.

18.3.2. 目の疲れ・結膜充血の適剤探し（グループB）

休憩によって目の疲れが回復する眼疲労が重症化すると，休憩をしても目の痛み・目のかすみ・頭痛・目の充血が起きる．白目の部分（結膜）には毛細血管が多く，外眼筋に過度の負担がかかると，結膜充血の状態になる．また，ドライアイ，CLの長時間使用も酸素不足による充血が起きる．

ドライアイを原因とする目のかゆみの例には製品⑩〜⑬，結膜充血と炎症がある例には製品⑦〜⑩を選択する．また，ビタミンB_{12}配合の製品⑧，⑨は，眼疲労の中等症以上に勧め

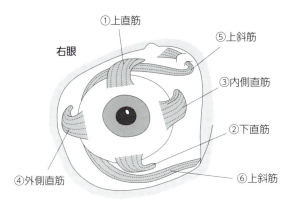

図18-2　眼球を動かす6つの外眼筋*

表18-3　グループA（「目のかすみ・目の疲れ」に適用：第3類医薬品）

製品番号・製品名	配合成分								
	NSM	CPM	天然型ビタミンE	タウリン	CDS	FAD	PTN	PAS	ALT
①サンテ40	●	●	●	●					
②スタディー40	●	●	●	●					
③アイルビー・40E	●	●	●		●				
④アイブルーS40	●	●	●	●					
⑤アイリス40	●	●	●	●	●	●			
⑥マイティアフレッシュ40	●	●	●				●	●	●

【コリンエステラーゼ阻害薬】NSM：ネオスチグミンメチル硫酸塩
【抗ヒスタミン薬】CPM：クロルフェニラミンマレイン酸塩
【その他の配合成分】CDS：コンドロイチン硫酸エステル，FAD：フラビンアデニンジヌクレオチドナトリウム，PTN：パンテノール，PAS：L-アスパラギン酸カリウム，ALT：アラントイン

※これら6製品は効能・効果の特徴が「目のかすみ・目の疲れ」となっている．また，共通する配合成分はNSM・CPM・天然型ビタミンEの3つで，タウリンも製品①・②・④・⑤に配合されている．目のかすみ・目の疲れは「眼疲労」，「眼精疲労」に伴う症状でもあり，炎症による組織損傷の修復，高齢者に多くなる「かすみ目・疲れ目」において選択することができる．

られる（**表18-4**）．

18.3.3．なみだ目・異物感・充血・目のかゆみの適剤探し（グループC）

　グループCの3製品は，消炎成分のプラノプロフェンを単味で配合している．効能・効果は，目のかゆみ，異物感（コロコロ・チクチクする感じ），結膜充血，なみだ目，目やにの多いときの「目のかすみ」となっている．ただし，選択に当たっては，それらの原因がPCの長時間使用，目の乾燥感，CLの長時間使用などであることを確認し，問題がない場合に限られる．また，アレルギー用点眼薬として，プラノプロフェン・クロモグリク酸ナト

---

* 松村讓兒：「イラスト解剖学　第4版」，p.566，中外医学社，2004．

表 18-4 グループ B（「目の疲れ・結膜充血」に適用：第 2 類医薬品）

製品番号・製品名	配合成分				
	NSM	CPM	GLR	NPZ	その他の配合成分
⑦ドラマ			●	●	
⑧ノアールワン N			●	●	ビタミン B$_{12}$・ビタミン B$_6$
⑨ノアール N アルファ			●	●	タウリン・ビタミン B$_{12}$・ビタミン B$_6$
⑩ノアールクール	●	●	●	●	L-アスパラギン酸カリウム
⑪アイブルーピュア	●	●		●	アラントイン・L- アスパラギン酸
⑫新ラスター目薬	●	●		●	ビタミン B$_6$・コンドロイチン硫酸エステルナトリウム
⑬ V. ロートクール	●	●		●	ビタミン B$_6$・アラントイン・L-アスパラギン酸

【コリンエステラーゼ阻害薬】NSM：ネオスチグミンメチル硫酸塩
【抗ヒスタミン薬】CPM：クロルフェニラミンマレイン酸塩
【抗炎症薬】GLR：グリチルリチン酸カリウム
【末梢血管収縮薬】NPZ：ナファゾリン塩酸塩

※これら 7 製品の効能・効果は「目の疲れ・結膜充血」である．眼科用薬の製造承認基準（一般点眼薬の効能・効果と有効成分の関係（**図 18-1**））によれば，製品⑦・⑧・⑨は NPZ（**図 18-1** の A 欄）と GLR（**図 18-1** の C 欄）が配合されている（AC 型とする）．また，製品⑪・⑫・⑬には NPZ（**図 18-1** の A 欄）と CPM（**図 18-1** の D 欄）が配合されている（AD 型とする）．この考えによると，製品⑩は ACD 型となり，さらに製品⑩〜⑬には NSM が配合されているので「目の疲れ」への効果は強化されているといえる．

※これらをふまえると，グループ B の 7 製品は「目の疲れ・結膜充血」を製品の「10 文字キャッチコピー」とすることに妥当性があるといえる．なお，これら 7 製品の適剤探しについては，❶VDT 症候群*，❷眼精疲労，❸結膜炎（ウイルス性を含む），❹眼瞼炎などから進めることができる．

* パソコンなどのディスプレイ（Visual Display Terminal：VDT）を使用した長時間の作業により，目や身体等に影響が出る疾患．

リウム・クロルフェニラミンマレイン酸塩の配合剤がある（**表 18-5**）．

18.3.4. 紫外線等による眼炎・充血の適剤探し（グループ D）

　紫外線等による眼炎（雪目）では，紫外線曝露から 6〜10 時間程度で，結膜の充血，目がゴロゴロする，涙が出る，目が痛くてまぶしいなどの症状が出る．製品⑰，⑲に配合されている硫酸亜鉛七水和物・テトラヒドロゾリン塩酸塩等は，炎症性組織損傷の修復や充血に効果がある．また，製品⑱に配合されている 6 つの成分は，眼炎の症状緩和に有効である（**表 18-6**）．

18.3.5. こども用の一般点眼薬の適剤探し（グループ E）

　効能・効果について，製品⑳，㉓，㉔は成人と同じである．また，製品㉑，㉒には「CL 使用による不快感」が含まれていない．用法・用量については，製品⑳，㉓，㉔には 15 歳未満に関する記載があるが，製品㉑，㉒にはない．

　配合成分をみると，5 製品すべてにクロルフェニラミンマレイン酸塩，4 製品（製品㉑〜㉔）にタウリンが配合されている．配合理由に関しては，クロルフェニラミンマレイン酸塩は目のかゆみ・結膜充血・流涙，タウリンは目の疲れの回復・プールの消毒薬（カルキ）の刺激の緩和による眼病予防となっている．

18.3. 一般点眼薬の適剤探し　**339**

表 18-5　グループ C（プラノプロフェン単味製剤：第 2 類医薬品）

製品番号・製品名	配合成分	
	プラノプロフェン	その他の配合成分
⑭マイティアアイテクト	●	なし（プラノプロフェン以外の成分は配合されていない）
⑮ロートクリア	●	
⑯アイリスガード P	●	

〔効能・効果〕目の次の症状の緩和：目のかゆみ，異物感（コロコロ・チクチクする感じ），結膜充血，なみだ目，目やにの多いときの「目のかすみ」

〔使用上の注意（してはいけないこと）〕使用できない人：①7 歳未満の小児，②妊婦または妊娠していると思われる人，③授乳中の人

※この設定事項は，いずれも「安全性の確立」がなされていないことによる.

※プラノプロフェンは，①パソコンの長時間使用，②目の乾燥，③コンタクトレンズ装用の刺激などによる目への負担によって生じた炎症反応に対して効果を発揮する. 医療用医薬品開発時の臨床薬効薬理試験では，外眼部・前眼部の炎症性疾患（眼瞼炎，結膜炎，角膜炎，強膜炎，上強膜炎，前眼部ブドウ膜炎）に対する研究報告がなされている.

※アレルギー用点眼薬として，プラノプロフェン配合剤（**表 17-2** 製品⑦・⑧）が市販されている. 配合成分は①プラノプロフェン，②クロモグリク酸ナトリウム，③クロルフェニラミンマレイン酸塩で，効能・効果は，「花粉・ハウスダストなどによる次のような目のアレルギー症状の緩和：目の充血，目のかゆみ，目のかすみ（目やにの多いときなど），なみだ目，異物感」となっている.

表 18-6　グループ D（紫外線等による目の炎症・充血に適用）

製品番号・製品名/リスク分類	配合成分				
	NSM	CPM	ZSH	THZ/NPZ	その他の配合成分
⑰バイシン UV/第 2 類医薬品			●	●	コンドロイチン硫酸エステルナトリウム
⑱ノアール UV/第 3 類医薬品	●	●			FAD，天然型ビタミン E，イプシロンアミノカプロン酸，L-アスパラギン酸カリウム
⑲ロート UV キュア/第 2 類医薬品	●		●	●	L-アスパラギン酸カリウム，アミノエチルスルホン酸，ビタミン B_6

【コリンエステラーゼ阻害薬】NSM：ネオスチグミンメチル硫酸塩
【抗ヒスタミン薬】CPM：クロルフェニラミンマレイン酸塩
【抗炎症薬】ZSH：硫酸亜鉛七水和物
【α_1 刺激薬】THZ：テトラヒドロゾリン塩酸塩（製品⑰），NPZ：ナファゾリン塩酸塩（製品⑲）
※医療現場における雪目（電気性眼炎）の治療

紫外線曝露による眼への影響については，急性の紫外線角膜炎が問題となる. 症状は，結膜（白目）の充血，異物感，流涙で，ひどくなると強い眼痛を生じる.「雪目」では，雪原で昼間に紫外線に「曝露」した場合，夜から深夜あるいは翌朝にかけて発症し，大部分は 24〜48 時間で自然治癒する. 医療の現場では，点眼麻薬（ベノキシール点眼薬）で疼痛を和らげ，痛みに左右差がないことを確かめたうえで，「タリビット眼軟膏」を点入し，圧迫眼帯による処置，NSAIDs 経口剤の処方というのが一般的な応急手当とされている.

　　なお，適剤探しの SCS では，保護者への注意深い問診による症状の把握を出発点とし，生活面の良い習慣（手洗い・うがい・良質の睡眠・目の酷使の回避など）についての指導を自然に継続するように勧める（**表 18-7**）.

表18-7 グループE（こども用一般点眼薬：第3類医薬品）

製品番号・製品名	配合成分				
	NSM	CPM	GLR	タウリン	その他の配合成分
⑳こどもノアール	●	●	●		
㉑こどもロビンアイ A		●	●	●	
㉒こどもサンテ	●			●	ビタミン B₆
㉓ロートこどもソフト		●		●	ビタミン B₆，L-アスパラギン酸カリウム
㉔こどもアイリス	●	●		●	L-アスパラギン酸カリウム

【コリンエステラーゼ阻害薬】NSM：ネオスチグミンメチル硫酸塩
【抗ヒスタミン薬】CPM：クロルフェニラミンマレイン酸塩
【抗炎症薬】GLR：グリチルリチン酸二カリウム

※小児に多い適応疾患の一つは，結膜充血，毛様充血（黒目近くの充血）で，細菌，ウイルス，アレルギーが原因である．多くは一般点眼薬の適応となる．寝不足・ゲームのやり過ぎ・テレビの見過ぎで充血する場合は，眼の周辺を暖めると眼の疲れが解消され，充血が徐々に引いていく．「目やにが多く出る」，「痛む」，「見にくい」，「まぶたが腫れている」，「かゆい」などの症状があるときは，受診勧奨が原則である．なお，外出先でアレルゲン曝露の懸念がある場合は，洗眼，手を丁寧に洗う，自宅の定期的な掃除，目の酷使の回避，目のビタミン摂取，十分な睡眠などについて指導する．
※日本眼科学会では，小児の目の病気として「斜視」を取り上げており，相談を受ける場合は，一度眼科医の診療を受けるよう勧める．

18.3.6. CL装着時の不快感・涙液補助・目の疲れ等の適剤探し（グループF）

医薬品医療機器法では，医療機器の章が追加され，近い将来に向けた再生医療技術の発展促進のための弾力的な制度構築が行えるように配慮している．

CLは，医薬品医療機器法によって高度管理医療機器に指定されている．高度管理医療機器は，同法第2条第5項において「医療機器であって，副作用又は機能の障害が生じた場合において人の生命及び健康に重大な影響を与えるおそれがあることからその適切な管理が必要なものとして，厚生労働大臣が薬事・食品衛生審議会の意見を聴いて指定するものをいう」と定義されている．

グループFの4製品は，いずれもCL装着時の不快感・涙液補助・目の疲れを効能としている（**表18-8**）．

添付文書の「相談すること」に関して，緑内障の患者の場合，向精神薬や催眠鎮静剤などの抗コリン作用がある薬物を服薬すると，交感神経刺激作用による眼圧の上昇，散瞳を起こすので，特に閉塞隅角，狭隅角や浅前房などでは，緑内障の急性発作が誘発される危険性がある．

また，CL装用者への留意点として，CLを装用したままの点眼薬使用が問題となることがある．使用に当たっては，CLを装用したままでも問題がないかを添付文書等で確認し，明確な記載がない製品については慎重に対処しなければならない．なお，製品㉕，㉗は添付文書に「CL（ソフト，O₂，ハード，ディスポーザブル（使い捨て））を装用したままお使いいただけます」と記載されている．

製品㉕，㉗，㉘は，裸眼での使用は可能であるが，点眼後のCLの再装用には，15分程度の時間を空ける必要がある．

製品㉖の配合成分であるポビドンは，CLによくなじみ，装用時の不快感を改善する効果

表18-8 グループF（CL装着時不快感・涙液補助等に適用：第3類医薬品）

製品番号・製品名	配合成分		
	塩化ナトリウム	塩化カリウム	その他の配合成分
㉕サンテCL	●	●	
㉖サンテうるおいコンタクトa	●		ポビドン
㉗アイリスCL-Ⅰネオ	●	●	タウリン
㉘ロートCキューブクール	●	●	塩化カルシウム，ヒプロメロース

〔効能・効果〕ソフトCLまたはハードCLを装着しているときの不快感，涙液の補助（目のかわき），目の疲れ，目のかすみ（目やにの多いときなど）
※「CL装着時の不快感」は，次の4つに分けて対応する．
①CL装着ですぐに痛み，涙が出る．
対応：❶CLの洗浄，❷消毒，❸新しいCLへの交換，❹OTC点眼薬の使用，❺体調不良時の装着時間の短縮，❻眼科医への受診勧奨．
②目やにが出る
対応：何らかの眼疾病（感染症・アレルギー性疾患）を疑い，適切に対処する．
③CL装着中にぼやける
対応：CLの汚れ・乾燥・黄変・視力低下を点検し，❶CLの洗浄・消毒，❷新しいCLへの交換，❸眼科医への受診勧奨．
④装着前後に痛みを感じる
対応：眼疾患を疑い，眼科医への受診勧奨．

がある．ポビドンは安全性が高く，水溶性高分子として錠剤の結合剤，粉末医薬品の顆粒化剤などにも使われている．

Pharmacist's point of view
一般点眼薬の適剤探し

- 目を酷使すると外眼筋疲労による調節緊張の状態になり，目のかすみ・目の疲れを感じるようになる．
- 眼精疲労患者の60％はドライアイを合併し，目が疲れる，物がかすんで見える，目が乾く，かゆみ症状などを訴える．
- コンドロイチン硫酸エステルには角膜保護作用があり，ドライアイに用いられる．
- グループAの6製品は，目のかすみ・目の疲れ，炎症性組織損傷の修復，高齢者に多い「かすみ目・疲れ目」に選択することができる．
- 眼疲労が重症化すると，休憩をしても目の痛み・かすみ・頭痛・目の充血が起きる．
- 外眼筋に過度の負担がかかると，結膜充血の状態になる．また，ドライアイ，CLの長時間使用も酸素不足による充血が起きる．
- ドライアイによる目のかゆみ例では製品⑩～⑬を，結膜充血と炎症がある例では製品⑦～⑩を選択する．
- プラノプロフェン配合剤の効能は，目のかゆみ，異物感，結膜充血，なみだ目などである．
- 紫外線等による眼炎（雪目）では，紫外線曝露から6～10時間で，結膜充血，目のゴロゴロ感，流涙，まぶしさなどが出る．
- 製品⑰，⑲に配合されている硫酸亜鉛七水和物・テトラヒドロゾリン塩酸塩等は，炎症性組織損傷の修復や充血に効果がある．

●急性の紫外線角膜炎では，眼痛が問題となる．

●こども用の一般点眼薬（グループE）には，いずれもクロルフェニラミンマレイン酸塩が配合されている．

●グループEの4製品（製品㉑～㉔）にはタウリンが配合されており，その理由は，目の疲れの回復・プールの消毒薬の刺激緩和による眼病予防となっている．

●CLは医薬品医療機器法により，高度管理医療機器に指定されている．

●グループFの4製品の効能は，CL装着時の不快感・涙液補助・目の疲れである．

●緑内障の患者の場合，向精神薬や催眠鎮静剤などの抗コリン作用がある薬物を服薬すると，交感神経刺激作用による眼圧の上昇，散瞳を起こすので，特に閉塞隅角，狭隅角や浅前房などでは，緑内障の急性発作が誘発される危険性がある．

●グループFの製品㉕，㉗は，CLを装用したままの使用が可能である．

●製品㉖の配合成分ポビドンは，安全性が高く，水溶性高分子として錠剤の結合剤，粉末医薬品の顆粒化剤などにも使われている．

19章

肛門疾患（痔核・裂肛）

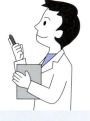

学習のポイント

症状からの適剤探しは難問である．非適応疾患の鑑別，痔疾用薬による保存療法に限界があるためである．肛門疾患の病態を知り，痔疾用薬を活かすために，取り上げた 28 製品のグループ化とその活用について述べる．日本大腸肛門病学会の「肛門疾患（痔核・痔瘻・裂肛）診療ガイドライン 2014 年版」に基づき，これを活かす SCS を進化させることが，本章の学習のポイントである．

19.1. 肛門疾患（痔核・裂肛）とは？

19.1.1. 肛門疾患（痔核・痔瘻・裂肛）診療ガイドライン

日本大腸肛門病学会より，「肛門疾患（痔核・痔瘻・裂肛）診療ガイドライン 2014 年版」（肛門疾患診療ガイドライン）が公表されている．本ガイドラインは，臨床現場における診療上の意思決定を支援する目的で作成されている．肛門疾患は Common Disease の 1 つとされ，生活者が自らの判断で受診，あるいはセルフケアの道を選択している．一方，プライマリ・ケアにあたる薬剤師は，痔疾患を疑って訪れる相談者に対して，問診等による受診勧奨の判断を迫られている．

広島県医師会では，患者の訴えを聴き取り，その答えから A～E にグループ分けし，グループ B～E については重大な基礎疾患が潜んでいると警告している（**表 19-1**）．また，徳島県医師会では，痔核・裂肛と直腸がん・大腸がんの便通異常について，早期の直腸がん・大腸がんは症状もなく，血便も確認できない例もあることから，注意が必要だとしている（**表 19-2**）．

また，国本らの痔疾患における直腸がんの合併率の調査によると，50 歳未満では 0.3％であったのに対し，50 歳以上では 1.5％と，合併率が 5 倍にまで高まるというデータを示している[1]．これは痔疾を疑い，薬局を訪問する相談者に対して，一度は受診するよう勧めるための説得性のある根拠の 1 つになる．

---

1) 国本正雄，佐々木一晃：「肛門疾患を有する症例における大腸疾患の拾い上げ」，日本大腸肛門病会誌，49 (1)，p.69-72, 1996.

表19-1 症状からみる非適応疾患の鑑別

症状		想定される痔疾患と非適応疾患 ※青字は外用痔疾用薬の非適応疾患
A　痛みと出血（ペーパーにつく程度）		裂肛（切れ痔），血栓性外痔核の出血
B　出血はあるが痛みはない		内痔核（いぼ痔），直腸がん，直腸炎
C　出血してかゆみ，痛みを伴う		肛門周囲炎症
D　排便時の出血がある		痔核（脱肛），直腸脱，肛門ポリープ（肛門潰瘍）
E　腫れ，疼痛がある	熱がない	血栓性外痔核，嵌頓痔核
	熱がある	肛門周囲膿瘍

表19-2 痔核・裂肛と直腸がん・大腸がんの便通

痔核・裂肛	痔核は肛門の静脈がこぶ状にふくれた状態をいう．裂肛は硬い便で肛門の粘膜・皮膚が切れたときに起こる．便通は下痢よりむしろ便秘傾向になる．また，排便時に肛門の痛みや不快感を伴う．
直腸がん・大腸がん	早期では症状がなく，血便も確認できない．進行がんの場合は，排便後に出血することが多い．また，便通は便秘と下痢をくり返し，便が細くなり，排便後もすっきりしない「しぶり腹」になる．

19.1.2. 肛門疾患の適応探し

肛門疾患の適応探しでは，内痔核，外痔核，裂肛についての病歴の聴き取りを行う．

内痔核

内痔核の症状は，出血，疼痛，脱出，掻痒感，粘液漏出である．これらの症状は，痔核の大きさ，慢性期・急性期の別によって異なる．出血症状は排便時にみられるが，出血の程度には幅がある．暗赤色の出血及び便に混じる出血は，上行結腸〜横行結腸からの出血を疑い，受診勧奨を考える．また，痔核からの出血は，便潜血反応陽性及び貧血の原因となりうる．これについては下部消化管の精査のため，受診勧奨が必要である．なお，適応探しは，内痔核の病期の1度・2度の範囲となる（**図19-1**）．

外痔核

内痔核に比べて疼痛を訴える例が多くなる．疼痛は内・外痔核とも脱出時の場合が多い．脱出がない場合の疼痛は，持続的な鈍痛や不快感を生じることがあるが，疼痛の原因が痔核とは限らないので注意が必要である．急性に血栓形成が起きる血栓形成外痔核は，痛み・腫れが大きいので受診勧奨とする（**図19-1**）．

裂肛

排便時に疼痛がある．急性期の痛みは軽く，持続性もない．しかし，慢性化するにつれて常時疼痛を訴えるようになる．また，裂肛に伴う炎症があれば，排便時に内括約筋の痙攣性収縮が起き，痛みが走ることがある（**図19-1**）．

病期	内痔核の病状の変化
1度	痔核は肛門外に脱出せず，症状は排便時の出血だけである
2度	痔核は排便時に脱出するが，排便終了時には自然と元に戻る
3度	痔核は排便時に脱出して，元に戻すには手指の助けが必要である
4度	常時，痔核の脱出があり，元に戻すことができない

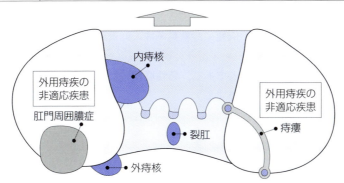

図 19-1　痔疾患5つのタイプと内痔核の病期（Goligher 分類）[2)]

Pharmacist's point of view
肛門疾患（痔核・裂肛）とは？

- 日本大腸肛門病学会から「肛門疾患診療ガイドライン」が公表されている．
- 広島県医師会による「痔疾患に伴う症状質問票」は，鑑別診断の糸口として利用できる．
- 50歳以上の痔疾例では，一度は受診するよう勧めることが望ましい．
- 内痔核の症状は，出血，疼痛，脱出，掻痒感，粘液漏出である．
- 暗赤色の出血及び便に混じる出血は，上行結腸～横行結腸からの出血を疑い，受診勧奨を考える．
- 便潜血反応陽性及び貧血がある例は，下部消化管の精査のために受診勧奨が必要である．
- 内痔核の適応探しについては，内痔核病期の1度・2度の範囲となる．
- 外痔核は，内痔核に比べて疼痛を訴える例が多くなる．
- 脱出がない例の疼痛は，持続的な鈍痛や不快感を生じることがあるが，疼痛の原因が痔核とは限らない．
- 慢性裂肛では常時疼痛を訴える．また，炎症を伴えば排便時に内括約筋の痙攣性収縮が起き，痛みが走ることがある．

---

2) 家田病院 HP：「肛門の病気と検査」　http://ieda-hospital.jp

19.2. 痔疾用薬の適剤探し

19.2.1. 痔疾患の薬物療法と投与剤形

　痔核の薬物療法は腫脹，脱出，疼痛，出血の症状緩和に有用であるが，慢性化した痔核自体には効果がない．痔疾用薬の投与剤形は外用剤が中心であり，坐薬・軟膏・注入軟膏がある．坐薬は歯状線よりも口側の病変に，軟膏・注入軟膏は歯状線よりも肛門側の病変に有用と考えられている（**表19-3**）.

　一方，経口剤は漢方製剤が中心であり，急性肛門裂肛・亜急性肛門裂肛に用い，排便コントロール作用によって効果を発揮する．

表19-3　外用痔疾用薬の剤形別の使用方法

剤形	使用方法
坐剤	痔疾用の直腸坐剤（成人用・小児用）は，肛門内側（肛門奥）の内痔核に使用する．坐剤の挿入に困難を感じる場合は，坐剤の先端部分に痔疾用の軟膏剤を少なめに塗布し，坐剤の底部に指を当て，少ない場合で2〜3cm奥に挿入する．
坐剤・軟膏併用療法	内痔核の状態（出血・脱肛・痔痛・炎症）から必要と判断される例には，坐剤と軟膏を併用することができる．この場合，両者の配合成分，分量などに細心の注意を払い，坐剤・軟膏の使用量を決める．使用法は，坐剤の挿入後，軟膏チューブも肛門内に挿入し，軟膏を搾り出しながら徐々に抜去する．
軟膏	急性期・慢性期の裂孔，血栓性外痔核に使われる．
注入軟膏	肛門内側（肛門奥）の内痔核には注入，肛門外側の外痔核には塗布するなど，痔の部位・症状によって2通りの使用方法が選べる．患部や薬剤に直接手を触れないので衛生的に注入できる利点がある．

19.2.2. 痔疾用薬のグルーピング

　取り上げる痔疾用薬は28製品で，これらを3つにグループ化した．グループ A はプレドニゾロン配合剤及びヒドロコルチゾン配合剤となっており，内痔核・外痔核・裂肛の急性期・慢性期の急性増悪の場合に選択する．内痔核には坐剤を選択し，出血・脱肛・炎症がある例には軟膏を併用する．また，急・慢性期の裂肛・血栓性外痔核には軟膏を選択する．なお，注入軟膏については，内痔核の場合は注入し，外痔核の場合は塗布する（**表19-4**）.

　痔疾患の保存的治療では，良い排便状態と肛門の清潔の維持，血液循環を維持する肛門衛生に留意する．一方，グループ A による保存的治療により，疼痛，腫脹などの炎症症状が軽快してくれば，回復期の痔疾症状を緩和する目的で，ステロイド非配合のグループ B の7製品などから適剤を選択できる（**表19-5**）.また，グループ C の5製品は経口剤であり，排便コントロールによって内・外痔核，裂肛の保存療法の維持強化作用が期待できる（**表19-6**）.

表 19-4　グループ A (プレドニゾロン配合剤・ヒドロコルチゾン配合剤：指定第 2 類医薬品)

製品番号・製品名	剤形	PDS	HDC	LCH	TPA	その他の主な配合成分	適応年齢	適応
①ボラギノール A 坐剤	坐剤	●	—	●	●	ALT	15 歳以上	裂肛，内痔核の痛み，出血・腫れ・かゆみの緩和
②ジーフォーL		●	—	●	●	ALT, DPH		
③サノーラ A 坐剤		●	—	●	●	CPM, セイヨウトチノキ種子エキス		
④プリザエース坐剤 T		—	●	●	●	ALT, CHH, THZ		裂肛，内外痔核の痛み，出血・腫れ・かゆみの緩和
⑤ドルマイン H 坐剤		—	●	●	—	ALT, MEH, IPMP		
⑥プリザ S 坐剤		—	●	●	●	ALT, CHH		
⑦ボラギノール A 軟膏	軟膏	●	—	●	●	ALT	15 歳以上小児可	• 内痔核・外痔核・裂肛の軽症例 • 坐剤との併用可
⑧ジーフォーL 軟膏		●	—	●	●	ALT, CPM, CPC, NPZ		
⑨プリザエース軟膏		—	●	●	●	ALT, CPM, THZ, CHH		
⑩リシーナ軟膏		—	●	●	●	ALT, IPMP, ZnO		
⑪プリザ S 軟膏		—	●	—	●	ALT, PEH, DBC, DPH		
⑫ドルマイン H 軟膏		—	●	●	—	ALT, MEH, IPMP, ZnO		
⑬ボラギノール A 注入軟膏	注入軟膏	●	—	●	●	ALT	15 歳以上	内痔核に注入，外痔核に塗布
⑭ジーフォーL 注入軟膏		●	—	●	●	ALT		
⑮プリザエース注入軟膏 T		—	●	●	●	ALT, THZ, CHH		
⑯リシーナ注入軟膏		—	●	●	●	ALT, IPMP, EAB, ZnO		

【ステロイド】PDS：プレドニゾロン酢酸エステル，HDC：ヒドロコルチゾン酢酸エステル

【局所麻酔薬】LCH：リドカイン塩酸塩，TPA：トコフェロール酢酸エステル，DBC：ジブカイン塩酸塩

【殺菌薬】CHH：クロルヘキシジン塩酸塩，IPMP：イソプロピルメチルフェノール，CPC：セチルピリジニウム塩化物

【組織修復薬】ALT：アラントイン

【止血薬】THZ：テトラヒドロゾリン塩酸塩，MEH：dl-メチルエフェドリン塩酸塩，NPZ：ナファゾリン塩酸塩

【抗ヒスタミン薬】DPH：ジフェンヒドラミン塩酸塩，CPM：クロルフェニラミンマレイン酸塩

【その他】ZnO：酸化亜鉛，PEH：フェニレフリン塩酸塩，EAB：アミノ安息香酸エチル

※セイヨウトチノキ種子エキスは，腫れの抑制，消炎作用を目的として配合.

※痔疾患の保存的治療では，良い排便状態と肛門の清潔の維持，そして，血液循環を維持する肛門衛生に留意する.

※痔疾用薬はステロイド配合剤と非配合剤に分けられるが，ステロイド配合痔疾用薬は，疼痛，腫脹などが軽快した段階では，保存療法の中止，あるいは，ステロイド非配合剤に切り替えることが望ましい.

表19-5　グループB（ステロイド非配合剤：第2類医薬品）

製品番号・製品名	剤形	配合成分					適応年齢	適応
		LCH	DBC	GLR	TPA	その他の主な配合成分		
⑰ボラギノールM坐剤	坐剤	●	ー	●	●	ALT	15歳以上	裂肛，内痔核の痛み，出血・腫れ・かゆみ
⑱レックH坐剤		●	ー	●	●	ALT，CHH，ZnO		
⑲新エフレチン		ー	●	●	ー	CHH，THZ，DPH，ZnO		
⑳新エフレチン軟膏	軟膏	●	ー	●	●	ACA，CHH，ZnO	15歳以上小児可	・内痔核・外痔核・裂肛の軽症例
㉑レックH軟膏		●	ー	●	●	ALT，CHH，ZnO		
㉒ボラギノールM軟膏		●	ー	●	●	ALT	15歳以上	・内痔核に坐剤との併用可
㉓プリザクールジェル	ジェル	●	ー	ー	ー	CPM，THZ，BZK	15歳以上小児可	内痔核に注入，外痔核に塗布

【局所麻酔薬】LCH：リドカイン塩酸塩，DBC：ジブカイン塩酸塩，TPA：トコフェロール酢酸エステル
【抗炎症薬】GLR：グリチルレチン酸
【殺菌薬】CHH：クロルヘキシジン塩酸塩，BZK：ベンザルコニウム塩化物
【組織修復薬】ALT：アラントイン
【止血薬】THZ：テトラヒドロゾリン塩酸塩，ACA：アルミニウムクロロヒドロキシアラントイネート
【抗ヒスタミン薬】DPH：ジフェンヒドラミン塩酸塩，CPM：クロルフェニラミンマレイン酸塩
【その他】ZnO：酸化亜鉛

※グループAのステロイド配合剤を長期間使用すると，直腸内粘膜を介して上直腸静脈，中直腸静脈，下直腸静脈が形成する直腸静脈叢を通じてステロイドが全身循環に吸収され，下垂体・副腎皮質機能の抑制が懸念される．医療用痔疾用薬にはステロイド非配合痔疾用薬は少ないが，ヘルミチンS，ボラザG坐剤，ポステリザン軟膏，強力ポステリザン軟膏などの製品があり，ステロイド配合剤の使用例では，一定期間の使用後は，ステロイド非配合痔疾用薬への切り替えが推奨されている．

表19-6　グループC（経口剤：排便コントロール作用）

製品番号・製品名/リスク分類	効能・効果/用法・用量/成分
乙字湯製剤/第2類医薬品 ㉔ツムラ漢方乙字湯エキス顆粒 ㉕プリザ漢方内服薬	［効能・効果］体力中等後以上で，大便が硬く便秘傾向のあるものの次の諸症：痔核（いぼ痔），きれ痔，便秘，軽度の脱肛 ［用法・用量］2歳以上　1包/回・2回/日 ［成分］トウキ・サイコ・オウゴン・カンゾウ・ショウマ・ダイオウ
㉖痔に光/指定第2類医薬品	［効能・効果］脱肛，肛門裂傷（きれ痔），「いぼ痔」ならびに痔疾患からの諸症状（痔出血，肛門周囲炎，肛門掻痒症等） ［用法・用量］15歳以上　3～5錠/回・2回（朝・夕）/日 ［成分］サイコ・ボタンピ抽出エキス・ブクリョウ抽出エキス・センナ・ショウマ・トウニン抽出エキス・シャクヤク抽出エキス・オウバク
㉗内服ボラギノールEP/ 第2類医薬品	［効能・効果］次の場合の症状の緩和：痔核，きれ痔，痔出血 ［用法・用量］15歳以上　1包/回・2回/日 ［成分］ボタンピエキス・セイヨウトチノキ種子エキス・シコン水製エキス・トコフェロール酢酸エステル
㉘レンシン/指定第2類医薬品	［効能・効果］痔疾，痔出血 ［用法・用量］15歳以上　1包/回・2回/日 ［成分］レンケイ・カイカ・ショウキョウ・センナ

※製品㉔・㉕は「乙字湯エキス製剤」で，重症度1及び2の内痔核と，裂肛の軽症例が適応となる（適応年齢は2歳以上）．
※製品㉖は，重症度1及び2の内痔核に試みる製品である．肛門部の血行を高め，肛門粘膜の充血を抑え，肛門を拡張することで，排便コントロール作用を発揮する．効果発現には4週間を要する．
※製品㉗は，内痔核・外痔核，裂肛の軽症例が適応である．生薬成分3種とトコフェロール酢酸エステルが直腸肛門部の血流を改善し，軽度の消炎作用を発揮することで，痔核及び裂肛による症状を改善する．
※製品㉘は，肛門周囲の血液循環改善作用により，主に内痔核に効果を発揮する．

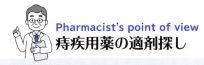

Pharmacist's point of view
痔疾用薬の適剤探し

- 痔核の薬物療法は痔核の症状緩和に有用であるが，慢性化した痔核自体には効果がない．
- 坐薬は歯状線よりも口側病変に，軟膏・注入軟膏は歯状線よりも肛門側病変に有用である．
- 経口剤は急性・亜急性肛門裂肛に用い，排便コントロール作用により効果を発揮する．
- 痔疾用薬は内・外痔核，裂肛の急性期・慢性期急性増悪の場合に選択する．
- グループＡ，グループＢとも，内痔核には坐剤を選択し，出血・脱肛・炎症がある例には軟膏を併用する．
- 急・慢性期の裂肛・血栓性外痔核には，各グループの軟膏を選択する．
- 急・慢性期の裂肛・血栓性外痔核には，各グループの軟膏を選択する．
- 注入軟膏は内痔核の場合には注入し，外痔核の場合には塗布する．
- 保存的治療では，良い排便状態と肛門の清潔，血液循環を維持する肛門衛生に留意する．
- グループＣの製品は経口剤であり，排便コントロールによって内・外痔核，裂肛の保存療法の維持強化作用が期待できる．

19.3. 肛門疾患のSCS

19.3.1. 痔疾患者の生活指導

痔疾患の保存療法で大切なことは，①良い排便状態の維持，②肛門を清潔に保つことである．そして，③肛門周辺の血液循環を維持する肛門衛生を心がける．

痔核患者の生活指導

痔核患者の生活指導では，①長時間の座位，②寒冷下の作業，③排便時の怒責，④過度の飲酒，⑤肉体疲労，⑥精神的ストレス，⑦体の冷えを避ける生活習慣を心がけるよう留意する．

食事習慣については，十分量の水分と食物繊維の摂取を習慣化する計画書，あるいはチェックシートを提案する．また，排便習慣は食事習慣と同様に重要であり，過度の怒責，長時間の排便を避ける目的から，朝の便意を活かした短時間排便を指導する．なお，直腸・肛門の血流を改善する入浴習慣についても勧める．

裂肛患者の生活指導

裂肛患者の生活指導は，痔核患者の生活指導と共通する点が多いが，その目的は排便障害の改善とその維持である．裂肛患者の半数以上は便通異常を訴えており，良い排便習慣を身につけさせる生活指導が重要になる．便秘がある例では，肉類の過剰摂取の是正と，食物繊維の十分な摂取を指導する．また，痔核の再発例に対しては，排便コントロール作用を特徴とするグループＣの内服薬を勧める．

19.3.2. 薬物療法のSCS

肛門疾患の保存療法に用いる薬物では，OTC薬と医療用医薬品との間に大きな違いはない．しかし，OTC薬のステロイド配合痔疾用薬の場合，多くの併用配合成分を加えているため，相談者は痔疾用薬の適剤探し及び使用中止の基準を見出せずにいる．

特にステロイド配合剤の場合，使用中止の基準は設けておくべきで，内・外痔核，裂肛の急性期・慢性期の急性増悪時では，10日間までを限度とした使用を勧め，疼痛，腫脹が軽快してくれば早期にステロイド非配合剤への切り替えを指導する（**表 19-7**）．

表19-7 ステロイド配合痔疾用薬（グループA）16製品の「してはいけないこと」

	製品番号	①	②	③	④	⑤	⑥	⑦	⑧	⑨	⑩	⑪	⑫	⑬	⑭	⑮	⑯
使用不可	本剤または本剤の成分に対するアレルギー既往歴者[*1]	●	●	●	●	●	●	●	●	●		●	●	●	●	●	●
	患部化膿[*2]	●	●	●	●	●	●	●	●	●		●	●	●	●	●	●
	抗ヒスタミン薬含有のかぜ薬，鎮咳去痰薬，鼻炎用内服薬，乗り物酔い薬，アレルギー用薬等と本剤の併用		●	●													
	使用後の乗り物・機械類の運転操作		●	●													
	授乳中もしくは本剤使用時の授乳		●	●													
	長期連用[*3]	●	●	●	●	●	●	●	●	●		●	●	●	●	●	●

●：該当あり
[*1] アミノ安息香酸エチル，ジブカイン，リドカイン，パラブチルアミノ安息香酸ジエチルアミノエチル塩酸塩を含有する坐剤（軟カプセルを含む）または注入の用法をもつ軟膏剤に記載．
[*2] 副腎皮質ホルモンを含有する製剤に記載．
[*3] 副腎皮質ホルモンをコルチゾンに換算して，1gまたは1mL中に0.025 mgを超えて含有する製剤（ただし，坐剤・注入軟膏では副腎皮質ホルモンを含有するすべての製剤）に記載．

19.3.3. 継続治療患者への受診勧奨

肛門疾患のセルフケア期間が長い患者で，これまでにない新たな症状が認められた場合は，受診勧奨が必要である（**表19-8**）．

表19-8 肛門疾患セルフケア期間中における受診勧奨の判断基準（7つの徴候）[3]

> ①思い当たる理由もなく，排便時でもないときに直腸出血があった．
> ②直腸出血が1週間以上も続いている，あるいは複数回起きている．
> ③便性状が以前よりも細く，ときには鉛筆くらいの太さにまでなる．
> ④痔疾の疼痛がひどく，薬で7日間治療したが，お尻の痛みが気になる．
> ⑤今まで見たことのない組織の切片のようなものがお尻から出て気になる．
> ⑥肛門の近くの腫れものが大きくなり，発熱を伴って痛みが出てきた．
> ⑦血便に伴う発熱がある．

Pharmacist's point of view
肛門疾患のSCS

- 食事習慣については，十分量の水分と食物繊維の摂取を習慣化する提案をする．
- 排便習慣については，過度の怒責，長時間の排便を避け，朝の短時間排便を指導する．
- 直腸・肛門の血流を改善する入浴習慣を勧める．
- 裂肛患者の生活指導は，排便障害の改善とその維持である．
- 裂肛患者で便秘がある例では，肉類の過剰摂取の是正と，食物繊維の十分な摂取を指導する．
- 痔核の再発例に対しては，排便コントロールを特徴とするグループCの内服薬を勧める．
- 内・外痔核，裂肛の急性期・慢性期の急性増悪時に対するステロイド配合剤の使用は，10日間までを限度とし，疼痛，腫脹が軽快すれば早期にステロイド非配合剤への切り替えを指導する．
- 肛門疾患のセルフケア期間が長い患者で，これまでにない新たな症状が認められた場合は，受診勧奨が必要である．

3) BC Health Guide/Digestive and Urinary Problems p.133.

20 章

腰痛

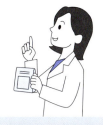

学習のポイント

　本章では，日本整形外科学会・日本腰痛学会の「腰痛診療ガイドライン 2012」を基礎として，腰痛の適応探し，適剤探しを行う．適応探しでは，重篤な脊椎疾患の合併を疑う危険信号 (Red Flags) をはじめ，神経根性疼痛の簡易診断から，OTC 薬の適応となる非特異的腰痛について述べる．適剤探しでは，15 製品をグループ化するとともに，各グループの適正使用の進め方を医療用医薬品の使用経験から学ぶ．

20.1. 腰痛の疫学と診療ガイドライン

20.1.1. 腰痛の疫学と薬剤師の SCS

　国民生活基礎調査では，「Ⅲ　世帯員の健康」の項目において，年齢・性・症状別にみた人口 1,000 人あたりの自覚症状のある者の割合（有訴者率）を発表している．平成 26 年の調査によると，腰痛の有訴者率は，男性は 30 歳以降で 1 位 (73.4〜209.0)，女性は 60 歳以降で 1 位 (147.2〜234.9) である．次に，肩こりの有訴者率をみると，男性は 30〜69 歳で 2 位 (61.8〜82.5)，女性は 60〜79 歳で 2 位 (145.6〜162.7) となっており，男女とも腰痛・肩こりは高齢者に多い症状といえる．

　これまで腰痛は，職業性腰痛を軸に経済的損失についての研究が進められてきた．わが国では厚生労働省の「職場における腰痛予防対策指針」が 2013 年に改訂され，そこではリスクアセスメント・労働安全衛生マネジメントシステムが示されている．一方，わが国では急激な高齢化が進展し，原因が特定できない特異的腰痛である急性腰痛の管理が大きな課題になろうとしている．また，高齢者の非特異的腰痛の原因には，変形性脊椎症，腰部脊柱管狭窄症，圧迫骨折を生じうる骨粗鬆症が挙げられている．

　本書の「2.2.4. Common Disease の SMS（4 つの課題）」でも触れたが，代表的な Common Disease 13 疾患の「医療受診 vs OTC 薬」に関する，大日らの「疾病ごとの医療受診と OTC 需要の代替性に関する研究」によれば，腰痛における医療受診が 19% であるのに対して，OTC 薬の需要は 38% であり，OTC 薬に比重がかかっていることが分かる．このため，かかりつけ薬局・薬剤師の適時・適切な腰痛相談は重要な健康課題といえる（図 20-1）．

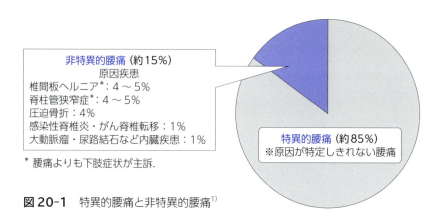

図20-1 特異的腰痛と非特異的腰痛[1]

20.1.2. 腰痛診療ガイドライン2012

　腰痛は相談者の訴えのなかでも代表的な症状の1つである．薬剤師が相談者の腰痛相談に応じる場合，エビデンスに基づく明快な応答が望まれる．

　腰痛に関しては，「腰痛診療ガイドライン2012」（腰痛診療ガイドライン）が，日本整形外科学会・日本腰痛学会の監修によって作成されており，本章では，「腰痛診療ガイドライン」を基礎として，腰痛の適応探し（OTC薬等が適応となる腰痛を見出す），腰痛治療に使われるOTC薬等の適剤探し（最適薬剤の選択と適正使用），腰痛予防のためのSCSについて考える．

Pharmacist's point of view
腰痛の疫学と診療ガイドライン

- 腰痛の有訴者率は，男性が30歳以降で1位，女性が60歳以降で1位である．
- 「職場における腰痛予防対策指針」が2013年に改訂され，そこではリスクアセスメント・労働安全衛生マネジメントシステムが示されている．
- わが国では急激な高齢化が進展しており，特異的腰痛である急性腰痛の管理が課題になろうとしている．
- 高齢者の非特異的腰痛の原因には変形性脊椎症，腰部脊柱管狭窄症，圧迫骨折を生じうる骨粗鬆症が挙げられている．
- 腰痛における医療受診は19%，OTC薬の需要は38%であり，OTC薬に比重がかかっている．

20.2. 腰痛の適応探し

20.2.1. プライマリ・ケアの診断的分類

　腰痛を訴える相談者のプライマリ・ケアでは，まず，腰痛を訴える相談者（または家族な

---

1) Deyo RA, Rainville J, Kent DL：What can the history and physical examination tell us about low back pain?, JAMA 268 (6), p.760-765, 1992.

ど）への注意深い問診，兆候等の観察から，①非特異的腰痛，②神経根性疼痛，③重篤な脊椎病変に分類（トリアージ）して適応探しを行う．この段階で，②については，症例により専門医への受診勧奨を行い（緊急度は③より低い），③の可能性があると思われる例では，即時（4週未満内）専門医への受診勧奨（受診勧奨Ⅰ）が必要である（図20-2）．

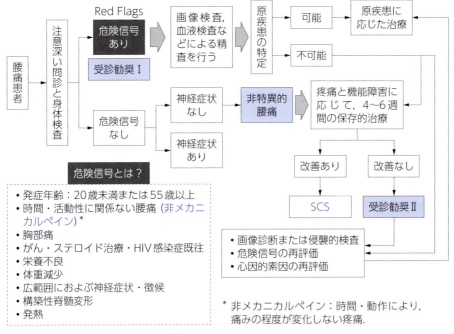

図20-2 腰痛の適応探しの流れ[2)]

20.2.2. 腰痛の適応探し

非特異的腰痛

問診の結果，次の4つの条件を満たす例は，非特異的腰痛と診断され，薬物療法を含むSCSの対象になる．
①患者の年齢は20〜55歳である．
②痛みの部位は，腰仙椎部・臀部・大腿部が中心である．
③時間・動作により，痛みの程度に変化（メカニカルペイン）がある．
④患者の全身状態は良好である．

神経根性疼痛

神経根性疼痛とは，神経根が何らかの原因で圧迫されることで生じる痛みやしびれのことである．いわゆる「ぎっくり腰」の場合，身体をひねったときなどに生じる椎間板ヘルニアが原因となる．この病態では椎間板が突出あるいは脱出し，坐骨神経の起始部である腰の神経（主に神経根）を刺激することによって症状が生じる．

椎間板ヘルニアは，通常，仰向けに寝た状態の患者の下肢を，膝の裏を伸ばした状態で少しずつ挙げて痛みが強まることを確認することで判断する．これを相談者が1人で判断す

---

2) 日本整形外科学会・日本腰痛学会　監修：「腰痛診療ガイドライン2012」，南江堂，2012.

る場合は，椅子などに浅く腰かけた状態から，症状のある方の足を伸ばしたまま少しずつ挙げ，それによって痛みが強まることで判断する（**図20-3**）．

神経根性疼痛の原因では，「腰部脊柱管狭窄症」が重要である．これは腰の神経が圧迫されることに起因し，高齢者では立位・歩行中などにおいて下肢の疼痛・しびれを訴える．なお，こうした下肢症状は背筋を伸ばした姿勢のときに現れるが，前かがみのときは楽になる．

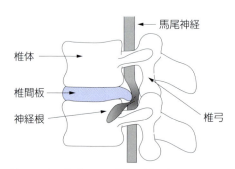

図20-3 「ぎっくり腰」と椎間板ヘルニア

重篤な脊椎病変

①20歳未満または55歳以上での症状発現，②メカニカルペインではない，③胸部痛，④がん，HIV，ステロイドの薬歴がある，⑤栄養不良，体重減少，⑥広範囲におよぶ神経症状や徴候，⑦構築性脊柱変形（脊柱の側弯症・後弯症）などがある例では，重篤な脊椎病変を疑い，ただちに専門医への受診勧奨（受診勧奨Ⅰ）を行う．

 Pharmacist's point of view
腰痛の適応探し

- 腰痛のプライマリ・ケアでは，注意深い問診，兆候等の観察から診断的分類を行う．
- 神経根性疼痛は，症例により専門医への受診勧奨を行い，重篤な脊柱病変疑診例には，ただちに専門医を受診するよう勧奨する．
- ①年齢が20〜55歳，②腰仙椎部・臀部・大腿部の疼痛，③メカニカルペインがある，④全身状態は良好という4条件を満たす例は，非特異的腰痛と判断され，薬物療法を含むSCSの対象になる．
- 神経根性疼痛とは，神経根が何らかの原因で圧迫されることで生じる痛みやしびれのことである．
- 「ぎっくり腰」では，身体をひねったときなどに生じる椎間板ヘルニアが原因となる．
- 椎間板ヘルニアは，下肢伸展挙上テストにより簡易診断ができる．
- 神経根性疼痛の原因では，「腰部脊柱管狭窄症」が重要である．
- ①20歳未満または55歳以上での症状発現，②メカニカルペインではない，③胸部痛，④がん，HIV，ステロイドの薬歴がある，⑤栄養不良，体重減少，⑥広範囲におよぶ神経症状や徴候，⑦構築性脊柱変形（脊柱の側弯症・後弯症）などがある例では，ただちに専門医への受診勧奨を行う．

20.3. 腰痛のセルフケアと SCS

20.3.1. 腰痛の薬物療法

「腰痛診療ガイドライン」では，腰痛の薬物療法は有用としており，第1選択薬として急性・慢性の腰痛とも，①NSAIDs，②アセトアミノフェンを挙げている（推奨 Grade はいずれも A）.

また，NSAIDs は急性・慢性の腰痛に繁用され，有効性が示されるとし，薬物療法の基本と位置づけている.なお，シクロオキシゲナーゼ（COX-2）選択的阻害薬については，胃潰瘍既往患者及び長期内服が予期される例では望ましいとしている.アセトアミノフェンは，欧米では安全性の高い鎮痛薬として繁用され，わが国でも，医療用医薬品としての1日用量が 4,000 mg に引き上げられ，使用範囲が拡大している.

20.3.2. 慢性腰痛の運動療法

「腰痛診療ガイドライン」では，慢性腰痛（3ヵ月以上）に対する運動療法の有効性には高いエビデンスがあるとしている（推奨 Grade A）.また，運動療法は単独，あるいは，認知行動療法と組み合わせて行うことで，さらなる効果が期待されるとしている.

20.3.3. OTC 薬の適剤探し

腰痛治療に関する OTC 薬については，9製品の内服薬と6製品の外用剤の合計15製品を，剤形にあわせて4つにグループ化した.

〈グループ A：適剤探しの留意点〉

グループ A は，ロキソプロフェンナトリウム水和物の内服薬5製品である.OTC 薬と医療用医薬品の添付文書の記載からその違いをみると，医療用医薬品では，効能・効果が①関節リウマチ，変形性関節症，腰痛症，肩関節周囲炎，頸肩腕症候群，歯の消炎・鎮痛，②手術後，外傷後並びに抜歯後の鎮痛・消炎，③急性上気道炎（急性気管支炎を伴う急性上気道炎を含む）の解熱・鎮痛に分類されており，効能・効果ごとに用法・用量の設定がなされている（**表 20-1**）.

〈グループ B：適剤探しの留意点〉

グループ B は，アセトアミノフェンの単味剤，イブプロフェン配合剤，アセチルサリチル酸配合剤の内服薬4製品である.アセトアミノフェンの医療用医薬品である「カロナール錠」の添付文書によると，腰痛におけるアセトアミノフェンの用量は，1回 300～1,000 mg であり，1日総量として 4,000 mg を限度とするとされている.なお，添付文書の【警告】欄では，①1日 1,500 mg を超す高用量で長期投与するときは，定期的に肝機能等を確認するなど，慎重に投与することを求めている（**表 20-2**）.

〈グループ C：適剤探しの留意点〉

グループ C は，外用の貼付剤4製品（NSAIDs 配合剤と温湿布剤）である.

製品⑩は，急性期腰痛に適した冷湿布剤で，臨床試験での成績は，軽度改善以上での改善率が 89.8％であった.しかし，安全性には慎重さが必要であり，中等度以上の腰痛，高齢者の使用に当たっては，特に安全性の確保が第一である.

製品⑪に配合されているインドメタシンの医療用医薬品である「インドメタシン配合パッ

プ剤」は，「腰痛」の効能を取得していない．しかし，変形性関節症，肩関節周囲炎等の臨床試験によると，改善以上での改善率が 58.3％ であることから，軽度腰痛への選択薬となる．同様に，製品⑫に配合されているジクロフェナクナトリウムの医療用医薬品である「ナボールパップ」の効能にも「腰痛」はないが，臨床試験における変形性関節症の改善率は 63.7％（中等度改善以上/評価例数：135/212）であった．

製品⑬は，局所刺激薬であるトウガラシエキスに，NSAIDs のインドメタシンを加えた温湿布で，中等症までの慢性腰痛の症状緩和に効果を発揮する（**表 20-3**）．

〈グループ D：適剤探しの留意点〉

グループ D は NSAIDs 配合の外用の塗布剤 2 製品である．

製品⑭の医療用医薬品である「ボルタレンゲル 1％」の効能・効果に「腰痛」はないが，変形性関節症・肩関節周囲炎の中等度改善以上の改善率は 60〜64％ となっており，軽症〜中等症の腰痛の適剤となる．また，製品⑮の医療用医薬品である「インドメタシンゲル 1％」には，変形性関節症，肩関節周囲炎に効能・効果がある（**表 20-4**）．

表 20-1　グループ A（ロキソプロフェンナトリウム水和物配合：第 1 類医薬品）

製品番号・製品名	他の配合成分	効能・効果（抜粋）
①ロキソニン S	―	頭痛・月経痛（生理痛）・歯痛・抜歯後の疼痛・咽喉痛・腰痛・関節痛・神経痛・筋肉痛・肩こり痛・耳痛・打撲痛・骨折痛・ねんざ痛・外傷痛の鎮痛
②エキセドリン LOX	―	腰痛・肩こり痛・頭痛・関節痛・神経痛・筋肉痛・骨折痛・捻挫痛・打撲痛・月経痛（生理痛）・歯痛・抜歯後の疼痛・咽喉痛・耳痛・外傷痛の鎮痛
③バファリン EX	乾燥水酸化アルミニウムゲル	頭痛・腰痛・関節痛・月経痛（生理痛）・肩こり痛・神経痛・筋肉痛・骨折痛・ねんざ痛・打撲痛・歯痛・抜歯後の疼痛・咽喉痛・耳痛・外傷痛の鎮痛
④ロキソニン S プラス	酸化マグネシウム	頭痛・月経痛（生理痛）・歯痛・抜歯後の疼痛・咽喉痛・腰痛・関節痛・神経痛・筋肉痛・肩こり痛・耳痛・打撲痛・骨折痛・ねんざ痛・外傷痛の鎮痛
⑤ロキソニン S プレミアム	AIAU・MAS・CAF	頭痛・月経痛（生理痛）・歯痛・抜歯後の疼痛・咽喉痛・腰痛・関節痛・神経痛・筋肉痛・肩こり痛・耳痛・打撲痛・骨折痛・ねんざ痛・外傷痛の鎮痛

AIAU：アリルイソプロピルアセチル尿素，MAS：メタケイ酸アルミン酸マグネシウム，CAF：無水カフェイン
※医療用医薬品（ロキソニン錠）の添付文書の記載（抜粋）
〔効能・効果〕
下記疾患並びに症状の消炎・鎮痛
関節リウマチ，変形性関節症，腰痛症，肩関節周囲炎，頸肩腕症候群，歯痛
〔用法・用量〕
通常，成人にロキソプロフェンナトリウム（無水物として）1 回 60mg 1 日 3 回経口投与する．頓用の場合は，1 回 60〜120mg を経口投与する．なお，年齢，症状により適宜増減する．空腹時投与は避けることが望ましい．
※OTC 薬のロキソニン S の用法・用量では，1 回量は 1 錠（ロキソプロフェンナトリウム水和物：68.1mg（無水物として 60mg）），1 日 2 回までとなっている．ただし，「再度症状が現れ，服用する場合は，服用間隔を 4 時間以上あける」としている．なお，15 歳未満の小児は服用できない．

表 20-2 グループ B (アセトアミノフェン・イブプロフェン・アセチルサリチル酸配合)

製品番号・製品名/リスク分類 ( ) 内は主要配合成分	他の配合成分	効能・効果 (抜粋)
⑥ラックル速溶錠/第2類医薬品 (アセトアミノフェン (300 mg/錠))	—	腰痛・神経痛・関節痛・肩こり痛・筋肉痛・頭痛・ねんざ痛・外傷痛・打撲痛・骨折痛・歯痛・抜歯後の疼痛・咽喉痛・耳痛・月経痛 (生理痛)の鎮痛
⑦タイレノール A/第2類医薬品 (アセトアミノフェン (300 mg/錠))	—	頭痛・月経痛 (生理痛)・歯痛・抜歯後の疼痛・咽喉痛・耳痛・関節痛・神経痛・腰痛・筋肉痛・肩こり痛・打撲痛・骨折痛・捻挫痛・外傷痛の鎮痛
⑧イブ A 錠 EX/指定第 2 類医薬品 (イブプロフェン (200 mg/2 錠))	AIAU・CAF	月経痛 (生理痛)・頭痛・歯痛・咽喉痛・関節痛・筋肉痛・神経痛・腰痛・肩こり痛・抜歯後の疼痛・打撲痛・耳痛・骨折痛・ねんざ痛・外傷痛の鎮痛
⑨バファリン A/指定第 2 類医薬品 (アセチルサリチル酸 (660 mg/2 錠))	合成ヒドロタルサイト	頭痛・月経痛 (生理痛)・関節痛・神経痛・腰痛・筋肉痛・肩こり痛・咽喉痛・歯痛・抜歯後の疼痛・打撲痛・捻挫痛・骨折痛・外傷痛・耳痛の鎮痛

AIAU：アリルイソプロピルアセチル尿素，CAF：無水カフェイン
※医療用医薬品 (アセトアミノフェン含有製剤：カロナール錠) の添付文書の記載 (抜粋)
〔効能・効果〕
下記の疾患並びに症状の鎮痛
頭痛，耳痛，症候性神経痛，腰痛症，筋肉痛，打撲痛，捻挫痛，月経痛，分娩後痛，がんによる疼痛，歯痛，歯科治療後の疼痛，変形性関節症
〔用法・用量〕
通常，成人にはアセトアミノフェンとして，1 日 300〜1,000 mg を経口投与し，投与間隔は 4〜6 時間以上とする．なお，年齢，症状により適宜増減するが，1 日総量として 4,000 mg を限度とする．また，空腹時の投与は避けさせることが望ましい．
※製品⑦の用法・用量では，「成人 (15 歳以上)：1 錠 3 回まで．服用間隔は 4 時間以上おいてください」となっており，医療用医薬品の腰痛に対する用法・用量との格差が大きい．
※グループ B の 4 製品の用法・用量の範囲での有効性については，腰痛症の軽症例への適剤であると考えることができる．

表 20-3 グループ C（NSAIDs 配合貼付剤と温湿布剤）

製品番号・製品名/リスク分類 （　）内は主要配合成分 ※パップ剤 1 枚の大きさ	他の配合成分	効能・効果
⑩オムニードケトプロフェンパップ/ 指定第 2 類医薬品 （ケトプロフェン（300 mg/膏体 100 g）） ※1 枚：14×10 cm	l-メントール	関節痛・腰痛・肩こりに伴う肩の痛み・肘の痛み （テニス肘など）・筋肉痛・腱鞘炎（手・手首の痛み）・打撲・捻挫
⑪バンテリンコーワパップ S/第2 類医薬品 （インドメタシン（0.5 g/膏体 100 g）） ※1 枚：14×10 cm	―	肩こりに伴う肩の痛み・腰痛・関節痛・筋肉痛・腱鞘炎（手・手首の痛み）・肘の痛み（テニス肘など）・打撲・捻挫
⑫フェイタス Z/第2 類医薬品 （ジクロフェナクナトリウム（2 g/膏体 100 g）） ※1 枚：7×10 cm	―	腰痛・筋肉痛・肩こりに伴う肩の痛み・関節痛・腱鞘炎（手・手首の痛み）・肘の痛み（テニス肘など）・打撲・ねんざ
⑬キュウメタシンパップ H/第2 類医薬品 （インドメタシン 375 mg/膏体 100 g） ※1 枚：14×10 cm	トウガラシエキス 他 17 成分	腰痛・関節痛・腱鞘炎（手・手首の痛み）・肘の痛み（テニス肘等）・筋肉痛・打撲・捻挫・肩こりによる肩の痛み

製品⑩：急性の炎症がある腰痛にケトプロフェンとメントールの冷湿布作用で効果を発揮する．モーラステープ（医療用医薬品のケトプロフェン製剤）の臨床試験では，腰痛症に対する中等度改善以上が 63.0%（155/246），軽度改善以上が 89.8%（221/246）となっている．
製品⑪：医療用医薬品のインドメタシン製剤であるイドメシンコーワパップ 70 mg，インサイドパップ 70 mg，カトレップテープ 70 mg，ラクティオンパップ 70 mg，セラスターテープ 70 等には，効能・効果に「腰痛症」の記載がなく，いずれも「変形性関節症，肩関節周囲炎，腱・腱鞘炎，腱周囲炎，上腕骨上顆炎（テニス肘等），筋肉痛，外傷後の腫脹・疼痛」と記載されている．なお，セラスターテープ 70 の変形性関節症の「改善以上の効果」は 58.3% である．
製品⑫：ナボールパップ（医療用医薬品のジクロフェナクナトリウム製剤）の効能・効果に「腰痛症」の記載はない．なお，変形性関節症に対する中等度改善以上/評価例数は，63.7%（135/212）となっている．
製品⑬：添加物にトウガラシエキスを加えたインドメタシン配合の温湿布剤で，11 歳以上の慢性的な腰痛の症状緩和に 1 日 2 回を限度として使用する．添付文書には，適正使用のための注意事項が 8 項目，トウガラシエキスについての注意事項が 4 項目挙げられている．推奨時には，これら 12 項目を厳守する SCS を行う．

表 20-4 グループ D（NSAIDs 配合塗布剤：第 2 類医薬品）

製品番号・製品名 （　）内は主要配合成分	他の配合成分	効能・効果
⑭ボルタレン EX ゲル・ボルタレン AC ゲル （ジクロフェナクナトリウム（10 mg/g））	メントール （ボルタレンEXゲル）	腰痛・肩こりに伴う肩の痛み・関節痛・筋肉痛・腱鞘炎（手・手首の痛み）・肘の痛み（テニス肘など）・打撲・捻挫
⑮アンメルシン 1%ヨコヨコ （インドメタシン（1,000 mg/100 mL））	メントール	腰痛・関節痛・打撲・捻挫・筋肉痛・腱鞘炎（手・手首の痛み）・肘の痛み（テニス肘など）・肩こりに伴う肩の痛み

製品⑭：1 日の使用回数は 3〜4 回で，1 週間あたりの使用量の限度は 50 g，1 回あたりの使用量の目安は，腰痛の場合で 3〜5 cm である．
• ボルタレン EX ゲル：メントール配合の「クールタイプ」
• ボルタレン AC ゲル：水がベースのアクアゲルで無香料
製品⑮：1 日の使用回数は 4 回が限度で，1 週間あたりの使用量は 50 mL である．

20.3.4. 腰痛治療薬の推奨基準と，添付文書の「してはいけないこと」

　腰痛治療薬の適正使用は，その安全性，疼痛管理，医療コストの抑制にすぐれた薬剤を選択することにある．腰痛治療薬には，内服薬と外用剤があり，内服薬は「腰痛診療ガイドライン」では，NSAIDs とアセトアミノフェンを第１選択薬としているが，両者の選択についての推奨基準は示されていない．また，内服薬と外用剤の使用基準についても格別の方針は示されていない．

　これに対して，英国の「変形性関節症ガイドライン」では，治療段階の最初に非薬物療法が取り上げられており（患者への情報提供やセルフケアを促すための介入，運動・徒手療法，適正体重の維持（減量），電気療法など），これらの非薬物療法で症状のコントロールが困難な場合，薬物療法への移行を検討するとしている．薬物療法においては，「腰痛診療ガイドライン」と同様，NSAIDs 及びアセトアミノフェンを第１選択薬としているが，この両剤を選択し，一定期間の治療を継続しても期待する効果が得られない場合は，COX-2 選択的阻害薬などの NSAIDs，オピオイドの使用が検討されている．

　「腰痛診療ガイドライン」には，こうした基準はないものの，生活指導，運動療法，薬物療法の併用の中で，腰痛治療薬の適正使用をより効果的に進める考え方をとっている．腰痛治療薬の適剤探しにおける最適化では，当該製品の添付文書，該当する医療用医薬品の添付文書，インタビューフォーム等の活用が必要である．

　参考として，腰痛治療外用剤であるグループ C（製品⑩〜⑬），グループ D（製品⑭，⑮）に関し，添付文書の「してはいけないこと」にある製品安全性情報を一覧化するとともに，該当する医療用医薬品の添付文書及びインタビューフォーム等の関連情報を示した（**表 20-5**）．

表 20-5　外用腰痛治療薬の「してはいけないこと」

製品番号・製品名	アレルギー	喘息	妊婦	15 歳	部位	長期連用	その他
⑩オムニードケトプロフェンパップ	●	●	●	●	●	●	・指定成分アレルギー ・光線過敏 ・光線過敏予防
⑪バンテリンコーワパップ S	●	●		●	●	●	
⑫フェイタス Z	●	●	●	●	●	●	他の外用鎮痛消炎薬の使用
⑬キュウメタシンパップ H	●				●	●	11 歳未満の小児の使用
⑭ボルタレン EX/AC ゲル	●	●	●	●	●	●	他の外用鎮痛消炎薬の使用
⑮アンメルシン 1％ヨコヨコ	●	●			●	●	

●：該当あり

アレルギー：本剤または本剤成分に対するアレルギー既往歴者．
喘息：アスピリン喘息患者・同既往歴者．
妊婦：妊婦または妊娠していると思われる者．妊娠後期の女性（胎児動脈管収縮が起きることがある）．
15 歳：15 歳未満の小児（使用経験が少なく，安全性が確立していない）．
部位：次の部位への使用（皮膚刺激を起こすことがある）．
①損傷皮膚及び粘膜．
②湿疹または発疹のある部位．
長期連用：5〜6 日の使用で症状の改善がない場合は使用を中止し，医師，薬剤師等に相談する．
その他
・指定成分アレルギー：チアプロフェン酸含有解熱鎮痛薬，スプロフェン含有外用鎮痛消炎薬，フェノフィブラート含有治療薬へのアレルギー既往歴者．また，オキシベンゾン，オクトクリレン含有日焼け止めのアレルギー既往歴者．
・光線過敏：光線過敏症の既往歴者．
・光線過敏予防：本剤使用中の戸外活動（日常の外出時にも貼付部を衣服・サポーター等で覆い，紫外線曝露への対策を講じる）．

Pharmacist's point of view
腰痛のセルフケアと SCS

- 「腰痛診療ガイドライン」では，急性・慢性腰痛に NSAIDs，アセトアミノフェンを第 1 選択薬として推奨している．
- COX-2 選択的阻害薬は，胃潰瘍既往患者及び長期内服が予期される患者の適剤になる．
- アセトアミノフェンは，わが国でも医療用医薬品としての 1 日用量が 4,000mg に引き上げられ，使用範囲が拡大している．
- 慢性腰痛に対する運動療法の有効性には高いエビデンスがある．
- 医療用 NSAIDs の添付文書では，効能・効果の分類ごとに用法・用量が示されている．
- グループ C の製品⑩は，急性炎症がある腰痛に効果を発揮する．
- 医療用医薬品のインドメタシン製剤及びジクロフェナクナトリウム製剤の効能・効果に「腰痛」はない．
- グループ C の製品⑬は，局所刺激薬であるトウガラシエキスに NSAIDs のインドメタシンを加えた温湿布で，中等症までの慢性腰痛の症状緩和に効果を発揮する．
- グループ D の製品⑭，⑮では，1 日の使用回数及び 1 週間あたりの使用量が決められている．
- 腰痛治療薬の適剤探しは，安全性，疼痛管理，医療コストに優れた薬剤を選択することにある．
- 「腰痛診療ガイドライン」では，NSAIDs 及びアセトアミノフェンの選択についての推奨基準は示されていない．
- 英国の「変形性関節症ガイドライン」では，非薬物療法で症状コントロールが困難な場合，薬物療法への移行を検討するとしている．
- 腰痛治療薬の最適化では，当該 OTC 薬に該当する医療用医薬品の添付文書情報等の活用が必要である．

21章

変形性膝関節症（膝OA）

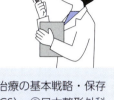

学習のポイント

本章では，①変形性膝関節症（膝OA）の疫学・症状・重症度，②膝の痛み治療の基本戦略・保存療法（体重の適正化，しゃがみ姿勢の回避，大腿四頭筋の鍛錬を基本とするSCS），③日本整形外科学会の「膝OAガイドライン」を基礎にしたNSAIDs（内服・外用）の適正使用，NSAIDsと防已黄耆湯の併用療法を学習ポイントとしている．

21.1. 変形性膝関節症（Osteoarthritis：膝OA）とは？

21.1.1. 膝OAの疫学とリスク要因

　現在，膝OAの患者数は2,530万人と推定され，中高年男性の約45％，中年女性の約65％に膝関節の変形が存在し，その半数以上が膝の痛みを訴え，要治療者の数は700万人超であるとされている．女性患者は50歳代から急増してくるが，そのリスク要因として，①膝関節を支える筋肉量が少ない，②ハイヒールを履く機会が多い，③家事による膝への負担が大きい，④肥満があるなどが挙げられている．

　O脚（膝が外側に曲がり，膝と膝の間に間隙がある）の人は膝関節の内側に力がかかり，X脚（膝が内側に曲がっている）の人は膝の外側に力がかかるため，それぞれが膝OAのリスク要因になる．また，ヘバーデン結節（人差し指から小指までの指先に近い第一関節の軟骨が減って節くれだつ疾患）も膝OAのリスク要因になる（図21-1）．

21.1.2. 膝OAの症状

　膝OAの症状は疼痛，膝関節の可動域制限，筋力低下，歩行障害などで，いずれも患者ADLの阻害要因になる．膝が痛む理由には，①膝の周りの筋肉の緊張，②膝の半月板，軟骨，靱帯などの関節内組織の損傷が挙げられている．

21.1.3. 膝OAの症状と重症度

　膝OAの重症度判定には，単純X線撮影（立位での前後像・膝蓋骨軸射像）によるKellgren-Lawrence分類（KL分類）が用いられており，Grade 0（正常）からGrade 4（大きな骨棘，著明な関節裂隙狭小化，高度の骨硬化，明確な骨端部変形）までの5段階で評価する．OTC薬の現場では，相談者のADLを問診によって聴き取り，KL分類のGrade 1～

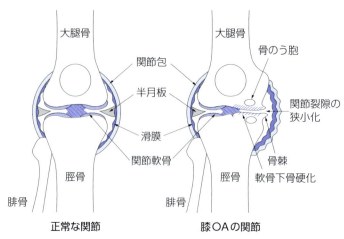

図 21-1 正常な膝関節と膝 OA の膝関節異常[1]

3 までの段階（軽症・中等症であり，SCS の範囲）を問診によって見極め，①体重コントロール，②運動療法，③NSAIDs・漢方製剤の防已黄耆湯などによる保存療法を推奨する．なお，軽症から中等症までの例では，①体重コントロール，②運動療法＋NSAIDs などによって，一定の臨床効果を上げることができる（**図 21-2**）．

Grade	単純 X 線像
0	正常
1	骨棘の可能性，関節裂隙狭小化の疑い
2	明確な骨棘，関節裂隙狭小化の可能性
3	中等度で複数の骨棘，明確な関節裂隙狭小化，骨硬化，骨端部変形の可能性
4	大きな骨棘，著明な関節裂隙狭小化，高度の骨硬化，明確な骨端部変形

軽症：Grade 1, 2
中等症：Grade 2, 3
重症：Grade 4

軽症	しゃがむ，歩くなどの動作時に，①違和感，②痛みを伴うことがある．
中等症	特定の動作時に痛みを感じて，ADL に制限がかかる．
重症	膝の自発痛が特徴で，膝関節は組織の損傷による炎症がある．

図 21-2 Kellgren-Lawrence 分類（KL 分類）と重症度の関係

---

1) 日本整形外科学会 HP：「症状・病気を調べる」（変形性膝関節症）．
https://www.joa.or.jp/public/sick/condition/knee_osteoarthritis.html

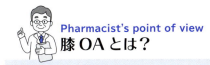

Pharmacist's point of view
膝OAとは？

- 膝OAの患者数は2,530万人と推定され，要治療者の数は700万人を超えるとされている．
- O脚・X脚は膝OAのリスク要因となる．また，膝OAの症状には疼痛，膝関節の可動域制限，筋力低下，歩行障害などがある．
- 膝OAの重症度にはKL分類が用いられ，Grade 1～3では保存療法がなされる．

21.2. 膝OAの保存療法

21.2.1. 膝の痛み治療の基本戦略

　保存療法は膝OAの疼痛緩和が狙いである．保存療法のメニューは，①体重の適正化，②膝関節の負担になる「しゃがみ姿勢」の回避，③大腿四頭筋（膝の関節を支える太ももの筋肉）の鍛錬から構成されている．

体重の適正化

　肥満の判定はBMI（体重（kg）/身長（m）×身長（m））によって行う．

　やせ（低体重）はBMI：～18.5未満，標準（普通体重）はBMI：18.5以上～25未満とされており，肥満（1度）はBMI：25以上～30未満，肥満（2度）はBMI：30以上～35未満，肥満（3度）はBMI：35以上～40未満，肥満（4度）はBMI：40以上とされている．しかし，現在では脂肪の体内分布が重要視され，特に内臓脂肪型肥満は生活習慣病のリスク要因とされている．

　過体重の膝関節への影響を考えると，膝関節は人体最大の可動関節であるといわれ，直立歩行を営む人間にとっては重要である．膝関節は他の可動関節と違い，①荷重関節といわれ，負担が大きく，②2本の長いアーム（大腿骨と脛骨）の要の位置にあることも特徴である．また，膝関節が荷重関節といわれる理由は，平地歩行中の最大関節力が体重の7.1倍にもなることからも理解できる（足関節への負担は5.2倍，股関節は5.4倍）．

　膝の痛みを緩和するには，実現可能な体重の減量目標を設定する必要がある．仮に最終的な減量目標を10kgとして，その完遂のための月間減量目標を1kgに設定した場合，1kgの減量に成功すれば，平地歩行における膝への負担は3kg減となり，階段の上り下りでは5～7kg減となる．こうした膝への負担の軽減によって，悩んでいる膝の痛みが緩和し，その成果がモチベーションとなって，減量の継続が可能になるといえる．なお，肥満1度（BMI：25～30）の場合であっても，BMI正常群と比較すると，人工膝関節全置換術（Total Knee Arthroplasty：TKA）への進展リスクは40％高くなるとのデータがある．

　全国9地域，12,019人の情報を統合した「LOCOMOスタディ2008年」によれば，膝痛に有意に影響している因子は，「高齢」，「女性」，「高BMI」，「農村地域居住」，「腰痛」であるとしている．なお，地域包括ケアシステムにあって，薬剤師が75歳以上の高齢者に接するときは，体重の適正化とともに，筋力の増加を図ってフレイルティ・サイクル（**図Ⅶ-17**）に陥らないようにしなければならない．

しゃがみ姿勢の回避

　膝OAの場合，膝の可動域に制限がかかる．膝関節の運動には屈曲と伸展があるが，大腿骨を基本軸とし，腓骨を移動軸としたときの曲がる角度を膝関節の可動域と表現する場

合，姿勢や歩行などによるそれぞれの可動域は次のようになる．

①正座：150〜155度

②しゃがむ（膝を折り曲げて腰を落とす）時：約100度

③階段の上り下り：90度

④歩行時：60〜70度

⑤立位時：0度

　昨今ではトイレ，ベッド，椅子での暮らしが普及し，膝関節に負担がかかる正座や，しゃがむ動作をとることは少ないが，逆に，慣れない農作業や，家事労働など（IADL：手段的日常生活動作）は，全身の可動関節に思わぬ負担をかける．

大腿四頭筋の鍛錬

　KL分類のGrade 1及び2では，歩く・しゃがむなどの動作時に違和感や痛みを伴うことがある．このようなときに，大腿四頭筋のトレーニングを継続すれば，痛みの緩和に役立てることが期待できる．

　大腿四頭筋の鍛錬を目指すプログラムは多数提案されており，厚生労働省の「運動器の機能向上マニュアル（改訂版）」，日本整形外科学会の「ロコモパンフレット」などが広く活用されている．

　なお，「運動器の機能向上マニュアル」は，政府の「新健康フロンティア戦略」（平成19年）において，骨折予防及び膝痛・腰痛対策といった運動器疾患対策の推進が必要であるとの方向性が示されたことを受け，運動器の機能向上プログラムの実践的ヒントとなるように作成されている（**表21-1，図21-3**）．

表21-1　膝痛対策プログラム[2]

ひざ痛対策プログラム	エクササイズのやり方	実施上の注意
①運動に慣れるための運動 （椅子の上で足踏み運動）	関節をゆるやかに動かすことで，関節液の循環を図る． ※片足10〜20回を1〜2セット	椅子の上で，足踏み運動を繰り返す．膝関節が緩やかに動くイメージで行う．
②ハムストリング（膝）と下腿三頭筋のストレッチング	椅子に座り膝関節を90度屈曲位から45度屈曲位程度の範囲でリズミカルに屈伸する． ※片足10〜20回を1〜2セット	ひざ痛をもつ者は，下肢背面の筋肉のハムストリング（大腿二頭筋，半膜様筋，半腱様筋）・下腿三頭筋の短縮があるので，ストレッチングで筋肉を柔軟にする．
③腸腰筋のストレッチング	仰向けで一方の下肢を胸に寄せるようにする．そのとき反対側の腸腰筋が伸張する． ※20秒ほど伸ばし，20秒休む（これを3回程度）	膝OAで足に体重を乗せると膝が痛いような場合，正常歩行のメカニズムが破綻し，腸腰筋の短縮が起きる．
④大腿四頭筋の筋力アップ （低負荷プログラム）	膝下の丸めたバスタオルを押し下げるイメージで膝を伸ばす． ※屈曲・伸展10回×2	大腿四頭筋の張力は，筋肉の硬直と膝蓋骨の挙上によって確認する．
⑤大腿四頭筋の筋力アップ （中負荷プログラム）	中負荷のスクワット：膝関節・股関節の可動域の1/4程度にとどめるスクワット． ※屈曲・伸展10回×2程度	屈曲4カウント，伸展4カウント程度でゆっくりと行う．バランスが悪いときは，手すり・椅子につかまって安全に行う．

2) 厚生労働省：「運動器の機能向上マニュアル（改訂版）」，平成21年3月．

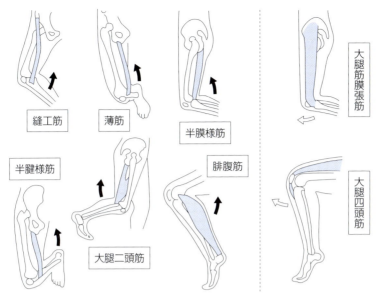

図 21-3 膝関節の屈曲と伸展によって働く筋肉[3]

21.2.2. 膝 OA の保存療法

　膝 OA 治療の原則は保存療法である．保存療法は生活療法（非薬物療法）と薬物療法に大別されるが，両者を組み合わせることで治療の有用性は高くなる．

　膝 OA の保存療法には，①生活指導・教育，②薬物療法，③装具療法，④運動療法がある．そして，薬物療法を勧める場合，常に生活療法も意識することが必要である．また，薬剤師が地域包括ケアシステムにあって，膝 OA の保存療法の SCS に応じるためには，医療機関における膝 OA の保存療法への期待と課題を知る必要もある．

　医療機関では，膝 OA の保存療法の情報提供と患者教育に力を入れており，患者に膝 OA に対する理解を深めてもらい，持続性のある治療参加の意欲を引き出す工夫をしている．また，膝 OA の生活療法においては，①運動療法の継続，②体重管理，③良い生活習慣の維持が 3 本柱になっている．

Pharmacist's point of view
膝 OA の保存療法

- 膝 OA の保存療法のメニューは，①体重の適正化，②膝関節の負担になる「しゃがみ姿勢」の回避，③大腿四頭筋（膝の関節を支える太ももの筋肉）の鍛錬から構成されている．
- 膝の痛みを緩和するには，まず，実現可能な体重の減量目標を設定する必要がある．
- 膝 OA の疼痛緩和のためには，リスク要因となる「しゃがみ姿勢」を避けることが必要である．
- 大腿四頭筋の鍛錬を目指すプログラムは，厚生労働省，日本整形外科学会等から提案されており，広く活用されている．
- 膝 OA の保存療法は，①生活指導・教育，②薬物療法，③装具療法，④運動療法から構成されており，患者が持続性のある治療参加の意欲がもてる工夫をしている．

---

3) 松村讓兒：「イラスト解剖学　第 4 版」，p.138，中外医学社，2004．

21.3. 膝 OA の薬物療法

21.3.1. 膝 OA の薬物療法

　膝 OA の薬物療法には，日本整形外科学会の「膝 OA ガイドライン」が参考にされている（**表Ⅶ-6**，**表Ⅶ-7**）．「膝 OA ガイドライン」によれば，薬物療法に使用される薬剤とその特徴は次のとおりである．

①NSAIDs（内服薬・外用剤・坐剤）

　NSAIDs 内服薬については，膝 OA の炎症・関節水腫に対して効果が得られる防已黄耆湯との併用療法が検証されている．

②ヒアルロン酸・ステロイド剤（関節腔内注射）

　複数のメタ解析の結果によって有効性が支持されているが，費用対効果や適用の範囲等について，なお検討が必要である．

③グルコサミン・コンドロイチン硫酸・ヒアルロン酸（内服薬）

　医学的には有効性が証明されていないため，サプリメントとして流通しているのが現状である．

21.3.2. NSAIDs の内服薬

　膝 OA における特に急性期の膝の痛みの緩和には，NSAIDs 内服薬の有効性が高い．例えば，変形性関節症，腰痛症，肩関節周囲炎を効能にもつロキソプロフェンナトリウム製剤の二重盲検試験の成績をみると，「やや有効」以上の有効率は 96/110（87.3%）となっている．

　しかし，その一方で，消化器症状（胃部不快感，腹痛，悪心・嘔吐，食欲不振等）の発現率が 2.25% であることから，NSAIDs 内服薬は必要最小限の用量と短期間の服薬を原則とし，頓用を基本とすることが強く求められている（**表14-5**）．なお，NSAIDs 潰瘍の詳細については，「14 章　機能性下痢・食中毒・薬物性潰瘍（NSAIDs 潰瘍）」の「14.3.　薬物性潰瘍（NSAIDs 潰瘍）」を参照されたい．

21.3.3. NSAIDs の外用剤

　NSAIDs 外用剤は，NSAIDs 内服薬の治療に続く治療，あるいは，代替治療薬としての有用性が高い．外用剤は，適用部位の副作用と臨床研究における盲検性に課題が残るものの，臨床的有用性については高く評価されている．しかし，NSAIDs 外用剤による疼痛緩和作用は，継続使用（3～4 週間）のなかで急速に減少する傾向にあり，ときに，一定期間の休薬，または，他の NSAIDs 外用剤への切り替えが必要である（**表21-2**）．

21.3.4. NSAIDs と防已黄耆湯の併用療法

　膝 OA における薬物療法の推奨は，KL 分類で Grade 1～3 までとなっている（**図21-2**）．NSAIDs は膝 OA の急性期に選択されるが，NSAIDs 潰瘍の危険性がある．一方，防已黄耆湯には抗炎症作用及び関節水腫に対する抑制効果が認められ，現在は関節水腫を伴う膝 OA に対して，NSAIDs との併用療法が進められている．

　防已黄耆湯は 6 生薬から構成されるが，うち防已（ボウイ）の主成分（シノメニン）には

表 21-2 関節痛を効能にもつ NSAIDs 外用剤

製品番号・製品名/リスク分類	配合成分	主な効能・効果
①ボルタレン AC ローション/ 第 2 類医薬品	ジクロフェナクナトリウム：10mg/g （製品①・②とも）	腰痛・肩こりに伴う肩の痛み・ 関節痛・筋肉痛・腱鞘炎（手・ 手首の痛み）・肘の痛み（テ ニス肘など）・打撲・捻挫
②ボルタレン AC ゲル/ 第 2 類医薬品		
③オムニードケトプロフェンパップ/ 指定第 2 類医薬品	ケトプロフェン：0.3g メントール：0.5g ※いずれも膏体 100g 中	
④バンテリンコーワパップ S/ 第 2 類医薬品	インドメタシン：0.5g（膏体 100g 中）	
⑤ボルタレン EX テープ/ 第 2 類医薬品	ジクロフェナクナトリウム 製品⑤：15mg（1 枚（7×10cm）） 製品⑥：30mg（1 枚（10×14cm）） ※製品⑤・⑥とも膏体 100g 中	
⑥ボルタレン EX テープ L/ 第 2 類医薬品		
⑦フェイタス Zα ジクサス/ 第 2 類医薬品	ジクロフェナクナトリウム：2g （膏体 100g 中）	

※製品①〜⑦以外に，ロキソプロフェンナトリウム水和物の配合製品が要指導医薬品として平成 27 年 7 月 27 日に承認されている（❶ロキソニン S パップ，❷ロキソニン S テープ，❸ロキソニン S テープ L，❹ロキソニン S ゲルの 4 製品）.

※ロキソプロフェンナトリウム水和物配合製品は承認条件として，安全性に関する 3 年間の製造販売後調査が課せられている. また，❶〜❸は，1 日あたりの用法・用量に限度があり，❶・❸は医療用医薬品の 1 日あたりの用量の半分にあたる 2 枚，❷は 4 枚を上限としている. なお，❹については 1 日 3〜4 回，適量（約 2.5g）を患部に塗布することとされている.

鎮痛，抗炎症，血圧降下作用がある. 防已黄耆湯のほかに膝 OA に処方される漢方製剤には，桂枝加朮附湯，越婢加朮湯があり，それぞれに適合する証が示されている（**表 21-3**）.

膝 OA に対する NSAIDs と防已黄耆湯の併用療法については，多くの臨床試験報告があるが，ここでは膝 OA の炎症と関節水腫に着目した NSAIDs と防已黄耆湯の併用効果についてまとめた（**表 21-4**）.

表 21-3 膝 OA に使われる漢方製剤（第 2 類医薬品）の証（体型と体質）[4]

体型	華奢（きゃしゃ）	がっちり	水ぶとり
処方	JPS 桂枝加朮附湯エキス錠 N	越婢加朮湯エキス顆粒 2	ツムラ漢方防已黄耆湯エキス顆粒
体質	• 胃腸が弱い • 血色が悪い • 冷え性	• 胃腸が丈夫 • 暑がり • のどが渇く	• 疲れやすい • むくみがある • 汗かき

4) 松田邦夫 編：「漢方治療の ABC」，p.183-184，医学書院，1992.

表 21-4 膝 OA に伴う関節水腫に対する防已黄耆湯の試験プロトコル[5]

対象	・臨床検査により，関節水腫が認められた一次性膝 OA 患者 50 例 ・防已黄耆湯・ロキソプロフェン併用群：25 例（平均年齢 68.3 歳（脱落 1 例）） ・ロキソプロフェン単独群：25 例（平均年齢 71.5 歳（脱落 2 例）） ※両群の患者背景に有意差なし．
デザイン	非盲検無作為並行群間比較試験
観察期間	12 週間（投与前，4，8，12 週時）
投与方法	・防已黄耆湯併用群 　防已黄耆湯（TJ-20）：7.5 g/日・分 3（食前または食間） 　ロキソプロフェン：60 mg/日・分 3（毎食後） ・ロキソプロフェン単独群 　ロキソプロフェン：60 mg/日・分 3（毎食後）
評価方法	・関節穿刺による調節液量 ・Knee Society Score（100 点満点） ・SF-36

※結果
投与 4 週後から関節穿刺による関節液量が，防已黄耆湯併用群で有意に減少（p<0.05）し，アメリカ膝学会の Knee Society Score による症状，機能スコアによる階段昇降能でも防已黄耆湯併用群に有意な改善がみられた（p<0.05）．また，汎用されている QOL 評価法である SF-36 でみると，両群とも身体機能の項目で有意な改善が認められた（p<0.05）．

Pharmacist's point of view
膝 OA の薬物療法

- 膝 OA の薬物療法には日本整形外科学会の「膝 OA ガイドライン」が参考にされている．
- 使用薬剤には NSAIDs 製剤，グルコサミン・コンドロイチン硫酸・ヒアルロン酸等がある．
- 膝 OA の炎症・関節水腫に対しては，NSAIDs と防已黄耆湯の併用療法が進められている．
- グルコサミン・コンドロイチン硫酸・ヒアルロン酸は，サプリメントとして流通している．
- 膝の痛みに NSAIDs の有効性は高いが，NSAIDs 潰瘍への対処が必要である．
- NSAIDs の外用剤は，NSAIDs 内服薬の治療に続く代替治療薬として使われている．
- 膝 OA に対する NSAIDs と防已黄耆湯の併用療法については，多くの臨床試験報告がある．

---

5) Science of Kampo Medicine　漢方医学 36 (4), 2012.

22章

アトピー性皮膚炎（AD）

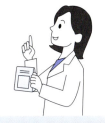

学習のポイント

アトピー性皮膚炎のSCSには，日本皮膚科学会の「アトピー性皮膚炎治療ガイドライン2008」，「アトピー性皮膚炎診療ガイドライン2016」が役立つ．本章では，①アトピー性皮膚炎の概要として，疾病・病態の成り立ち，適応探しの基礎となる皮疹の変化を示す湿疹三角，②適応探しでは，治療ガイドライン，診療ガイドラインによる年齢別のアトピー性皮膚炎の症状，接触皮膚炎などとの鑑別，③適剤探しでは，4グループ20製品の特長（配合成分，剤形）から推奨薬の最適化例を示すとともに，皮疹の軽快によるステロイド治療薬の漸減法（プロアクティブ治療）の実践例について述べる．

22.1. アトピー性皮膚炎（Atopic Dermatitis：AD）とは？

22.1.1. アトピー性皮膚炎の概要

　アトピー性皮膚炎は「増悪・寛解を繰り返す掻痒のある湿疹を主病変とする疾患であり，患者の多くはアトピー素因をもつ」と定義されている．アトピー素因とは，アトピー性皮膚炎，気管支喘息，アレルギー性鼻炎などの既往歴・家族歴があるか，これらの疾病の発症にかかわるIgE抗体（Ⅰ型アレルギー反応において中心的な役割を果たす抗体）を産生しやすい体質をいう．

　アトピー性皮膚炎は湿疹（Eczema）の一種であり，アトピー素因に多くの環境因子が加わって発症すると考えられている．湿疹の症状は，いろいろな皮疹から構成され，その湿疹を起こしている炎症には，さまざまな細胞が関与している．

　湿疹は，まず掻痒を伴う紅斑（こうはん）として形成され，その紅斑上に丘疹あるいは漿液性（しょうえきせい）の丘疹を作る．さらに，小水疱（のうほう）や膿疱，湿潤，結痂（けっか），落屑（らくせつ）への変化を見せながら治癒へと向かう．この症状の流れは，わが国では湿疹三角として図示されており，なじみが深い．なお，急性期にはこれらの症状が混在して見られ，慢性期では一部に急性期症状を残しつつ，皮膚の肥厚・苔癬化（たいせんか），色素沈着・色素脱出を伴う（図22-1）．

22.1.2. アトピー性皮膚炎の発症要因

　先述したように，アトピー性皮膚炎は個人の素因（アトピー素因）に多くの環境因子，食物中のアレルゲンが加わって発症する．アトピー性皮膚炎の発症割合は，両親ともに既往が

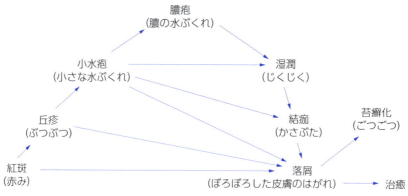

図 22-1　多様な皮膚症状が混在する皮疹

ある場合で75％，両親のどちらかに既往がある場合で56％となっている．

　アトピー性皮膚炎の発症要因は，アトピー素因と環境因子をはじめとするその他の要因に分けられるが，それらの要因が発症に関わる影響力には大きな個体差がある．したがって，相談者の初回来局時には丁寧な問診を実施して，①アレルギー要因（食物・発汗・環境因子・細菌/真菌）と，②非アレルギー要因（物理刺激/掻破など・精神的ストレス）に分けて評価し，アトピー性皮膚炎の非薬物療法に結びつけることが肝要である（**図22-2**）．

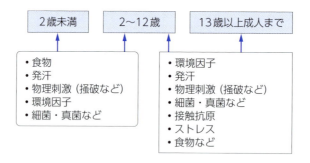

食物：アトピー性皮膚炎への食物の関与は，特に乳幼児では大きい．食物制限は発育との関係もあるので，慎重に対応しなければならない．
発汗：汗はアトピー性皮膚炎の悪化要因として知られている．患者の皮膚は汗に対して比較的特異的に反応する（IgEが関与している）．
物理刺激（掻破など）：皮膚表面の「角化細胞（ケラチノサイト）」は，患者の引っ掻く行為によって，いろいろな物質を放出し，「炎症」を悪化させる．
※アトピー性皮膚炎におけるかゆみの誘起因子には，①温熱・発汗，②衣類（ウール），③精神的ストレス，④何らかの食物，⑤飲酒，⑥感冒がある．

図 22-2　アトピー性皮膚炎の原因と悪化要因[1]

22.1.3. アトピー性皮膚炎の有症率と重症度

　平成12～14年度の厚生労働科学研究による全国規模の疫学調査によれば，アトピー性皮膚炎の全国平均有症率は4ヵ月児12.8％，1歳半児9.8％，3歳児13.2％，小学1年生11.8％，小学6年生10.6％，大学生8.2％（健診総人数は48,072人）と報告されている．
　また，同調査におけるアトピー性皮膚炎の重症度については，アトピー性皮膚炎が「軽症」

---

[1] 厚生労働科学研究：「アトピー性皮膚炎治療ガイドライン2008」，2008．

の場合では，1歳半児から3歳児でピークが見られ，以降は漸減傾向を示し，「中等症」の場合では，3歳児から割合が急上昇して，学童期には高止まり傾向を示すことから，そこには何らかの悪化要因があると考えられる（図22-3）．

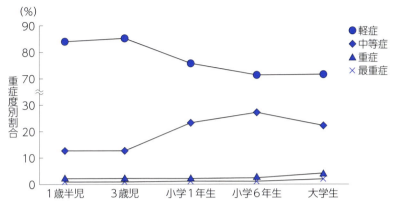

図22-3 アトピー性皮膚炎の年齢による重症度別割合の変動

Pharmacist's point of view
アトピー性皮膚炎とは？

- アトピー性皮膚炎は代表的な Common Disease の1つで，「疾病ごとの医療受診と OTC 需要の代替性に関する研究」によると，医療受診は37％，OTC 薬の需要は32％で拮抗している．
- アトピー性皮膚炎は，増悪・寛解を繰り返す掻痒のある湿疹を主病変とする疾患であり，患者の多くはアトピー素因をもつ．
- アトピー素因とは，アトピー性皮膚炎・アレルギー性鼻炎等の既往歴・家族歴があるか，IgE 抗体を産生しやすい体質をいう．
- アトピー性皮膚炎は，アトピー素因に多くの環境因子が加わって発症する．
- アトピー性皮膚炎の急性期では，「湿疹三角」による皮疹像を示す．
- アトピー性皮膚炎の発症要因は，アトピー素因（個体要因）とその他の要因に分けられる．
- アトピー性皮膚炎のその他の要因については，アレルギー要因，非アレルギー要因に分けられる．
- かゆみの誘起因子には，温熱・発汗，衣類，精神的ストレス，食物，飲酒，感冒がある．
- アトピー性皮膚炎の全国平均有症率は4ヵ月児12.8％，1歳半児9.8％，3歳児13.2％，小学1年生11.8％，小学6年生10.6％，大学生8.2％との報告がある．
- アトピー性皮膚炎の「軽症例」は，1歳半児から3歳児にピークが見られ，「中等症例」は3歳児から急上昇する変化が見られる．

22.2. アトピー性皮膚炎の適応探し

22.2.1. アトピー性皮膚炎の治療/診療ガイドライン

日本皮膚科学会の「アトピー性皮膚炎治療ガイドライン 2008」（治療ガイドライン），ま

たは「アトピー性皮膚炎診療ガイドライン2016」(診療ガイドライン) により，アトピー性皮膚炎の「①適応探し→②重症度評価→③治療」の基本的な流れを汲みとることができる．

22.2.2. アトピー性皮膚炎の適応探し

アトピー性皮膚炎の見極めは皮疹でなされる．湿疹三角（多様な皮膚症状が混在する皮疹：図22-1）で示したように，急性期の病変では，ジクジクとした浸出性傾向が強く，紅斑，丘疹，鱗屑，痂疲など，さまざまな症状がみられる．なお，皮疹は年齢層によって次のように大きく異なる傾向がある．

乳児期
乳児期（1歳未満）のアトピー性皮膚炎では，顔から頸部にかけて湿潤傾向を示す「紅斑」ができる．皮膚症状は乳児期の後半には80％の例で軽快するが，20％ほどは幼小児期に移行する．

幼小児期
幼小児期（就学までと学童期）になると，肘と膝の湿疹が目立つようになる．皮膚は乾燥傾向になり，ザラザラとした「アトピー皮膚」になる．

思春期と成人期
思春期（13歳以上）では，幼小児期の皮疹の特徴を残しながら，肌の乾燥化と皮膚が厚くなる苔癬化の傾向が目立つ．また，成人期のアトピー性皮膚炎では，「赤ら顔」の他，急性期にみられる浮腫性紅斑，頸部の色素沈着が特徴である（図22-4）．

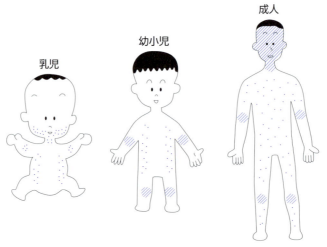

図22-4 年齢別のアトピー性皮膚炎の症状[2]

アトピー性皮膚炎の適応探しは，「診療ガイドライン」を基準とする．また，「掻痒」，「特徴的な皮疹と分布」，「慢性・反復性の経過」の3項目を満たすものは，症状の軽重を問わず

---

2) 西岡清　監修：「インフォームドコンセントのための図説シリーズ　アトピー性皮膚炎」，p.8, 医薬ジャーナル社, 1999.

アトピー性皮膚炎と診断して良い．ただし，適応探しに際しては，類似の症状を示す湿疹・皮膚炎群を除外することが前提である（**表22-1**）．

掻痒

アトピー性皮膚炎の病態は，①皮膚バリア，②アレルギー炎症，③掻痒の3つの観点から考えると理解しやすい．ただし，アトピー性皮膚炎に伴う掻痒に対する抗ヒスタミン薬の効果は症例により異なるため，ヒスタミン以外のメディエーター（Th2細胞が産生するIL-31）の存在が示唆されている．また，アトピー性皮膚炎の適応探しでは，物理的な刺激（掻破）によって掻痒が容易に誘導される「皮膚過敏症」があることが決め手になることがある．

特徴的な皮疹と分布

アトピー性皮膚炎の適応探しは，特徴的な皮疹と分布によって進められる（**表22-2**）．

慢性・反復性の経過

慢性・反復性の経過をたどるアトピー性皮膚炎は，しばしば新旧の皮疹が混在する．ここでいう慢性の定義（考え方）は，乳児では2ヵ月以上，幼小児期以降では6ヵ月以上とされている．

表22-1　アトピー性皮膚炎から除外すべき8疾患

除外する診断	疾病の特徴（症状・成因など）
接触皮膚炎	・外因が皮膚に直接接触する既往があり，接触部位に一致して境界明瞭な急性あるいは慢性の湿疹反応をみる． ・発症メカニズムから，①刺激性皮膚炎，②アレルギー性接触皮膚炎に分類される．
脂漏性皮膚炎	脂漏性湿疹とも呼ばれ，皮脂腺が多く皮脂の分泌が多い頭皮や顔（特に鼻の周りなど）に起こる．思春期以降の成人に起きやすく，皮脂を好む真菌（マラセチア）の感染が原因となる．
単純性痒疹	幼児に多い痒疹型は，夏季に発症する．強い掻痒がある蕁麻疹様丘疹または水疱性丘疹は，ときに水疱が生じる．病変は集簇して不規則な間隔で発生する傾向がある．
疥癬	激しいかゆみは特に夜間に増強し，睡眠を妨げられることがある．疥癬に特徴的な皮疹は疥癬トンネル（小隆起性茶色調，曲がりくねった線状疹），丘疹，小水疱，痂皮，小結節などである．
汗疹	汗疹には①赤いあせも（紅色汗疹），②白っぽい水ぶくれ（水晶様汗疹）がある．好発部位は頭，額，首，肘内側，脚の付け根，膝の裏側で，汗が乾きにくい部分．
魚鱗癬	魚の鱗のように皮膚の表面が硬くなり，剥がれ落ちる病気．遺伝子異常による皮膚表面角質の形成障害が原因と考えられている．
皮脂欠乏性湿疹	皮膚のバリア機能が損なわれ，乾燥して角質が剥がれる．軽い刺激でかゆみを感じたり，使い慣れた化粧品にかぶれるなど，刺激に対して敏感になる．
手湿疹	掌や指の皮膚が乾燥してきめが粗くなり，紅斑がみられる．指先の皮膚が荒れて乾燥してくる場合と，指の間に紅斑ができて次第に範囲が広がっていく場合がある．

表22-2　アトピー性皮膚炎の特徴的な皮疹と分布

特徴的な皮疹 （湿疹病変）	・急性病変：紅斑，湿潤性紅斑，丘疹，漿液性丘疹，鱗屑，痂皮 ・慢性病変：浸潤性紅斑，苔癬化病変，痒疹，鱗屑，痂皮
皮疹の分布 （図22-4参照）	・左右対側性 好発部位：前額，眼囲，口囲・口唇，耳介周囲，頸部，四肢関節部，体幹 ・参考となる年齢による特徴 ①乳児期：頭，顔に始まり，しばしば体幹，四肢に下降 ②幼小児期：頸部，四肢屈曲部の病変 ③思春期・成人期：上半身（顔，頸，胸，背）に皮疹が強い傾向

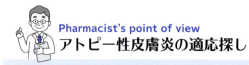

Pharmacist's point of view
アトピー性皮膚炎の適応探し

- 「診療ガイドライン」により，アトピー性皮膚炎の「①適応探し→②重症度評価→③治療」の流れを汲みとることができる．
- アトピー性皮膚炎の皮疹は，年齢層によって大きく異なる傾向がある．
- 乳児期では，顔から頸部にかけて湿潤傾向のある紅斑ができる．
- 幼小児期では，肘・膝の湿疹が目立ち，皮膚はザラザラとした「アトピー皮膚」になる．
- 思春期では，肌の乾燥化と皮膚が厚くなる苔癬化傾向が目立つ．
- 成人期では，「赤ら顔」，急性期の浮腫性紅斑，頸部の色素沈着が特徴である．
- アトピー性皮膚炎の適応探しは，「診療ガイドライン」を基準とし，「掻痒」，「特徴的な皮疹と分布」，「慢性・反復性の経過」の３項目を満たすものは，症状の軽重を問わずアトピー性皮膚炎と診断して良い．ただし，適応探しに際しては，類似の症状を示す湿疹・皮膚炎群を除外することが前提である．
- アトピー性皮膚炎の病態は，①皮膚バリア，②アレルギー炎症，③掻痒の３つから考える．
- アトピー性皮膚炎の掻痒に対する抗ヒスタミン薬の効果は，症例により異なる．
- アトピー性皮膚炎は掻破によって，容易に「皮膚過敏性」が誘導される．
- 慢性・反復性の経過をたどるアトピー性皮膚炎は，しばしば新旧の皮疹が混在する．

22.3. アトピー性皮膚炎の適剤探し

22.3.1. アトピー性皮膚炎の治療目標と治療方法

　アトピー性皮膚炎の治療目標は，症状がないか，あっても軽微で，日常生活に支障がなく，薬物療法をあまり必要としない状態に到達し，それを維持することである．また，目指すレベルに到達しない場合でも，症状が軽微あるいは軽度で，日常生活に支障があるほどの急激な悪化が起こらない状態を維持することが目標となる．

　アトピー性皮膚炎の治療方法は，相談者の病態に基づき，①薬物療法，②異常な皮膚機能の補正を目指すスキンケア，③原因・悪化因子の検索・対策によって決められる．これらはアトピー性皮膚炎治療の３本柱とされるが，相談者それぞれの症状の程度，背景などを考慮し，適切に組み合わせる必要がある．

　先述したように，アトピー性皮膚炎の「適応探し」の次は，相談者一人ひとりの皮疹の「重症度評価」となる．これは，ステロイド外用薬の適剤探しが皮疹の重症度によって決まるからである（表22-3）．また，異常な皮膚機能の探索，アトピー性皮膚炎の原因・悪化因子の把握は，「治療」の３本柱を完成させる不可欠な情報となる（図22-5）．

22.3.2. 外用湿疹・皮膚炎用薬のグルーピング

　本章では，アトピー性皮膚炎を中心とする湿疹・皮膚炎の外用薬20製品を選択し，主な配合成分の違いによって，次の４つにグループ化した．
①グループA：ステロイド
②グループB：ステロイド・抗ヒスタミン薬
③グループC：NSAIDs
④グループD：ステロイド・NSAIDs非配合

表 22-3 皮疹の重症度とステロイド外用薬の選択[3]

	皮疹の重症度	外用薬の選択
重症	高度の腫脹・浮腫・浸潤ないし苔癬化を伴う紅斑，丘疹の多発，高度の鱗屑，痂皮の付着，小水疱，びらん，多数の掻破痕，痒疹結節などを主体とする．	必要かつ十分な効果を有するベリーストロングないしストロングクラスのステロイド外用薬を第1選択とする．痒疹結節でベリーストロングクラスでも十分な効果が得られない場合は，その部位に限定してストロンゲストクラスを選択して使用することもある．
中等症	中等度までの紅斑，鱗屑，少数の丘疹，掻破痕などを主体とする．	ストロングないしミディアムクラスのステロイド外用薬を第1選択とする．
軽症	乾燥及び軽度の紅斑，鱗屑などを主体とする．	ミディアムクラス以下のステロイド外用薬を第1選択とする．
軽微	炎症症状に乏しく乾燥症状主体．	ステロイドを含まない外用薬を選択する．

※個々の皮疹の重症度分類とステロイド外用薬の選択
①アトピー性皮膚炎は，代表的な Common Disease の1つで，「疾病ごとの医療受診とOTC需要の代替性に関する研究」によると，医療受診は37%，OTC薬の需要は32%と拮抗している（**表2-4** 参照）．
②皮膚科診療の患者は中等度以上がほとんどであり，軽症・軽微の例は，原則としてOTC需要の範囲となる．
③ステロイド外用薬のランクは，次の5段階に分類されている．
❶ストロンゲスト
❷ベリーストロング
❸ストロング
❹ミディアム
❺ウィーク

また，ステロイド配合のOTC薬におけるステロイドの含有量は，ヒドロコルチゾン（0.05〜0.25%），プレドニゾロン（0.15%），デキサメタゾン（0.025%）であるため，医療用医薬品のランク分類ではウィークとなる．

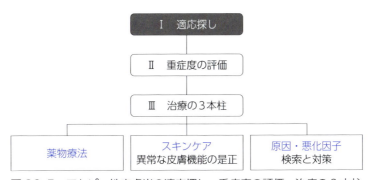

図 22-5 アトピー性皮膚炎の適応探し・重症度の評価・治療の3本柱

　なお，グループAについては，配合されるステロイドの種類により，さらにA-1，A-2，A-3に分類した．
　さらに，これら20製品の配合成分の種類をみると，ステロイド（3種類），抗ヒスタミン薬（2種類），消炎薬（5種類），止痒薬（2種類），殺菌薬（4種類），皮膚潰瘍治療薬（2種類），局所麻酔薬（3種類），吸収促進薬（1種類），ビタミン類（3種類）となり，配合成分の総数は25種類を超え，1製品当たりの配合成分数も1〜7種類となるため，適剤探しにおいて新たな課題を生み出している（**表22-4**）．

3）日本皮膚科学会：「アトピー性皮膚炎診療ガイドライン2016年版」，日皮会誌 126 (2)，p.127（表2），2016．

表22-4 外用湿疹・皮膚炎用薬20製品のグルーピング

グループA　ステロイド
A-1　ヒドロコルチゾン酢酸エステル ①ベロナ・コーチゾン軟膏（HCA・スルファジアジン） ②アセモタミー（HCA・EAB・TPA・ZO） ③新オイラックスHクリーム（HCA・CRT・IPMP） ④セロナ軟膏（HCA） ※HCAの配合量 　①：1%，②：0.5%，③：0.25%，④：0.05%
A-2　プレドニゾロン酢酸エステル（プレドニゾロン吉草酸エステル）（0.15%配合剤） ⑤リビメックスコーワクリーム（PDS） ⑥リビメックスコーワ軟膏（PDS）
A-3　デキサメタゾン酢酸エステル（0.025%配合剤） ⑦エマゼン軟膏（DMA・IPMP・TPA・RTP） ⑧新サニアD軟膏（DMA・DCH・TPA） ⑨ギルメサゾンS（DMA・CRT・IPMP） ⑩シオノギD軟膏（DMA・GLR・CHD・TPA）
グループB　ステロイド・抗ヒスタミン薬
⑪オイラックスA（HCA・DPH・CRT・GLR・ALT・IPMP） ⑫アレルギールクリーム（PDS・CPM・MSA・CHD・CMP・LCH・LMT） ⑬ウナコーワα（DMA・DPH・LCH・LMT・CMP） ⑭MOPパノアU軟膏（HCA・DPH・TPA・尿素） ※HCAの配合量（⑪：0.25%，⑭：0.5%），PDSの配合量（⑫：0.125%），DMAの配合量（⑬：0.025%）
グループC　NSAIDs
⑮エピアマートS（ウフェナマート・DPH・GLR）
グループD　ステロイド・NSAIDs非配合
⑯グレカA軟膏（ALT・GLR2K・DIA） ⑰メンソレータムADクリーム20（尿素・CRT・DPH・グリチルリチン酸モノアンモニウム・TPA） ⑱ラブトッピ（DPH・GLR2K・ZO・IPMP・LCH・TPA） ⑲新スキンセーフ（CPM・GLR・ZO・LPH・TPA） ⑳ポリベビー（ビタミンA油・ECC・トリクロロカルバニリド・DPH・ZO）

【ステロイド】HCA：ヒドロコルチゾン酢酸エステル，PDS：プレドニゾロン酢酸エステル（プレドニゾロン吉草酸エステル），DMA：デキサメタゾン酢酸エステル
【抗ヒスタミン薬】DPH：ジフェンヒドラミン，CPM：クロルフェニラミンマレイン酸塩
【消炎薬】DIA：ジメチルイソプロピルアズレン，GLR：グリチルレチン酸，ZO：酸化亜鉛（収れん作用がある），MSA：サリチル酸メチル，GLR2K：グリチルリチン酸二カリウム
【止痒薬】CRT：クロタミトン，CMP：dl-カンフル
【殺菌薬】BZC：ベンザルコニウム塩化物，CHD：クロルヘキシジン塩酸塩，IPMP：イソプロピルメチルフェノール，LPH：液状フェノール
【皮膚潰瘍治療薬】ALT：アラントイネート（消炎作用もある）
【局所麻酔薬】LCH：リドカイン塩酸塩，DCH：ジブカイン塩酸塩，EAB：アミノ安息香酸エチル
【吸収促進薬】LMT：メントール
【ビタミン類】TPA：トコフェロール酢酸エステル，RTP：レチノールパルミチン酸エステル（美肌効果），ECC：エルゴカルシフェロール

22.3.3. 外用湿疹・皮膚炎用薬の適剤探し

アトピー性皮膚炎を中心とする湿疹・皮膚炎の外用薬の適剤探しでは，①20製品・25配合成分の組み合わせと適応疾患との適合性，②20製品の特性と服薬制限因子との関係を考慮する（**表22-5**）.

表22-5 外用湿疹・皮膚炎用薬の適剤探し

適応症	適剤探し
アトピー性皮膚炎	• 軽症例の確認例：グループA及びBから，抗ヒスタミン薬または止痒薬の配合剤（製品③・⑨及び製品⑪〜⑭）を選択する. • 皮膚がジクジクして赤みを帯びている例：グループA，B，Dから，消炎薬，皮膚潰瘍治療薬配合剤（製品②・⑩〜⑬・⑯〜⑳）を選択する.
かぶれ 接触性皮膚炎	原因の推定と回避努力の継続. • 軽症例の急性症状の場合は，グループA及びBから選択する. • 難治例の場合は，医療機関の受診を勧める.
脂漏性湿疹	グループB及びC（製品⑮）から選択できる.
あせも	刺激性掻痒・紅色丘疹を確認した場合は，グループDの製品⑰などを選択する.
虫さされ	• 虫さされ直後のかゆみ・発赤・蕁麻疹：グループBの製品⑫・⑬を選択する. • 虫さされ数日後のかゆみ・発赤・ぶつぶつ・水ぶくれ：グループA-1及びDから選択する.
しもやけ	寒冷曝露12〜24時間の手足・鼻の赤み，腫れ，紫紅色への変化，かゆみ，痛みを伴う例：冬期では保温に努めるなどの一般療法を行い，効果が得られない場合にグループDの製品⑰・⑱を用いる.
おむつ皮膚炎	皮疹部位清拭などの一般療法で好転しない場合，グループAを選択する.
蕁麻疹	80%は原因を特定できないが，推定原因を含め，考えられる因子の回避を心がけ，対症療法として，グループBで推奨できるものを選択する.

22.3.4. 外用湿疹・皮膚炎用薬のSCS

グループA及びグループBは，アトピー性皮膚炎の軽症例に用いることができる. なお，軟膏・クリーム・ローションなどの剤形選択に当たっては，病変の症状，部位を考慮する.

乾燥を中心とするアトピー性皮膚炎では，軟膏を選択するのが基本である. 一方，夏季では軟膏の使用感が患者のアドヒアランスを低下させるので，びらん面・掻破痕には軟膏を避け，クリームを選択することを考慮する.

用量は，通常，1 finger tip unit（第二指の先端から第一関節までに口径5mmのチューブから押し出される量（約0.5g））が適量である. 使用回数は，急性増悪の場合には1日2〜3回（朝・夕/入浴後）を原則とする. 外用中止については，炎症が鎮静化したときは1日1〜2回を標準量とするが，寛解状態を維持しつつ，可能な限り1日1回にまで漸減し，間欠投与へシフトして徐々に休薬するよう指導する.

アトピー性皮膚炎の治療では，ステロイド外用薬を毎日使用して十分に良くなった後は，隔日の使用に切り替え，再発がなければ使用回数を週2回→週1回へとゆっくり減らしていく方法がとられる. これは，プロアクティブ治療と呼ばれているが，途中で再発（再増悪）が起こることもある. その場合は，最初の使用量・使用回数に戻すことで，容易に寛解させることができる. なお，小児への使用に関しては，グループDの製品⑰に15歳未満への適用がないことに注意する.

使用部位の制限をみると，グループＡ及びグループＢの製品では，添付文書の「してはいけないこと」に「顔面には広範囲に使用できない」と記載されているが，グループＣ及びグループＤの製品については，顔面への使用制限の記載はない．

　ステロイドの副作用は，全身性と局所性に分けられるが，OTC薬のステロイド配合剤では，副腎機能の抑制，成長障害（全身性副作用）といった報告はない．また，局所性副作用として，皮膚萎縮，毛細血管拡張，ステロイドざ瘡，ステロイド潮紅，多毛などが知られているが，これら20製品の添付文書には，関連する安全性情報の記載はない．

Pharmacist's point of view
アトピー性皮膚炎の適剤探し

- アトピー性皮膚炎の治療目標は，症状がないか，あっても軽微で，日常生活に支障がなく，薬物療法をあまり必要としない状態に到達し，それを維持することである．
- アトピー性皮膚炎の治療方法は，相談者の病態に基づく①薬物療法，②異常な皮膚機能の補正を目指すスキンケア，③原因・悪化因子の検索・対策によって決められる（治療の3本柱）．
- アトピー性皮膚炎では，皮膚科診療患者は中等症以上で，軽症例はOTC薬需要の範囲となる．
- アトピー性皮膚炎を中心とした湿疹・皮膚炎用薬は，グループＡ（ステロイド），グループＢ（ステロイド・抗ヒスタミン薬），グループＣ（NSAIDs），グループＤ（ステロイド・NSAIDs非配合）にグループ化し，適剤探しの最適化を図る．
- 本章で取り上げた湿疹・皮膚炎用薬20製品の配合成分は25種類を超えており，1製品当たりの配合成分数も1～7種類となる．
- 外用皮膚炎用薬の適剤探しでは，配合成分の組み合わせと適応疾患との適合性，製品特性と服薬制限因子との関係を考慮する．
- アトピー性皮膚炎・接触皮膚炎の軽症例に，ステロイド配合OTC薬を使用することができる．
- 「虫さされ」では，急性期と数日後の症状に合わせた適剤探しが実施される．
- 湿疹・皮膚炎用薬の剤形選択に当たっては，病変の症状，部位を考慮する．
- 乾燥を中心とするアトピー性皮膚炎では，軟膏を選択するのが基本である．
- 夏季では軟膏の使用感が患者のアドヒアランスを低下させるので，びらん面・掻破痕にはクリームを選択する．
- 外用湿疹・皮膚炎用薬の用量は，通常，1 finger tip unit（約0.5g）が適量である．
- 使用回数について，急性増悪の場合は1日2～3回とし，炎症が鎮静化したときは1日1～2回を標準量とする．
- アトピー性皮膚炎の治療では，ステロイド外用薬を毎日使用して十分に良くなった後は，隔日の使用に切り替え，再発がなければ使用回数を週2回→週1回へとゆっくり減らしていく方法がとられる（プロアクティブ治療）．
- ステロイド外用薬は，顔面には広範囲に使用できない．
- ステロイドの副作用は，全身性と局所性に分けられる．

23章

白癬（皮膚真菌症）

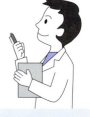

学習のポイント

　白癬治療の課題は再発が50％を超え，足白癬・爪白癬が増加している点にある．足白癬が完治しにくい理由には，患者の病識欠如，コンプライアンスの維持困難，再発回避の難しさが挙げられている．白癬の医療受診率が13％であるのに対して，OTC薬需要は69％となっており，他の疾患領域にはない乖離であるといえる．本章では，相談者に対する徹底したSCSに重点をおく．

23.1. 白癬とは？

23.1.1. 白癬の概要

　白癬とは皮膚糸状菌（白癬菌）によって生じる感染症のことで，皮膚真菌症とも呼ばれている．

　日本医真菌学会の疫学調査によれば，皮膚真菌症は皮膚科の新患の12.3％を占めている．皮膚真菌症のうち，表在性皮膚真菌症は99.9％で，残りの0.1％が深在性皮膚真菌症である．また，表在性皮膚真菌症のうち，89.1％を占めるのが白癬で，8.4％が皮膚カンジダ症，2.4％が癜風（マラセチアが起炎菌）である．

　白癬のうちの60％あまりを占める足白癬は国民の5人に1人，爪に感染する爪白癬は10人に1人が罹患する．わが国の白癬患者から分離される真菌は約10種類に及ぶが，その主な菌種は *Trichophyton rubrum*, *Trichophyton mentagrophytes* であり，日本で検出される白癬菌の95％以上を占めている[1]．

23.1.2. 白癬治療のSCS

　白癬いわゆる水虫の「OTC需要と医療受診の拮抗関係」についてみると，医療受診率が13％であるのに対し，OTC薬需要は69％となっており，大きく乖離している（表2-4）．この現状に対して，白癬治療のSCSでは，爪白癬の疑診例，炎症性白癬，頭部白癬，格闘技による感染例，及び表23-1のⅠ～Ⅳの事例については，受診勧奨を原則としている[2]．

表 23-1　白癬治療における受診勧奨の基準

Ⅰ	長期連用・増悪例について，直接鏡検診断が望ましいと判断できる例
Ⅱ	適応探し・適剤探しに少しでも疑問点がある例
Ⅲ	爪，肢間浸潤病変，炎症・細菌感染，広範囲の罹患例
Ⅳ	相談者が根治，あるいは専門的な治療を希望する例

Pharmacist's point of view
白癬とは？

- 白癬とは白癬菌によって生じる感染症のことで，皮膚糸状菌症とも呼ばれている．
- 足白癬は国民の5人に1人，爪白癬は10人に1人が罹患する．
- 白癬の医療受診率が13％であるのに対し，OTC薬需要は69％となっており，大きく乖離している．
- 白癬治療のSCSでは，爪白癬疑診例，炎症性白癬，頭部白癬などについて，受診勧奨が原則である．また，直接鏡検診断（長期連用・増悪例）が望ましいと判断できる例，適応探し・適剤探しに少しでも疑問点がある例，広範囲の罹患例，相談者が根治，あるいは専門的な治療を希望する例についても受診勧奨が原則となる．

23.2. 浅在性白癬

23.2.1. 白癬の感染部位別での適応探し

　浅在性白癬は，皮膚糸状菌が感染する部位によって，頭部白癬（シラクモ），股部白癬（インキンタムシ），体部白癬（ゼニタムシ），手・足・爪白癬（水虫）と呼んでいるが，それらの定義は日本と欧米では多少の相違がある[3]．

頭部白癬

　わが国では白癬菌が頭髪に寄生した白癬（頭部白癬）を，毛包周囲に強い化膿性炎症を伴った「ケルスス禿瘡」と「頭部浅在性白癬」に分類しており，通常，頭部白癬という場合，頭部浅在性白癬を指す．これは男児に好発の傾向がある．
　白癬菌が頭部に感染すると，患部に赤い腫れ，円形状の白斑（落屑）が現れ，皮膚がボロボロと剥がれ落ちる．患部に搔痒感，脱毛がみられるが，放置すると患部の化膿，脱毛範囲に広がりがみられるので，早期発見，早期治療が肝要である．頭部白癬では，白癬菌が頭皮の深い部分にまで広がるので，抗真菌薬は外用剤と経口剤の併用が必要になる．また，頭部白癬は手・足白癬を合併していることが多く，手・足の白癬治療を並行して行う必要がある[4]．

股部白癬

　股部白癬は全白癬の5％程度であるといわれる．初発部位は股の付け根付近の場合が多いが，感染部位には赤くポツポツとした発疹・水泡が現れ，やがて円形状の広がりにまで拡大し，その周辺部に盛り上がりをみせることが多い．また，足白癬の合併例が多い点も頭部白癬と共通している[5]．
　疾患部位の角質層は薄く，抗真菌薬が感染部位までよく浸透するので，セルフケアによる効果が期待できる．ただしSCSに当たっては，かゆみ症状が寛解しても，通常2〜4ヵ月間

は抗真菌薬を継続使用するよう指導する．

体部白癬

　白癬であることに気づかず，放置されることが多い．体部白癬の特徴的な症状は，感染部位の発疹・赤み・掻痒感である．発疹は赤いドーナツ状で外周は赤く縁どられ，その内側は白っぽく正常皮膚のようにみえる．発症初期の症状は，角質の肥厚部位の鱗屑（皮膚表面から剥がれかけている角質），かゆみ症状である．

足白癬

　足白癬は，趾間型，小水疱型，角質増殖型に病型分類されているが，複数の病型を示す例が多い[6]．

　趾間型：趾間皮膚のふやけ，あるいは乾いた鱗屑を付着する紅斑性局面を示し，びらん・亀裂を伴うことがある．ときに「接触皮膚炎」との鑑別が必要になるが，そのようなケースでは受診勧奨を原則とする．

　小水疱型：足底から足の側縁にかけて，半米粒大までの集合・癒合傾向がある水疱，膿疱を伴う紅斑性局面を示す．春から夏にかけて発症・悪化しやすく，かゆみを伴うことが多い．ときに「掌蹠膿疱症」，「汗疱」との鑑別が必要になるが，この場合は受診勧奨を行う（表23-2）．

　角質増殖型：踵を中心に足底全体の皮膚の肥厚・角化，細かく皮膚がむける落屑を特徴とする．かゆみは少なく，冬も軽快しない．このタイプは受診勧奨が原則である．

表23-2　足白癬の鑑別疾患

鑑別疾患	受診勧奨が必要になる理由
接触皮膚炎	まず，抗真菌薬が原因となる皮膚炎である可能性を考えて，抗真菌薬の薬歴の有無を問診する．特に湿潤型足白癬では鑑別が困難なので，このようなケースでは受診勧奨が原則である．
汗疱	小水疱が集まって大きな水疱となり，やぶれてジュクジュクした後に乾燥していき，落屑がみられる．強いかゆみや痛み，赤みを伴う．小水疱型足白癬との鑑別が必要な場合がある．
掌蹠膿疱症	掌・足底に嚢胞が生じる原因不明の疾患．小水疱型足白癬でも，まれに水疱が二次感染を起こして嚢胞を作ることがあるので，白癬の適応探しで，ときに，掌蹠膿疱症との鑑別が必要になる．掌蹠膿疱症の嚢胞は左右対称に生じるので，足白癬との鑑別は，ある程度可能な場合がある．
掌蹠角化症	足の裏の皮膚が，過角化により分厚くなる疾病．しばしば多汗によって強い臭いを発するが，白癬の合併を伴うこともある．ときに角質増殖型足白癬との鑑別が必要になる．

手白癬

　足白癬と比べてまれな疾患で，症状が手の湿疹と似ているため，多くの例では手白癬と気づかずに誤ったセルフケアをしている．手白癬の多くは足白癬からの感染である．手白癬は角質増殖型の特徴をもち，カサカサ状態になるケースがほとんどで，受診勧奨が原則である．手湿疹（主婦湿疹）との鑑別が必要になることがあるが，手湿疹は左右に病巣があり，手白癬では片側だけに症状が出る場合が多い．掌蹠膿疱症との鑑別は，足白癬の場合と同様で，受診勧奨が原則である．

爪白癬

　爪白癬は皮膚糸状菌の感染症で，遠位側縁爪甲下爪真菌症（DLSO），表在性白色爪真菌症，近位爪甲下爪真菌症，全異栄養性爪真菌症の4型がある．そのうち，DLSOの発症頻度は90％で，爪甲の遠位部または側縁部より爪甲下に皮膚糸状菌が侵入して発症し，爪甲

の混濁・肥厚・爪甲下角質増殖を起こす．爪白癬では，爪に白色・黄色の混濁，肥厚・変形などの症状が現れるが，爪白癬と肉眼所見の酷似した疾患が多く存在するので，足白癬があり，爪白癬の疑いがある例では，鑑別のため，速やかに受診勧奨を行う必要がある[7]．

これまで，爪の表面だけに白癬菌が寄生し，爪の表面が白くなっている例に対しては，爪の表面を削り取って外用の抗白癬菌用薬を塗布する治療がなされてきた．しかし，爪が肥厚し，黄〜白色に濁る爪白癬では，①イトラコナゾールのパルス療法（1日400mg，食直後2回分服を，1週投与・3週休薬を3クール），②テルビナフィン塩酸塩の経口投与治療がなされている．

一方，2014年9月には爪白癬の外用薬（クレナフィン爪外用液10％）が発売され，本剤による52週目の完全治癒率は，28.8％（53/184例）と報告されている．

23.2.2. 足白癬の予防

家族に白癬患者がいる場合，家庭内での感染リスクは高くなる．したがって，家族への感染予防のため，患者の白癬治療が最優先課題となる．なお，白癬菌非感染者への薬物治療は保険では認められていないので，抗白癬菌用薬による予防を試みる場合，OTC薬を利用することが勧められる．

家族で新たな患者を増やさないためには，①足洗浄・角質保護，②靴のケア，③部屋のケア，④白癬菌回避対策の徹底を図ることが重要である（**表23-3**）．

表23-3 足白癬の家庭内感染の予防対策[8]

予防法	要点
足洗浄・角質保護	白癬菌の皮膚内侵入から感染成立までには24時間かかる．このため，白癬菌付着から24時間以内に足を洗浄すれば，感染予防ができる．ただし，皮膚に小創傷があれば，容易に感染が進むので，足の洗浄時には角質バリア機能を保つ配慮が必要である．
靴のケア	頻回に靴を洗い，乾燥させ，毎日同じ靴を履かないようにする．革靴は中を濡れ雑巾で拭いて白癬菌を取り除き，その後乾燥させる．靴（靴下）は通気性の良いものを選択し，長時間履き続けない．
部屋のケア	白癬患者がいる家庭では，タオル・マットなどを洗濯する．洗濯できないものは濡れ雑巾で水拭きし，しっかりと乾燥させる．
白癬菌回避対策	公共浴場等の利用後は，足を乾燥させてから，靴下・靴を履くようにする．あるいは，帰宅後に水虫薬を趾間から足の裏全体に塗布する予防措置も有効である．

Pharmacist's point of view
浅在性白癬

- 白癬は感染部位により頭部白癬，股部白癬，体部白癬，手・足・爪白癬と呼ばれる．
- 頭部白癬は頭皮深部に広がるので，治療には外用剤と経口剤の併用が必要になる．
- 頭部白癬は手・足白癬の合併例が多いので，手・足白癬の治療も並行する．
- 股部白癬の初期治療は2週間で，かゆみ症状が寛解しても，通常2〜4ヵ月間は抗真菌薬を継続使用する．
- 体部白癬の初発症状は，角質肥厚部位の鱗屑，かゆみ症状であるが，白癬であることに気づかず，放置されることが多い．
- 体部白癬は2週間で症状改善があるが，1〜2ヵ月のフォローアップを実施する．

- 足白癬には趾間型，小水疱型，角質増殖型があり，接触皮膚炎，汗疱，掌蹠膿疱症などとの鑑別が必要になる.
- 手・足白癬の趾間型・小水疱型では，2〜4週間の初期療法，3〜6ヵ月のフォローアップを行う.
- 手白癬の症状は手湿疹の症状と類似しているため，その鑑別が必要になる.
- 爪白癬の90％はDLSOで，爪甲の遠位部・側縁部より爪甲下に皮膚糸状菌が侵入して発症し，爪甲の混濁・肥厚・爪甲下角質増殖を起こす.
- 爪白癬は受診勧奨が原則である.
- 爪白癬には，イトラコナゾールのパルス療法や，テルビナフィンでの治療がなされている.
- 家族に白癬患者がいる場合，患者の治療が最優先課題となる. なお，家族内非感染者に対する予防的治療には，OTC薬の利用が勧められる.

23.3. 白癬の薬物療法

23.3.1. 抗白癬菌用薬

　本章では，抗白癬菌用薬として12製品を取り上げ，次の9つにグループ化した.

グループA：ラノコナゾール（製品①・②）

グループB：ブテナフィン塩酸塩（製品③〜⑤）

グループC：テルビナフィン塩酸塩（製品⑥）

グループD：ミコナゾール（製品⑦）

グループE：トルナフタート（製品⑧）

グループF：オキシコナゾール硝酸塩（製品⑨）

グループG：シクロピロクスオラミン（製品⑩）

グループH：ピロールニトリン・クロトリマゾール（製品⑪）

グループI：クロトリマゾール（製品⑫）

　OTC薬における抗白癬菌用薬（水虫・たむし用薬）には，白癬菌の発育阻止作用をもつ抗白癬菌用薬のほかに，鎮痒薬，局所麻酔薬，殺菌消毒薬，抗ヒスタミン薬，抗炎症薬などが配合されている（**表23-4**）.

　抗白癬菌用薬開発の歴史を概観すると，1970年代に開発されたイミダゾール系抗真菌薬のクロトリマゾールは，低刺激性で，かつカンジダ・癜風菌への高い抗菌力があり，同じイミダゾール系抗真菌薬が多数登場するとともに，1日1回の外用ですむような，抗菌力，組織浸透性に優れた薬剤の開発が進んだ. その後，カンジダ，癜風菌への抗菌力はやや劣るものの，白癬菌への抗菌力等では勝っているビホナゾール，ブテナフィン塩酸塩に代表される，非イミダゾール系抗白癬菌用薬の世代となった.

　なお，「外用抗真菌剤の臨床評価」（日本医真菌学会提言）により，抗白癬菌用薬の臨床試験実施について新たな考え方が示されており，白癬に代表される表在性真菌症の治療の分野は，さらに次の局面を迎えている（**表23-5**）[9].

23.3.2. 白癬の薬物療法

　白癬では「白癬菌」が皮膚の角質部分に留まり，増殖する. 白癬菌の感染部位には血行が

なく，免疫により消滅することはない．足白癬が完治しにくい理由として，①患者の病識欠如，②コンプライアンスの維持及び再発回避が困難であることが挙げられるが，これらを効果的な SCS の課題として捉えることが重要である．

なお，参考までに本章で取り上げた製品①〜⑤の成分（ラノコナゾール（製品①・②），ブテナフィン塩酸塩（製品③〜⑤））における，医療用医薬品（ラノコナゾール（クリーム・外用液・軟膏），ブテナフィン塩酸塩（クリーム・外用液・スプレー））での臨床試験成績を示す（表23-6）．

表23-4 イミダゾール系と非イミダゾール系の抗白癬菌用薬

グループ	製品番号・製品名/リスク分類 （ ）内は1日使用回数	抗白癬菌薬	他の配合成分
A	①ピロエースZ軟膏/指定第2類医薬品（1回）	ラノコナゾール 1%	IPMP・GLR
	②ピロエースZクリーム/指定第2類医薬品（1回）		CTT・IPMP・GLR　他
B	③スコルバEX/指定第2類医薬品（1回）	ブテナフィン塩酸塩 製品③・④：1% 製品⑤：2%	CTT・GLR・BZK　他
	④ブテナロックVαクリーム/指定第2類医薬品（1回）		CTT・DBC・IPMP・CPM・GLR　他
	⑤タムチンキパウダースプレーZ/指定第2類医薬品（1回）		LCH・BZK・GLR　他
C	⑥ダマリングランデアイススプレー/指定第2類医薬品（1回）	テルビナフィン 4%	LCH・GLR　他
D	⑦ダマリンS液/第2類医薬品（1回）	ミコナゾール 1%	CTT・LCH・GLR　他
E	⑧コザックコートW/第2類医薬品（1〜2回）	トルナフタート 2%	CTT・DBC・IPMP・GLR
F	⑨ニュータムシチンキゴールドa/第2類医薬品（1回）	オキシコナゾール硝酸塩 1%	CTT・LCH・GLR　他
G	⑩ラマストンクリーム/第2類医薬品（2〜3回）	シクロピロクスオラミン 1%	―
H	⑪ピロエースW軟膏/第2類医薬品（2〜3回）	ピロールニトリン 0.2g/100g クロトリマゾール 0.4g/100g	CTT
I	⑫タムチンキパウダースプレーC/第2類医薬品（数回）	クロトリマゾール 1%	LCH・CHD・GLR・ZO

【鎮痒薬】CTT：クロタミトン
【局所麻酔薬】DBC：ジブカイン塩酸塩，LCH：リドカイン
【殺菌消毒薬】IPMP：イソプロピルメチルフェノール，BZK：ベンザルコニウム塩化物，CHD：クロルヘキシジン塩酸塩
【抗ヒスタミン薬】CPM：クロルフェニラミンマレイン酸塩，DPH：ジフェンヒドラミン塩酸塩
【抗炎症薬】GLR：グリチルレチン酸
【その他の成分】ZO：酸化亜鉛
※製品①〜⑫の〔効能・効果〕
みずむし（水虫），いんきんたむし，ぜにたむし

表 23-5　日本医真菌学会提言「外用抗真菌剤の臨床評価」の要旨[10]

Ⅰ	外用期間を変えて薬剤の効果を比較するプロトコールを考案する.
Ⅱ	投与終了直後だけではなく，フォローアップ期間の後，再度測定を行うプロトコールを考案する.
Ⅲ	菌所見は直接鏡検だけではなく，培養またはこれと同等の微生物学的指標を導入する.
Ⅳ	スコア処理には問題があり，欧米のままのものの導入は避ける.

「外用抗真菌剤の臨床評価」の概要
※次の3つの課題を掲げている.
　①治験担当医の資格は真菌論文数よりも白癬の的確な診断・治療ができることであること.
　②これからの治験では，短い治療期間で治癒に導くことができないか.
　③再発をどの程度抑えられるか.
※足白癬が完治しない理由は，「患者の病識の欠如」，「コンプライアンスの問題」，「再発」であるとしている. また，多くの患者が治療開始後の1〜2週間は「かゆみ」などの自覚症状があるため，コンプライアンスが良好である点に着目している（上記課題の②，③を取り上げている）.
※高い抗真菌活性と皮膚貯留性が特徴のルリコナゾールの治験を進めるにあたり，足白癬への塗布期間を従来の4週とする方法から2週に短縮できるかどうかの検討を行っている.

表 23-6　ラノコナゾール・ブテナフィン塩酸塩の白癬の感染部位別・使用剤形別の有効率

対象疾患名		有効率（%）〔有効以上〕		
		クリーム	外用液	軟膏
ラノコナゾール	足白癬	78.1〔246/315〕	80.0〔120/150〕	71.4〔40/56〕
	体部白癬	86.9〔152/175〕	84.8〔56/66〕	77.1〔27/35〕
	股部白癬	92.8〔90/97〕	92.0〔46/50〕	87.5〔28/32〕
ブテナフィン	足白癬	81.8〔270/330〕	78.9〔60/76〕	―
	体部白癬	89.4〔93/104〕	81.8〔18/22〕	
	股部白癬	86.1〔124/144〕	80.0〔12/15〕	

ラノコナゾール：総計1,460例について実施された比較試験及び一般試験を含む臨床試験. 使用期間は，足白癬が4週間，それ以外は2週間投与による判定.
ブテナフィン：総計824例について実施された比較試験及び一般試験を含む臨床試験. 使用期間は，手・足部白癬及び爪囲炎では4週間，それ以外は2週間投与による判定.
使用法：1日1回，入浴後または就寝前に患部に単純塗布する.

患者の病識を高める

　白癬は自然治癒しない. 白癬菌は感染部位の角質に感染するが，「かゆみ症状」によって白癬菌の存在を知ることはできない.

　OTC薬である水虫・たむし用薬には，抗白癬菌用薬に加えて，白癬の症状緩和と感染防止のため，鎮痒薬，局所麻酔薬，殺菌消毒薬，抗ヒスタミン薬，抗炎症薬が配合されており，抗白癬菌用薬の単味製剤ではなく，水虫・たむし用薬を使用した場合，それらの配合薬によってかゆみなどの自覚症状が好転すれば，白癬菌の発育を阻止できないまま，継続使用を怠るおそれがある.

　なお，「患者の病識を高める」ための患者向け教材として，日本皮膚科学会の「皮膚科Q&A」（「白癬（水虫・たむしなど）」）がある（https://www.dermatol.or.jp/qa/qa10/index.html）.

コンプライアンスの維持と再発回避

　白癬治療のコンプライアンスの維持と再発回避については，次の点に留意する（**表23-7**）.

①皮膚科専門医の診断を受ける．
②白癬の病態に最適な抗白癬菌用薬を選択して使用する．
③白癬菌は，角質の脱落しやすい性質を利用して分布域を広げるので，50〜60日かけて表皮が入れ代わる「皮膚のターンオーバー」を知り，十分な治療期間を設ける．

表23-7 白癬の治療期間とフォローアップ期間

感染部位	標準的な治療期間とフォローアップ期間
頭部白癬	受診勧奨が原則である．理由として，①感染が頭皮深部まで広がるので，抗真菌薬は外用剤・経口剤の併用が必要になること，②手・足白癬の合併例が多いので，手・足の白癬治療を並行して行う必要があることによる．
股部白癬	抗真菌薬が感染部位によく浸透するので，セルフケアによる効果が期待できる．最初の治療期間は2週間で，かゆみ症状がなくなってから，通常は2〜4ヵ月継続使用するよう指導する．塗布範囲は患部より5〜6cm広めとする．
体部白癬	足白癬治療と同じ抗白癬菌薬を選び，患部より5〜6cm広めに，1日1〜2回塗布する．2週間で症状の改善は得られるが，皮膚のターンオーバーの原理を活かして，1〜2ヵ月のフォローアップを実施する．
爪白癬	受診勧奨が原則である．治療に要する期間は，手の爪で6ヵ月，足の爪で12〜18ヵ月である．イトラコナゾールのパルス療法，テルビナフィンの短期療法がなされる．
手・足白癬	手・足白癬とも，小水疱型・趾間型では2〜4週間の初期療法，皮膚のターンオーバーを考慮して，フォローアップには3〜6ヵ月設ける必要があることを動機づける．塗布範囲は，患部と足底全面をカバーする． 手・足白癬の角質増殖型は，受診勧奨が原則である．

Pharmacist's point of view
白癬の薬物療法

- OTC薬である水虫・たむし用薬には，抗白癬菌用薬のほかに鎮痒薬，局所麻酔薬，殺菌消毒薬，抗ヒスタミン薬，抗炎症薬などが配合されている．
- 抗白癬菌用薬の開発の歴史を概観すると，1970年代に開発されたイミダゾール系抗真菌薬のクロトリマゾールに始まり，その後，ブテナフィン塩酸塩に代表される非イミダゾール系抗白癬菌用薬の世代となった．また，抗白癬菌用薬の臨床試験実施について新たな考え方が示されており，白癬に代表される表在性真菌症の治療の分野は，次の局面を迎えている．
- 日本医真菌学会提言「外用抗真菌剤の臨床評価」では，短い治療期間で治癒に導くこと，可能な限り再発を防ぐことを課題としている．
- 白癬菌の感染部位には血行がないため，免疫による自然治癒はない．
- 足白癬が完治しない理由は，①患者の病識欠如，②コンプライアンスの維持及び再発回避が困難であるためとされている．

参 考 文 献

1) 日本医真菌学会疫学調査委員会：「2002 年次皮膚真菌症疫学調査報告」，日本医真菌学会雑誌 47 (2)，p.103-111, 2006.
2) 泉孝英　編：「Guidelines-based　外来診療ハンディガイド」，p.153-156 (34　白癬 (皮膚糸状菌症))，日経メディカル開発，2009.
3) 日本皮膚科学会：「皮膚真菌症診断・治療ガイドライン」，日皮会誌 119 (5), p.851-862, 2009.
4) 体の悩み .com：「シラクモ (頭部白癬) の基礎知識」
　　http://nayami-110.moo.jp/page021.html
5) 体の悩み .com：「股部白癬の基礎知識」
　　http://nayami-110.moo.jp/page020.html
6) 清水宏　編著：「あたらしい皮膚科学　第 2 版」，p.506-507，中山書店，2011.
7) 科研製薬株式会社 HP：「爪白癬の病型と鑑別疾患」(清佳浩　監修) .
　　http://clenafin.jp/tools/pdf/05.pdf
8) 日本皮膚科学会 HP：「皮膚科 Q & A」(白癬 (水虫・たむしなど)) .
　　https://www.dermatol.or.jp/qa/qa10/index.html
9)「表在性真菌症治療の現状と課題」，Medical Tribune, p.52-53，2006 年 4 月 6 日号.
　　http://www.pola.co.jp/company/rd/medical_tribune20060406.pdf
10) 日本医真菌学会標準化委員会　報告：「提言，外用抗真菌剤の臨床評価」，日本医真菌学会雑誌 43，p.111-120, 2002.

第 3 部

生活習慣病

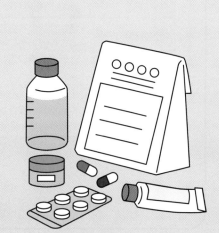

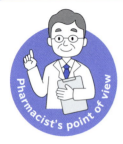

第3部

生活習慣病

　糖尿病の治療では，糖尿病の教育入院や糖尿病教室が前提となる．また，知識と経験が豊富な医師，薬剤師，管理栄養士，理学療法士，臨床検査技師などの医療スタッフが育成されるとともに，患者の自律的動機づけや，アドヒアランスを高めるといったアウトカムの改善に向けた努力が注がれている．

　一方，国立循環器病センターの糖尿病・代謝内科の研究グループが実施した，約1,000人の糖尿病患者を対象とする「糖尿病の実態アンケート調査」の結果をみると，約半数の患者が血糖管理目標に達していないなどの実態が明らかになっている．

　「第3部　生活習慣病」では，境界型糖尿病，軽度高中性脂肪血症に焦点を当て，初めから医師主導の治療の流れに入るのではなく，適正な医学的管理の下，未病レベルの段階で患者本人がヘルスリテラシーを高める努力に取り組み，生活の質の向上を目指した健康管理を実践することによって，生活習慣病の予防につなげていく考え方を示している．

　なお，そのためにも，糖尿病のSMBG（血糖自己測定）のように，脂質異常症についても中性脂肪値の自己測定が可能となる医療環境の変化が期待されている．

第3部の Clinical Key Concept

	24章	25章	26章
	特定健康診査・特定保健指導	境界型糖尿病	脂質異常症
特定健康診査と特定保健指導の重要事項	・特定健診の検査項目 ・特定保健指導の階層化と保健指導の流れ	・糖尿病の診断基準 ・境界型糖尿病とメタボリックシンドローム ・境界型糖尿病のSCS	・脂質異常症とエパデールT ・脂質異常症と生活習慣の改善（食事・運動）
生活習慣病対策	生活習慣病対策の3本柱 ①特定健診・保健指導にメタボリック・シンドロームの概念を導入 ②糖尿病等の生活習慣病の有病者・予備群の人数を25％削減 ③医療保険者に特定健診・保健指導を義務化		

	24 章	25 章	26 章
	特定健康診査・特定保健指導	境界型糖尿病	脂質異常症
生活習慣病対策	健康日本 21（第二次）における 7 つの健康目標 ①健康格差の縮小 ②高血圧の改善 ③脂質異常症の減少 ④糖尿病の有病者の増加抑制 ⑤脳血管疾患による死亡率の減少 ⑥虚血性心疾患の減少 ⑦糖尿病性腎症による新規透析導入患者数の減少		
医療費節減	介入可能な疾病と，そのリスク要因について，疾病・年齢層ごとの「Ⅰ．健康増進」，「Ⅱ．発症抑制」，「Ⅲ．重症化抑制」を推進し，最終的には 1 人当たりの医療費の節減を目指す		
その他	特定保健用食品（トクホ）と健康食品・サプリメントの問題 • 審査段階の問題 • 製造段階の問題 • 販売段階の問題 • 代用エンドポイントと真のエンドポイントの混同		
	【境界型糖尿病】 境界型糖尿病は，「糖尿病型」とよばれる糖尿病患者にみられる糖代謝の型への進展リスクがあることを説明し，次の点について勧奨する必要がある ①不適切な生活習慣の改善 ②3〜6ヵ月後に血糖値の再検査を受ける ③高血圧，脂質異常症があれば，かかりつけ医のフォローアップを勧める		【脂質異常症】 エパデール T の使用上の注意（「してはいけないこと」，「相談すること」）の各項目に対応するためには，「脂質異常症治療ガイド」の把握と，特定健診・保健指導に基づく実践的知識，実務経験が要求される．

24章

特定健康診査・特定保健指導

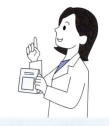

学習のポイント

> 特定健康診査・特定保健指導（特定健診・保健指導）の狙いを知ることが学習ポイントである．背景には2013年発売のエパデールT等があり，販売認定薬剤師の対面販売が課せられている．一方，トクホ市場は2015年に6,391億円に達し，うち中性脂肪・体脂肪関連製品が30％を占めている．しかも，その販売経路別の売上はスーパー，コンビニが54％，薬剤師が関与する薬局・ドラッグストアが7％となっている．本章では，セルフケアに用いるMedicinal ProductがOTC薬，漢方製剤，トクホ等であることを想起したい．

24.1. 特定健康診査・特定保健指導（特定健診・保健指導）とは？

24.1.1. 生活習慣病対策を推進する背景

わが国の高齢者（65歳以上）人口は2025年に3,657万人に達し，2060年を迎える頃には，4人に1人が医療費の急騰する75歳以上になると推計されている．急激な高齢化は，悪性新生物，心疾患，脳血管疾患，糖尿病等の生活習慣病の割合を押し上げ，死亡原因でみると生活習慣病が56％を占め，医療費割合からみると，国民医療費の32％が生活習慣病に使われることになる（図24-1）．

生活習慣病とは，糖尿病・高血圧・脂質異常症・高尿酸血症など，運動・食事・喫煙などの不適切な生活習慣が発症要因に深く関わる疾患の総称で，健康日本21（第二次）では，生活習慣起因性疾病として，悪性新生物，循環器疾患，糖尿病，COPDが挙げられているが，生活習慣病対策においては，特定健診・保健指導により，発症・重症化の予防ができ，特定保健指導の成果を特定健診等のデータを用いて評価できる疾病を対象としている．

24.1.2. 新たな特定健診・保健指導と生活習慣病対策

国民皆保険制度を持続可能とするために，厚生労働省は「新たな特定健診・保健指導と生活習慣病対策」を打ち出している．生活習慣病対策には，①特定健診・保健指導にメタボリックシンドローム（内臓脂肪症候群：内臓脂肪型肥満に，糖尿病・高血圧症・脂質異常症のうち，2つ以上の症状が認められる状態）の概念を導入する，②糖尿病等の生活習慣病の有病者・予備群の人数を25％削減する，③医療保険者に特定健診・保健指導を義務化するという三本柱を定めている（図24-2）．

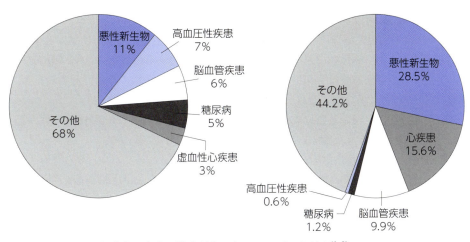

図 24-1 左：一般診療医療費の構成割合・右：死因別死亡割合[1), 2)]

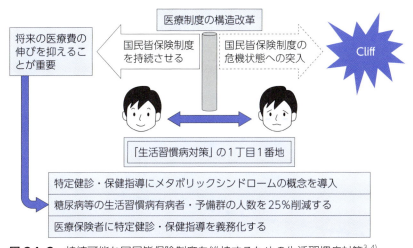

図 24-2 持続可能な国民皆保険制度を維持するための生活習慣病対策[3), 4)]

医療費節減の内容をみると，介入可能な疾病とそのリスク要因について，疾病ごと，年齢層ごとに「Ⅰ．健康増進」，「Ⅱ．発症抑制」，「Ⅲ．重症化抑制」を推進し，最終的には1人当たりの医療費の節減を目指すとしている（**図 24-3**）．

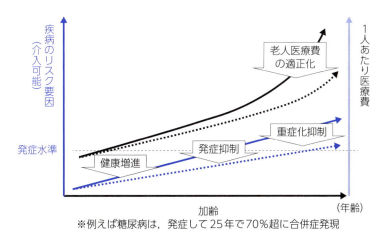

図 24-3 生活習慣病対策と老人医療費への影響[5)]

24.1.3. 糖尿病性腎症による人工透析の課題

　2014年度の国民医療費は40兆8,071億円で，国内総生産に対する比率は8.33%となっており，このうち，糖尿病の医療費は1兆2,196億円である．また，2010年における国民1人当たりの生涯医療費は2,400万円と推計され，これを2つの年齢区分でみると，70歳未満は1,219万円，70歳以上は1,184万円と推定されている（図1-1）．

　2015年5月に発表された日本糖尿病学会の第3次対糖尿病5ヵ年計画によれば，2002年には740万人であった糖尿病患者は，2012年に950万人に急増し，糖尿病関連の医療費は約15%を占め，死亡数割合では約30%に達しているとしている．その背景を考えてみると，60歳以上の糖尿病患者数の割合が，2002年に64%，2012年には76%に急増し，多様な合併症によって健康寿命の短縮につながっている．60歳以上の糖尿病患者では，①糖尿病性腎症による透析導入，②網膜症による視力障害，③心筋梗塞・脳梗塞，④高齢者の認知症発症や骨折，⑤下肢切断，⑥歯周病を考えなければならず，健康寿命の延伸にとって大きな障害になっている．

　特定健診・保健指導では，この課題に対して，早期腎症の段階での微量アルブミンのモニタリングと患者指導の徹底を課題に挙げている（図24-4）．

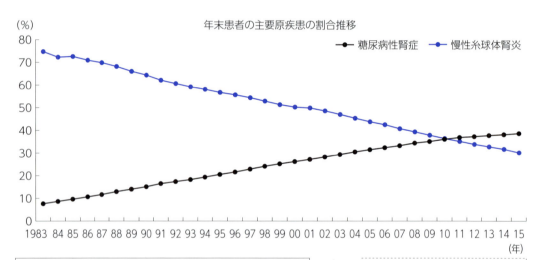

図24-4　糖尿病性腎症による人工透析患者の急増と高齢化に伴う課題[6]

24.1.4. 特定健診・保健指導と健康日本 21（第二次）

21世紀における第2次国民健康づくり運動（健康日本21（第二次））では，国民の健康増進の推進に関する基本的な方策として，①健康寿命の延伸と健康格差の縮小，②生活習慣病（NCD：非感染性疾患）の発症予防と重症化予防の徹底などを取り上げている．特にNCD予防として，がん，循環器疾患，糖尿病及びCOPDに対処するため，食生活の改善や運動習慣の定着等による一次予防（生活習慣を改善して健康を増進し，生活習慣病の発症を予防すること）及び合併症の発症や症状の進展等の重症化予防に重点を置いた対策を推進するとしている．

一方，厚生労働省では特定健診・保健指導の実施によって得られる，地域・職場のメリット及び国民一人ひとりのメリットを活かし，健康日本21（第二次）を着実に推進させるため，「Ⅰ．健康格差の縮小」，「Ⅱ．高血圧の改善」，「Ⅲ．脂質異常症の減少」，「Ⅳ．糖尿病の有病者の増加の抑制」，「Ⅴ．脳血管疾患死亡率の減少」，「Ⅵ．虚血性心疾患の減少」，「Ⅶ．糖尿病性腎症による新規透析導入患者数の減少」という7つの健康目標を掲げている（図24-5）．

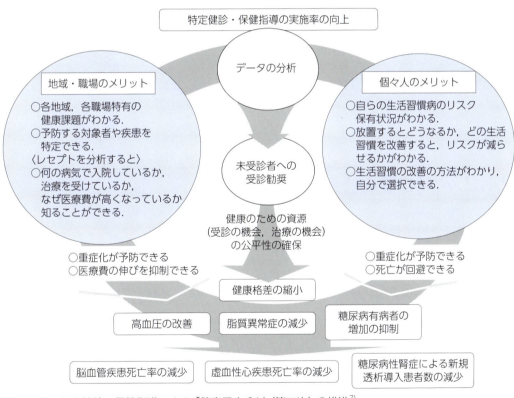

図24-5 特定健診・保健指導による「健康日本21」（第二次）の推進[7]

Pharmacist's point of view
特定健診・保健指導とは？

- 2025年に高齢者は3,657万人となり，2060年には日本の人口の25%が75歳以上になる．
- 生活習慣病は死亡原因の56%を占め，国民医療費の32%が生活習慣病に使われている．
- 健康日本21（第二次）では生活習慣病として，がん，循環器疾患，糖尿病，COPDが挙げられている．
- 厚生労働省では，特定健診・保健指導によって，生活習慣病等の発症・重症化を予防するとともに，特定保健指導の成果を特定健診等のデータを用いて評価できるとしている．
- 国民皆保険制度維持のために，特定健診・保健指導と生活習慣病対策が打ち出されている．
- 生活習慣病対策では，①特定健診・保健指導にメタボリックシンドロームの概念の導入，②糖尿病等の生活習慣病の有病者・予備群の25%削減，③特定健診・保健指導の義務化を挙げている．
- 特定健診・保健指導では，介入可能な疾病リスク要因について，健康増進，発症抑制，重症化抑制を推進し，医療費の節減を目指すとしている．
- 2014年度の国民医療費は40兆8,071億円で，そのうち糖尿病の医療費は1兆2,196億円であった．
- 国民1人あたりの生涯医療費は2,400万円で，これを70歳未満と70歳以上で区分してみると，ほぼ同額となる．
- 糖尿病患者は急増しており，糖尿病関連の医療費は15%を占めている．
- 特に60歳以上の糖尿病患者が急増しており，糖尿病性腎症による透析導入などが増えるために，健康寿命の延伸にとって大きな障害となっている．
- 健康日本21（第二次）では，健康増進の基本的方策として，①健康寿命の延伸と健康格差の縮小，②生活習慣病（NCD：非感染性疾患）の発症予防と重症化予防の徹底などを取り上げている．
- 厚生労働省は，特定健診・保健指導の実施によって得られる，地域・職場のメリット及び国民一人ひとりのメリットを活かし，健康格差の縮小など，7つの健康目標を掲げている．

24.2. 特定健康診査（特定健診）

24.2.1. 特定健診の実施率と現状

特定健診とは，平成20年4月から毎年度，医療保険者（国保・被用者保険）が，40～74歳の加入者（被保険者・被扶養者）を対象として，特定健診等実施計画に定めた内容に基づき実施するものであり，メタボリックシンドロームに着目した検査項目での健康診査のことをいう．

平成25年度の特定健診の対象者数は約5,327万人で，そのうち受診者数は約2,537万人となっており，実施率は47.6%である（**表24-1**）．年齢階級別の実施率は，40～50歳代で高く，性別では男性が52.8%，女性が42.6%である．なお，男性の場合，60歳未満での実施率が高く，60歳以上では低くなる傾向にある．

特定健診・保健指導では，内臓脂肪型肥満に着目した要特定保健指導者の抽出によって，特定保健指導の早期介入と行動変容を引き出すアプローチが試みられているが，何よりも個々の自覚と，それを支える保険者の不断の熱意が強く期待されている．

24.2.2. 特定健診の検査項目

先述したとおり，生活習慣病とされる糖尿病，高血圧症，脂質異常症は，当初は症状がな

表 24-1 特定健診の実施率 (全体)

平成 (年度)	対象者数	受診者数	特定健診実施率
25	53,267,875	25,374,874	47.6%
24	52,806,123	24,396,035	46.2%
23	52,534,157	23,465,995	44.7%
22	52,192,070	22,546,778	43.2%
21	52,211,735	21,588,883	41.3%
20	51,919,920	20,192,502	38.9%

※対象者数：当該年度4月1日における加入者であって，当該年度に40歳以上74歳以下に達する者のうち，年度途中の異動者 (加入，脱退) 及び厚生労働省告示*で規定する者のうち，いずれかに該当する (妊産婦等) と保険者が確認できた者を除いた数.
※受信者数：特定健診における基本的な健診項目をすべて実施した者の数.
* 「特定健康診査及び特定保健指導の実施に関する基準第1条第1項の規定に基づき厚生労働大臣が定める者」(平成20年1月17日厚生労働省告示第3号)

くても心筋梗塞，脳卒中などの重大な疾病につながり，QOLの低下や医療費の増大を招く．したがって，特定健診では，特にメタボリックシンドロームに着目し，これらの疾病のリスクがある者を一定の基準によって分類 (これを階層化という) するとともに，生活習慣をより望ましいものに変えていくための特定保健指導を行うことを目的としている．

特定健診の検査項目は，「基本的健診項目」と「詳細な健診項目」に分けられる．なお，基本的健診項目は，外注することもできるが，実施にあたってはすべての検査項目を網羅することが必要である．ただし，例外として次のような規定が設けられている．

①腹囲の測定については内臓脂肪面積の測定に代えられること．
②生理中の女性に対する尿検査は，測定不可能の扱いが許されること．
③腎疾患等の基礎疾患により排尿障害を有している者に限り，尿検査を断念した場合であっても，特定健診の実施要件を満たしているとみなされること．

基本的健診項目

「既往歴の調査」に用いる質問票は，「標準的な健診・保健指導プログラム (改訂版)」の「標準的な質問票」を参考とする．その狙いは，特定保健指導対象者の抽出にあたり，糖尿病，高血圧症，脂質異常症に係る薬物治療を受けている者を除外することであり，少なくともこれらの疾病に係る薬物治療を受けている者であるか否か，あるいは喫煙歴の有無について正確に事実を把握し，報告することが求められている．

また，「自他覚所見の症状の有無」，「身体計測」(身長・体重，BMI，腹囲，血圧，検尿 (尿糖，尿蛋白)) の他，「血液検査」では，①脂質検査 (中性脂肪・HDL-コレステロール (HDL-C)・LDL-コレステロール (LDL-C))，②血糖検査 (空腹時血糖またはHbA1c)，③肝機能検査 (AST (GOT)・ALT (GPT)・γ-GTP) といった項目がある (**表24-2**)．

詳細な健診項目

基本的健診項目の結果を基に，追加で実施されるものであり，①貧血検査，②心電図検査，③眼底検査の3つがある．実施にあたっては，それぞれの実施条件 (判断基準) に従うが，その目的は，重症化の進展を早期にチェックすることにある．

特に心電図検査については，実施条件 (判断基準) となる前年度の特定健診データの一部

表 24-2　メタボリックシンドロームに着目した基本的健診項目

項目	備考
既往歴の調査	服薬歴及び喫煙習慣の状況に係る調査（質問票）を含む
自他覚所見の症状の有無の検査	理学的検査（身体観察）
身長，体重及び腹囲の検査	• 腹囲の測定は，厚生労働大臣が定める基準（BMI が 20 kg/m² 未満の者，もしくは BMI が 22 kg/m² 未満で自ら腹囲を測定し，その値を申告した者）に基づき，医師が必要でないと認めるときは省略可 • 腹囲の測定に代えて内臓脂肪面積の測定でも可
BMI の測定	BMI＝体重（kg）÷身長（m）の 2 乗
血圧の測定	• 収縮期血圧と拡張期血圧
肝機能検査	• アスパラギン酸アミノトランスフェラーゼ（AST（GOT）） • アラニンアミノトランスフェラーゼ（ALT（GPT）） • γ-グルタミルトランスペプチダーゼ（γ-GTP）
血中脂質検査	• 血清トリグリセライド（TG（中性脂肪））の量 • 高比重リポ蛋白コレステロール（HDL-C）の量 • 低比重リポ蛋白コレステロール（LDL-C）の量
血糖検査	空腹時血糖またはヘモグロビン A1c（HbA1c）
尿検査	尿中の糖及び蛋白の有無

が揃っていない場合は基準外とされ，保険者独自の追加健診として実施されるが，あらかじめ契約に定めたうえでの実施が前提である（ただし，この場合は特定健診にはならないため，補助金の対象外となる）．なお，「血糖」については，空腹時血糖と HbA1c の両方を測定している場合，空腹時血糖の結果を優先して判定する（**表 24-3**）．

表 24-3　詳細な健診項目と実施するための判断基準

追加項目	実施できる条件（判断基準）		
貧血検査（ヘマトクリット値（Ht），血色素量（Hb）及び赤血球数（RBC）の測定）	貧血の既往歴を有する者または視診等で貧血が疑われる者		
心電図検査（12 誘導心電図）眼底検査	前年度の特定健診の結果等において，血糖，脂質，血圧及び腹囲等のすべてについて，次の基準に該当した者	血糖	空腹時血糖値が 100 mg/dL 以上，または HbA1c（NGSP 値）5.6％ 以上
		脂質	中性脂肪 150 mg/dL 以上，または HDL-C 40 mg/dL 未満
		血圧	収縮期 130 mmHg 以上，または拡張期 85 mmHg 以上
		腹囲等	腹囲が 85 cm 以上（男性），90 cm 以上（女性）の者（内臓脂肪面積の測定ができる場合には内臓脂肪面積が 100 cm² 以上），または BMI が 25 kg/m² 以上の者

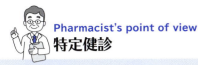

Pharmacist's point of view
特定健診

- 特定健診とは，平成 20 年 4 月から毎年度，医療保険者（国保・被用者保険）が，40～74 歳の加入者（被保険者・被扶養者）を対象として，特定健診等実施計画に定めた内容に基づき実施するものであり，メタボリックシンドロームに着目した検査項目での健康診査のことをいう．
- 平成 25 年度の特定健診の対象者数は約 5,327 万人で，受診者数は約 2,537 万人である．
- 特定健診・保健指導では，内臓脂肪型肥満に着目した要特定保健指導者の抽出によって，特定保健指導の早期介入と行動変容を引き出すアプローチが試みられている．
- 特定健診では，メタボリックシンドロームに係るリスクがある者を一定の基準により分類（階層化）し，生活習慣改善のための特定保健指導を行うことを目的としている．
- 特定健診の検査項目は，「基本的健診項目」と「詳細な健診項目」に分けられる．
- 基本的健診項目の「既往歴の調査」の狙いは，糖尿病，高血圧症，脂質異常症に係る薬物治療を受けている者の除外である．
- 「身体計測」の項目には，身長・体重，BMI，腹囲，血圧測定，検尿などがある．
- 「血液検査」には，脂質検査，血糖検査（空腹時血糖または HbA1c），肝機能検査がある．
- 詳細な健診項目には①貧血検査，②心電図検査，③眼底検査がある．
- 詳細な健診項目における検査は，重症化の進展を早期にチェックするために実施する．
- 心電図検査の実施条件である血糖測定では，空腹時血糖の結果を優先して判定する．

24.3. 特定保健指導

24.3.1. 特定保健指導の対象者の選定と階層化

　特定健診の結果により，健康保持に努める必要があるとされた者は，特定保健指導の対象となる．判定については，内臓脂肪蓄積の程度とリスク要因の数に着目し，リスクの高さや年齢に応じてレベル別（動機づけ支援・積極的支援）に階層化する形で行われる．

　特定健診の結果，健康保持に努める必要があるとされる者の検査値については，次のとおりである．なお，先述したように，糖尿病，高血圧症，脂質異常症の治療に係る薬剤を服用している者は，あらかじめ対象者から除外される（**表 24-4**）．
①腹囲が男性で 85 cm 以上，女性で 90 cm 以上の者．
②腹囲が男性で 85 cm 未満，女性で 90 cm 未満であるが，BMI が 25 kg/m^2 以上の者のうち，次に該当する者．
- 血糖：空腹時血糖が 100 mg/dL 以上，または HbA1c が 5.6％以上（空腹時血糖及び HbA1c の両方を測定している場合は空腹時血糖を優先）の者
- 脂質：中性脂肪 150 mg/dL 以上，または HDL-コレステロール 40 mg/dL 未満の者．
- 血圧：収縮期 130 mmHg 以上，または拡張期 85 mmHg 以上の者．

　判定に基づき階層化が行われると，特定保健指導の対象者リストが作成され，特定健診データとともに医療保険者に送付される．なお，結果通知表にはメタボリックシンドロームの判定が記載される．

表 24-4 特定保健指導の階層化による対象者選定の基準

腹囲	追加リスク ①血糖 ②脂質 ③血圧	④喫煙歴	対象（実施年度中に達する年齢） 40〜64歳	65〜74歳
≧85cm（男性）≧90cm（女性）	2つ以上が該当		積極的支援	
	1つだけが該当	あり		
		なし	動機づけ支援	
上記以外でBMI≧25kg/m²	①・②・③が該当		積極的支援	
	3つのうち2つが該当	あり		
		なし	動機づけ支援	
	3つのうち1つが該当			

※喫煙歴の斜線欄：階層化の判定が「喫煙歴の有無」に関係がないことを示す．
※動機づけ支援：動機づけ支援対象者が自らの健康状態を自覚し，生活習慣の改善に係る自主的な取組みの実施に資することを目的として，医師，保健師または管理栄養士の面接による指導の下に行動計画を作成し，生活習慣の改善のための取組みに係る動機づけに関する支援を行う．また，初回時面接（行動計画作成の日）から6ヵ月経過後に実績評価を行う．
※積極的支援：積極的支援対象者が自らの健康状態を自覚し，生活習慣の改善に係る自主的な取組みの継続的な実施に資することを目的として，医師，保健師または管理栄養士の面接による指導の下に行動計画を作成し，生活習慣の改善のための取組みに資する働きかけに関する支援を相当な期間継続して行う．初回時面接（行動計画作成の日）から6ヵ月以上経過後に実績評価を行う．

24.3.2. 階層化から特定保健指導までの流れ

　検査結果・質問票の結果をふまえた階層化により，特定健診受診者には，リスクに応じた情報提供が行われる．

　階層化において特定保健指導の対象には該当せず，「情報提供」のみとなった者については，健康に対する動機づけを行う．これについては，検査データに異常がほとんどなくても，喫煙習慣，食事習慣，運動習慣など，生活習慣に問題がある者などが含まれるためである．

　一方，特定保健指導の対象者には，医療保険者から特定保健指導の「利用券」が送付される．そこで対象者は，被保険者証とともに医療保険者が指定する医療機関に「利用券」を持参し，特定保健指導を受ける流れとなる（図24-6）．

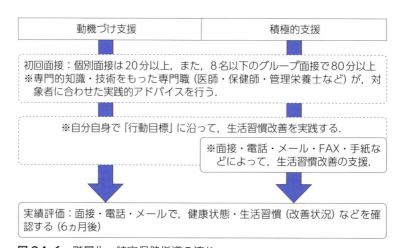

図24-6　階層化〜特定保健指導の流れ

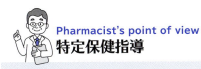

Pharmacist's point of view
特定保健指導

- 特定健診の結果により,健康保持に努める必要があるとされた者は,特定保健指導の対象となる.
- 特定保健指導の対象者の判定にあたっては,内臓脂肪蓄積の程度とリスク要因の数に着目し,リスクの高さや年齢に応じてレベル別(動機づけ支援・積極的支援)に階層化が行われる.
- 特定保健指導の対象者の検査値は次のとおりである.
  ① 腹囲が男性で 85 cm 以上,女性で 90 cm 以上の者.
  ② 腹囲が男性で 85 cm 未満,女性で 90 cm 未満であるが,BMI が 25 kg/m^2 以上の者のうち,次に該当する者.
   - 血糖:空腹時血糖が 100 mg/dL 以上,または HbA1c が 5.6% 以上(空腹時血糖及び HbA1c の両方を測定している場合は空腹時血糖を優先)の者
   - 脂質:中性脂肪 150 mg/dL 以上,または HDL-コレステロール 40 mg/dL 未満の者.
   - 血圧:収縮期 130 mmHg 以上,または拡張期 85 mmHg 以上の者.
- 階層化後,特定保健指導の対象者リストが作成され,特定健診データとともに医療保険者に送付される.
- 階層化の結果,特定保健指導の対象には該当せず,「情報提供」のみとなった者については,健康に対する動機づけを行う.
- 特定保健指導の対象者には,医療保険者から特定保健指導の「利用券」が送付される.対象者は,被保険者証とともに医療保険者が指定する医療機関に「利用券」を持参し,特定保健指導を受ける.

参 考 文 献

1) 厚生労働省:「平成 22 年度 国民医療費の概況」
2) 厚生労働省:「平成 23 年(2011)人口動態統計(確定数)の概況」
3) 厚生労働省生活習慣病対策室:「新たな健診・特定保健指導と生活習慣病対策 標準的な健診・保健指導プログラム(確定版)」
4) 厚生労働省保険局:「特定健康診査・特定保健指導の円滑な実施に向けた手引き」(平成 25 年 4 月)
5) 厚生労働省生活習慣病対策室:「新たな健診・特定保健指導と生活習慣病対策 標準的な健診・保健指導プログラム(確定版)」
6) 日本透析医学会統計調査委員会:「図説 わが国の慢性透析療法の現況 2015 年 12 月 31 日現在」
7) 厚生労働省健康局:「標準的な健診・保健指導プログラム【改訂版】」(平成 25 年 4 月).

25章

境界型糖尿病

学習のポイント

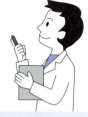

2014年度の糖尿病医療費は1兆2,196億円であり、これは同年度の国民医療費40兆8,071億円の約3％にあたる。本章では、24章の「特定健康診査・特定保健指導」の実践編として、糖尿病の95％を占める2型糖尿病と、その予備群である境界型糖尿病をテーマとした。また、メタボリックシンドローム（メタボ）とロコモティブシンドローム（ロコモ）を軸に、医療費の有効活用が論じられる昨今、「境界型糖尿病」を標的とするトクホ関与成分の難消化性デキストリンと、スイッチOTC薬の候補品目である「ボグリボース口腔内崩壊錠」の適正使用を学習ポイントとした。

25.1. 糖尿病の診断基準

25.1.1. 糖尿病の疫学と糖尿病医療費

厚生労働省の調査によると、2012年におけるわが国の糖尿病患者は950万人と推定され（2012年国民健康・栄養調査）、そのうち治療を受けている患者の割合は65％であるとしている。

一方、2014年度の国民医療費は40兆8,071億円で、国民一人当たりの年度内医療費でみると32万1,100円に達している。このうち、糖尿病の医療費は1兆2,196億円であり、60歳以上の糖尿病患者数の割合が、2012年には76％に急増し、多様な合併症、なかでも糖尿病性腎症による透析導入患者の急増傾向が、糖尿病医療費の増大と国民の健康年齢に大きな障害になろうとしている。

25.1.2. 糖尿病教室と糖尿病の実態アンケート調査

糖尿病の治療では、糖尿病の教育入院や糖尿病教室が前提となる。他にも多くの生活習慣病があるが、糖尿病教室にみる長い歴史と高い完成度を維持する患者教室は類をみない。糖尿病という疾病においては、知識と経験が豊富な医師、薬剤師、管理栄養士、理学療法士、臨床検査技師などの医療スタッフが育成され、また、糖尿病治療では、患者の自律的動機づけを強化し、アドヒアランスを高め、アウトカムを改善する努力が注がれている。

国立循環器病センターの糖尿病・代謝内科の研究グループが、約1,000人の糖尿病患者を対象に行った「糖尿病の実態アンケート調査」の結果によると、約半数の患者が血糖管理目標に達していない実態が明らかになっている（**表25-1**）。

25.1. 糖尿病の診断基準 403

表 25-1 糖尿病患者の自己管理に関する実態調査の概要[1]

①約半数の患者が血糖管理目標に達していない[*1]
②特に 50 代後半～60 代に血糖管理が悪い患者が多い
③4 割以上の患者が眼科を定期受診していない[*2]
④8 割以上の患者が糖尿病連携手帳を所持していない[*3]

[*1] 人口の約 8% が糖尿病であるが，その半数が合併症を予防するために必要な血糖値の管理ができていない.
[*2] 糖尿病性網膜症は，糖尿病の主要な合併症の 1 つであり，わが国における失明原因の第 1 位である. 早期には自覚症状が現れにくく，定期的な眼科検診が早期発見と治療に重要であるが，今回の調査では，患者の半数近くが眼科の定期健診を受けておらず，ひいては動脈硬化や腎臓病など，他の合併症にも注意を払っていないことが考えられる.
[*3] 糖尿病連携手帳は，自分自身で HbA1c 値に注意を払い，また合併症のチェックを定期的に受けてもらうことに役立つが，大部分の患者は活用していなかった.
※糖尿病連携手帳：日本糖尿病協会から発行されているお薬手帳サイズの冊子で，頁数は 30 頁 (平成 22 年 8 月初版).
※糖尿病連携手帳の内容：①糖尿病連携パスの説明，②糖尿病連携パスの概略，③糖尿病診断基準，④糖尿病とは？，⑤血糖コントロールの指標と評価，⑥糖尿病連携パスの医療機関，⑦基本情報，⑧検査基準値と網膜症・腎症の病期，⑨検査結果，⑩療養指導報告書.

25.1.3. 糖代謝型の判定区分

糖尿病の 95% を占めるとされる 2 型糖尿病は，インスリン分泌低下やインスリン抵抗性をひき起こす素因を含む複数の遺伝子に，高脂肪食，運動不足，肥満，ストレスなどの環境要因及び加齢が加わって発症すると考えられている (1 型糖尿病は，インスリンの合成・分泌を司る膵ランゲルハンス島 β 細胞の破壊・消失がインスリンの作用不足の主な原因となる).

糖尿病の診断は，異なる 2 日における血糖値 (空腹時血糖値 (静脈血漿値) 及び 75 g OGTT による糖負荷後 2 時間値) から糖代謝の型を判定することによって行い，判定区分が糖尿病型の場合，糖尿病であるとされる. ただし，HbA1c≧6.5% で，糖尿病にみられる典型的な症状 (口渇・多飲・多尿・体重減少など) がある場合，あるいは，確実な糖尿病性網膜症がある場合では，1 回の検査で得られる血糖値の判定区分が糖尿病型を示していれば，糖尿病と診断される.

空腹時血糖値及び 75 g OGTT 値から糖代謝の型 (1 時点での糖代謝異常) を判定する基準は次のとおりである (**表 25-2**).

表 25-2 空腹時血糖値[*1] 及び 75 g OGTT による判定区分と判定基準[2]

血糖値 (静脈血漿値)	血糖測定時間		判定区分
	空腹時	負荷後 2 時間	
	126 mg/dL 以上 ◀または▶ 200 mg/dL 以上		糖尿病型
	糖尿病型にも正常型にも属さないもの		境界型
	110 mg/dL 未満 ◀および▶ 140 mg/dL 未満		正常型[*2]

[*1] 血糖値については，特に記載のない場合は「静脈血漿値」を示す.
[*2] 正常値であっても 1 時間値が 180 mg/dL 以上の場合は，180 mg/dL 未満の者に比べて糖尿病に悪化する危険が高いので，境界型に準じた扱い (経過観察など) が必要である. また，空腹時血糖値が 100～109 mg/dL は正常値ではあるが，「正常高値」とする. この集団は糖尿病への移行や 75 g OGTT 時の耐糖能障害の程度からみて多様な集団であるため，75 g OGTT を行うことが勧められる.

<u>糖尿病型</u>

次のいずれかに該当する場合．
①早朝空腹時血糖値：126 mg/mL 以上
②75 g OGTT 値：200 mg/dL 以上
③随時血糖値：200 mg/dL 以上
④HbA1c：6.5％以上

<u>正常型</u>

次に該当する場合．
①早朝空腹時血糖値：126 mg/mL 未満
②75 g OGTT 値：200 mg/dL 未満

<u>境界型</u>

糖尿病型，正常型のいずれにも属さない場合．

Pharmacist's point of view
糖尿病の診断基準

- 厚生労働省の調査によると，2012 年におけるわが国の糖尿病患者は 950 万人と推定され，そのうち治療を受けている患者の割合は 65％であるとしている．
- 2014 年度の国民医療費は 40 兆 8,071 億円で，このうち糖尿病の医療費は 1 兆 2,196 億円である．
- 糖尿病の治療では，糖尿病の教育入院や糖尿病教室が出発点となる．
- 約 1,000 人の糖尿病患者を対象に行った「糖尿病の実態アンケート調査」の結果によると，約半数の患者が血糖管理目標に達していない実態が明らかになっている．
- 日本糖尿病協会の糖尿病連携手帳は，自身で HbA1c 値に注意を払い，合併症チェックを定期的に受けることに役立つが，大部分の患者は十分な活用をしていない．
- 糖尿病の 95％を占めるとされる 2 型糖尿病は，インスリン分泌低下やインスリン抵抗性をひき起こす素因を含む複数の遺伝子に，高脂肪食，運動不足，肥満，ストレスなどの環境要因及び加齢が加わって発症すると考えられている．
- 1 型糖尿病は，インスリンの合成・分泌を司る膵ランゲルハンス島 β 細胞の破壊・消失によってインスリンの作用不足に結びついている．
- 糖尿病の診断は，異なる 2 日における血糖値（空腹時血糖値及び 75 g OGTT による糖負荷後 2 時間値）から糖代謝の型を判定することによって行い，判定区分が糖尿病型の場合，糖尿病であるとされる．
- HbA1c≧6.5％で，糖尿病にみられる典型的な症状（口渇・多飲・多尿・体重減少など）がある場合，あるいは，確実な糖尿病性網膜症がある場合では，1 回の検査で得られる血糖値の判定区分が糖尿病型を示していれば，糖尿病と診断される．
- 早朝空腹時血糖値：126 mg/mL 以上，75 g OGTT 値：200 mg/dL 以上，随時血糖値：200 mg/dL 以上，HbA1c：6.5％以上のいずれかが確認される場合，糖尿病型と判定される．
- 正常型でも負荷後 1 時間値が 180 mg/dL 以上の場合は，境界型に準じた扱いが必要になる．
- 空腹時血糖値：100〜109 mg/dL は正常値ではあるが，「正常高値」とする．

25.2. 境界型糖尿病

25.2.1. 糖尿病の診断の目的

糖尿病の臨床診断のフローチャートは，糖尿病患者が携帯する「糖尿病連携手帳」にも記載されている．また，糖尿病の専門医は，糖尿病診療では次のような糖尿病の概念の明確化が大前提であると考えており，患者もこれらについて認識する必要がある．
①高血糖に代表される糖代謝異常があること．
②糖代謝異常の原因にはインスリンの作用不足があること．
③糖代謝異常が長期（慢性的高血糖）に及ぶと合併症が起こる懸念があること．

糖尿病診断の目的は，何のために糖尿病を治療するのかということに結びついている．日本糖尿病学会の「糖尿病治療ガイド2016-2017」では，「糖尿病治療の目的は，健康な人と変わらないQOLの維持と寿命の確保である」とし，そのためには，良好な血糖コントロール状態の維持，血圧，体重，血清，脂質のコントロールが必要であり，その最大の理由は，糖尿病性細小血管合併症及び動脈硬化性疾患の発症・進展の防止にあるとしている．

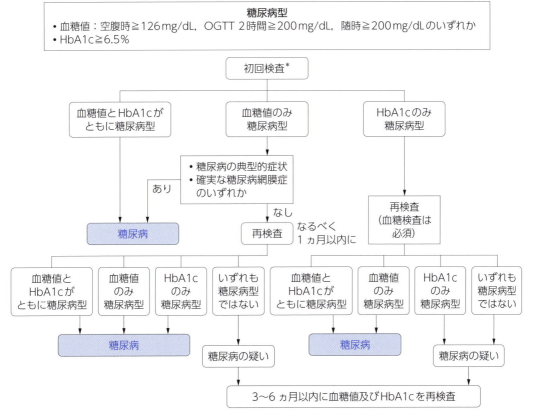

* 糖尿病が疑われる場合は，血糖値と同時にHbA1cを測定する．同じ日に血糖値とHbA1cが糖尿病型を示した場合は，初回検査だけで「糖尿病」と診断する．

図25-1 糖尿病の臨床診断のフローチャート[3]

糖尿病診断のために必要な検査（耐糖能検査）は，血糖値とHbA1cであり，両者を初回検査で同時測定し，ともに糖尿病型であれば糖尿病と診断される．また，初回検査が血糖値のみの場合で，糖尿病の典型的症状あるいは糖尿病性網膜症が認められ，1回の検査で得られる血糖値の判定区分が糖尿病型を示していれば，糖尿病と診断される．なお，初回検査がHbA1cのみの場合では，再検査として血糖値の測定を実施することが求められる（図25-1）．

25.2.2. 境界型糖尿病とメタボリックシンドローム

境界型糖尿病とは，空腹時血糖値と75g OGTT 2時間値で，糖尿病型にも正常型にも属さない血糖値を示す群のことをいう．米国糖尿病学会及びWHOが空腹時血糖値で定義したIFG（空腹時血糖異常）と，75g OGTT 2時間値で定義したIGT（耐糖能異常）がこれに該当する．ただし，日本糖尿病学会では，IFGとIGTを合わせて「境界型」とよんでいる．

境界型糖尿病は糖尿病に準ずる状態であり，病態によって，①インスリン分泌障害型，②インスリン抵抗性増大型に分けられるが，後者ではメタボリックシンドロームを呈するものが多い．したがって，インスリン抵抗性増大型の場合，動脈硬化性疾患の合併の有無をチェックすることが重要になる．また，同時に危険因子（脂質異常症・高血圧症）を有する場合は，それらに対して積極的に介入するとともに（図25-2），3～6ヵ月に1回程度の間隔で糖代謝の状態を評価することが必要である．

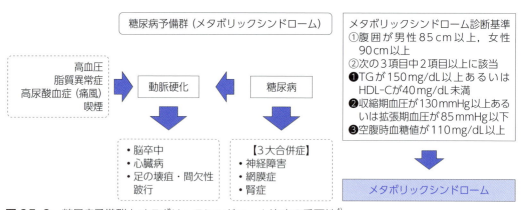

図25-2 糖尿病予備群とメタボリックシンドローム治療の重要性[4]

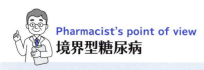

Pharmacist's point of view
境界型糖尿病

- 糖尿病臨床診断のフローチャートは，患者が携帯する「糖尿病連携手帳」にも記載されている．
- 糖尿病診療では，糖代謝異常，インスリンの作用不足，慢性的高血糖による合併症の懸念といった糖尿病の概念の明確化と認識が大前提となる．
- 糖尿病治療の目的は，健康な人と変わらないQOLの維持と寿命の確保にある．
- 糖尿病治療で，良好な血糖コントロール状態の維持等が必要な理由は，糖尿病性最小血管合併症及び動脈硬化性疾患の発症・進展の防止にある．
- 糖尿病診断のために必要な検査は，血糖値とHbA1cであり，両者を初回検査で同時測定し，ともに糖尿病型であれば糖尿病と診断される．

- 境界型糖尿病とは，空腹時血糖値と75g OGTT 2時間値で，糖尿病型にも正常型にも属さない血糖値を示す群のことであり，IGT（耐糖能異常）の中でも75g OGTT 2時間値が高い群ほど，糖尿病型への進展率が高い．
- 境界型糖尿病は糖尿病に準ずる状態であり，病態によって，①インスリン分泌障害型，②インスリン抵抗性増大型に分けられるが，後者にはメタボリックシンドロームを呈するものが多い．

25.3. 境界型糖尿病の SCS

25.3.1. 境界型糖尿病の相談者への対応

特定健診等で「境界型糖尿病」との指摘を受けて相談に訪れる来局者に対しては，糖尿病に準ずる状態であること，または動脈硬化を促進する状態であることをふまえ，定期的に生活習慣の改善指導をすることが重要である．

境界型糖尿病では，「糖尿病型」とよばれる糖尿病患者にみられる糖代謝の型への進展リスクがあることを説明し，次の点について勧奨する必要がある．

①不適切な生活習慣を改善すること．

②3〜6ヵ月後に血糖値の再検査を受けること．

③高血圧，脂質異常症であれば，かかりつけ医のフォローアップを受けること．

25.3.2. 境界型糖尿病の治療可能性

糖尿病の発症予防に関する生活習慣への介入試験は多数あり，日本人についての介入試験をみても，IFG集団に対する生活習慣改善が2型糖尿病の発症予防につながることが示されている[5]．

また，境界型糖尿病の治療に使われる食後過血糖改善薬の「ボグリボース口腔内崩壊錠」のうち，1錠中にボグリボース0.2mg含有の錠剤については，糖尿病の食後過血糖の改善及び耐糖能異常における2型糖尿病の発症抑制に対して保険適用がある（**図25-3**）．

25.3.3. 糖尿病患者におけるトクホ等の利用状況

補完代替医療（complementary & alternative medicine：CAM）への関心が高まり，食後の血糖値降下を謳ったトクホ等が市販されている．

これに関して，熊本大学医学部附属病院では糖尿病外来に通院している糖尿病患者に対してアンケート調査を行っており（n＝117），その結果，血糖値降下を目的にトクホ等を摂取したことのある患者は全体の28%に達し，そのうちの73%が女性であった．なお，トクホ等の摂取による経済的負担は大きい（1,000〜5,000円が42%）反面，得られる満足度は低いとしている[6]．

トクホについては，2015年6月10日現在で1,163品目あり，そのうち「許可を受けた表示内容」の文言に「血糖値」を含むものは199品目で，関与成分でみると，185品目が難消化性デキストリンの配合製品となっている．

難消化性デキストリンは，同時に摂取した炭水化物の吸収を緩やかにするが，単独摂取では血糖値上昇によるインスリン分泌には影響を与えない．また，難消化性デキストリンは，

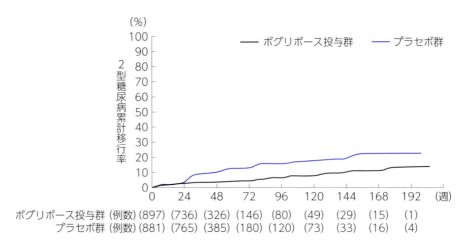

図 25-3 ボグリボース口腔内崩壊錠の耐糖能異常における 2 型糖尿病の発症抑制[7]

摂取するショ糖などの二糖類～多糖類負荷後の血糖値上昇を抑制するが，グルコースなどの単糖類負荷後の血糖値上昇には影響しない．

25.3.4. トクホと健康食品・サプリメントの問題

2015 年のトクホ市場規模は 6,391 億円であり，同年の健康食品・サプリメントの推定市場規模の 1 兆 5,785 億円と合わせると，2.2 兆円もの市場に成長している．一方，2015 年度の OTC 薬の市場は 8,090 億円（矢野経済研究所推定）であり，2014 年度の国民医療費 40 兆 8,071 億円との対比でみても，トクホ市場の巨大化が実感できる．

表 25-3 は，日本医師会長の諮問を受けて，日本医師会・国民生活安全対策委員会が答申した「国民安全対策委員会報告書」（2014 年 3 月）の「健康食品・特定保健用食品の問題」についての指摘事項である．

25.3.5. 境界型糖尿病の SCS の遂行要件

トクホや健康食品・サプリメントの販売段階での問題に関し，生活者が「難消化性デキストリン」による SCS を希望する場合，かかりつけ薬局・薬剤師では特定健診・保健指導の立場から，どのような資質・遂行要件が求められるだろうか？

先述した「ボグリボース口腔内崩壊錠」は，スイッチ OTC 薬の候補品目として取り上げられている．「ボグリボース口腔内崩壊錠」をスイッチ OTC 薬として市場に導入するには，糖尿病予備群とされる境界型糖尿病の相談者に対するプライマリ・ケアと，地域の医療機関の医師との連携が不可欠である．表 25-4 は，かかりつけ薬剤師・薬局で展開される，さまざまな局面における薬剤師の資質・遂行要件をまとめたものである．

表 25-3 トクホと健康食品・サプリメントの問題[8]

審査段階の問題（トクホ）：日本でトクホが許可を受けるために行う臨床試験には，試験デザインが不十分であるなど，さまざまな問題がある[*1]．
製造段階の問題：健康食品は主成分の内容量が表示どおり入っていないものが多い等の問題がある．なお，厚生労働省は健康食品について，GMP 認証を受けた工場で製造されたものを選択するよう呼びかけている．
販売段階の問題（トクホ）：一部のトクホで，「トクホを摂れば暴飲暴食も『なかったこと』にできる」かのような広告があった．この広告は，承認を審議する会議において問題視されたことから，後に自粛されている．こうした広告の問題のほか，トクホには医薬品のような再審査・再評価制度がなく，無制限の販売承認となってしまうという問題も指摘されている．
エンドポイントの混同：代用エンドポイント (surrogate endpoint) と真のエンドポイント (true endpoint) が混同されており，販売後の宣伝では，血中の脂質が低下したという代用エンドポイントによって，痩せると思わせるようなイメージ操作が起きている[*2]．

[*1] 医療における最も重要な考え方に EBM がある．世界の医療は EBM の考え方に基づいて大きく変わろうとしている．一方，新制度のもとで生まれたトクホや機能性表示食品では，最終的な臨床上のアウトカムが示されていないにもかかわらず，有効であるとのキャッチコピーが謳われている．

[*2] トクホ，機能性表示食品の有効性・安全性についても，医薬品と同様に長期的な有効性・安全性のデータや，症例の蓄積を企業が責任をもって行う制度設計が早急に必要とされている．

表 25-4 ボグリボース口腔内崩壊錠における SCS の遂行要件[9]

①合併症を含む糖尿病全般にわたる病気や治療法に関する知識
②禁忌症，薬物間相互作用，副作用に関する注意を購入者に促すための知識と技能
③対象症状を予防し，緩和するための生活指導に関すること
④繰り返し購入する人への対処方法や助言に関すること
⑤血（尿）等自己測定器の使用方法や結果の解釈に関すること
⑥SCS プラン作成に関する知識と技能
⑦かかりつけ医等への連絡・情報提供に関すること

※「医療用医薬品の有効成分の一般用医薬品への転用に係る候補成分検討報告書」中の「OTC ボグリボース販売実践ガイダンス」は，ボグリボースの Product Manual となる．
ボグリボースがスイッチ OTC 薬として，かかりつけ薬局・薬剤師において販売される段階では，かかりつけ薬剤師として一定の知識・技能が必要になる．また，上記の 7 項目を網羅し，糖尿病患者への SCS を十分遂行するためには，想定されるいくつかの条件を満たす必要がある（1 つのアイデアとして，京都大学糖尿病・内分泌・栄養内科の「オンライン糖尿病教室」がある (http://metab-kyoto-u.jp/to_patient/classroom.html)）．
なお，かかりつけ薬局・薬剤師と地域の診療機関との連携を考慮するために，糖尿病専門医・かかりつけ医とのコミュニケーションをとるうえで，少なくとも日本糖尿病学会の「糖尿病治療ガイド 2016-2017」による学習が必要になる (http://www.jds.or.jp/modules/education/index.php?content_id=11)．

Pharmacist's point of view
境界型糖尿病の SCS

- 境界型糖尿病に対しては，糖尿病に準ずる状態または動脈硬化を促進する状態として，定期的に生活習慣の改善指導が必要である．
- 境界型糖尿病では，「糖尿病型」とよばれる糖尿病患者にみられる糖代謝の型への進展リスクがあることを説明し，①不適切な生活習慣を改善すること，②3〜6ヵ月後に血糖値の再検査を受けること，③高血圧，脂質異常症であれば，かかりつけ医のフォローアップを受けることを勧奨する必要がある．
- IFG 集団に対する日本人についての介入試験では，生活習慣の改善が 2 型糖尿病の発症予防につながることが示されている．

- ●「ボグリボース口腔内崩壊錠」は，糖尿病の食後過血糖の改善及び耐糖能異常における2型糖尿病の発症抑制に対して保険適用がある.
- ●熊本大学医学部附属病院が行った糖尿病患者に対するアンケート調査によると，血糖降下を目的にトクホ等を摂取したことのある患者は全体の28％に達している.
- ●「血糖値」の関与成分である難消化性デキストリンは，同時に摂取した炭水化物の吸収を緩やかにするが，単独摂取では血糖値上昇によるインスリン分泌には影響を与えない.
- ●難消化性デキストリンは，摂取するショ糖などの二糖類〜多糖類負荷後の血糖値上昇を抑制するが，グルコースなどの単糖類負荷後の血糖値上昇には影響しない.
- ● 2015年度のトクホ，健康食品・サプリメントの推定市場規模は2.2兆円に拡大している.
- ●日本医師会ではトクホ・健康食品の審査・製造・販売段階の問題点を取り上げ，代用エンドポイントと真のエンドポイントが混同されており，消費者に不適切なイメージを与えていると指摘している.
- ●「ボグリボース口腔内崩壊錠」は，スイッチOTC薬の候補品目として取り上げられている.
- ●「ボグリボース口腔内崩壊錠」をスイッチOTC薬として市場導入するには，境界型糖尿病の相談者とのプライマリ・ケアと，地域の医療機関の医師との連携が必要になる.

参 考 文 献

1) 岸本一郎　他：「大阪府豊能医療圏における糖尿病実態と連携手帳所持率調査」，糖尿病56 (8), p.543-550, 2013.
2) 日本糖尿病学会　編：「糖尿病治療ガイド2016-2017」，文光堂，2016.
3) 糖尿病診断基準に関する調査検討委員会：「糖尿病の分類と診断基準に関する委員会報告（国際標準化対応版）」，糖尿病55 (7), p.494, 2012.
4) メタボリックシンドローム診断基準検討委員会：「メタボリックシンドロームの定義と診断基準」，日本内科学会雑誌94 (4), p.794-809, 2005.
5) Arch Intern Med 171, p.1352-1360, 2011.
6) 「学会ダイジェスト　第56回日本糖尿病学会」，日経メディカル別冊，2013.
   http://medical.nikkeibp.co.jp/leaf/all/gakkai/jds2013/201305/530611.html
7) 医薬品インタビューフォーム：「ベイスン錠0.2・0.3，ベイスンOD錠0.2・0.3 (2017年9月改訂)」
   （Ⅴ．治療に関する項目）.
8) 日本医師会国民生活安全対策委員会：「2014・2015年度国民生活安全対策委員会報告書」，2016.
9) 日本薬学会：「医療用医薬品の有効成分の一般用医薬品への転用に係る候補成分検討報告書」*, p.1-17, 2010.
   * 厚生労働省医薬食品局審査管理課：平成22年6月7日報道発表資料 (http://www.mhlw.go.jp/stf/houdou/2r98520000006q29-img/2r98520000006q3r.pdf).

26章

脂質異常症

学習のポイント
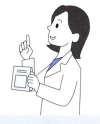

脂質異常症（高脂血症）治療薬「エパデール」（イコサペント酸エチル）のスイッチ OTC 薬である「エパデール T」が，2012 年 12 月に承認されている．また，日本動脈硬化学会では「動脈硬化性疾患予防のための脂質異常症治療ガイド 2013 年版」，「動脈硬化性疾患予防のための脂質異常症治療のエッセンス」（2014 年）を策定している．なお，スイッチ化承認の 2ヵ月前に開かれた薬事・食品衛生審議会では，招聘されていた 2 人の専門医が，「エパデール T」のスイッチ化による薬剤師への期待と，脂質異常症診療の要点を述べている．

26.1. 脂質異常症とエパデール T

26.1.1. 脂質異常症（高脂血症）の疫学

厚生労働省が 3 年ごとに実施している「平成 26 年（2014）患者調査の概況」によると，高脂血症の継続的治療を受けている患者数は 206 万 1,000 人と推測されている．内訳としては，男性が 59 万 6,000 人，女性が 146 万 5,000 人となっており，性差が大きいことがわかる．また，推計患者数（調査を行った日に全国の医療機関で治療を受けたと推測される患者数）をみると，外来が 14 万 3,700 人であるのに対し，入院は 300 人で，通院患者が大半を占めている．

26.1.2. エパデール T の効能と用法・用量

エパデール T（要指導医薬品（2017 年 10 月時点））の効能は，添付文書によると「健康診断等で指摘された，境界領域の中性脂肪値*（150〜300 mg/dL 未満）の改善」となっている．

エパデール T の用法・用量は，1 回 1 包（1 包中イコサペント酸エチル 600 mg），1 日 3 回（食直後）とされている．また，エパデール T の添付文書の用法・用量に関する注意事項には，①定められた用法・用量の厳守，②食直後に服用する，③かまずに服用する（軟カプセル内の油状成分を漏出させないため），④中性脂肪値の改善を認めるまでの服用期間は 4 週間，⑤服用期間の目安は 3〜6ヵ月，⑥服用 3ヵ月後には，健康診断等で中性脂肪値の改善を確認すると記載されている．

---

* トリグリセライド（TG）値．

26.1.3. エパデールTの使用上の注意（「してはいけないこと」及び「相談すること」）

エパデールTの添付文書の使用上の注意にある「してはいけないこと」及び「相談すること」の各項目に対応する（適切なSCSを行う）には、日本動脈硬化学会の「動脈硬化性疾患予防のための脂質異常症治療ガイド2013年版」（脂質異常症治療ガイド）の把握と、特定健診・保健指導に基づく実践的知識、実務経験が要求される（**表26-1**，**表26-2**）。

特に服用後、添付文書の「相談すること」に記載されている症状が現れた場合は、服用との因果関係が不明な場合（有害反応）も含め、その症状の重症度と経過を観察し、受診勧奨の判断を適切に行う必要がある。

表26-1 エパデールTの添付文書：使用上の注意（「してはいけないこと」）

①20才未満の人[*1]
②出血している人（血友病、毛細血管脆弱症、消化管潰瘍、尿路出血、喀血、硝子体出血等にて出血している場合、止血が困難となることがある）[*2]
③出血しやすい人（出血を助長することがある）[*2]
④手術を予定している人（出血を助長することがある）[*2]
⑤次の医薬品を服用している人[*2]
　ワルファリン等の抗凝血薬、アスピリンを含有するかぜ薬・解熱鎮痛薬・抗血小板薬、インドメタシンを含有する鎮痛消炎薬、チクロピジン塩酸塩やシロスタゾール等の抗血小板薬（出血傾向が強くなることがある）
⑥脂質異常症（高脂血症）、糖尿病又は高血圧症と診断され現在医師の治療を受けている人、あるいは健康診断等で医師の治療を勧められた人[*3]
⑦親、兄弟姉妹に原発性高脂血症と診断された人がいる人[*4]
⑧狭心症、心筋梗塞、脳卒中と診断されたことがある人[*5]
⑨妊婦又は妊娠していると思われる人[*6]
⑩授乳中の人（動物試験で乳汁中への移行が認められている）

[*1] 成人に比べ遺伝性の脂質異常症の割合が高く、両親を含めた家族解析が必要になる（受診勧奨の対象）。
[*2] ②〜⑤は、本剤（イコサペント酸エチル）の抗血栓作用との関連がある項目である。本剤の臨床試験14,605例中の647例に副作用が報告され、出血傾向をみる副作用として、皮下出血、血尿、歯肉出血、眼底出血、鼻出血、消化管出血が0.1%未満にみられたと報告されている。
[*3] ⑥のケースでは、脂質異常症のカテゴリー分類II（中リスク）、カテゴリー分類III（高リスク）、あるいは二次予防、包括的リスク管理の必要性があり、専門医への受診が必要になる可能性がある。
[*4] 家族性高コレステロール血症（FH）では、専門医への紹介が条件となる。❶高LDL-C（未治療時のLDL-Cが180mg/dL以上）、❷腱黄色腫、❸FHあるいは早発性冠動脈疾患の家族歴のうち、2項目以上が該当する場合、FHと診断される。
[*5] ⑧では、専門医による包括的リスク管理が必要である（専門医への受診勧奨）。
[*6] 胎児、乳児に対するスタチン、フィブラート系薬の安全性は確立されておらず、催奇形性の報告もあるため、妊婦、授乳婦に対する投与は禁忌となっている（専門医の受診が必要）。

表 26-2 エパデール T の添付文書：使用上の注意（「相談すること」）

1. 次の人は服用前に医師又は薬剤師に相談してください． 　(1) 医師の治療を受けている人又は他の医薬品を服用している人． 　(2) 薬などによりアレルギー症状を起こしたことがある人．
2. 服用後，次の症状があらわれた場合は副作用の可能性があるので，直ちに服用を中止し，この文書を持って医師又は薬剤師に相談してください．
7 つの関係部位の症状
皮膚	発疹，かゆみ，にきび
消化器	吐き気，腹部不快感，腹痛，嘔吐，食欲不振，口内炎，腹部膨満感，胸やけ，ガスがたまる
呼吸器	咳，息苦しさ，息切れ
精神神経系	頭痛，めまい，ふらつき，不眠，眠気，しびれ
腎臓	顔のむくみ，眼がはれぼったい，尿量が減る，頻尿
血液	皮下出血，出血しやすくなる（歯ぐきの出血，鼻血，血尿等），眼底出血（視力の低下，明るい壁面を見たとき蚊が飛んでいるように感じる），消化管出血（血を吐く，血が混じった便等），貧血症状（めまい，頭痛，耳なり等）
循環器	動悸
その他の部位の症状
ほてり，顔面がほてって赤くなる，発熱，関節痛，筋肉痛，手足の痛み，筋肉のひきつり（こむらがえり等），むくみ，全身のだるさ，女性化乳房（男性にみられる女性のような乳房），耳なり，発汗，血圧上昇
まれに下記の重篤な症状が起こることがあります．その場合は直ちに医師の診療を受けてください．
肝機能障害による症状
発熱，かゆみ，発疹，黄疸（皮膚や白目が黄色くなる），褐色尿，全身のだるさ，食欲不振等があらわれる．
3. 服用後，生理の経血量が多くなったり，出血が長く続く場合は，直ちに服用を中止し，この文書を持って医師又は薬剤師に相談してください．
4. 服用後，次の症状があらわれることがあるので，このような症状の持続又は増強がみられた場合には，服用を中止し，この文書を持って医師又は薬剤師に相談してください． 　下痢，便秘，口のかわき
5. 服用 3～6 ヵ月後の血液検査で中性脂肪値の改善がみられない場合は，服用を中止し，この文書を持って医師又は薬剤師に相談してください．

Pharmacist's point of view
脂質異常症とエパデール T

- 平成 26 年の高脂血症患者数は 206 万 1,000 人（男性 59 万 6,000 人，女性 146 万 5,000 人）である．
- エパデール T の効能は，境界領域の中性脂肪値（150～300 mg/dL 未満）の改善である．
- エパデールの用法・用量は，1 回 1 包（イコサペント酸エチル 600 mg），1 日 3 回（食直後）とされている．
- エパデール T の服薬期間は 3～6 ヵ月であり，服薬 3 ヵ月後には中性脂肪値の改善を確認する．
- エパデール T の SCS では，「脂質異常症治療ガイド」及び特定健診・保健指導等に精通していなければならない．
- 20 歳未満の例では，成人と比べて遺伝性脂質異常症が多く，エパデール T が非適応となる可能性がある．
- イコサペント酸エチルには抗血栓作用があり，出血・出血傾向がある例では使用できないため，ワルファリン，アスピリン，抗血小板薬との併用は不可である．

- 脂質異常症，糖尿病，高血圧症と診断され，現在医師の治療を受けている場合は，脂質異常症の
  カテゴリー分類ⅡまたはⅢに該当し，二次予防及び包括的リスク管理の必要性があるため，専門
  医への受診が必要になる．
- 家族性高コレステロール血症では，専門医への紹介が条件となる．
- 狭心症，心筋梗塞，脳卒中の既往歴者は，専門医による包括的リスク管理が必要である．
- 胎児・乳児へのスタチン，フィブラート系薬の安全性は確立されておらず，催奇形性の報告もあ
  るので，妊婦，授乳婦には禁忌である．
- エパデールTの服用後，添付文書の「相談すること」にある症状が現れた場合は，服用との因果
  関係が不明な場合（有害反応）も含め，その症状の重症度と経過を観察し，受診勧奨の判断を適
  切に進める．

26.2. エパデールTと適正使用調査

26.2.1. エパデールTの患者用セルフチェックシート

エパデールTは，2012年12月にスイッチOTC薬として承認を取得し，その適正使用
の強化のために，通常の製造販売後調査（PMS）に加えて，OTC薬では初めてとなる適正
使用調査の実施が承認条件として課せられている．エパデールTの適正使用調査は，全国
発売に先立って実施され，調査期間中は研修を受けた「販売認定薬剤師」が常駐する店舗の
みで販売する形となっている．

また，購入者である患者は医師の受診を義務づけられるとともに，適正使用とリスク管理
のための「セルフチェックシート（自記式問診票）」の記入も，購入者である患者本人が記載
することとされている．なお，セルフチェックシートは，「初めての方用」（CQ：17問）と
「2回目以降の方用」（CQ：8問）の2種類がある（**図26-1**，**図26-2**）．

26.2.2. エパデールTスイッチ化と薬剤師に対する医師の期待感

エパデールTが承認される2ヵ月前の2012年10月に開催された薬事・食品衛生審議会
では，2名の医師から貴重な意見が述べられている（**表26-3**）．

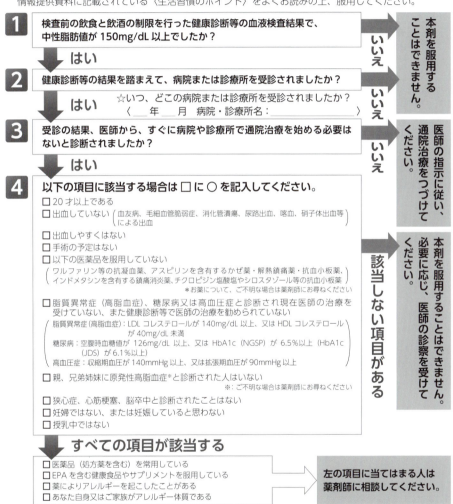

図26-1 エパデールTのセルフチェックシート（「初めての方用」）

エパデールT　セルフチェックシート　2回目以降の方用

◆ **このお薬の使用は、医療機関を受診された方に限られます。**
　医療機関での保健指導を受けるなど、健康診断・人間ドックの指導に従った対応をお取りください。

◆ エパデールTをお客様に適正にお使いいただくために、ご購入前に、以下の項目について、必ずチェックを行ってください。

◆ 本剤は、中性脂肪異常値に対し生活習慣の改善に取り組んでいる方のための医薬品です。服用者向け情報提供資料に記載されている〈生活習慣のポイント〉をよくお読みの上、服用してください。

1 前回の服用中に以下の症状、あるいは他の気になる症状はなかった。

吐き気、腹部不快感、下痢、発疹、貧血症状（めまい、頭痛、耳なり等）、皮下出血、鼻血、歯ぐきの出血、全身のだるさ、黄疸（皮膚や白目が黄色くなる）、顔のむくみ、眼がはれぼったい、尿量が減る　等

はい

☆前回はいつ頃ご購入なさいましたか？
〈 ＿＿＿＿ 年 ＿＿＿＿ 月頃〉

いいえ（症状があった）→ 薬剤師に相談してください。

2 服用後の検査（健康診断等）結果で、中性脂肪の値は下記の範囲に入っており、服用開始時の値から10%以上悪化していない。

150mg/dL以上、300mg/dL未満

はい

☆服用後の検査結果を書き込みましょう。
〈 ＿＿＿＿＿＿ mg/dL〉

いいえ → 薬剤師に相談してください。

3 以下の項目に該当する場合は □ に ○ を記入してください。

□ 手術の予定はない
□ 出血していない（血友病、毛細血管脆弱症、消化管潰瘍、尿路出血、喀血、硝子体出血等による出血）
□ 以下の医薬品を服用していない
　（ワルファリン等の抗凝血薬、アスピリンを含有するかぜ薬・解熱鎮痛薬・抗血小板薬、インドメタシンを含有する鎮痛消炎薬、チクロピジン塩酸塩やシロスタゾール等の抗血小板薬
　＊お薬について、ご不明な場合は薬剤師にお尋ねください）
□ 服用後の検査結果で、脂質異常症（高脂血症）、糖尿病又は高血圧症は疑われない
　脂質異常症（高脂血症）：LDLコレステロールが140mg/dL以上、又はHDLコレステロールが40mg/dL未満
　糖尿病：空腹時血糖値が126mg/dL以上、又はHbA1c（NGSP）が6.5%以上（HbA1c（JDS）が6.1%以上）
　高血圧症：収縮期血圧が140mmHg以上、又は拡張期血圧が90mmHg以上
□ 妊婦ではない、または妊娠していると思わない
□ 授乳中ではない

該当しない項目がある → 本剤を服用することはできません。

すべての項目が該当する

以下の点や、使用上の注意をよくお読みください。

◆ 中性脂肪値の改善には、生活習慣の改善が必要不可欠です。引き続き生活習慣改善への取り組みをお願いします。

◆ 本剤の服用3ヵ月後には、血液検査を行い、中性脂肪値の改善を確認することをお勧めいたします。

何かご不明な点がございましたら、薬剤師に相談してください。

図26-2　エパデールTのセルフチェックシート（「2回目以降の方用」）

表 26-3　エパデールTスイッチ化の条件と課題（薬剤師に対する医師の期待感）[1]

課題・期待感	スイッチ化の条件と課題
患者教育と意識づけ	未病ともいえる「軽度高中性脂肪血症」への対処は，どのようにエパデールT服薬者に意識づけを行うかが最大の課題である．その掘り下げを薬剤師が進めることができれば，本当に受診が必要な患者が医療の中に入ってくる．一方で，受診勧奨も含めて広がりができるのではないかということも期待している．
薬の有用性とチェック体制	薬効と副作用のチェックをしっかりできるかどうかが重要である．問題点をもっている患者の前面に立ち，薬剤師の力によって患者の生活習慣が変わり，また，上手に薬を使うことで病態に陥らないように予防ができるシステムを作って欲しい．
自己の測定値	糖尿病のSMBG (Self Monitoring of Blood Glucose：血糖自己測定) のように，脂質異常症についても生化学的検査などにおいて，POCT (Point of Care Testing：臨床現場即時検査) を進めてもらいたい．
患者の層別化	患者の層別化（ハイリスク群の鑑別）がきわめて重要である．その意味で，「初めての方用」のセルフチェックシートを患者が過不足なく記入できれば，かなりの層別化，すなわち軽症であると判断できるので，未病状態でエパデールTを使用できる可能性がある．
薬剤師は医師のパートナー	今までは医師がすべて患者に説明していたが，今後は薬剤師が現場においてエパデールTの性格をよく把握し，かつ生活習慣病，循環器疾患等を理解することで，院外薬局のレベルで患者に薬や病気について説明する義務が生じるので，どこまで期待できるか大きな関心がある．

Pharmacist's point of view
エパデールTと適正使用調査

- エパデールTは製造販売後調査に加え，OTC薬では初めてとなる適正使用調査の実施が承認条件として課せられている．
- エパデールTの適正使用調査は，全国発売に先立って実施され，調査期間中は研修を受けた「販売認定薬剤師」が常駐する店舗のみで販売する形となっている．
- エパデールTを購入する際は，医師の受診と，患者用セルフチェックシートの記入が義務づけられている．
- 正確な血清脂質の測定には，12時間以上絶食後の早朝空腹時の採血が必要であるため，検査前日は高脂肪食や高カロリー食を慎み，禁酒すること．
- 「初めての方用」のセルフチェックシートは，脂質異常症カテゴリーⅠのスクリーニングに役立つ．
- 2012年10月に開催された薬事・食品衛生審議会では，エパデールTのスイッチ化について2名の医師から貴重な意見が述べられている．

26.3. 軽度高中性脂肪血症（境界域）

26.3.1. 軽度高中性脂肪血症のリスク評価

個々の患者の背景（冠動脈疾患の既往，高リスク病態，性別，年齢，危険因子の数と程度）によって，虚血性心疾患等の絶対的リスクは大きく違ってくる．日本動脈硬化学会は「動脈硬化性疾患予防ガイドライン2007年版」（「予防ガイドライン」（現在は2012年版））では，個々の患者のリスク評価を3つのStepに分けて進めている．本章では，「予防ガイドライン」のStepごとの考え方を「かかりつけ薬局・薬剤師」の立場に置き換えて考える（図26-3）．

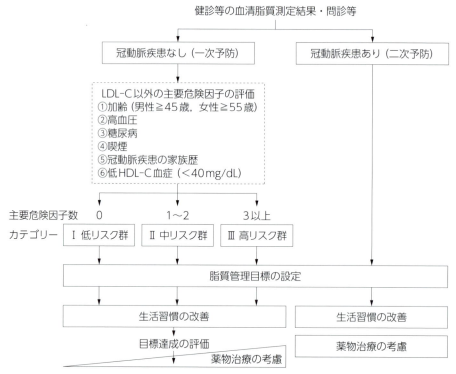

図 26-3 カテゴリーと管理目標からみた治療方針[2]

「予防ガイドライン」のStep Iでは，受診者を一次予防（心筋梗塞や狭心症などの動脈硬化性の病気を起こさないための治療）と二次予防（動脈硬化性の病気を再発させないための治療）に区分する．

Step IIでは，一次予防のリスクとなる脂質異常症以外の高血圧，糖尿病などの危険因子を考慮し，生活習慣の改善を主体とする治療を求めている．また，Step IIでは危険因子の数により，「I　低リスク群」(LDL-C以外の主要危険因子の数が0)，「II　中リスク群」(LDL-C以外の主要危険因子の数が1～2)，「III　高リスク群」(LDL-C以外の主要危険因子の数が3以上) の3つに区分したうえで，それぞれの脂質管理目標値 (mg/dL) を設定する（**表26-4**）．

表26-4 脂質異常症のカテゴリー別脂質管理目標[3]

治療方針の原則	カテゴリー			脂質管理目標 (mg/dL)		
		LDL-C以外の主要危険因子		LDL-C	HDL-C	TG
一次予防 まず，生活習慣の改善を行った後，薬物治療の適用を考慮する．	I (低リスク群)	0		160未満	40以上	150未満
	II (中リスク群)	1～2		140未満		
	III (高リスク群)	3以上		120未満		
二次予防 生活習慣の改善とともに，薬物治療の適用を考慮する．	冠動脈疾患の既往			100未満		

Step Ⅲでは，生活習慣の改善後，その目標値達成の評価を行って薬物療法の適応を考慮する．薬物療法の適応となるものは「3~6ヵ月間，生活習慣の改善を行ったにもかかわらず，LDL-C の管理目標値が達成できない場合」とされている．

なお，動脈硬化性の疾病の発症リスクが高く，二次予防が必要な患者については，生活習慣の改善とともに，薬物療法を実施するとしている．

26.3.2. 軽度高中性脂肪血症と生活習慣の改善

軽度高中性脂肪血症に対する生活習慣の改善は，持続可能な食事療法と運動療法によって強化される．日本動脈硬化学会の「動脈硬化性疾患予防のための脂質異常症治療のエッセンス」（「脂質異常症治療のエッセンス」）には，7つの「生活習慣を改善する鍵」が記載されており，これらの実践で中性脂肪の測定値に改善傾向をもたらし，あわせて健康感が得られれば，良い生活習慣の継続につながることが期待される（**表26-5**）．

表26-5 生活習慣を改善する7つの鍵[4]

①禁煙し，受動喫煙を回避する
②過食を抑え，標準体重を維持する
③肉の脂身，乳製品，卵黄の摂取を抑え，魚類，大豆製品の摂取を増やす
④野菜，果物，未精製穀類，海藻の摂取を増やす
⑤食塩を多く含む食品の摂取を控える（6g/日未満）
⑥アルコールの過剰摂取を控える（25g/日以下）
⑦有酸素運動を毎日30分以上行う

26.3.3. 軽度高中性脂肪血症の食事療法

「脂質異常症治療のエッセンス」では，脂質異常症に最適な食事療法は，伝統的な日本食であるとしている．そして，高 TG 血症の食事療法の鍵は，n-3 系多価不飽和脂肪酸を多く含む魚類の摂取を増やすことであり，また，低 HDL-C 血症対策としては，n-6 系多価不飽和脂肪酸を含む植物油の過剰摂取を控えることとしている（**表26-6**）．

表26-6 脂質異常症を改善する食事療法[5]

高 LDL-C 血症	・コレステロールと飽和脂肪酸を多く含む肉の脂身，内臓，皮，乳製品，卵黄及びトランス脂肪酸[*1]を含む菓子類，加工食品の摂取を抑える． ・食物繊維と植物性ステロールを含む未精製穀類，大豆製品，海藻，野菜類の摂取を増やす．
高 TG 血症	・糖質を多く含む菓子類，飲料，穀類の摂取を減らす． ・アルコールの摂取を控える． ・n-3 系多価不飽和脂肪酸[*2]を多く含む魚類の摂取を増やす．
低 HDL-C 血症	・トランス脂肪酸の摂取を控える． ・n-6 系多価不飽和脂肪酸[*2]の摂取を減らすため，植物油の過剰摂取を控える．

[*1] トランス脂肪酸：トランス型の二重結合が1つ以上ある構造の不飽和脂肪酸．2つの水素原子が炭素間の二重結合の鎖を挟んでそれぞれ反対側に（トランス：横切って）付いているもので，マーガリン，ショートニングや，それらを原料にしたパン，ケーキなどの洋菓子，揚げ物などに多く含まれる．トランス脂肪酸を多く摂ると，血液中の LDL-C 濃度が増加し，さらに HDL-C 濃度が減少することが示されている．

[*2] n-3 系多価不飽和脂肪酸・n-6 系多価不飽和脂肪酸：不飽和脂肪酸には一価不飽和脂肪酸と多価不飽和脂肪酸がある．一価不飽和脂肪酸の代表的なものはオリーブ油に含まれているオレイン酸である．多価不飽和脂肪酸には n-3 系と n-6 系の2種類があり，n-3 系は魚類に豊富に含まれている DHA（ドコサヘキサエン酸）と EPA（イコサペント酸エチル）が代表的である．また，n-6 系はサフラワー油，ひまわり油，コーン油などに含まれているリノール酸がある．なお，悪玉コレステロール（LDL-C）を減らす作用は，一価不飽和脂肪酸より多価不飽和脂肪酸の方が強い．

26.3.4. 軽度高中性脂肪血症のハイブリッド型運動療法

マラソン選手やクロスカントリー選手の場合，TG値が低下し，HDL-C値が増加していることがよく知られている．また，老化防止と運動の関係を検討した研究では，177例の健常な高齢者に①チューブ運動（チューブの伸縮性を負荷にして行う筋トレ），②「立ち・座る」の動作をくりかえす筋トレ，③1日8,000歩の歩行（有酸素運動）を3ヵ月実施したところ，インスリン感受性が約30％増加するとともに，次の点でも改善がみられた（図26-4）．

①総コレステロール値：222 mg/dL（開始前）→ 219 mg/dL（3ヵ月後）
②HDL-C値：60 mg/dL（開始前）→ 62 mg/dL（3ヵ月後）
③TG値：115 mg/dL（開始前）→ 106 mg/dL（3ヵ月後）

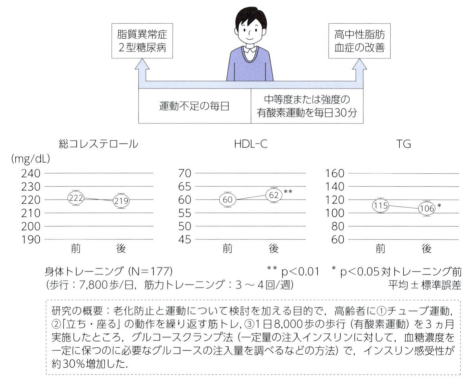

図26-4 軽度高中性脂肪血症のハイブリッド型運動療法[6]

Pharmacist's point of view
軽度高中性脂肪血症（境界域）

- 患者個々の背景によって，虚血性心疾患等の絶対的リスクは大きく違ってくる．
- 「予防ガイドライン」では個々の患者のリスク評価を次の3つのStepに分けて進める．
  ①Step Ⅰ では，受診者を一次予防と二次予防に区分する．
  ②Step Ⅱ では，一次予防のリスクとなる脂質異常症以外の高血圧，糖尿病などの危険因子を考慮し，生活習慣の改善を主体とする治療が求められる．また，Step Ⅱ では危険因子の数により，「Ⅰ　低リスク群」，「Ⅱ　中リスク群」，「Ⅲ　高リスク群」の3つに区分したうえで，それぞれの脂質管理目標値（mg/dL）を設定する．
  ③Step Ⅲ では，生活習慣の改善後，その目標値達成の評価を行って薬物療法の適応を考慮する．薬物療法の適応となるものは「3～6ヵ月間，生活習慣の改善を行ったにもかかわらず，LDL-Cの管理目標値が達成できない場合」とされている．
- 軽度高中性脂肪血症の生活習慣改善は，持続可能な食事療法と運動療法によって強化される．
- 「脂質異常症治療のエッセンス」には，7つの「生活習慣を改善する鍵」が示されている．
- 「脂質異常症治療のエッセンス」では，脂質異常症に最適な食事療法は，伝統的な日本食であるとしている．
- 老化防止と運動の関係を検討した研究では，177例の健常な高齢者に①チューブ運動，②「立ち・座る」の動作をくりかえす筋トレ，③1日 8,000 歩の歩行（有酸素運動）を3ヵ月実施したところ，インスリン感受性が約 30％増加するとともに，総コレステロール値，HDL-C，TG 値でも改善がみられた．

参 考 文 献

1) 厚生労働省薬事・食品衛生審議会一般用医薬品部会議事録：「医薬品エパデールT，エパアルテの製造販売承認の可否について」（平成24年10月17日）．
2) 日本動脈硬化学会：「動脈硬化性疾患予防ガイドライン 2007 年版」，p.9, 2007.
3) 日本動脈硬化学会（協力：日本医師会）：「動脈硬化性疾患予防のための脂質異常症治療のエッセンス」，p.3, 2014.
4) 日本動脈硬化学会（協力：日本医師会）：「動脈硬化性疾患予防のための脂質異常症治療のエッセンス」，p.4, 2014.
5) 日本動脈硬化学会（協力：日本医師会）：「動脈硬化性疾患予防のための脂質異常症治療のエッセンス」，p.4-5, 2014.
6) Tokudome M et al.: "Effect of home-based combined resistance training and walking on metabolic profiles in elderly Japanese.", Geriat Geront Int 4 (3), p.157-162, 2004.

第 4 部

Appendix
Common Disease II

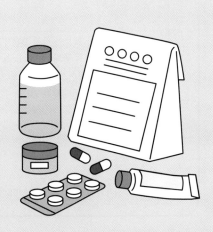

第4部

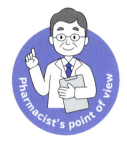

Appendix
Common Disease Ⅱ

「第4部 Appendix Common Disease Ⅱ」では,在宅医療,地域包括ケアシステムが充実していくことを想定し,高齢者に多い7つのCommon Diseaseを取り上げた.

「高齢社会に求められる総合医療とそれを実践できる『総合医』に関する私見」(大内尉義(東京大学大学院医学系研究科加齢医学講座 社団法人日本老年医学会理事長) 2008年)[*]によると,高齢者医療においては,特定臓器の疾病だけでなく,身体機能,心の状態,QOLなど,高齢者の身体状況全体に着目する総合的アプローチが必要であり,それに伴って総合医に求められる資質も,新たな局面を迎えているとしている.

第4部のClinical Key Concept

	Clinical Point	適応探し	適剤探し	SCS
Ⅰ 脱水と熱中症	温度基準と注意を要する日常生活の目安をチェック	軽症例(重症度Ⅰ)では救急対応を考慮する	体温上昇がない重症度Ⅰでは経口補水液(ORS)の摂取を推奨する	熱中症の内的・外的予防ポイントを個別に策定し,指導する
Ⅱ こむら返り	①下肢有痛性筋けいれん,②基礎疾患に伴う下肢疼痛,③閉塞性動脈硬化症(ASO)に伴う間欠性跛行の鑑別		芍薬甘草湯は,骨格筋のけいれん(こむら返り),平滑筋のけいれん(腹痛)のいずれにも効果がある	Clinical Point及び適応探しの②及び③の疑診例は受診勧奨
Ⅲ 誤嚥性肺炎	・寝たきり等のハイリスク患者に対する予防法として,①薬物療法,②口腔ケア,③食後の座位指導がある ・「証」の適合例では,半夏厚朴湯の総合的服薬指導がある			水飲み試験(嚥下反射簡易試験)をふまえた受診勧奨
Ⅳ ドライマウス	・初期症状では,ドライマウス新分類による臨床診断と,予防法の提案 ・進行期ドライマウスの自他覚所見について問診を行い,中等度の判定例では受診勧奨			ドライマウスの原因の推定と,Oral Care Supportの実施(複数の医療従事者との協力)

[*] http://www.mhlw.go.jp/shingi/2008/02/dl/s0213-5b.pdf

	Clinical Point	適応探し	適剤探し	SCS
Ⅴ 老人性乾皮症 (SX)	• 皮膚視診により，湿疹を伴わない SX の診断 • ①アトピー性乾皮症 (AX) との鑑別，② SX に続発する皮膚掻痒症・皮脂欠乏性湿疹の皮疹による臨床診断		• SX の Medical Care では，室内の加湿，入浴方法，入浴後の保湿剤に注意を払い，湿疹が起きた例には，マイルドなステロイド外用剤での治療を早期に検討する • 薬剤は重症度によって使い分ける	
Ⅵ 機能性便秘	排便が 4 日以上なく，「Rome Ⅲ・IBS 診断基準」を満たさない弛緩性便秘については，問診によって判断する		• 非薬物治療として，適度な水分・食物繊維の摂取，ビフィズス菌とオリゴ糖の有効活用がある • 5 グループ 18 製品からの適剤探し	
Ⅶ ロコモティブ シンドローム (ロコモ)	• ロコモパンフレット 2015 から，骨粗鬆症，変形性膝関節症 (膝 OA)・変形性腰椎症 (腰椎 OA)，サルコペニアによる痛み・機能低下を把握し，ロコモ度を判定 • 問診によって，急性腰痛症，膝 OA，サルコペニアを臨床診断		• ロコモパンフレット 2015 に掲載されているロコトレや，食生活の指導によって，健康年齢の延伸を図る • カルシウム製剤，アミノ酸製剤を活用した SCS	

I

脱水と熱中症

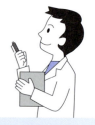

学習のポイント

熱中症の重症度はⅠ〜Ⅲ度に分類され，全体の60%が「かくれ熱中症」に位置づけられる．Appendix Ⅰでは脱水の3タイプと熱中症の関係を解説し，熱中症弱者とされる高齢者，乳幼児を中心に，経口補水療法の要点について述べる．

1. 脱水と熱中症の概要

1.1. 脱水（dehydration）とは？

脱水状態では体液量及び循環血液量の減少が起きている．極度の脱水が起きれば，成人でも重篤な状態に陥るが，乳幼児・小児，高齢者では重症化のリスクが高い．

脱水は次の3つのタイプに分類される．
①水分がNaよりも多く失われる高張性脱水．
②出血，下痢・嘔吐など，大量の細胞外液が急速に失われる等張性脱水．
③Naが水分よりも多く失われ，細胞外液の浸透圧が減少する低張性脱水．

高張性脱水では，水分がNaよりも多く失われるので，細胞外液（ECF）中の電解質濃度が上昇し，細胞外液の浸透圧が上昇する．この状態では細胞内液（ICF）中の水分が，浸透圧の高いECFに移動するので，ICFの容量が減少する．

一方，細胞外液中のNaが水よりも多く失われる低張性脱水では，ECFの浸透圧が低下し，ECFの水分は浸透圧の高い細胞内へ移動するので，末梢循環不全（血圧低下・顔面蒼白・四肢冷感）を起こしやすい．低張性脱水の原因は，脱水症に対して電解質の補給が適切ではない医原性である場合が多い（**図Ⅰ-1**）[1]．

1.2. 熱中症と熱中症の新分類

日本救急医学会の「熱中症診療ガイドライン2015」（熱中症診療ガイドライン）では，11のCQ（疫学（CQ 1〜3），診断（CQ 4・5），治療（CQ 5〜9），予後（CQ 10・11））が設けられている．また，2013年6〜9月の夏季4ヵ月間における熱中症関連の診断を受けた症例は，レセプトベースで，407,948人に達したと報告している[3]．

「熱中症診療ガイドライン」によれば，熱中症の診断基準は，「暑熱環境における身体適応の障害によって起こる状態の総称」であるとされ，「暑熱による諸症状を呈するもの」のう

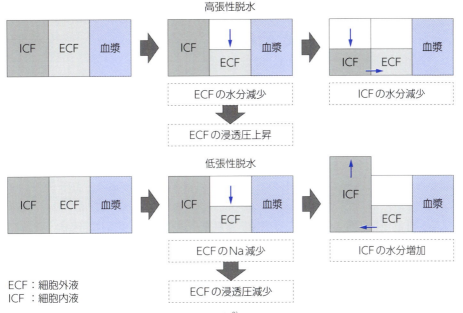

ECF：細胞外液
ICF：細胞内液

図I-1 高張性脱水と低張性脱水の体液分布[2]

ち，他の原因による疾患を除外したものとされている[4]．

これまで熱中症は主に症状から分類され，熱失神 (heat syncope)，熱痙攣 (heat cramps)，熱疲労 (heat exhaustion)，熱射病 (heat stroke) などと表現されてきた．しかし，「熱中症診療ガイドライン」では，軽症から重症までを1つの軸として捉え，重症度をI～III度の3段階に分類し，I度は現場で対処が可能な病態，II度は速やかに医療機関への受診が必要な病態，III度は採血の結果，医療者の判断により入院（ときに集中治療）が必要な病態としている（**図I-2**）[5]．

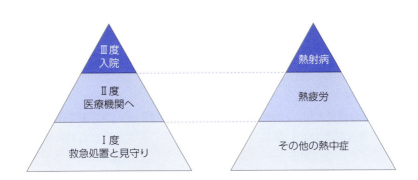

図I-2 熱中症の新分類（従来の分類との比較）[6]

2. 熱中症の予防と治療

2.1. 熱中症の予防

　熱中症の予防は脱水症の予防にあるといえる．そのためには，まず，熱中症の好発期間である夏季におけるハイリスクな1日を想定し，熱中症の予防を①外的な予防，②内的な予防に分け，チェックシートによる自己評価を行う必要がある．

　外的な予防ポイントとして，まず，「暑さを避ける服装をする」では，家庭・職場内での服装が作業環境にとって快適なものであるかを評価する必要がある．毎年5月1日～9月30日はクールビズ期間とされており，この間のクールビズについて評価する．「風通しを良くする」，「無理な節電をしない」，「気温・湿度を下げる」の3項目は，家庭・職場での環境管理の課題になる．

　また，最も重要な点は「暑さ指数（温度基準：WBGT）」に基づく，28～31℃の厳重警戒域と，31℃以上の危険域での生活活動の制限である．独居高齢者のような家族の目が届かない者，高血圧・糖尿病・認知症などの基礎疾患がある者といった熱中症のリスクが高い人へのケアは何より大切である（表I-1，表I-2）．

2.2. 熱中症の治療

　熱中症の60%は重症度ではI度とされ，脱水は進んでいるが体温が上昇するII度以降の病態には至っていない．したがって，プライマリ・ケアの段階で重要なのは，①めまい・立ちくらみなどの自覚症状，②口中乾燥感・粘着性の唾液，③尿量の減少，④尿の色の茶褐色変化などの徴候を逃さず捉え，塩分と水分の両者を適切に含んだ経口補水液（ORS：Oral Rehydration Solution）の摂取を勧めることである．

　日本救急医学会の「熱中症の実態調査—Heatstroke STUDY 2006 最終報告—」（最新版は2012年）では，血中Na異常を示した例は，525例中6%に認められ，そのうち2%が高Na血症（日常生活中の高齢者），4%が低Na血症（中壮年の筋肉労働者）であったと報告している．熱中症では水分だけでなく，Naなどの電解質も喪失するので，高張性脱水が主な病態と考えられている．したがって，熱中症の予防・治療には，水分の補給に加えて適切な電解質の補給が重要である．そのため，I度の徴候を認めた場合，水分と塩分が適切に配合されたORSを勧める必要がある．

　脱水症や下痢の病態では，大腸で水分吸収が行われず，逆に水の摂取によって，イオンの流出が起きる場合が多い．しかし，小腸でNaとブドウ糖が吸収されるときには，これに伴って水も吸収される仕組み（共輸送系）が作動するので，食塩（Na）とブドウ糖を同時に与えれば，大腸からではなく小腸から水分と栄養分が補給できる．経口補水液はこのメカニズムを基に開発されている（表I-3）．

表Ⅰ-1 熱中症予防と対策[7]

外的な予防ポイント	内的な予防ポイント
□ 暑さを避ける服装をする. □ 風通しを良くする. □ 無理な節電をしない. □ 気温，湿度を下げる. □ WBGT を用いた指針を作る.	□ 無理なダイエットなどで食事・飲み物の制限をしない（健康的な食生活）. □ 十分な水分と電解質を補給する. □ 睡眠をしっかりとって，休息をする. □ 適度な運動で筋力を保ち，汗がかける体質になる.

表Ⅰ-2 WBGT と注意が必要な日常生活の目安[7]

WBGT	注意が必要な生活活動の目安	具体的な遵守事項
危険 （31℃以上）	すべての生活活動で起こる危険性	• 高齢者では，安静状態でも熱中症が発生する危険性がある. • 外出は避け，涼しい室内に移動する.
厳重警戒 （28〜31℃）		外出時は炎天下を避け，室内では室温の上昇に注意する.
警戒 （25〜28℃）	中等度以上の生活活動で起こる危険性	運動や激しい作業をする際は，定期的に十分な休息をとるようにする.
注意 （25℃未満）	強い生活活動で起こる危険性	危険性は少ないが，激しい運動・重労働時には発生する場合がある.

※WBGT：人体の熱収支に影響の大きい湿度・輻射熱・気温を取り入れた指標で，乾球温度・湿球温度，黒球温度の値を使って計算する.
　屋外 WBGT＝0.7×湿球温度＋0.2×黒球温度＋0.1×乾球温度
　屋内 WBGT＝0.7×湿球温度＋0.3×黒球温度

※生活活動強度：身体活動の強度を表す単位であり，METs (metabolic equivalents) と呼ばれている. METs は，運動や活動によるエネルギー消費量が安静時のエネルギー消費量の何倍に相当するかを表す指標であり，さまざまな身体活動について標準値が設定されている.
　また，日常の生活動作とその時間を関連づけた活動強度は，次の4段階で区分されている（日常生活での活動強度区分）.
　Ⅰ：低い
　Ⅱ：やや低い
　Ⅲ：適度
　Ⅳ：高い

430　I　脱水と熱中症

表 I-3　経口補水液とスポーツ飲料の成分比較[8]

種類	品名	Na (mEq/L)	K (mEq/L)	Cl (mEq/L)	炭水化物 (g/dL)	エネルギー (kcal/L)	浸透圧 (mOsm/L)	pH
経口補水液	ソリタ-T 顆粒3号	35	20	30	3.42	130	199	5
	アクアライト ORS	35	20	30	4	160	200	5.5
	OS-1	50	20	50	2.5	100	270	3.9
	WHO-ORS (2002)	75	20	65	1.35	—	245	—
	WHO-ORS (1975)	90	20	80	2.0		311	
スポーツ飲料	アクアライト	30	20	25	5.0	—	290	—
	アクアライトりんご	30	20	25	5.4	220	260	4.2
	アクアサーナ	25	20	20	4.1	—	285	—
	アクエリアス	14.8	2.0	0	4.7	190	(307)	—
	ポカリスエット	21	5	16.5	6.7	270	323	3.9

※OS-1は消費者庁から個別評価型病者用食品として認可されている.
※OS-1は,WHOの提唱する経口補水療法 (ORT) の考え方に基づいた飲料で,その組成は米国小児科学会の指針に基づいている.
※OS-1は臨床試験の結果に基づいて認可を得ており,主な適応として,①感染性腸炎,感冒による下痢・嘔吐・発熱に伴う脱水状態,②高齢者の経口摂取不足による脱水状態,③過度の発汗による脱水状態がある.
※OS-1の1日あたりの摂取量目安は,①学童・成人 (高齢者を含む):500〜1,000mL,②幼児:300〜600mL,③乳児 (体重1kgあたり):30〜50mLとなっている.
※アクアライトORSは,乳幼児向けとしてpH 5.5に調整されており,飲用による歯のエナメル質の脱灰に配慮した設計になっている.
※アクアライトORSは下痢を伴う胃腸炎の治療に有用であり,また,他のORSと比較して,Na濃度が低めの35mEq/L,浸透圧が高めの200mOsm/Lになっているので,発汗時の水分・塩分補給に適している.

3. 経口補水液の3つの適応症

3.1. 感染性胃腸炎・かぜ症候群に伴う脱水予防

　ノロウイルス及びロタウイルスによる感染性胃腸炎は,下痢・嘔吐症候,発熱を示し,便・嘔吐物中にはナトリウム,カリウムが多く含まれるため,水分と電解質の補給が必要となる.2003年のCDCガイドライン (米疾病予防管理センター(CDC) の感染対策に関するガイドライン) には,軽度から中等度の脱水ではORT (経口補水療法:Oral Rehydration Therapy) を実施するが,食事については特別な配慮の必要はなく,重度の脱水でない限り,通常の食事や授乳を継続することなどの原則が示されている.

　一方,ミネラルウォーターを対照としたORS (OS-1) の多施設共同並行群間比較試験が実施され,次のような報告がなされている[9].
①対象:日本の13外来治療施設における,感染性腸炎もしくはかぜ症候群による下痢で脱水が想定された患者60名.
②評価方法:OS-1摂取群 (E群:31例) と市販ミネラルウォーター摂取群 (C群:29例) の2群に分け,E群にはOS-1を1,000mL,C群には市販ミネラルウォーター1,000mLを,それぞれ2時間かけて摂取させ,体重変化率,水分バランス・電解質バランスの変

化を評価.
③結果：E群はC群に比べ，血清浸透圧を下げることなく，効果的で速やかな水・電解質補給が可能であり，OS-1は，軽度から中等度の下痢による脱水症に対する食事療法として有用な飲料であると考えられる．

3.2. 高齢者の経口摂取不足による脱水予防

　人間の身体の60％は水分から成るが，高齢者は筋肉量の減少によって水分量が50％ほどに減少し，水代謝の予備能が低下している．また，水分摂取量の減少，水分喪失の上昇が重なると，水・電解質が不足するリスクが高くなり，脱水になりやすい．高齢者は一度に多くの水分を経口摂取することが難しいため，できるだけ脱水状態に陥らないように，普段から水分と電解質の摂取に配慮しなければならない．そこで，効率の良い水分と電解質の補給という観点から，ORS摂取の重要性が高くなる（図I-3）．

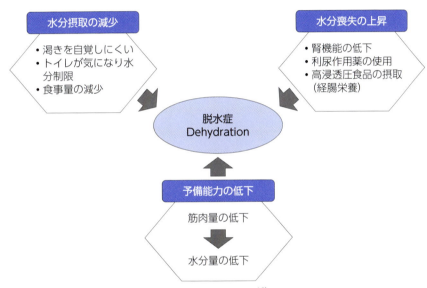

図I-3 高齢者における脱水症のハイリスク要因[10]

3.3. 過度の発汗による脱水状態

　夏季に多発する熱中症は体に熱が蓄積することによって発症する．熱中症対策では，水分と電解質の補給が肝要である．しかし，熱中症が起こる状況では，電解質の補給の主な手段となる食事が十分摂れないことが多く，水分からの電解質の摂取が重要になる．なお，サウナ浴による健常成人脱水モデルを対象としたOS-1の水・電解質補給効果の検討が，多施設共同並行群間比較試験でなされている[11]．

参 考 文 献

1) 内田俊也：「水電解質異常」，日腎会誌 44 (1), p.18-28, 2002.
2) 役に立つ薬の情報～専門薬学 HP：「ショック症状と脱水症」
   http://kusuri-jouhou.com/pharmacology/shock.html
3) 日本救急医学会：「熱中症診療ガイドライン」，p.1 (CQ 1)，2015.
4) 日本救急医学会：「熱中症診療ガイドライン」，p.7 (CQ 4-1)，2015.
5) 日本救急医学会：「熱中症診療ガイドライン」，p.8 (CQ 4-2)，2015.
6) 鶴田良介，戸谷昌樹：「熱中症の診断・治療・予後　重症患者の予後予測因子」，日本臨牀 70, p.976-80, 2012.
7) かくれ脱水 JOURNAL HP：「『かくれ脱水』の対策」
   http://www.kakuredassui.jp/step3
8) 脂質と血栓の医学 HP：「経口補水塩 (ORS)」
   http://hobab.fc2web.com/sub4-ORS.htm
9) 西正晴　他：薬理と治療 31 (10)，p.839-854，ライフサイエンス出版，2003.
10) 北川素　他：薬理と治療 31 (10)，p.855-868，ライフサイエンス出版，2003.
11) 松隈京子　他：薬理と治療 31 (10)，p.869-884，ライフサイエンス出版，2003.

II

こむら返り

学習のポイント

こむら返りのSCSは，①高張性脱水が原因の例，②肝硬変，糖尿病などの基礎疾患がある例，③閉塞性動脈硬化症（ASO：Arteriosclerosis obliterans）に伴う間欠性跛行がある例の3つに分けて対処する．Appendix IIでは，芍薬甘草湯の作用機序，効能・効果とその留意点などについて述べる．

1. こむら返りと基礎疾患別の「芍薬甘草湯」の効果

1.1. こむら返りの病態

こむら返りは全身に起こるが，多くは下肢に起こる限局性有痛性筋けいれんである．こむら返りは健常人にも起こり，特に夏季の過激な運動時，発汗・下痢などの脱水時に発症する．このタイプのこむら返りは，一過性にみられる高張性脱水が原因であると考えられている（図I-2）．しかし，頻回に見られるこむら返りは，糖尿病，慢性肝疾患，血液透析例などが原因として疑われ，高齢患者であれば，不眠・不安の原因ともなり，QOLを著しく悪化させるとする報告が多数みられる（図II-1）[1]．

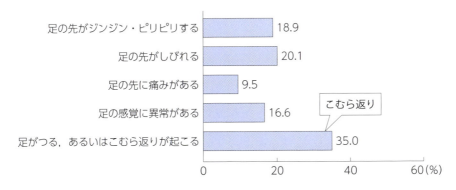

※足の症状のうち，もっとも高頻度なものは，「足がつる，あるいはこむら返りが起こる」の35.0％であった．また，足の症状をHbA1cとの関係からみると，HbA1cが高いほど，各症状の発症頻度が高くなることが確認されている（$p<0.001$）．

図II-1 糖尿病罹病期間10.5年（198,353例）のこむら返りの発症頻度[2]

1.2. 芍薬甘草湯の作用機序と効能・効果

　芍薬甘草湯はシャクヤクとカンゾウを1対1の割合で配合したものの抽出エキス製剤で，甘草由来のグリチルリチン酸，シャクヤク由来のペオニフロリンが有効成分である．芍薬甘草湯の効能・効果は，「体力に関わらず使用でき，筋肉の急激なけいれんを伴う痛みのあるものの次の諸症：こむら返り，筋肉のけいれん，腹痛，腰痛」である．芍薬甘草湯は，効能・効果と作用機序から，こむら返り（骨格筋のけいれん）と腹痛（平滑筋のけいれん）のいずれにも効果がある（**図Ⅱ-2**）．

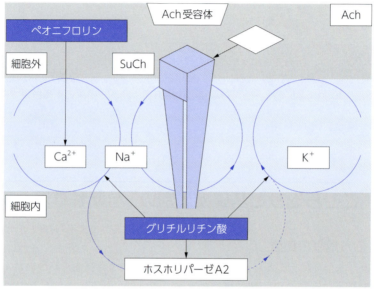

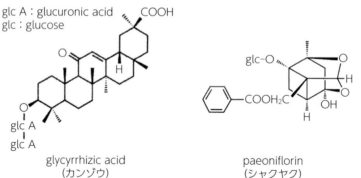

※SuCh（スキサメトニウム）がAch受容体に結合して，脱分極性遮断作用を促進するが，ペオニフロリンはCaイオンの流入を抑制し，一方，グリチルリチン酸はCa存在下でホスホリパーゼA2を介しKイオンの流出を促進する．この2つの作用がカップリングして，両生薬のブレンド効果を発揮する．

図Ⅱ-2　芍薬甘草湯の配合生薬と主な含有成分[3]

2. 芍薬甘草湯の用法・用量と臨床効果

2.1. 芍薬甘草湯の用法・用量

OTC薬の芍薬甘草湯の用法・用量及び用法・用量に関連する注意については，**表Ⅱ-1** のように記載されている．一方，医療用医薬品の芍薬甘草湯の用法・用量には，「成人1日7.5gを2～3回に分割し，食前又は食間に経口投与する．なお，年齢，体重，症状により適宜増減する」と記載され，用法・用量に関連する使用上の注意として「服用は治療上必要な最小限の期間」とあり，使用期間の制限をしている[4]．なお，OTC薬の芍薬甘草湯の添付文書の「してはいけないこと」にも「症状があるときの使用にとどめ，連用しない」との記載があり，医療用医薬品，OTC薬とも，安全性確保に関する表現に齟齬はない．

表Ⅱ-1 OTC薬の芍薬甘草湯の用法・用量と関連する注意[5]

〔用法・用量〕
次の量を，食前に水またはお湯で服用してください．

年齢	1回量	1日服用回数
成人（15歳以上）	1包（1.875g）	
7歳以上　15歳未満	2/3包	
4歳以上　7歳未満	1/2包	2回
2歳以上　4歳未満	1/3包	
2歳未満	服用しないでください	

〈用法・用量に関連する注意〉
小児に服用させる場合には，保護者の指導監督のもとに服用させてください．

2.2. こむら返りの臨床効果と基礎疾患別の投与計画の最適化

芍薬甘草湯は，肝硬変，糖尿病性神経障害，透析，腰部脊柱管狭窄を基礎疾患とするこむら返りに臨床効果が得られる（**表Ⅱ-2**）[6]～[9]．ただし，これらの適応疾患に対する投与計画では，臨床試験における1日量，投与期間，効果判定期間の設定を参考にし，最適化を図る必要がある．特に，糖尿病が基礎疾患である場合，運動療法時にこむら返りを起こしやすく，その頻度と，糖尿病性合併症の重症度等の患者背景を考慮して，1日量を設定することが必要である．

また，脳血管障害を基礎疾患にもつ症例では，20％にこむら返りがみられるとする報告があり，脳血管障害患者5例に芍薬甘草湯を4週間投与した臨床試験では，全例で著明改善が認められたとの報告もある[10]．

436 Ⅱ　こむら返り

表Ⅱ-2　基礎疾患別にみた芍薬甘草湯の有痛性筋けいれん（こむら返り）の臨床効果[11]

基質疾患別筋けいれん	芍薬甘草湯の臨床効果
肝硬変に伴う筋けいれん（こむら返り）	20 例の肝硬変患者に 1 日 7.5 g を投与（頓服投与～3ヵ月）し，こむら返りに対する効果を検討したところ，筋けいれんに対する効果は，①筋けいれんの消失（著効）55%（11/20），②発現頻度 50%以下＋著明軽減（有効）45%（9/20）．
糖尿病性神経障害に伴う筋けいれん（こむら返り）	12 例の糖尿病患者に 1 日 2.5～7.5 g を 4 週間投与し，こむら返りに対する有効性を検討したところ，発現頻度及び全般改善度（回数・程度，患者の改善度）は，①発現頻度：著明改善（筋けいれんの消失）67%（8/12），改善（発現頻度 50%以下）25%（3/12），②全般改善度：著明改善 67%（8/12），改善 33%（4/12）．
透析に伴う筋けいれん（こむら返り）	21 例の血液透析患者に透析中あるいは透析後 2.5～5.0 g を頓服させ，こむら返りに対する有効性を検討したところ，筋けいれんの消失したもの（著効）の割合は 38%（8/21）．
腰部脊柱管狭窄に伴う有痛性筋けいれん（こむら返り）	21 例の腰部脊柱管狭窄患者に 1 日 7.5 g を服用させ，2 週間目にこむら返りに対する有効性を検討したところ，著効（発現頻度が 25%以下）38%（8/21），有効（発現頻度が 25～50%以下）52%（11/21）．

3. こむら返りの SCS

3.1. こむら返りの SCS の考え方

こむら返りの SCS は，次の 3 つに分けて考えなければならない．
①夏季の炎天下での運動等が原因で起こる下肢に見られる有痛性の筋けいれん．
②肝硬変，糖尿病性神経障害，透析，腰部脊柱管狭窄，関節炎（arthritis）・静脈炎（phlebitis）などの基礎疾患に伴う下肢の疼痛．
③ASO に伴うこむら返り．

特に③については，歩行障害を伴う典型的な症状を間欠性跛行と呼んでいる．間欠性跛行は ASO の 30%にみられるとされ，一定の距離以上の歩行をしたときに歩行障害が起こりやすく，また，症状が毎回，同じように起きやすいという特徴をもっている（図Ⅱ-3）．

3.2. 足の血管病（閉塞性動脈硬化症）

足に動脈硬化がある例では，心臓・脳にも動脈硬化病変がある場合が多い．ASO では下肢に動脈硬化が起こり，血流が確保されないことによって痛みを伴う歩行障害が起きる．ASO の重症度には，Fontaine 分類が用いられるが，Fontaine Ⅰ度及びⅡ度の例に対しては，薬物療法と運動療法の併用が勧められる．

薬物療法では，足に向かう血流を増やして症状の改善を目指すとともに，心臓・脳血流の改善を目的として，抗血小板薬，血管拡張薬が使われる．選択される薬剤として，医療用医薬品では，アスピリン（消炎鎮痛薬：シクロオキシゲナーゼ阻害薬），シロスタゾール（抗血小板凝集抑制薬：ホスホジエステラーゼ PDE Ⅲ阻害薬），チクロピジン（抗血栓薬：アデニルシクラーゼ受容体阻害薬）などがある[13]．

なお，OTC 薬では，当帰四逆加呉茱生姜湯の単独療法があるが，現在，当帰四逆加呉茱萸生姜湯と，医療用医薬品のアルプロスタジル（PGE1（プロスタグランジン E1）製

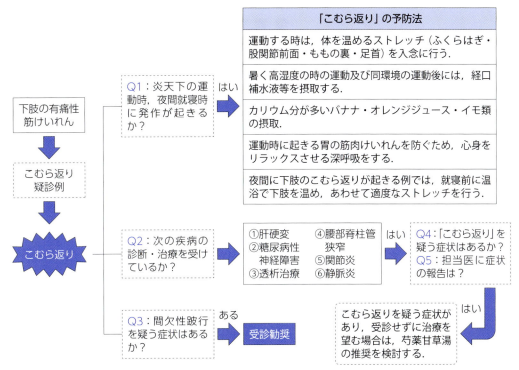

図Ⅱ-3 下肢の有痛性筋けいれん（こむら返り）疑診例のSCS[12]

剤）もしくはシロスタゾールとの併用療法が検討されており，今後の臨床研究に注目する必要がある（**図Ⅱ-4**）．

Fontaine 分類	症状	治療法
Ⅰ	無症状	①禁煙などの動脈硬化危険因子の管理
		②薬物療法
Ⅱa	軽度の間欠性跛行	①・②＋③運動療法（推奨）
Ⅱb	中等度から重度の間欠性跛行	①・②・③＋④血行再建術（検討）
Ⅲ	安静時疼痛	⑤血行再建術（積極的に検討）
		⑥血管新生療法の検討
Ⅳ	虚血性の潰瘍・壊疽	⑤血行再建術＋創部処置
		⑥血管新生療法

軽症 ← → 重症

※「禁煙」は動脈硬化のリスクファクターであることが示されており，COPDなどと同様に，ASOの進展防止治療の大原則である．「薬物療法」で間欠性跛行に有効とされるものとしてシロスタゾールを挙げることができるが，「当帰四逆加呉茱萸生姜湯エキス錠クラシエ」（第2類医薬品）を7例のASOに対して6ヵ月間投与し，12%斜度のトレッドミル検査によって，最大歩行距離を調べたとところ，有意の改善が得られたとの報告がなされている．

図Ⅱ-4 ASOのFontaine分類と症状・治療法[14]

参 考 文 献

1) 大内尉義：ツムラ漢方スクエア，「臨床の幅をひろげる Kampo First Step」（私の好きな漢方処方：芍薬甘草湯 「こむらがえり」に使ってみよう）．
http://www.kampo-s.jp/study/ryouiki_shikkan/kfs/011.htm
2) 日本糖尿病対策推進会議：「日本における糖尿病患者の足外観異常及び糖尿病神経障害の実態に関する報告」，p.3（図2），平成20年3月．
3) 木村正康：代謝29（臨増），p.9-35，中山書店，1992.
4) 株式会社ツムラ：芍薬甘草湯エキス顆粒（医療用）添付文書（2014年10月改訂）．
5) 株式会社ツムラ：漢方芍薬甘草湯エキス顆粒添付文書（2012年10月改訂）．
6) 森能史　他：日本臨床内科医会会誌11（4），p.204，1996.
7) 三浦義孝　他：日本東洋医学雑誌49（5），p.865，1999.
8) 高須伸治　他：漢方診療15（5），p.24，1996.
9) 高雄由美子　他：痛みと漢方14，p.62，2004.
10) 阪本次夫：Nikkei Medical　2月号，p.50-51，2001.
11) 医薬品インタビューフォーム（2014年11月（改訂第8版））：ツムラ芍薬甘草湯エキス顆粒（医療用）（V．治療に関する項目）．
12) BC Health Guide/Bone, Muscle, and Joint Problems/Muscle Cramps and Leg Pain.
13) 国立循環器病研究センターHP：循環器病情報サービス（[89] 足の血管病　閉塞性動脈硬化症）．
http://www.ncvc.go.jp/cvdinfo/pamphlet/blood/pamph89.html
14) 城島久美子：「当帰四逆加呉茱萸生姜湯の血管性間歇性跛行に対する臨床効果」，日本東洋医学雑誌62（4），p.529-536，2011.

III

誤嚥性肺炎

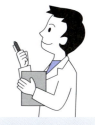

学習のポイント

薬剤師の在宅医療への参画が緒につき，改めて誤嚥性肺炎のプライマリ・ケアが医療課題になろうとしている．Appendix Ⅲでは，誤嚥性肺炎の危険因子・発症機序について解説するとともに，不顕性誤嚥における，①半夏厚朴湯の効果，②受診勧奨基準，③予防対策について述べる．

1. 誤嚥性肺炎とは？

1.1. 誤嚥性肺炎の概要

厚生労働省の平成27年疾患別死亡者数によれば，肺炎は第4位であり，肺炎による死亡者の95％が65歳以上の高齢者である．また，高齢者肺炎の多くは誤嚥性肺炎であり，高齢者のCommon Diseaseの1つとして，薬剤師によるSCSが重要な意味をもつ状況になっている[1]．

「誤嚥」とは，多種類の病原菌を含む唾液，食物，胃内容物を気道内に吸引することである．「誤嚥性肺炎」は，誤嚥が原因で生じる肺炎のことであり，無意識のうちに細菌を含む口腔・咽頭分泌物を微量に誤嚥する現象である「不顕性誤嚥」によって発症し，慢性化する．不顕性誤嚥は，睡眠中に起きる場合が多い．

また，誤嚥のもう1つのタイプとして「顕性誤嚥」があり，これは病原菌が唾液・胃液とともに肺へ流れ込んで起きるが，通常は，咳反射によって気管内異物が気道外に取り除かれるため，誤嚥性肺炎を発症することはまれである（**図Ⅲ-1**）．

1.2. 誤嚥性肺炎の危険因子

高齢者肺炎の多くは不顕性誤嚥が原因となる．その成り立ちは，大脳基底核領域の脳血管障害，脳変性疾患及び認知症が基礎にあり，続いて，寝たきり状態，口腔内不衛生，胃食道逆流症（GERD），抗精神病薬の多剤併用などがリスクとなって発症する（**表Ⅲ-1**）．

1.3. 誤嚥性肺炎はなぜ起きるのか？

誤嚥性肺炎は大脳基底核領域の脳血管障害の患者に多い．大脳基底核の障害はドーパミン産生を減少させ，それにより嚥下反射と咳反射の引き金（トリガー）の役割を演じるサブスタンスPの量も減少する．サブスタンスPの減少は，迷走神経である舌咽神経の知覚低下

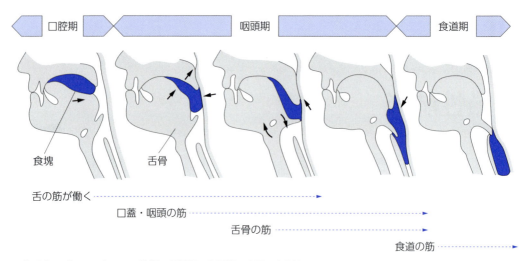

※嚥下(swallowing)は，口腔期，咽頭期，食道期の3相に大別される．
※それぞれの相において作用が異なっており，口腔期は舌筋による随意運動，咽頭期・食道期は不随意運動である．
※嚥下という動作のうち，咽頭期・食道期の2相は，嚥下反射(swallowing reflex)によってコントロールされている．

図Ⅲ-1 嚥下の3相と嚥下反射に関わる相と筋[2), 3)]

表Ⅲ-1 誤嚥を起こしやすい病態[4)]

①神経疾患 ・脳血管性障害(急性期・慢性期) ・中枢性変性疾患 ・パーキンソン病 ・認知症(脳血管性，アルツハイマー型) ②寝たきり状態(原因疾患を問わない) ③口腔異常 ・歯の噛み合わせ障害(義歯不適合を含む) ・口内乾燥 ・口腔内悪性腫瘍	④胃食道疾患 ・食道憩室 ・食道運動異常(アカラシア・強皮症) ・悪性腫瘍 ・胃食道逆流(食道裂孔ヘルニア) ・胃切除(全摘・亜全摘) ⑤医原性 ・抗精神病薬，鎮静薬，睡眠薬 ・抗コリン薬など口内乾燥をきたす薬剤 ・経管栄養

をもたらし，嚥下反射と咳反射が鈍くなることで不顕性誤嚥のリスクを高め，誤嚥性肺炎の発症をひき起こすと考えられている(**図Ⅲ-2**)．

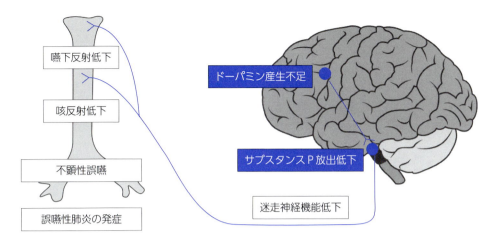

※誤嚥性肺炎の発症機序：通常，口腔・咽頭内容物が気道内に侵入すると，咳反射により異物は排除される．不顕性誤嚥は，誤嚥性肺炎のリスク要因の1つである大脳基底核領域の脳血管障害の患者に多くみられる．この部位の障害は，黒質線条体から産生されるドーパミンを減少させることで，迷走神経知覚枝から咽喉頭・気管粘膜に放出されるサブスタンスPの量を減少させる．サブスタンスPは嚥下反射と咳反射のトリガーとなるため，大脳基底核領域の脳血管障害患者では，不顕性誤嚥による肺炎発症のリスクが高くなると考えられている．

図Ⅲ-2 誤嚥性肺炎の発症機序[5]

2. 誤嚥性肺炎予防のための薬物療法

2.1. 誤嚥性肺炎を予防するには

　誤嚥性肺炎の最良の予防法は，脳血管障害，中枢性変性疾患の適切な予防と治療である．特に，ACE阻害薬，アマンタジン（ドーパミン作動薬），シロスタゾール（抗血小板薬），モサプリドクエン酸塩（消化管運動亢進薬），漢方製剤の半夏厚朴湯（はんげこうぼくとう）などは，誤嚥性肺炎の原因となる不顕性誤嚥に対して予防効果がある（**表Ⅲ-2**）．

表Ⅲ-2 不顕性誤嚥の予防法[6]

①薬物療法
　❶ACE阻害薬
　❷ドーパミン及びアマンタジン
　❸シロスタゾール
　❹半夏厚朴湯
　❺モサプリドクエン酸塩
②口腔ケア
③食後2時間の座位の保持
④抗精神病薬の使用頻度の抑制

※口腔ケア：口腔内には500〜700種類の常在菌が存在している．口腔内細菌叢の主な存在部位は，歯の表面，舌・咽頭などの粘膜部位，義歯などであるが，歯垢（しこう）と呼ばれるデンタルバイオフィルム内には，約1,000億個の細菌が存在している．また，歯周病にみられる歯周ポケットには，嫌気性菌が増殖しており，不顕性誤嚥により嫌気性菌が気道に侵入し，肺感染症を発症させる．

OTC薬の半夏厚朴湯エキス顆粒には，1日量（3.75g）中に，ハンゲ（3.0），ブクリョウ（2.5），コウボク（1.5），ソヨウ（1.0），ショウキョウ（0.5）の割合の混合生薬の乾燥エキス1.25gが配合されている．なお，医療用医薬品の半夏厚朴湯エキス顆粒の1日量中には，OTC薬の半夏厚朴湯エキス顆粒と同じ割合の混合生薬の乾燥エキス2.5gが含まれている．

半夏厚朴湯の効能・効果には，「体力中等度をめやすとして，気分がふさいで，咽頭・食道部に異物感があり，ときに動悸，めまい，嘔気などを伴う次の諸症：不安神経症，神経性胃炎，つわり，せき，しわがれ声，のどのつかえ感」と記載されている．

特に，配合生薬の1つである，ソヨウ（蘇葉）に関する薬理学的研究によれば，含有されるオズマリン酸と，その主要代謝物であるカフェー酸は，新規の抗うつ・抗不安作用を有することがマウスの恐怖条件づけストレス試験において証明されている．

また，半夏厚朴湯エキス顆粒は，日本呼吸器学会の「呼吸器疾患治療用医薬品の適正使用を目的としたガイドライン：漢方薬治療における医薬品の適正な使用法ガイドライン」において，脳血管性障害・パーキンソン病患者の嚥下反射の改善及び脳血管性障害患者の咳反射の改善に使用できるとし，また，日本老年医学会の「高齢者の安全な薬物療法ガイドライン2015」においては，脳卒中あるいはパーキンソン病患者において，誤嚥性肺炎の既往があるか，そのおそれがある場合に誤嚥性肺炎の発症予防に使用できるとしている．

なお，誤嚥を予防するための根拠のある有効な手段として，適切な口腔ケア（適切な歯磨き）や，食後の座位の保持といったものがある．

2.2. 誤嚥性肺炎に対する半夏厚朴湯の予防効果

誤嚥性肺炎を繰り返す例に対しては，半夏厚朴湯が第1選択薬となる．IWASAKIらは，半夏厚朴湯の咳反射の改善効果をみる目的で，脳萎縮あるいはラクーナ梗塞がある平均年齢78歳の16例（半夏厚朴湯投与：7例，プラセボ投与：9例）に対し，超音波ネブライザーを用いてクエン酸溶液を吸入させ，5回以上咳を誘発させるクエン酸濃度を，半夏厚朴湯及びプラセボの投与前・後の変動値で捉えたところ，半夏厚朴湯投与群では投与前59.5mg/Lから投与後15.7mg/Lへと測定値が低下したが，プラセボ投与群では投与前・後の測定値に変化がなかったと報告している（**図Ⅲ-3**）．

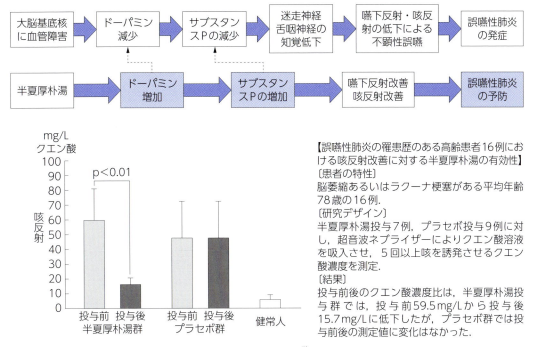

図Ⅲ-3 誤嚥性肺炎に対する半夏厚朴湯の咳反射改善作用[7]

3. 誤嚥性肺炎のSCS

3.1. 誤嚥性肺炎の受診勧奨基準

　誤嚥性肺炎の臨床診断基準によると，誤嚥性肺炎は「Ⅰ　確実例」，「Ⅱ　おおよそ確実例」，「Ⅲ　疑い例」に分けられる．嚥下性肺疾患研究会では，2004～2005年の1年間，20施設の肺炎入院患者575例について，この診断基準に基づく調査を行っている．その結果，調査対象例に占める誤嚥性肺炎（診断基準Ⅰ～Ⅲ）の割合は66.4％であったと報告している（図Ⅲ-4）．

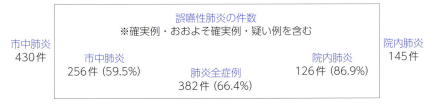

図Ⅲ-4　2004年及び2005年における入院肺炎患者における誤嚥性肺炎の割合[8]

なお，在宅医療の現場での SCS の視点による受診勧奨の基準は，誤嚥性肺炎の診断基準「Ⅲ　疑い例」に準拠することが望ましい．したがって，薬剤師はプライマリ・ケアにおいて，「Ⅲ　疑い例」の診断基準である「誤嚥や嚥下機能障害の可能性をもつ基礎病態」の代替テストとして行う「水飲み試験」（**図Ⅲ-5**）や，臨床症状と臨床診断を組み合わせた 14 の問診項目によって，誤嚥性肺炎の疑診例を見出し，的確な受診勧奨，あるいは受療勧奨を遅滞なく実施する必要がある（**図Ⅲ-6**）．

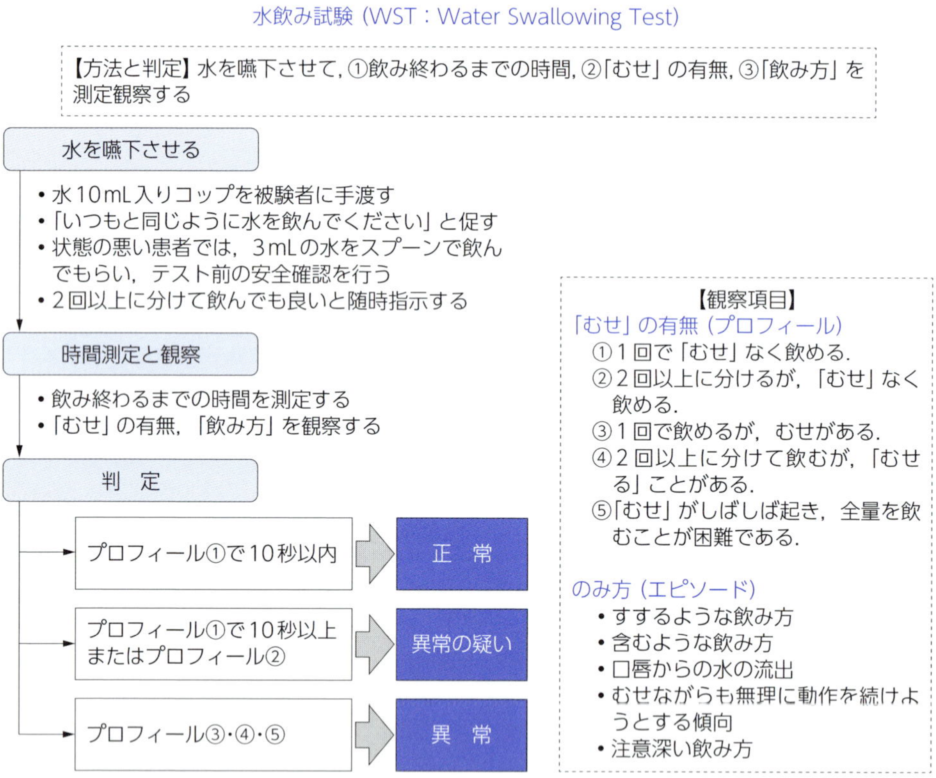

水飲み試験 (WST：Water Swallowing Test)

【方法と判定】水を嚥下させて，①飲み終わるまでの時間，②「むせ」の有無，③「飲み方」を測定観察する

水を嚥下させる
- 水 10mL 入りコップを被験者に手渡す
- 「いつもと同じように水を飲んでください」と促す
- 状態の悪い患者では，3mL の水をスプーンで飲んでもらい，テスト前の安全確認を行う
- 2 回以上に分けて飲んでも良いと随時指示する

時間測定と観察
- 飲み終わるまでの時間を測定する
- 「むせ」の有無，「飲み方」を観察する

判　定

プロフィール①で 10 秒以内	→ 正　常
プロフィール①で 10 秒以上またはプロフィール②	→ 異常の疑い
プロフィール③・④・⑤	→ 異　常

【観察項目】
「むせ」の有無 (プロフィール)
　①1 回で「むせ」なく飲める．
　②2 回以上に分けるが，「むせ」なく飲める．
　③1 回で飲めるが，むせがある．
　④2 回以上に分けて飲むが，「むせる」ことがある．
　⑤「むせ」がしばしば起き，全量を飲むことが困難である．

のみ方 (エピソード)
- すするような飲み方
- 含むような飲み方
- 口唇からの水の流出
- むせながらも無理に動作を続けようとする傾向
- 注意深い飲み方

図Ⅲ-5　水飲み試験による嚥下反射の簡易試験[9]

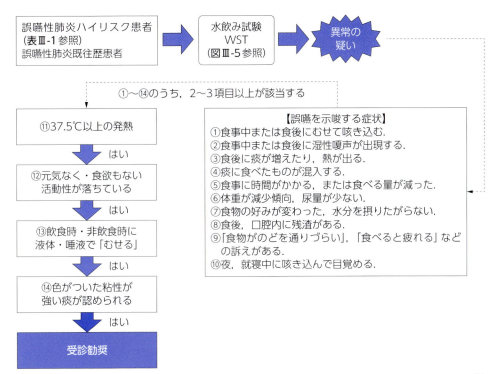

図Ⅲ-6 誤嚥性肺炎ハイリスク患者に対する水飲み試験と 14 の問診項目による受診勧奨基準[10]

3.2. 誤嚥の防止と対策

　誤嚥を防止するためには，①口腔ケア，②栄養状態の改善，③リハビリによる体力改善，④誤嚥を防ぐ体位が挙げられる（**図Ⅲ-7**）．特に，口腔ケアは非常に重要であり，要介護高齢者を対象とした口腔ケアと誤嚥性肺炎予防効果に関する研究では，口腔ケア実施群で，期間中の発熱発生率の低下，2年間の肺炎発症率の低下が認められている（**図Ⅲ-8**）．

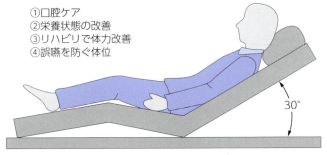

図Ⅲ-7 誤嚥を防ぐ対策と誤嚥予防の体位[11]

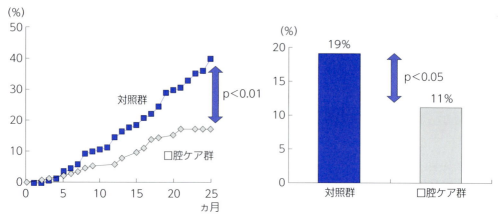

図Ⅲ-8 口腔ケア期間中の発熱発生率（左）・肺炎発症率（右）の低下効果[12), 13)]

参 考 文 献

1) 厚生労働省：「平成29年人口動態統計月報年計（概数）の概況」
2) 松村讓兒：「イラスト解剖学 第4版」, p.308, 中外医学社, 2004.
3) 大類孝：第55回日本老年医学会学術集会記録「シンポジウム1：高齢者common diseaseの現状と展望（高齢者肺炎の現状と新たな予防策）」, 日本老年医学会雑誌 51 (3), p.224 (表2), 2014.
4) 日本呼吸器学会 NHCAP 診療ガイドライン作成委員会 編：「医療・介護関連肺炎診療ガイドライン」, メディカルレビュー社, 2011.
5) Yamaya M, Yanai M, Ohrui T et al.: Interventions to prevent pneumonia among older adults. Am Geriatr Soc. 49, p.85-90, 2001.
6) 大類孝：第54回日本老年医学会学術集会記録「シンポジウム1：高齢者の嚥下障害, その評価と対応（超高齢化社会における誤嚥性肺炎の現状）」, 日本老年医学会雑誌 50 (4), p.460 (表2), 2013.
7) Iwasaki K et al.: J Am Geriatr Soc. 50 (10), p.1751-1752, 2002.
8) 海老原孝枝, 海老原覚, 荒井啓行：「お年寄りの誤嚥性肺炎について」, 仙台市医師会健康だより 95, p.2 (図1), 2009. より引用改変.
9) 海老原孝枝, 海老原覚, 荒井啓行：「お年寄りの誤嚥性肺炎について」, 仙台市医師会健康だより 95, p.5 (図5), 2009. より引用改変.
10) 稲田晴生：日獨医報 46 (1), p.66-73, 2001.
11) 日本呼吸器学会 HP：「呼吸器の病気」（A. 感染性呼吸器疾患（誤嚥性肺炎））より引用改変. http://www.jrs.or.jp/modules/citizen/index.php?content_id=11
12) 米山武義, 吉田光由 他：「要介護高齢者に対する口腔衛生の誤嚥性肺炎予防効果に関する研究」, 日本歯科医学会誌 20, p.58-68, 2001.
13) Yoneyama T, Yoshida M, Matsui T, Sasaki H: Lancet 354 (9177), p.515, 1999.

IV

ドライマウス

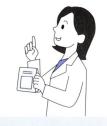

学習のポイント

　日本口腔粘膜学会による「ドライマウスの新分類」及び歯科領域での「ドライマウス外来」の臨床統計が明らかになると，ドライマウスの原因を唾液減少症からでは説明できなくなった．また，急増する薬物性口腔乾燥症への対応はコミュニティ薬局にも重要な課題となっている．なお，ドライマウスが誤嚥性肺炎のハイリスク要因であるとの指摘もなされるようになった．

1. ドライマウスとは？

1.1. ドライマウスの概要

　急激な高齢化社会にともない，ドライマウスは医・歯・薬・介護領域に広く注目され，歯科領域では「ドライマウス外来」が開設されるなど，次第にその実態が明らかになってきている．ドライマウスは口腔の乾燥状態を表す症状名であるが，近年では口腔の乾燥状態を示す広義の疾患名として用いられている．2008年9月の第18回日本口腔粘膜学会において，「ドライマウスの新分類」が明らかにされ，ドライマウスの基礎から臨床に至る研究に新たな展開が期待されるようになった（図IV-1）．

　2001年の厚生労働省・長寿科学総合研究事業によれば，高齢者の27.6％が常に口腔乾燥感を自覚しており，65歳未満でも常時乾燥を自覚する者が10.5％に達している．新潟大学のドライマウス外来の初診患者198例に関する報告では，女性患者が7割以上を占め，年齢分布では60〜70歳代が最も多いとしている（図IV-2, 図IV-3）．

1.2. ドライマウスの初期症状〜増悪期の症状

　口腔乾燥は口腔疾患だけではなく，義歯不適合，摂食嚥下障害，さらに誤嚥性肺炎とも深い関連性があることが認識されるようになった．また，要介護高齢者の口腔乾燥が重症化すると，徐々に発語ができなくなり，口腔乾燥の訴えを医療者に伝えられなくなる．このような症例では，口腔機能が低下して，唾液嚥下も悪化傾向を辿るため「嚥下障害」を起こしやすく，経管栄養への切り替えを強いられる例も出てくる（図IV-4）．

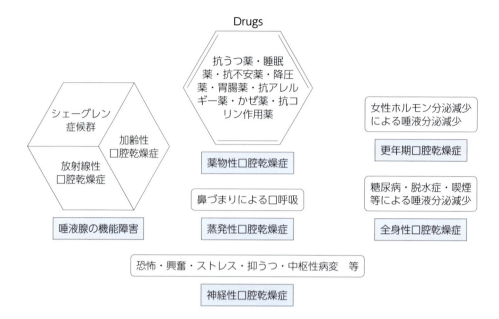

※唾液腺の機能障害の原因で重要なのは，シェーグレン症候群，加齢性口腔乾燥症，放射線性口腔乾燥症であるが，他にもサルコイドーシス・AIDSなどが原因となる．また，全身性口腔乾燥症は唾液分泌量の減少あるいは唾液腺機能の低下があるのに対して，蒸発性口腔乾燥症では唾液分泌量の減少と唾液腺機能の低下がみられない．

図Ⅳ-1 ドライマウスの新分類[1]

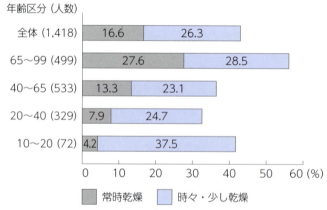

図Ⅳ-2 年代別の口腔乾燥感[2]

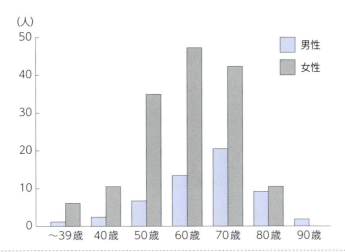

※ドライマウスの初診患者（2003年8月1日～2004年2月1日）198名の臨床統計的研究では，①年齢・性別，②問診（乾燥感・自覚症状・夜間の飲水回数・既往歴・服用薬剤），③検査結果，④診断結果についての調査が行われている．

図IV-3 年代別・性別からみた臨床統計[3]

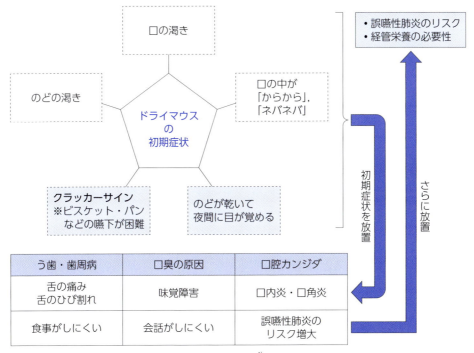

図IV-4 ドライマウスの初期症状～増悪期の症状[4]

2. ドライマウスの症状評価と適応探し

2.1. ドライマウスの症状と唾液分泌能

東京歯科大学の2004年8月～2008年5月のドライマウス外来受診者83名に対する調査によると，①主訴については，口腔乾燥・口渇84％，唾液ネバネバ感4.0％，舌痛4.0％，口腔違和感3.0％，舌苔過多2.0％，その他3.0％となっており（図Ⅳ-5），②薬歴の有無では，「薬歴あり」が25人（30％），「薬歴なし」が58人（70％）であった．

また，③唾液分泌量の評価では，キシリトールガムを10分間噛んでもらい，その間の唾液分泌量を計測し，10mL/10分以下を「唾液分泌量低下」と判定している．全調査対象者の唾液分泌量の平均は，刺激時唾液量が11.2±1.1mL/10分であり，唾液分泌量低下と判定された患者は31人（37％），唾液量の低下が認められなかったと判定された患者は52人（63％）であった．

調査対象者の年齢構成をみると，60歳代が26例（31.2％）とピークであったことから，ドライマウスの成因が加齢による唾液分泌能の低下にあるとは一元的にいえないことが分かる．

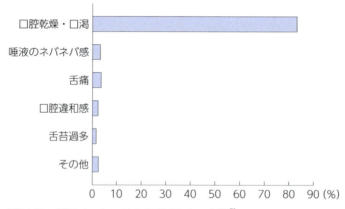

図Ⅳ-5 ドライマウス外来患者83名の主訴[5]

2.2. ドライマウスと唾液減少症

ドライマウスの診断は，シェーグレン症候群による例については確立されている．しかし，90％を占める非シェーグレン症候群のドライマウスは，原因の精査，検査・診断方法など，いずれも研究段階にある．そのため，医科・歯科外来，また，漢方製剤を扱う薬局からは，実践的な臨床診断基準の確立を求める声が上がっている．

「第5回 日本ヘルスケア歯科研究会国際シンポジウム2002」（現 日本ヘルスケア歯科学会）では，Jorma Tenovuo（フィンランド・トゥルク大学）教授を招聘し，「唾液－口腔の健康に必須な液体」と題する講演において，まず，「どれだけの唾液があれば十分なのか？」という視点からドライマウスを捉えている．

もし，ドライマウスが唾液減少症とすれば，診断は唾液分泌能の評価で十分ということになるが，個々の患者に必要な唾液量には個人差があることは否定できない．この課題に対し，Tenovuo教授は，ドライマウス診断の重心を唾液減少症から口腔乾燥症に移すととも

に，患者自身が感じている主観的な感覚に力点を置いて「あなたは，いつも口が乾いていると感じますか？」，「乾燥した食べ物は飲み込みづらいと感じますか？」，「夜中に何か飲み物を摂りますか？」といったアプローチがより重要であるとしている（**図IV-6**）．

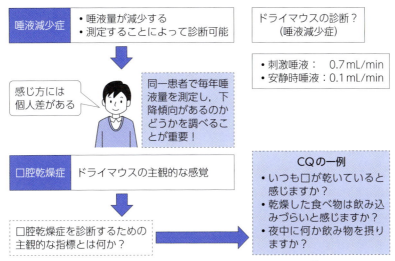

図IV-6 ドライマウスの診断に必要な唾液分泌能と臨床所見[6]

2.3. ドライマウスの適応探し

ドライマウスの適応探しは，口腔乾燥症を診断する主観的指標によってなされる．口腔乾燥症の患者は，「口が乾く」，「水をよく飲む」，「乾いた食品が噛みにくい」，「食物が飲み込みにくい」，「話しにくい」などの自覚症状を訴えるが，これらを評価する方法として，VAS（Visual Analogue Scale）法が用いられている（**図IV-7**）．

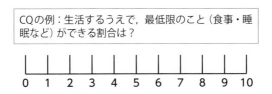

※VAS法は痛みのスケールとして繁用され，調査対象者が小児である場合にはFace Scale*が用いられる．
※ドライマウスの場合，上記に示すNumerical Rating Scale（0～10までの11段階）を用い，どの程度の状態であるかを数値（段階）によって表現してもらう．
* 現在の痛みの状態を顔マーク（「にっこり笑った顔」，「普通の顔」，「しかめっ面」，「泣き顔」）で表現してもらう方法．

図IV-7 VAS法によるドライマウスの症状の評価

ドライマウスの適応探しは，2つの「受診勧奨の問診ルート」から始める．最初の問診ルートでは，「①ドライマウスの初期症状（5項目）」と「②進行期ドライマウスの自他覚症状（10項目）」について問診を行い，2つ目の問診ルートでは「③口腔乾燥症の臨床診断」の問診を

進める.

　問診ルートは連動しており，①のうち3項目以上が該当する者には，②の問診を進め，その結果，②の問診項目中1～3及び10の者，また，③で1度（軽症）までの者は受診勧奨からは除外され，セルフメディケーションの対象となる（図Ⅳ-8）.

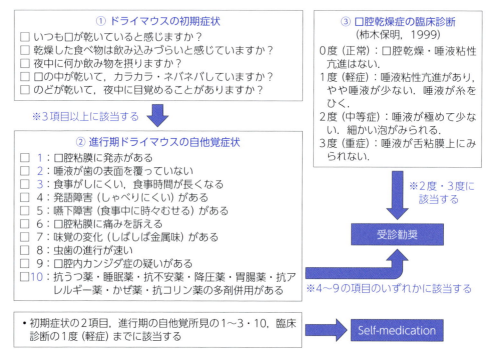

図Ⅳ-8　ドライマウスの適応探し[4), 6)]

3. ドライマウスの治療とSCS

3.1. ドライマウスの治療に用いられる漢方製剤と保湿剤

　ドライマウスに用いられるMedicinal Productには，漢方製剤，保湿剤（絹水スプレー，オーラルネット）などがある．絹水スプレーとオーラルネットに配合されているヒアルロン酸は，高い水分保持能力と粘性により，化粧品の保湿剤としての評価が高く，医療用では変形性膝関節症（膝OA），白内障，ドライアイなどの治療薬として幅広く利用されている（**表Ⅳ-1**，**図Ⅳ-9**）．

　唾液分泌能改善作用がある漢方製剤には，白虎加人参湯・麦門冬湯・八味地黄丸，五苓散などがあり，主適応は高齢者の口腔乾燥症と薬物性口渇（主に向精神薬が原因）である．特に薬物性口渇については，向精神薬の服薬者を中心に適剤探しを行う．なお，向精神薬を原因とするドライマウスには，白虎加人参湯が第1選択薬になる（**表Ⅳ-2**）．

3.2. 高齢者の口腔感染症

　海野らは，ドライマウスに対する白虎加人参湯の効果を評価するため，口腔乾燥症を訴え

表Ⅳ-1　ドライマウスの治療と補助製品

Ⅰ　唾液分泌増加作用	
①唾液腺賦活療法（局所）	・機械的刺激作用：歯科専用キシリトールガム，ブラッシング ・唾液腺マッサージ ・舌体操
②漢方製剤（内服）	・白虎加人参湯・五苓散・麦門冬湯・八味地黄丸
Ⅱ　唾液不足の補充作用	
③洗口剤	・絹水スプレー ・オーラルウェット

※漢方製剤
口腔乾燥症に有効な漢方製剤は，30種類に達する（上記4製品の詳細については表Ⅳ-2参照）．
※洗口剤
成分：精製水，矯味剤（キシリトール），保存剤（安息香酸Na・ソルビン酸K），保湿剤（ヒアルロン酸Na），pH調整剤（リン酸Na・リン酸2Na）
適応：口腔乾燥の臨床診断基準による2度（中等症）・3度（重症）では，水分が口腔粘膜に吸湿されにくい状態になっており，そのような病態時には，洗口剤が効果的である．

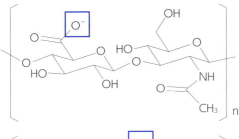

ヒアルロン酸
グルクロン酸とN-アセチル-D-グルコサミンが交互に連結した構造

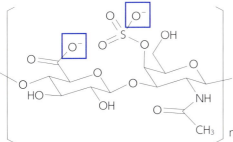

コンドロイチン4-硫酸
ヒアルロン酸のN-アセチル-D-グルコサミンがN-アセチルガラクトサミン4-硫酸に変わったもの

※負電荷の反発により，水を多量に含んだ丈夫な物質になる．
※細胞間物質や，関節の潤滑液として存在する．

- ヒアルロン酸（HA）の水分保持能力は500 mL/gといわれ，HAはこれにより細胞保持機能と組織柔軟性の保持機能を発揮している．さらに，HAは細胞間物質移動の制御，感染予防，創傷治癒促進などの働きをしていると考えられている．
- HAは，その特性を活かして，化粧品の保湿剤をはじめ，変形性膝関節症（膝OA），白内障，ドライアイなどの治療薬として広く利用されている．

図Ⅳ-9　ヒアルロン酸とコンドロイチン4-硫酸の構造式（ヒアルロン酸の応用）

る高齢者30例を対象に漢方的な「証」を観察した後，全症例に白虎加人参湯を10週間投与し，投与後2週，4週，6週，8週，10週の計5回にわたって自覚症状の改善を4段階で評価するとともに，改善効果の持続により，効果群と無効群とに分類した結果，口腔乾燥感

表IV-2 薬物性口渇に用いる漢方製剤の適用の考え方[7)~9)]

漢方製剤	投与上の留意点（証）	投与の目標となる症状
白虎加人参湯	体力中等度以上で，熱感と口渇が強いものに使用できる	のどが乾いて水を飲みたがり，小水もそれに応じて多い例
五苓散	体力に関わらず使用できる	• のどが乾いてしきりに水を飲むが，その割には小水が少ない．場合により，末梢に浮腫を生じやすい例 • 舌に歯痕があり，唾液粘性が亢進し，浮腫傾向がある例
麦門冬湯	体力虚弱から平均的な例に使用できる	舌が正常よりも赤く，血液の濃縮・脱水が想定され，舌表面が乾燥して痰がからむ咳をする例
八味地黄丸	体力がやや虚弱から強壮な例まで使用できる	疲れやすく，手足が冷えて，皮膚に乾燥傾向のある高齢者が口渇を訴える例（水を多く飲む例とそうではない例がある）

の改善が 6 週以上持続した効果群は 18 例（60％），無効群は 12 例（40％）であったと報告している[10)].

　また，山内らは，口腔乾燥症の高齢者 30 例を対象に，白虎加人参湯を 3 ヵ月間にわたって投与し，ガム試験による唾液分泌能の効果を検証している．試験結果によると，薬剤投与前の唾液の平均値が 10.05 mL/10 分であったのに比べ，治療後の唾液の平均値は 13.35 mL/10 分と増加しており，口渇に関するスコア化による効果をみても，その数値が 1.03 から 0.46 に減少し，有意の低下を示している[11),12)].

3.3. 薬物性口腔乾燥症

　唾液分泌量の減少に伴う口腔乾燥症は，体液量減少あるいは唾液分泌能低下が原因である．さらに，唾液分泌能低下による口腔乾燥症は，唾液腺機能低下と唾液分泌に関与する神経伝達系障害のいずれかが原因となっている．

　神経伝達系障害が唾液分泌能低下の主因である場合，薬剤の副作用が原因の薬物性口腔乾燥症とされている．薬物性口腔乾燥症の原因薬としては，降圧剤（カルシウム拮抗剤），抗不安薬，抗うつ薬，抗ヒスタミン薬，抗アレルギー薬，抗コリン薬，抗パーキンソン病治療薬，気管支拡張薬，ループ系利尿薬などが挙げられる．

　唾液は主に神経性調節によって 1 日に約 1L 分泌されている．唾液分泌を促す刺激には，口腔粘膜・味覚器の直接刺激と，匂いなどの間接刺激がある．直接刺激は三叉神経，舌咽神経，迷走神経などの求心性線維を介して唾液分泌中枢に伝えられる．一方，唾液分泌中枢からの遠心性線維は副交感神経であり，耳下腺では舌咽神経，顎下腺・舌下腺では顔面神経を介して分布している．

　向精神薬による口渇に対する白虎加人参湯の効果については，これまで多くのオープントライアルがなされている．総合評価をみると，「やや有効以上」が 70％以上であり（**表IV-3**），また，白虎加人参湯の口渇に対する作用機序では，白虎加人参湯をラットに十二指腸内投与したところ，舌下腺支配神経の遠心性活動を促進し，同様に，白虎加人参湯を高張食塩水によって口渇状態のラットに十二指腸内投与したところ，舌下腺支配性神経の遠心性活動の低下が改善されたとの報告がある[17)].

表IV-3 向精神薬による口渇に対する白虎加人参湯の効果

向精神薬による口渇	報告の概要
成田：向精神薬による口渇[13]	白虎加人参湯を向精神薬による強い口渇を訴えた 30 例に用い，有効 60.0％，やや有効以上では 73.3％を認めている．
和木ら：向精神薬による口渇[14]	向精神薬による口渇を訴えた 36 例に対し白虎加人参湯を投与し，著明改善 8 例，改善 13 例，やや改善 11 例，不変 4 例，悪化 0 例で，やや改善以上の改善率は 88.9％となった．
辰野：精神科領域の口渇[15]	向精神薬による口渇を訴えた 63 例に白虎加人参湯を 4 週間投与し，中止・脱落 3 例を除く 60 例の検討をした． ガムテストを実施した 9 例では，投与前後の唾液分泌量に有意な増加がみられた．口渇に対する改善度は，著明改善 13 例，改善 20 例，やや改善 15 例，不変 12 例であり，投与前と投与後の，それぞれの期間との間に有意差が得られた．
矢部ら：向精神薬による口渇[16]	向精神薬による口渇を訴えた 117 例に白虎加人参湯を投与し，有用性を検討した．最終全般改善度は 72.7％を示し，悪化は 2.6％．口渇は投与前と 2 週後，4 週後では有意の改善が見られたが，2 週後，4 週後の間での有意差は得られなかった．

3.4. ドライマウスの Oral Care Support

　ドライマウスの Oral Care Support は，医療従事者のチーム医療の上に成り立っている．薬剤師が薬物性口腔乾燥症のプライマリ・ケアに取り組む場合，薬歴等から薬物性口腔乾燥症を推定し，処方薬が原因薬である可能性が高い場合は，その処方薬の減量あるいは代替薬への処方変更について，かかりつけ医と話し合う機会をもつ必要がある（ただし，仮に薬剤による影響の軽減を図る処方変更等に成功しても，口腔乾燥症の症状改善には時間がかかる）．

　また，薬剤師は，①唾液腺マッサージ，舌体操，口腔体操などによる口腔リハビリテーション，②唾液腺の機能回復を目的とする漢方製剤による治療，③口呼吸である場合の口腔の保湿，④口腔ケアという一連の Oral Care Support を複数の医療従事者と協力して完成させなければならない．

　しかし，例えば通年性アレルギー性鼻炎による口呼吸が原因で口腔乾燥症の症状が起きている場合，主症状の治療を行うアレルギー科の医師の協力をはじめ，「閉口」を目指す口呼吸の治療という観点においては，口腔外科医の協力も必要となるなど，いくつかの予期しない課題が生じてくる．高齢者は複数の疾病を抱えており，さらに在宅医療に重点が置かれる時代となった今日，薬局は健康センターとしての幅広い役割が期待されている（**図IV-10**）．

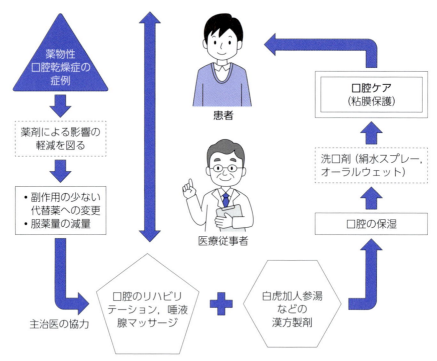

図IV-10 薬物性口腔乾燥症と Oral Care Support の流れ

参 考 文 献

1) 中村誠司:「ドライマウスの分類と診断」, 日本口腔外科学会雑誌 55 (4), p.169-176 (表 1～3), 2009.
2) 柿木保明:平成 14 年度総括・分担研究報告書 (厚生労働省・厚生労働科学研究費補助金長寿科学総合研究事業),「高齢者の口腔乾燥症と唾液物性の研究」, 2003.
3) 伊藤加代子 他:「くちのかわき(ドライマウス) 外来における初診患者の臨床統計的検討」, 新潟歯学会雑誌 34 (1), p.59 (図 1), 2004.
4) 柿木保明:「口腔乾燥と口腔ケア」, 歯科衛生だより 19, p.1-3, 2014. より引用改変.
5) 三輪恒幸 他:「ドライマウスの臨床的統計」, 日本口腔検査学会誌 1 (1), p.40-43 (図 2), 2009.
6) Jorma Tenovuo:「唾液-口腔の健康に必須な液体」, 日本ヘルスケア歯科研究会誌 4 (1), p.45-55, 2002.
7) 添付文書 (すべて OTC 薬):白虎加人参湯, 五苓散, 麦門冬湯, 八味地黄丸.
8) 王宝禮:ツムラ漢方スクエア,「口腔疾患領域と漢方医学」((3) 口腔乾燥症の漢方治療), 2010.
9) 秋葉哲生:「医原性・薬剤性に生じやすい口渇」, Geriatric Medicine 老年医学 47 (4), p.522-523, ライフ・サイエンス, 2009.
10) 海野雅浩 他:「高齢者の口腔乾燥症状に対する白虎加人参湯の効果 自覚症状の改善と証との関連性についての解析」, 日本東洋医学雑誌 45 (1), p.107-113, 1994.
11) 山内康平 他:「高齢者の乾燥症状に対する白虎加人参湯の治療効果」, 和漢医薬学会誌 6, p.274-275, 1989.
12) 山内康平 他:「高齢者の口腔乾燥に対する白虎加人参湯の臨床効果」, 口腔・咽頭科 3 (2), p.69-77, 1991.
13) 成田洋夫:「向精神薬による口渇」, CURRENT THERAPY (カレントテラピー) 6, p.1707-1710, 1988.
14) 和木祐一 他:「向精神薬で生じる口渇に対するカネボウ白虎加人参湯の使用経験」, 新薬と臨牀 39, p.1730-1739, 1990.
15) 辰野剛:「精神科領域における口渇に対するツムラ白虎加人参湯の効果」, 新薬と臨牀 44, p.1773-1779, 1995.
16) 矢部博興 他:「薬剤性口渇およびその他の身体症状に対する白虎加人参湯 (TJ-34) の効果」, 新薬と臨牀 40, p.1367-1375, 1991.
17) Niijima A et al.: J. Auton. Nerv. Syst. 63 (3), p.46, 1997.

Ⅴ

老人性乾皮症（SX）

学習のポイント

Appendix Ⅴでは，①角質構造が粗になり，皮膚バリア機能が低下する老人性乾皮症の適応探し，②老人性乾皮症と老人性皮膚掻痒症のスキンケアと治療，③予防・治療に使われる4グループ25製品の特徴と，老人性乾皮症の重症度を軸とした適剤探しの考え方について述べる．

1. 老人性乾皮症（Senile Xerosis：SX）とは？

1.1. SXの概要

　SXとは，炎症症状などのない皮膚が乾燥により鱗屑・亀裂を生じ，皮膚表面が粉をふき，ザラザラした状態になることをいう．多くは痒みを訴えるが，明確な皮疹はみられない．冬期には，65歳以上の95％に老人性乾皮症がみられ，その半数例が「痒み」を訴える．好発部位は下腿伸側，側腹部から腰部で，肩・大腿部・腕にみられることもある．

　SXの発症機序は，男性ホルモン依存性の脂質（主にトリグリセリド），角質細胞間脂質（セラミドなどから構成），天然保湿因子（NMF）の3成分が高齢化に伴って減少し，表皮のひび割れが起きて角質構造が粗になり，アレルゲン，病原微生物からの防護作用（バリア機能）が低下してくることにより起こる（図Ⅴ-1）．

1.2. SXの適応探し

　SXの適応探しは，皮膚の視診によって進められ，①アトピー性乾皮症（Atopic Xerosis：AX）との鑑別，②老人性乾皮症に続発する皮膚掻痒症・皮脂欠乏性湿疹による皮疹の臨床診断が挙げられる．

AXの臨床診断

　AXの臨床診断は，次の4点によって確認することができる．
①乾燥が進むと，痒みの閾値の低下により，典型的な湿疹性病変がある皮膚以外でも「痒み」を訴える例が多い．
②躯幹・四肢伸側部の視診では，毛孔に一致する小丘疹を確認することができる．
③経過観察によって角層細胞面積の縮小傾向が認められる．
④「皮膚」のターンオーバー時間の短縮が認められる．

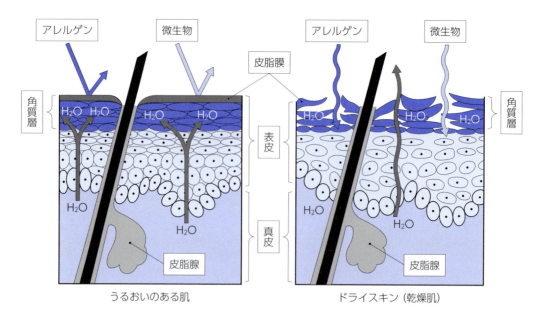

※秋から冬の外気の乾燥とともに皮膚表面がザラザラし，浅いひび割れが無数に生じる．
※角質構造が粗になると，アレルゲンや病原微生物からの防護作用（バリア機能）が低下する．

図V-1　SXの発症機序[1],[2]

SXの臨床診断

SXの場合，疾患部位に湿疹や蕁麻疹はみられないが，冬場の乾燥時期に強い掻痒感に襲われる．これがAXに続発する老人性皮膚掻痒症であり，痒み症状に対して治療（スキンケア等）をせずに放置すると，掻く行為を繰り返し，掻破部位を中心に湿疹化が起きて皮脂欠乏性湿疹へとつながる．

2. SXの予防と治療

2.1. スキンケア4つのポイント

SXのMedical Careでは，予防に重点がおかれる．SXを良い状態に保ち，湿疹化を防ぐためには，室内の加湿をはじめ，入浴方法，入浴後の保湿に注意を払うとともに，湿疹化が起きた場合には，マイルドなステロイド外用剤での治療を検討する（図V-2）．

①室内の加湿

室内を湿度40〜60％に保つことで，乾皮症の予防に役立つ．冬期の室内暖房時では，湿度の低下を防ぐために加湿器を使用する．

②入浴方法

入浴時の身体洗浄は皮膚疾患の予防効果をもち，高齢者では身体洗浄が皮膚の新陳代謝促進にも役立っている．しかし，過度の洗浄は皮膚表面の「脂質・角層間脂質・天然保湿因子」の流出を招き，角層がひび割れて皮膚のバリア機能が低下し，老人性乾皮症の発症・増悪の引き金になる．SCSでは，木綿製タオル・弱酸性石鹸を用いた物理的刺激の少ない入浴方法のアドバイスを行う．また，保湿成分の流出が起きる「さら湯」は避け，保湿剤入りの入

浴剤の使用を推奨する．
③入浴後の保湿剤

入浴後，まだ肌に湿り気があるうちに保湿ケアを行う．保湿剤の使用は脂質・保湿因子を補うことが目的であるため，低刺激で使用感がよく，「セラミド」の働きを補える製品を選択することが望ましい．

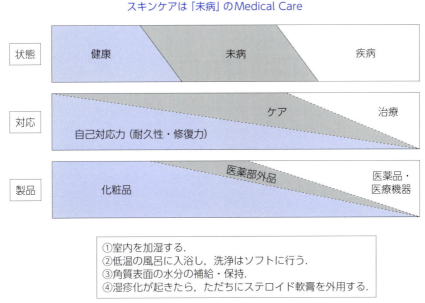

図V-2 スキンケア4つのポイント[2)～4)]

2.2. SXと老人性皮膚掻痒症の治療

1) 外用療法

SX・老人性皮膚掻痒症の外用療法では，予防に重点をおく．SXの予防及び軽症例の治療には白色ワセリン軟膏が第1選択薬となるが，べたつく使用感に堪えられない場合は，尿素含有製剤・保湿力のある保湿クリームが使われる．また，SXの軽症・中等症の治療には患者の水分保持能に合わせて尿素軟膏・ヘパリノイド製剤が選択される．

SXの悪化例，掻きむしりによる湿疹がみられる例（皮脂欠乏性湿疹）では，原則として，皮膚科専門医の治療が必要である．特に，痒みが強く，熟眠が得られない例，掻破による湿疹化が懸念される例に対しては，受診勧奨が相当である（**表V-1**）．

2) 痒みに対する対症療法

SXは，ひとたび湿疹化の病態に陥ると，保湿剤の単独療法によるコントロールは難しい．皮膚に掻破痕・亀裂のある例では，保湿剤が刺激になり，さらに痒みを増悪させることがある．乾燥性皮膚用薬として流通するOTC薬では，止痒作用を期待する成分として，クロタミトン・ジフェンヒドラミン・グリチルレチン酸の配合製品があり，その添付文書の「してはいけないこと」には，「ひっかき傷等の傷口，亀裂（ひび割れ）部位への使用はできない」と記載されている．

なお，SXの痒みに対する対症療法として，抗アレルギー薬の経口剤が第1選択薬となる例が50％ほどある．ただし，抗アレルギー薬には抗コリン作用があり，前立腺肥大による

表V-1 SX・老人性皮膚掻痒症に対する外用療法[2)～4)]

重症度	外用薬	適用と使用法
予防～軽度	白色ワセリン軟膏	【適用】皮脂を補い，皮膚の水分の保持作用がある．SXを発症しやすい秋から冬にかけて，入浴後に予防目的で白色ワセリンを塗布する． 【使用法】局所刺激性が低く，高齢者の乾燥肌に適している．べたつく使用感が耐えられない例では，角層剥離作用がある尿素10%含有製剤，あるいは，保湿力のある保湿クリームを用いても良い．
軽症～中度	尿素クリーム剤	【適用】天然の保湿因子である尿素が加齢により減少しているので，補充療法として用いる． 【使用法】尿素軟膏は，角層の水分保持作用，角質の溶解作用もあるため，ガサガサした角質に用いる．
	ヘパリノイド製剤	【適用】水分保持作用が強く，保湿剤として用いる． 【使用法】血行促進作用があり，皮膚の新陳代謝を促す目的でも使用できる．
中度～重度	マイルド副腎皮質ステロイド外用剤	【適用】SXの悪化した例，掻きむしりによる炎症像に用いる．保湿剤で痒みがとれない例には，マイルドクラスのステロイド軟膏で炎症性変化を短期間に治療し，軽快後は保湿剤によるスキンケアを継続する． 【使用法】痒みが強い例，掻破により湿疹性病変が懸念される例では，抗ヒスタミン薬・抗アレルギー薬の外用剤を併用しても良い．

排尿障害のある者，緑内障の診断を受けた者には使用できない．

3. SXの適剤探し

3.1. SX・老人性皮膚掻痒症の予防薬・治療薬

SX・老人性皮膚掻痒症の予防薬・治療薬では，重症度によって次の4つにグループ化した．
- グループA：予防～軽症例に使われる白色ワセリン軟膏
- グループB：軽症～中等症に使われる尿素クリーム剤
- グループC：ヘパリノイド製剤
- グループD：中等度～重度の例に使われるマイルド副腎皮質ステロイド外用剤

グループA（白色ワセリン軟膏）

痒みを訴える例では，入浴後，掻痒感のある部位一面に白色ワセリン軟膏を塗布する．白色ワセリン軟膏は低コストかつ低刺激性であり，汎用されている治療薬の一つであるが，薬物アレルギー既往歴者及び湿潤・ただれがひどい例で，紫外線曝露が避けられない場合は使用を控えなければならない（**表V-2**）．

グループB（尿素クリーム剤）

潤い肌の回復や，乾燥肌の痒み閾値低下の回復を目的に使用する．ただし，皮膚に掻破痕・亀裂のある例に誤用・乱用すると，保湿剤が刺激になって痒みを増悪させる場合がある．

尿素クリームには，配合量が10%（製品②～⑥）と20%（製品⑦～⑪）の製品がある．なお，製品④における，基剤及び20%尿素軟膏を対照とした二重盲検法による左右比較の評価では，対照薬である基剤に比べて有意に優れる一方で，20%尿素軟膏との有意差は見られないとしている[6)]．

表V-2 グループA（白色ワセリン軟膏：第3類医薬品）[5]

製品番号・製品名	効能・効果/成分・分量	「相談すること」
①白色ワセリン軟膏	〔効能・効果〕手足のヒビ・アカギレ，皮膚のあれ，その他，皮膚の保護 〔成分・分量〕本品1g中：日局白色ワセリン1g含有	※次の場合は，本剤使用前に薬剤師等に相談. ①薬物アレルギーの既往歴者 ②湿潤・ただれがひどい例

※副作用と使用上の注意
〔副作用症状〕①皮膚のホテリ感覚，②油やけ症状，③シミ・そばかす
〔対策〕海水浴・長時間ドライブ，スキー・テニスなどの屋外スポーツ時には，徹底した紫外線対策が必要. 紫外線を浴びることを避けられない場合は使用を避ける.

SXに尿素クリーム剤を選択する場合，これらBグループ10製品から最適の薬剤を選び出すことは困難である. 尿素クリーム剤の適剤探しでは，適応症例の病態を可能な限り読み取り，「敏感肌」または「ドライスキン（乾燥肌）」の徴候を見出せれば，尿素以外のグリチルリチン酸，トコフェロール酢酸エステル等の配合剤を選択することが可能である.

「敏感肌」の特徴としては，①感覚刺激の感受性亢進，②バリア機能の低下，③潜在的皮膚炎症がある. これらは，経表皮水分喪失（transepidermal water loss：TEWL）と呼ばれる角層の水分バリア機能等によって評価される. 一方，「ドライスキン」は，皮膚表面が乾燥して鱗屑が付着した状態を指し，内因として角層の水分低下がある. なお，角層の機能低下もTEWLを指標として評価される（**表V-3**）.

グループC（ヘパリノイド製剤）

ヘパリノイド（ヘパリン類似物質）製剤には，優れた保湿力があるだけではなく，血行促進作用，乾燥した外気による炎症や肌荒れを鎮める作用がある. ヘパリノイドはコンドロイチン硫酸の多硫酸化合物で，市場導入当時は，血行促進薬，凍傷治療薬として使われていたが，現在では，強力な水分保持力が評価され，乾皮症に対して保険適用されてからは，保湿剤の中心的存在となっている.

グループCの5製品のうち，3製品はヘパリン類似物質の単味製剤（製品⑫〜⑭），2製品はヘパリン類似物質とジフェンヒドラミン（製品⑮）あるいはビタミンA油（製品⑯）との配合剤となっている. なお，ジフェンヒドラミン配合の製品⑮の適応については，他の4製品と違い，効能・効果が乾皮症に絞られている（**表V-4**）.

グループD（マイルド副腎皮質ステロイド外用剤）

グループDはマイルド副腎皮質ステロイド外用剤であり，3製品がヒドロコルチゾン酪酸エステルの0.05％製剤（製品⑰〜⑲），1製品がプレドニゾロン吉草酸エステル酢酸エステルの0.15％製剤（製品⑳），4製品がプレドニゾロン吉草酸エステル酢酸エステル0.15％との配合剤（製品㉑〜㉔），1製品がデキサメタゾン酢酸エステル0.25％との配合剤（製品㉕）となっている（**表V-5**，**表V-6**）.

SXの場合，保湿剤だけでは痒みがおさまらない例が多いため，薬剤師等によるSCSでは，OTC薬の副腎皮質ステロイド外用剤を使用して炎症性変化を短期間（1週間〜10日）で治療し，軽快後は保湿剤によるスキンケアを継続する方法を推奨することがある. ただし，副腎皮質ステロイド外用剤は，SXの悪化例や掻きむしりによる炎症像がある例に使うことが原則である.

グループDすべての添付文書の「してはいけないこと」には，「長期連用をしない」旨が

462　V　老人性乾皮症（SX）

表V-3 グループB（尿素クリーム剤：尿素10%（製品②～⑥）及び尿素20%（製品⑦～⑪））[7),8)]

製品番号・製品名/リスク分類	効能・効果/成分・分量	「してはいけないこと」
②ケラチナミンコーワ乳状液10/第3類医薬品	〔効能・効果〕かゆみを伴う乾燥性皮膚（成人・老人の乾皮症・小児の乾燥性皮膚） 〔成分・分量（100g中）〕尿素：10g，ジフェンヒドラミン塩酸塩：1g，グリチルレチン酸：0.3g	〔使用できない部位〕①目のまわり・粘膜等，②傷口，赤く腫れた部位，③ただれ・ひび割れがひどい部位
③パスタロンSEクリーム/第3類医薬品	〔効能・効果〕手指の荒れ，ひじ・ひざ・かかと・くるぶしの角化症，小児の乾燥性皮膚，老人の乾皮症，さめ肌 〔成分・分量（100g中）〕尿素：10g，グリチルリチン酸二カリウム：0.5g，トコフェロール酢酸エステル：0.5g	
④ウレパールプラスクリーム/第2類医薬品	〔効能・効果〕かゆみを伴う乾燥性皮膚（成人・老人の乾皮症・小児の乾燥性皮膚） 〔成分・分量（100g中）〕尿素：10g，ジフェンヒドラミン塩酸塩：1g，*d*-カンフル：1g，リドカイン：2g，トコフェロール酢酸エステル0.3g	〔使用できない部位〕①目のまわり・粘膜，②傷口，赤く腫れた部位，③ただれ・ひび割れがひどい部位
⑤ウレコート/第2類医薬品		〔使用できない部位〕①顔面・目の周囲・粘膜，②炎症・傷口，③かさぶたのように，皮膚がはがれている部位
⑥オイラックス湿潤液/第3類医薬品	〔効能・効果〕かゆみを伴う乾燥性皮膚（成人・老人の乾皮症・小児の乾燥性皮膚） 〔成分・分量（100g中）〕尿素：10g，クロタミトン：5g，ジフェンヒドラミン塩酸塩：1g，グリチルレチン酸：0.3g	〔使用できない部位〕①目のまわり・粘膜，②傷口，赤く腫れた部位，③ただれ・ひび割れがひどい部位
⑦フェルゼアDX20クリーム/第2類医薬品	〔効能・効果〕かゆみを伴う乾燥性皮膚（成人・老人の乾皮症） 〔成分・分量（1g中）〕尿素：200mg，ジフェンヒドラミン塩酸塩：10mg，リドカイン：20mg，グリチルリチン酸二カリウム：5mg，ビタミンE：5mg	〔使用できない部位〕①目のまわり・粘膜，②ひっかき傷等の傷口，亀裂部位，③皮膚がはがれている部位，④炎症部位
⑧メンソレータム皮フ軟化クリーム/第3類医薬品	〔効能・効果〕手指の荒れ，ひじ・ひざ・かかと・くるぶしの角化症，老人の乾皮症，さめ肌 〔成分・分量（1g中）〕尿素：200mg，酢酸トコフェロール：5mg，グリチルリチン酸モノアンモニウム：5mg	
⑨ケラチナミンコーワWクリーム/第3類医薬品	〔効能・効果〕手指の荒れ，ひじ・ひざ・かかと・くるぶしの角化症，老人性乾皮症，さめ肌 〔成分・分量（100g中）〕尿素：20g・グリチルレチン酸：0.3g，γ-オリザノール：1g	
⑩パスタロンM20%/第3類医薬品	〔効能・効果〕手足の荒れ，ひじ・ひざ・かかと・くるぶしの角化症，老人性乾皮症，さめ肌 〔成分・分量（100g中）〕尿素：20g・グリチルリチン酸二カリウム：0.5g，トコフェロール酢酸エステル：0.5g	〔使用できない部位〕①目の周囲・粘膜，②傷口または赤く腫れている部位 ※使用後は長時間直射日光に当たらない
⑪フェルゼアレチノバイタルクリーム/第3類医薬品	〔効能・効果〕手指の荒れ，ひじ・ひざ・かかと・くるぶしの角化症，老人性乾皮症，さめ肌 〔成分・分量（1g中）〕尿素：200mg，ビタミンA油：5mg・グリチルリチン酸二カリウム：5mg，トコフェロール酢酸エステル：20mg	〔使用できない部位〕①目のまわり・粘膜，②ひっかき傷等の傷口・亀裂部位，③皮膚がはがれている部位，④炎症部位

表Ⅴ-4 グループC (ヘパリノイド製剤：第2類医薬品)[9]

製品番号・製品名	効能・効果/成分・分量	「してはいけないこと」 等
⑫HP ローション ⑬アットノン cEX クリーム ⑭ピアソン HP ローション	〔効能・効果〕①手指の荒れ，②ひじ・ひざ・かかと・くるぶしの角化症，③手足のひび・あかぎれ，④乾燥症，⑤小児の乾燥性皮ふ，⑥しもやけ (ただれを除く)，⑦きず・やけどのあとの皮ふのしこり・つっぱり (顔面を除く)，打撲・ねんざ後のはれ・筋肉痛・関節痛 〔成分・分量 (100g 中)〕ヘパリン類似物質：0.3g 添加物*：カルボキシビニルポリマー，ヒプロメロース，ポリオキシエチレンポリオキシプロピレングリコール，1,3-ブチレングリコール，グリセリン，トリエタノールアミン，パラベン (製品⑫)	〔してはいけないこと〕 ①出血性血液疾患 (血友病・血小板減少症・紫斑病など) の人の使用 (主成分は血液凝固抑制作用を有し，出血を助長するおそれがある). ②目・目の周囲，粘膜 (口腔・鼻腔・膣など) への使用. 〔用法・用量に関する注意〕* ①小児は保護者監督指導下で使用する. ②目に入った時は，すぐに水・ぬるま湯で洗う. ③外用のみに使用.
⑮メンソレータムヘパソフトクリーム	〔効能・効果〕かゆみを伴う乾燥性皮ふ (老人・成人の乾皮症，小児の乾燥性皮ふ) 〔成分・分量〕ヘパリン類似物質：0.3%，ジフェンヒドラミン塩酸塩：1%	〔してはいけないこと〕 ①出血性血液疾患の人の使用. ②重大な出血のおそれがある例への使用. ③アトピー性皮膚炎への使用.
⑯ヘパリペア	〔効能・効果〕乾皮症，ひじ・ひざ・かかと・くるぶしの角化症，手指荒れ，手足のひび・あかぎれ，しもやけ (ただれを除く)，きず・やけどのあとの皮ふのしこり・つっぱり (顔面を除く)，打身・ねんざ後のはれ，筋肉痛・関節痛，小児の乾燥性皮ふ 〔成分・分量 (1g 中)〕ヘパリン類似物質：3mg，ビタミンA油：5mg	〔してはいけないこと〕 ①出血性血液疾患の人の使用. ②小出血でも重大な結果をきたすことが予想される例への使用.

* 製品⑬及び⑭に関する内容は省略.

表Ⅴ-5 グループD-① (副腎皮質ステロイド外用剤：指定第2類医薬品)[10]

製品番号・製品名	効能・効果/成分・分量	「してはいけないこと」 等
⑰ロバック Hi ⑱セロナソフト ⑲デルマパール軟膏	〔効能・効果〕湿疹，皮膚炎，かぶれ，かゆみ，虫さされ，あせも，じんましん 〔成分・分量 (1g 中)〕ヒドロコルチゾン酪酸エステル：0.5mg	〔してはいけないこと〕 ①次の部位への使用. ❶水痘 (水ぼうそう)，みずむし，たむし等，または化膿している部位. ❷目や目の周囲. ②顔面への広範囲の使用. ③長期連用. 〔用法・用量に関する注意〕 ①小児は保護者監督指導下で使用する. ②目に入った時は，すぐに水・ぬるま湯で洗い，症状が重いときは眼科医を受診する. ③外用にのみ使用. ④用法・用量の厳守.
⑳リビメックスコーワ軟膏	〔効能・効果〕製品⑰～⑲と同様 〔成分・分量 (1g 中)〕プレドニゾロン吉草酸エステル酢酸エステル：1.5mg	製品⑰～⑲と同様.

464 V 老人性乾皮症（SX）

表V-6 グループD-② （副腎皮質ステロイド・その他成分配合外用剤：指定第2類医薬品）[11]

製品番号・製品名	主な配合成分						
	PDS	DMA	クロタミトン	TPA	リドカイン	IPMP	DPH
㉑アレルギールSK	1.5mg	—	50mg	—	—	—	—
㉒プレバリンα軟膏			—	5mg	10mg	1mg	—
㉓オイラックスPZリペア軟膏			50mg	5mg	—	1mg	—
㉔テレスHi軟膏			50mg	5mg	—	1mg	5mg
㉕エマゼン軟膏	—	0.25mg	—	20mg	—	1mg	—

PDS：プレドニゾロン吉草酸エステル酢酸エステル，DMA：デキサメタゾン酢酸エステル，TPA：トコフェロール酢酸エステル，IPMP：イソプロピルメチルフェノール，DPH：ジフェンヒドラミン塩酸塩
※製品㉕（エマゼン軟膏）の未記載配合成分
レチノールパルミチン酸エステル：200,000I.U.，*dl*-メントール：0.5g
〔効能・効果〕
しっしん，かぶれ，皮膚炎，かゆみ，あせも，じんましん，虫さされ
〔してはいけないこと〕
①次の部位への使用.
❶水痘（水ぼうそう），みずむし・たむし等又は化膿している患部
❷目の周囲，粘膜等.
②顔面への広範囲の使用.
③長期連用（5～6日使用して症状の改善が得られない場合は使用を中止し，医師・薬剤師等に相談する）.

　記載され，また，「相談すること」には，「5～6日間使用しても症状がよくならない場合は使用を中止し，この文書を持って医師，薬剤師または登録販売者に相談すること」と記載されている.

3.2. SXの適剤探し

　SXの適剤探しは，他の薬効群とは異なり，プライマリ・ケアにおける適応探しにひき続き，経過観察段階においても適剤探しの確認が必要である.

　プライマリ・ケアにおける臨床診断では，急性期症状が前景に現れるので，それぞれの急性期症状の強さ，QOLに与える影響等を考慮して軽度・中等度・重度を評価している.しかし，プライマリ・ケアから数日が過ぎ，経過観察ができる場合であれば，皮疹の状態の変化等を加えた総合的評価による「適応探し」が必要となる.

予防対象者・軽症の適応探し

　予防対象者・軽症の場合，SXの病歴がある者の中から，次のような敏感肌の3徴候に注目し，そのうちの2項目以上に該当する場合は，「軽症」と判断して予防を目的とするスキンケアの開始を勧める.
①感覚刺激の感受性亢進.
②バリア機能の低下.
③潜在的皮膚炎の存在.

中等症の適応探し

　中等症では，SXの好発部位（下腿伸側・側腹部から腰部）の状態について問診し，ドライスキンの診断を行う.ドライスキンは，秋から冬にかけて温度・湿度，季節風などの影響から，皮膚表面にザラツキが見られ，皮膚表面が乾燥し，鱗屑が皮膚に付着している状態を

いう．また，触れるとポロポロ落ちる粃糠様鱗屑(ひこうようりんせつ)が見られることがある．

重度または重症の適応探し

重度または重症の場合，患者本人のセルフケアの範囲を超えており，皮膚科専門医の受診勧奨の対象になる．この状態では角層も厚くなり，その分ひび割れも深く，踵では痛みを伴うアカギレが生じる．また，かゆみの程度も強く，掻く行為が自制できないまでにエスカレートするため，皮膚の状態も擦過痕(さっかこん)が目立つようになる．

なお，SX の適剤探しの進め方に関しては，予防，軽症，中等症の 3 段階における薬剤選択について，次のような幅をもたせている（図V-3）．

- 予防：一定の病歴をもつ例の再発防止を目的とする場合，白色ワセリン軟膏及び尿素クリーム剤から適剤探しを進める．
- 軽症：白色ワセリン軟膏，尿素クリーム剤にヘパリノイド製剤を加えた範囲から適剤探しを進める．
- 中等症：尿素クリーム剤，ヘパリノイド製剤，マイルド副腎皮質ステロイド外用剤を中心に適剤探しを進める．

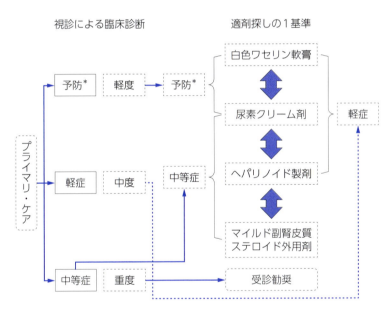

*再発予防．
軽度：プライマリ・ケア段階での視診による臨床診断．
軽症：敏感肌の 3 徴候のうち，2 つ以上を認める．
中度：ドライスキンの徴候がある．
中等症：皮膚表面に鱗屑があり，搔痒感が辛い．
重度：掻きむしりがある．
※老人性乾皮症の「適剤探し」は，視診による臨床診断によって進められる．プライマリ・ケアにおける臨床診断は，急性期症状が前景に出るので，それぞれの臨床症状の強さ，QOL に与える影響等を考慮に入れ，軽度・中度・重度のように評価する．また，プライマリ・ケア実施以降で経過観察が可能な場合は，皮疹の状態の変化等を加えた総合的評価による臨床診断を行う．

図V-3 SX におけるプライマリ・ケアの臨床診断と経過観察に伴う適剤探し

参 考 文 献

1) 西岡清　監修：「インフォームドコンセントのための図説シリーズ　アトピー性皮膚炎改訂版」，医薬ジャーナル社，2010.
2) 田上八朗：「老人性乾皮症について」，花王ハイジーン　ソルーション 10, 2006.
   http://www.kao.co.jp/pro/hospital/pdf/10/10_00.pdf
3) 敷地孝法　他：「老人性乾皮症，皮膚そう痒症，皮脂欠乏性湿疹」，四国医誌 57 (3), p.63-66, 2001.
4) 上出良一：「予防的スキンケアの重要性とその実践」，月刊ナーシング 29 (14), 2009.
5) 添付文書：白色ワセリン軟膏 (株式会社アラクス).
6) 安田利顕　他：「尿素軟膏の二重盲検法による臨床効果の検討」，臨床評価 5 (1), p.103-125, 1977.
7) 添付文書：ケラチナミンコーワ乳状液 10 (興和株式会社)，パスタロン SE クリーム (佐藤製薬株式会社)，ウレパールプラスクリーム (大鵬薬品工業株式会社)，ウレコート (万協製薬株式会社)，オイラックス潤乳液 (第一三共ヘルスケア株式会社).
8) 添付文書：フェルゼア DX20 クリーム，フェルゼアレチノバイタルクリーム (資生堂薬品株式会社)，メンソレータム皮フ軟化クリーム (ロート製薬株式会社)，ケラチナミンコーワ W クリーム (興和株式会社)，パスタロン M20% (佐藤製薬株式会社).
9) 添付文書：HP ローション (グラクソ・スミスクライン・コンシューマー・ヘルスケア・ジャパン株式会社)，アットノン cEX クリーム (小林製薬株式会社)，ピアソン HP ローション (日医工株式会社)，メンソレータムヘパソフトクリーム，ヘパリペア (ロート製薬株式会社).
10) 添付文書：ロバック Hi (武田コンシューマーヘルスケア株式会社)，セロナソフト (佐藤製薬株式会社)，デルマパール軟膏 (日邦薬品工業株式会社)，リビメックスコーワ軟膏 (興和株式会社).
11) 添付文書：アレルギール SK，オイラックス PZ 軟膏 (第一三共ヘルスケア株式会社)，プレバリン α 軟膏 (ゼリア新薬工業株式会社)，テレス Hi 軟膏 (ジョンソン・エンド・ジョンソン株式会社)，エマゼン軟膏 (大正製薬株式会社).

VI

機能性便秘

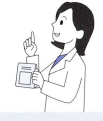

学習のポイント

高齢者の機能性便秘には，弛緩性・直腸性便秘が多い．本章ではRome Ⅲを基礎とする適応探しに始まり，EBMに基づく便意を活かす生活習慣の4ポイントから，水分・食物繊維・ビフィズス菌・オリゴ糖の活用へと発展させ，機能性便秘の個別化治療における最新の考え方を示した．

1. 機能性便秘とは？

1.1. 機能性便秘の4分類

平成25年の国民生活基礎調査によれば，便秘の有訴者数は人口1,000人当たりで男性が26.0人，女性が48.7人であり，70〜79歳では男性が75.9人，女性が93.2人となっている[1]．便秘には器質性便秘，機能性便秘，原因が特定できない特発性便秘のタイプがあり，機能性便秘は排便のメカニズムの違いからさらに4つに分類されている（**図Ⅵ-1**）．

1.2. 機能性便秘の適応探し

便秘とは，便通の回数や便量の減少，硬便，排便困難を意味している．慢性機能性便秘の国際基準であるRome Ⅲでは，一過性の症状と区別するために，6ヵ月前から少なくとも3ヵ月間について基準を満たすという，慢性機能性疾患の診断の定義を明確にしている．

機能性便秘の診断には8つの問診があり，他覚所見として「①排便時の硬便」，「②用指的補助」，「③1週間の排便回数が3回未満」，「④下剤を服用しないと軟便はまれである」の4項目，自覚症状として「⑤排便時の怒責（いきみ）」，「⑥残便感」，「⑦直腸・肛門の閉塞感」の3項目の他，診断の条件として「⑧鑑別診断に使われる過敏性腸症候群（IBS）の診断基準を満たさない」ことが示されている．

しかし，機能性便秘の日常的な適応探しでは，「排便が4日以上なく，硬便が排便時の25％で認められる」，「不快な症状によって，ADL（Activities of Daily Living：日常生活動作）に一定の支障がある」ことを確認すれば十分である（**図Ⅵ-2**）．

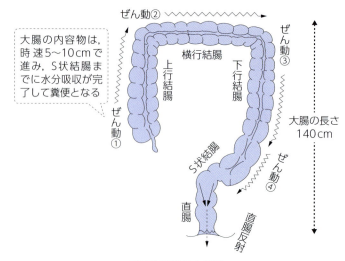

図Ⅵ-1 排便のメカニズムと機能性便秘の4分類[2]

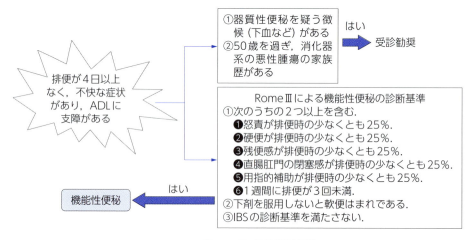

図Ⅵ-2 機能性便秘の適応探し[2]

2. 機能性便秘の治療

2.1. 機能性便秘の非薬物治療

　機能性便秘のセルフケアにおいては，生活・食習慣の改善を図る非薬物療法が基礎となり，瀉下薬，漢方製剤，トクホ等の活用は必要最小限にとどめる．

生活習慣の改善

　機能性便秘の非薬物治療では，生活習慣を見直すことから始める．これによって，ADLにリズムがあることを相談者に認識させ，便意を活かす習慣を確かなものにするとともに，無理なく維持していくことを目指す．特に，①便意を逃さない，②排便習慣を身につける，③軽めの運動をする，④ストレスを溜めないということが生活習慣改善のポイントとして挙げられる．

　排泄行為は，ある刺激が感覚受容器を興奮させ，一定のニューロン回路を経て何らかの定型的な応答を現わす反射（reflex）によって支えられている．反射は生体に加えられた刺激に対して，すばやく適切に対応する機能であり，ADLの重要な基本的要素である．

　機能性便秘の予防と治療では，ヒトが生きていくうえで不可欠な「排泄」という現象が胃・結腸反射によって支えられていることを知り，無意識のうちにも自然な生活リズムを維持しようとする行動が何よりも重要である（図Ⅵ-3）．

食習慣の改善

　生活習慣の改善に加えて，食習慣の改善も重要であり，これらをつなぐものは「規則正しい食物摂取」である．規則正しい食物摂取は，身体の内部環境を整え，生体恒常性の維持を図るための基本となる．

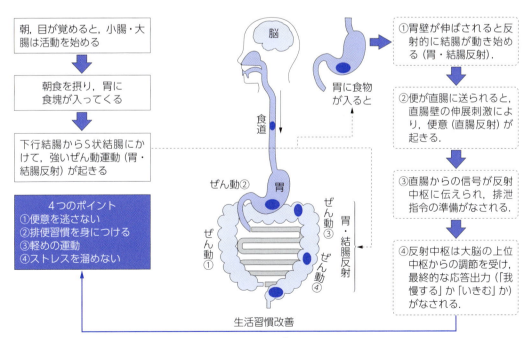

図Ⅵ-3　機能性便秘と生活習慣改善の4つのポイント[3)]

そのうえで機能性便秘の非薬物治療を考えた場合，①適度な水分摂取，②食物繊維の摂取，③ビフィズス菌とオリゴ糖の有効活用といった方法に絞られてくる．

①適度な水分摂取

ヒトが1日に必要とする水分摂取量は2,000 mLとされており，1,000～1,500 mLは飲み水から摂取され，残りは食品中の水分から摂取される．なお，機能性便秘は，食習慣と運動習慣が深く関与しているが，便秘と食習慣の関係についての疫学的研究はあまり多くない．

18～20歳の栄養学校日本人女子学生3,835人を対象とした横断的研究によれば，機能性便秘の罹患率は26.2％と高い結果を示すとともに，食品からの低水分摂取群では，便秘の罹患率の増加との関係が認められている．また，食品摂取量別にみた便秘出現のオッズ比をみると，もっとも「ご飯（米）」を食べる集団では，もっとも「ご飯」を食べない集団と比較して40％ほど機能性便秘が少ないとの結果も得られている（図VI-4）．

毎日，消化管に入ってくる水の量は，飲食時の水摂取量を除いて6,200～8,000 mLと推定されている．そのうち小腸では8,500 mLが血流に吸収され，残る500 mLは大腸に送られるが，大腸で350 mLの水が血流に吸収され，最終的に100 mLの水が糞便とともに排泄されている．

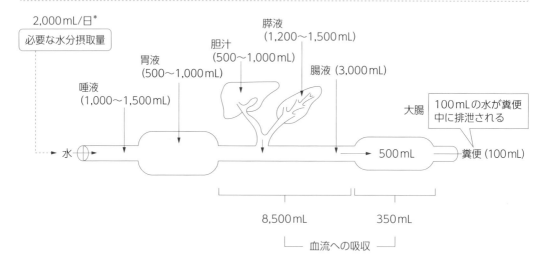

＊1日に必要な水分摂取量2,000 mL＝飲む水量（1,000～1,500 mL）＋食事中の水量

図VI-4 1日に消化管を出入りする液体の量と必要な水分摂取量の関係[4),5)]

②食物繊維の摂取

食物繊維は，ヒトの消化酵素では分解されない，食物中の難消化成分の総体と定義され，水溶性食物繊維（soluble dietary fiber：SDF）と不溶性食物繊維（insoluble dietary fiber：IDF）に分類される．

SDFには，食後血糖値の急激な上昇の抑制作用と，コレステロールの吸収抑制作用がある．また，SDFは，消化管で消化吸収されずに結腸に到達し，人体に良い影響を与える大腸内の乳酸菌やビフィズス菌（プロバイオティクス）の増殖を促進するプレバイオティクスとしての作用も発揮する．

IDFは，水分を吸収して膨張し，便量を増やす効果がある．便量と消化管通過時間には逆相関の関係があり，便量が多いほど消化管内容物は速やかに排出されるので，IDFには

便通の改善効果が期待できる．したがって，便秘の原因がダイエットによる便量の減少である場合は，IDF 含量の多い食事が有効であるが，硬い便が大腸に停留している場合では，IDF の摂取によって便秘症状が悪化するおそれがある（**表VI-1**）．

日本人における 18 歳以上の食物繊維摂取目標量は，男性 19g/日以上，女性 17g/日以上とされている（「日本人の食事摂取基準（2010 年版）」（厚生労働省））．これを摂取カロリーとの関係でみると，10g/1,000kcal が成人の食物繊維摂取目安量とされており，例えば，エネルギー所要量が 2,500kcal の食物であれば，その食物繊維摂取目安量は 25g となる．また，1 日当たりの標準的便量 150g を得るには，20〜30g の食物繊維の摂取が必要であるとする試算もある．なお，健康成人が摂取する日常的な食事の食品構成をふまえると，食物繊維の過剰摂取による健康障害は起きないと考えられている．

表VI-1　SDF と IDF[6),7)]

海藻以外の SDF	海藻の SDF
• ペクチン：整腸作用・コレステロール低下作用など • グアーガム：トクホ（お腹の調子を整える食品）の関与成分の 1 つとして配合 • βグルカン：大麦の SDF の主成分 • 難溶性デキストリン：トクホ関与成分の 1 つ	• アガロース：紅藻の細胞壁（寒天）の主成分 • アルギン酸ナトリウム：褐色海藻，コンブなどの細胞壁の主成分 • カラギーナン：紅藻類に属するのりに含まれる多糖類 • フコダイン・ポルフィラン・ラミナラン
IDF	
• セルロース，ヘミセルロース，リグニンなど．植物の細胞壁の主要な構成要素で，野菜などの植物性食品から多く得られる	

【食物繊維の摂取についての留意点】
①腸内環境を良くする食物繊維（プレバイオティクス）とビフィズス菌などのプロバイオティクスは，同時に摂取しないと腸内環境改善効果が弱くなる．
②SDF と IDF は，1 対 2 の割合を目安として摂取する．「コンニャク」と「きのこ」，「豆腐」と「わかめ」の組み合わせなど，メニューを工夫する．
③食物繊維を便秘解消に役立たせるには，水分摂取も欠かせない．
④ダイエット等で脂質摂取が少なくなると，便の滑性低下が起きて排便が困難になる．

③ビフィズス菌とオリゴ糖の活用

平成 26 年 12 月 25 日現在，市場に流通しているトクホで，「お腹の調子を整え，お通じが気になる人に適している」と表示できる製品は 392 品目あり，トクホ全体の 34.4% に達している．これらの製品に配合されている関与成分には，ビフィズス菌，各種乳酸菌，各種オリゴ糖，ラクチュロース，食物繊維（難消化性デキストリン，ポリデキストロース，グアーガム，サイリウム種皮等）がある[8)]．

ビフィズス菌は，腸内細菌叢（腸内フローラ）において善玉菌とされ，乳糖やオリゴ糖などを分解して乳酸や酢酸を産生し，腸内の pH を顕著に低下させてその環境を整えるほか，大腸のぜん動運動を促進して便通改善（整腸作用）を発揮することが分かっている（**図VI-5**）．

健康な成人では，善玉菌 20%，悪玉菌（たんぱく質を分解してさまざまな有害物質を作り出し，腸内腐敗の原因となる）10%，日和見菌 70% が腸内細菌叢を形成し，バランスを保っている．しかし，加齢，ストレス，脂肪食の過剰摂取等によって腸内細菌叢のバランスが乱される場合がある．特に成年期から老年期では，善玉菌と悪玉菌の関係がほぼ拮抗状態となり，老年期の機能性便秘発症の一因ともなっている（**図VI-6**）．

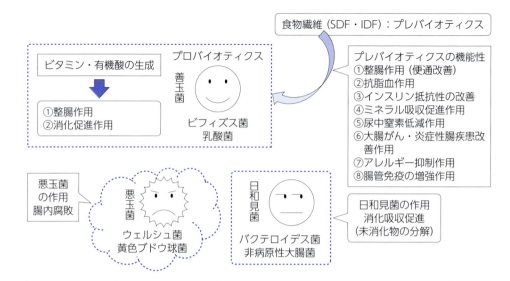

図VI-5 腸内細菌叢の働きとプロバイオティクス・プレバイオティクスの関係[9]

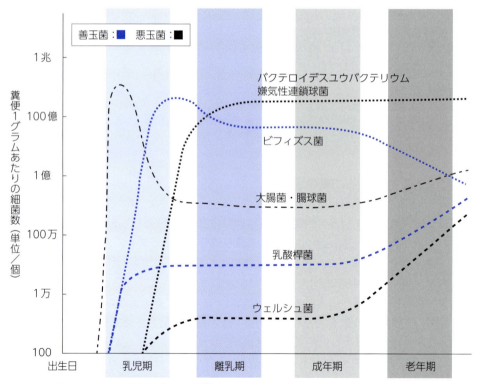

図VI-6 年代別の腸内細菌のバランス[10]

腸内細菌叢は，ある特定の菌種が適切な腸管部位において増殖・定着していることが重要である．便秘などによって消化管運動が抑制されている状態では，善玉菌が減少し，日和見菌と悪玉菌が増加することが知られている．

日本小児栄養消化器肝臓学会・日本小児消化管機能研究会の「小児慢性機能性便秘症診療ガイドライン」（2013年）では，ビフィズス菌などのプロバイオティクスは，症例によって慢性便秘症の治療に有効である（CQ 35：推奨度B）としており，また，食物繊維については，プレバイオティクスとして腸内のビフィズス菌・乳酸菌の増殖を促進するとの報告に基づき，食物繊維の摂取を試みることを推奨している（CQ 36：推奨度C1）[9]．

2.2. 機能性便秘の病型診断

機能性便秘の病型診断は，通過遅延が特徴の「弛緩性便秘（特発性大腸通過遅延障害）」と排便困難が特徴の「直腸性便秘（特発性便排出障害）」の鑑別から始める（両方とも高齢者に多い症状である）．これは，機能性便秘の病型，重症度，発症の原因等によって，適剤探し，非薬物療法のあり方に違いが出てくるためである．

弛緩性便秘は，大腸の筋トーヌスの低下によるぜん動の障害が糞便の腸内滞留時間を長くすることで起こる（腸内で糞便の水分の吸収が進み，硬い便となる）．なお，プライマリ・ケアでは，便秘の原因に多い「老齢化」，「糖尿病性神経障害」，「薬剤の副作用」（薬剤性便秘）について特別な注意を払う必要がある（**表VI-2**）．

表VI-2　薬剤性便秘の原因薬[11]

便秘の原因薬	便秘を含む副作用
三環系抗うつ薬	認知機能低下，せん妄，便秘，口渇，めまい・立ちくらみ，排尿障害
パーキンソン病治療薬（抗コリン薬）	認知機能低下，せん妄，不活発，口渇，便秘，排尿障害　等
利尿薬（アルドステロン拮抗薬）	脱力感，不整脈，しびれなどの高カリウム血症，頭痛，吐き気，下痢，便秘　等
第1世代 H_1 受容体拮抗薬	認知機能低下，せん妄，口渇，便秘　等
α-グルコシダーゼ阻害薬	下痢，便秘，おなら，おなかの張り
過活動膀胱治療薬（オキシブチニン塩酸塩・ムスカリン受容体拮抗薬）	排尿障害，口渇，便秘

※「高齢者の安全な薬物治療ガイドライン2015」（日本老年医学会）の「特に慎重な投与を要する薬物のリスト」を基に，便秘を含む副作用の懸念がある原因薬を取り上げている．

一方，直腸性便秘は，「直腸・肛門疾患」，「排便の習慣的抑制」によって生じる排便反射の消失が原因である場合が多いので，問診に際しては，それらの点について一定の注意が必要である．

弛緩性便秘の臨床診断では，「便の性状（硬い便）」，「排便後の残便感」，「お腹の張り」，「運動不足」，「食事摂取の不足」，「肌荒れ」，「便秘の被疑薬を含むポリファーマシー*の有無」に関して問診を行う．これら7設問のうち，3つ以上に「はい」の回答が得られた場合は，弛緩性便秘を疑う（**表VI-3**）．

---

* 多剤併用の患者で，薬剤による有害事象が起こっている状態．

直腸性便秘の臨床診断では,「切迫感のない便意」,「排便時違和感と排便後の不快感」,「いきんでも排便できない」,「便性状(太く硬い)」,「瀉下薬による下痢症状」,「朝の便意が活かせない家庭内環境」,「排便時に肛門を閉じる癖の有無」に関して問診を行う.これら7設問のうち,3つ以上に「はい」の回答が得られた場合は,直腸性便秘を疑う(**表VI-4**).

なお,弛緩性便秘の7設問と直腸性便秘の7設問のうち,それぞれで3設問以上に「はい」の回答が得られた場合は,弛緩性便秘・直腸性便秘の合併例(スーパー便秘)を疑い,生活指導及び服薬指導のヘルスケア・サポートを行う.

表VI-3 弛緩性便秘に関する問診

☐ 1. コロコロした便になることがあり,排便のときに困難を感じる.
☐ 2. 便意があってトイレに行くが,排便量は少なく,すぐに残便感を覚える.
☐ 3. 排便は不定期で,排便の間隔があるときは,お腹が張ることが多い.
☐ 4. 天候が悪く,運動不足が続くときは,便秘になる傾向がある.
☐ 5. 食事量・食物繊維の摂取不足を感じている(入れ歯が嚙み合わなかったり,歯の数が少ないため,食事量が減っている).
☐ 6. 便秘が続くときは,肌荒れを感じている.
☐ 7. 生活習慣,食習慣には気をつけているが,高血圧症などで複数の薬剤を継続服用している.

表VI-4 直腸性便秘に関する問診

☐ 1. 便が直腸にたまる感じがあるが,強い便意は感じない.
☐ 2. 排便時に違和感などがあり,排便後もすっきりしない(痔疾,直腸に多くの憩室*があると,排便困難を覚えることがある).
☐ 3. 排便のときに,いきんでもなかなか排便できない.
☐ 4. 便の性状をみると,ときに太く硬いことがある.
☐ 5. 瀉下薬を飲むと,下痢が起きることがある.
☐ 6. 家族が多いなどの理由で,朝の排便時間がうまく取れないことがある.
☐ 7. いきむ際に肛門を締めてしまう癖がある.

* 憩室:血管が大腸の壁を貫く場所,特にS状結腸の血管が貫く腸壁には筋肉がないため,腹圧をかけることで粘膜が反転脱出し,憩室と呼ばれる小さな部屋状の空間ができる場合がある.憩室には先天性と後天性があるが,後天性のものが多く,小児期の慢性便秘の例などでできることがある.

2.3. 機能性便秘の治療薬

機能性便秘の病型診断に従い,適剤探しのステップに移る.選択範囲は,OTC薬,漢方製剤が中心となるが,OTC薬には生薬の大黄を主薬に甘草を配合した「大黄甘草湯」に基づく製品が含まれる.

通常,OTC薬の場合では常習性便秘を中心に据えるとともに,弛緩性便秘,直腸性便秘,IBS(便秘型)の3病型に対する適剤探しを意図し,瀉下薬によるグループ化を行う(**表VI-5**,**表VI-6**).

2.4. 機能性便秘の適剤探し

機能性便秘の適剤探しは,弛緩性便秘と直腸性便秘に分けて進める.また,薬剤性便秘は,弛緩性便秘に分類されるが,便秘症状の被疑薬の推定と便秘症状の重症度を評価し,必要と判断される場合は受診勧奨を行う.なお,瀉下薬の添付文書の「相談すること」には,「医師の治療を受けている人は,服薬前に医師,薬剤師又は登録販売者に相談すること」と記載されている(**図VI-7**).

表VI-5 瀉下薬のグループ化と用法・用量・配合成分・適応・使用上の留意点[12]

グループ・分類	製品番号・製品名・ 用法・用量（1日限度量（mg））・主な配合成分	適応・使用上の留意点
A 軟便化剤	①サトラックス：4~8g/回・8g中（PO：4,336，センナ実：992） ②サトラックスビオファイブ：1~2包/回・4包中（PO：8,672，センナ実：1,984，LCT：60） ③サトラックス〔分包〕：1~2包/回・1包中（PO：2,168，センナ実：496）※1日4包まで ④新ウィズワンα：3/4~1包/回・3包中（PO：3,000，SN：123.08，サンキライエキス：43.2）※1日1~3回	〔適応〕 グループAは弛緩性・直腸性便秘の軽症~中等症，グループBは弛緩性・直腸性便秘の軽症例に適応できる． 〔留意点〕 グループA：便秘型IBSにも使える．センナ実などの大腸刺激薬を加えてある．急性腹痛・重症硬便・授乳婦には禁忌． グループB：軽症例では少量から使用．妊産婦には禁忌．
B ビサコジル製剤	⑤コーラック：2錠/日（就寝前）・2錠中（BSD：10） ⑥ビューラックA：2~3錠/回（就寝前）・3錠中（BSD：15） ⑦コーラックⅡ：1~3錠/回・3錠中（BSD：15，DSS：24） ⑧スルーラックS：1~3錠/回・1錠中（BSD：5，SC：13.33） ⑨スルーラックプラス：1~3錠/日・1錠中（BSD：5，SC：5，DSS：10）	
C 緩下剤	⑩ピコラックス：2~3錠/日・3錠中（SPS：7.5） ⑪ビオピコ錠：2~3錠/日・3錠中（SPS：7.5，LCT：18）	〔適応〕 作用は大腸刺激性で，弛緩性・直腸性便秘に適応． 〔留意点〕 急性腹症に禁忌．
D 塩類下剤	⑫3Aマグネシア：3~6錠/回・6錠中（MO：2,000） ⑬錠剤ミルマグLX：2~6錠/回・1錠中（MO：350） ⑭スルーシア：1~2錠/回・6錠中（MO：2,000）※1日3回	〔適応〕 弛緩性・直腸性便秘の軽症例に適応．作用発現2~6時間．けいれん性便秘にも効果がある． 〔留意点〕 腎障害例に禁忌．高齢者に注意．
E 生薬配合剤	⑮タケダ漢方便秘薬：1~3錠/日（4日以上便通がない時は2~4錠/日）・4錠中（大黄甘草湯エキス散：800（ダイオウ（1,067）及びカンゾウ（267）より抽出）） ⑯ウエストン・S：2~3錠/回・1錠中（SNP：205，RTM：22，LCR：15，ケンゴシ末：20，コウボク末：25） ⑰コーラックハーブ：1~2錠/回・2錠中（SN：57，LCR：80） ⑱クリア：2~4錠/回・4錠中（LCE：406，LCR：67，DSS：24）	〔適応〕 慢性の弛緩性・直腸性便秘の軽症例に適応．女性の直腸性便秘・高齢者の中等症の場合は，製品⑰・⑱を推奨． 〔留意点〕 良い食事習慣，十分な水分摂取，ストレス回避

【消化管運動調整薬】PO：プランタゴ・オバタ種子
【浸潤性下剤】DSS：ジオクチルソジウムスルホサクシネート
【大腸刺激性下剤】BSD：ビサコジル，SC：センノサイド・カルシウム，SN：センノシド，SNP：センナ末，SPS：ピコスルファートナトリウム水和物
【塩類下剤】MO：酸化マグネシウム
【生薬成分】RTM：ダイオウ末，LCR：カンゾウエキス，LCE：ダイオウエキス
【乳酸菌成分】LCT：ラクトミン
※便秘の重症度：排便回数・排便量の減少（35g<1回），硬便，便秘の悪化要因の重複度，治療抵抗性，便秘に伴うQOLの低下などを総合的に評価して判断する．

表VI-6 便秘・便秘症状に使われる漢方製剤

製品番号・製品名	効能・効果	使用上の注意
⑲大建中湯	体力虚弱で，腹が冷えて痛むものの次の諸症：下腹部痛，腹部膨満感	生後3ヵ月未満の乳児は服用できない．
⑳ツムラ漢方大黄甘草湯エキス顆粒	・体力に関わらず，使用できる ・便秘，便秘に伴う頭重・のぼせ・湿疹・皮膚炎・ふきでもの（にきび）・食欲不振（食欲減退）・腹部膨満・腸内異常発酵・痔などの症状の緩和	・本剤を服用している間は，他の瀉下薬は服用できない． ・授乳中の人は本剤を服用しないか，本剤を服用する場合は授乳を避ける．
㉑JPS麻子仁丸料エキス錠N	体力中等度以下で，ときに便が硬く塊状なものの次の諸症：便秘，便秘に伴う「頭重・のぼせ・湿疹・皮膚炎・ふきでもの（にきび）・食欲不振（食欲減退）・腹部膨満・腸内異常発酵・痔などの症状の緩和」	

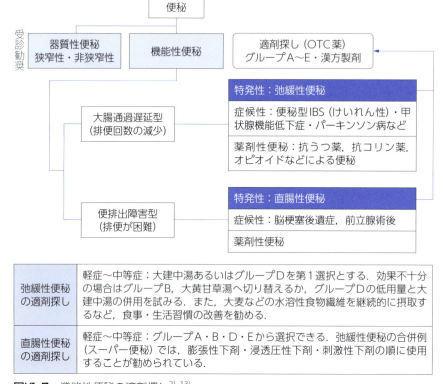

図VI-7　機能性便秘の適剤探し[2), 13)]

3. 高齢者の機能性便秘のSCS

3.1. 便秘の原因となる薬物への対応

　日本老年医学会の「高齢者の安全な薬物療法ガイドライン2015」（高齢者薬物療法ガイドライン）では，領域別指針として「7．消化器系疾患」が示されている．その冒頭サマリーには，「CQ1　便秘の原因となる薬物は中止すべきか？」，「CQ2　浸透圧下剤（酸化マグネ

シウム) は安全か?」,「CQ 3 刺激性下剤 (ロペラミド・コデインリン酸塩) は安全か?」という 3 つの CQ が掲げられている (本章では特に, CQ 1 及び CQ 2 について取り上げる).

「高齢者薬物療法ガイドライン」では, 便秘の原因となる薬物として, 中止を考慮すべき薬物もしくは使用法をリスト化 (8 薬効群, 30 製品) し, 次の 3 点について示している (表VI-7).

①リストにある薬物を慢性便秘の患者に用いる場合, 便秘が増悪する危険性を伴うこと.

②8 薬効群の推奨される使用法.

③推奨される使用法のエビデンスとその推奨度.

先述したように, 瀉下薬の添付文書の「相談すること」には,「医師の治療を受けている人は, 服薬前に医師, 薬剤師又は登録販売者に相談すること」との記載がある. もし, 薬剤師が便秘の相談を受けて応需する場合, 次のような課題について対応する必要があると考えられるが, いずれも薬剤師と「かかりつけ医」との連携が必要となる.

①「高齢者薬物療法ガイドライン」が示す 30 製品のいずれかを服薬している場合の対応.

相談者が便秘の原因薬を服薬していることから, 薬剤性便秘が疑われるが, 相談者自らの判断で被疑薬を中断することは, 現病歴を悪化させ, ときに危険を招くおそれもある. そこで薬剤師は, 必要な薬物療法の最適化を図るため, かかりつけ医が相談者の便秘症状を適正に評価し,「高齢者薬物療法ガイドライン」等に基づいて, 被疑薬の減量や代替薬への切り

表VI-7 便秘の原因となる 8 薬効群 30 製品[14)]

薬効群	商品名
ムスカリン受容体拮抗薬 (排尿改善薬)	ポラキス, ベシケア, デトルシトール, ブラダロン
抗ヒスタミン薬 (第 1 世代)	クロールトリメトン, アタラックス P, ピレチア
抗パーキンソン病薬	アーテン
三環系抗うつ薬	トリプタノール, アナフラニール, トフラニール
定型抗精神病薬	ウィンタミン, コントミン, ベゲタミン, ピーゼットシー, ノバミン
鎮痙薬	ブスコパン, コリオパン, アトロピン硫酸塩
心抑制型 Ca 拮抗薬	ヘルベッサー, ワソラン
オピオイド (がん由来症状改善薬)	モルヒネ, アンペック, オプソ, パシーフ, MS コンチン, カディアン, オキシコンチン, フェンタニル, デュロテップ

※慢性便秘の患者に対して用いると便秘を増悪させる. また, 心抑制型 Ca 拮抗薬については, 直腸～S 状結腸の運動不全をひき起こすことで便秘を増悪させる.

※推奨される使用法

①便秘が増悪するようであれば, 代替薬を使用する.

②代替薬がなければ, 必要に応じて瀉下薬を併用する.

③便秘が増悪する場合は, 減量するか, 使用を中止する.

※オピオイドの推奨される使用法

2 週間以上使用する場合は, 瀉下薬を併用する.

※エビデンスの質と推奨度

①ムスカリン受容体拮抗薬のエビデンスは「高」, 抗ヒスタミン薬・3 環系抗うつ薬・定型抗精神病薬・鎮痙薬・オピオイドのエビデンスは「中」, 抗パーキンソン病薬のエビデンスは「低」である.

②推奨される使用法の「推奨度」は, いずれも「弱」と評価されている.

替えを行う必要がある旨を説明して，受診勧奨を行う．

②相談者が医師の診療を受けていて，かつ市販の瀉下薬を服薬中であり，また，処方箋に「高齢者に対して特に慎重な投与を要する薬物のリスト」（日本老年医学会（2005年））等に記載されている薬剤が含まれている場合の対応．

処方されている薬剤が便秘の被疑薬であると考えられる．この場合，①と同様，必要な薬物療法の最適化を図ることが求められる（**表Ⅵ-8**）．

表Ⅵ-8 高齢者に対して特に慎重に投与する必要がある薬物のリスト[15]

薬効群	一般名	慎重対処の理由	代替薬
抗不整脈薬	ジソピラミド	抗コリン作用	メキシレチン
ベンゾジアゼピン系睡眠薬	フルラゼパム，ハロキサゾラム，クアゼパム，トリアゾラム	過鎮静，転倒，抗コリン作用，筋弛緩作用，長時間作用	ゾルピデム，ゾピクロン，短時間作用型ベンゾジアゼピン系薬剤
ベンゾジアゼピン系抗不安薬	クロルジアゼポキサイド，ジアゼパムなど		タンドスピロン，SSRI[*1]
三環系抗うつ薬	アミトリプチリン，イミプラミン，クロミプラミン	抗コリン作用，起立性低血圧，QT延長	SSRI，SNRI[*2]
フェノチアジン系抗精神病薬	リオリダジン，レボメプロマジン，クロルプロマジン	錐体外路症状，抗コリン作用，起立性低血圧，過鎮静	非定型精神病薬
抗パーキンソン病薬	トリヘキシフェニジル	抗コリン作用	L-dopa
骨格筋弛緩薬	メトカルバモール	抗コリン作用（特に口渇・便秘・排尿困難）	—
平滑筋弛緩薬	オキシブチニン		膀胱選択性の高い同系統薬
腸管鎮痙薬	ブチルスコポラミン，プロパンテリン		グルカゴン

[*1] 選択的セロトニン再取込み阻害薬
[*2] セロトニン・ノルアドレナリン再取込み阻害薬

3.2. 浸透圧下剤（酸化マグネシウム）の適正使用

酸化マグネシウム主薬製剤は，忍容性が高い浸透圧下剤である．酸化マグネシウムの大部分は糞便によって排泄されるが，そのごくわずかは体内に吸収され，腎より排泄される．そのため，腎機能障害患者に酸化マグネシウムの長期大量投与が行われると，マグネシウムが体内に蓄積するおそれがある．特に高齢者は，老齢化による腎機能低下があるため，酸化マグネシウム製剤を長期服用している場合，高マグネシウム血症のリスクを否定できない（重篤な転帰をたどる例も報告されている）．

酸化マグネシウム製剤の添付文書の「用法・用量」には，「初回は最少量を用い，便通の具合や状態をみながら少しずつ増量または減量して下さい」と記載されている．また，1回量は，酸化マグネシウムとして1,000〜2,000mgの範囲とされているが，1週間くらい服用して残留便が排出された後は，1回量を減量する必要がある．

高齢者に酸化マグネシウム製剤を推奨する際は，投与量を減量するとともに，定期的に血清マグネシウム濃度を測定して観察を行う必要がある．そのため，漢方製剤などの代替薬の推奨の検討，あるいは定期的な受診を勧奨することが求められる．

高マグネシウム血症とは，血中マグネシウム濃度が4.9mg/dLを超える例をいう．症状

としては，悪心・嘔吐，口渇，起立性低血圧，除脈，皮膚潮紅，筋力低下，傾眠，全身倦怠感，無気力，腱反射の減弱などがみられるので，高マグネシウム血症の懸念がある場合については，服薬を中止し，かかりつけ医を受診するよう指導する．

　なお，高齢者における排尿障害患者のムスカリン受容体拮抗薬の服薬や，高血圧患者のカルシウム拮抗薬等の服薬がある場合で，これらの薬剤が便秘の被疑薬となっている時は，処方医に疑義照会をするなどの対策を講じなければならない．

参 考 文 献

1) 厚生労働省：「平成 25 年　国民生活基礎調査の概況」
   http://www.mhlw.go.jp/toukei/saikin/hw/k-tyosa/k-tyosa13/
2) 大久保秀則，中島淳：「Ⅱ．代表的疾患の診療と現況と将来展望 (6．難治性便秘)」，日本内科学会雑誌 102 (1)，p.83-89，2013.
3) 川崎胃腸科肛門科病院 HP：「肛門科・消化器科・泌尿器科・婦人科の病気」(排便機構)
   http://www.kawahp.net/haiben.html
4) Anne Waugh, Kathleen J.W. Wilson 著，島田達生　他　訳：「健康と病気のしくみがわかる解剖生理学」，p325，西村書店，2000.
5) Murakami K, Sasaki S, Okubo H, Takahashi Y, Hosoi Y, Itabashi M："Association between dietary fiber, water and magnesium intake and functional constipation among young Japanese women.", European Journal of Clinical Nutrition 61, p. 616-622, 2007.
6) 健康博覧会 HP：業界ニュース (「大麦特集　豊富な食物繊維　優れた機能性に世界が注目」)，2013.
   http://www.this.ne.jp/news/detail.php?nid=377
7) Self Doctor News：「便秘対策で『摂ってはいけない食物繊維』とは !?」
   http://news.selfdoctor.net/2015/03/12/3977/
8) 消費者庁：「特定保健用食品制度について」(特定保健用食品に表示できる保健の用途 (例))，平成 27 年 2 月 17 日．
   http://www8.cao.go.jp/kisei-kaikaku/kaigi/meeting/2013/wg3/kenko/150217/item1-2.pdf
9) 日本小児栄養消化器肝臓学会，日本小児消化管機能研究会　編：「小児慢性機能性便秘症診療ガイドライン」，診断と治療社，2013.
10) 光岡友足：「ヒトの健康における腸内フローラコントロールの意義」(第 9 回　腸内フローラシンポジウム記録集 (腸内フローラと生活習慣病–食生活とのかかわり))，学会出版センター，2000.
11) 日本老年医学会，日本医療研究開発機構研究費・高齢者の薬物治療の安全性に関する研究研究班：「高齢者の安全な薬物療法ガイドライン 2015」，2015.
    https://www.jpn-geriat-soc.or.jp/info/topics/pdf/20170808_01.pdf
12) 宮田満男　他　編：「OTC 薬とセルフメディケーション (改訂第 2 版)」，p.126，金原出版，2012.
13) 株式会社ポーラファルマ：「便秘オンライン」(専門医が語る便秘トピックス (第 1 回　スーパー便秘))．
    http://benpi-online.jp/topics/01.html
14) 日本老年医学会，日本医療研究開発機構研究費・高齢者の薬物治療の安全性に関する研究研究班：「高齢者の安全な薬物療法ガイドライン 2015」，2015.
    https://www.jpn-geriat-soc.or.jp/info/topics/pdf/20170808_01.pdf
15) 日本老年医学会：「高齢者に対して特に慎重な投与を要する薬物のリスト」，2005.
    http://www.jpn-geriat-soc.or.jp/proposal/pdf/drug_list.pdf

VII

ロコモティブシンドローム（ロコモ）

学習のポイント

日本整形外科学会の「ロコモパンフレット 2015 年度版」の内容を基礎とし，骨粗鬆症，変形性膝関節症（膝 OA）・変形性腰椎症（腰椎 OA），サルコペニアによる痛みと機能低下が起きる理由を知り，相談者のロコモ度を判定する．ロコモを防ぐロコトレ，良い食習慣を根づかせ，健康年齢の延伸に結びつく SCS の質的向上を目標とする．

1. ロコモティブシンドローム（Locomotive Syndrome）とは？

1.1. ロコモの急増と関連疾病

　ロコモティブシンドローム（ロコモ）とは，運動器症候群のことであり，2007 年に日本整形外科学会が提唱した概念である．同学会の「2014 年度ロコモティブシンドローム生活者意識全国調査」によれば，ロコモ概念の認知度は 36.1％に達している[1]．また，厚生労働省の「平成 25 年国民生活基礎調査」によると，支援が必要な状況を 2 段階に分類した「要支援者」の「要支援 1」となる原因として，骨折・転倒（11.3％），関節疾患（23.5％）を挙げている[2]．

　現在のロコモ人口は 4,700 万人と推定されている．これは，東京大学医学部附属病院 22 世紀医療センター（22 世紀医療センター）が，和歌山県在住の 2,000 人にレントゲン・骨密度検査を実施して導き出したものである．これによると，ロコモとの関係が深い疾病の推定患者数では，変形性膝関節症（膝 OA（OA とは Osteoarthritis（変形性関節症）の略））が 2,530 万人，変形性腰椎症（腰椎 OA）が 3,790 万人，骨粗鬆症が 1,300 万人となっており[3]，メタボリックシンドロームを基礎にもつ主要生活習慣病の患者数と同等レベルであることがわかる．

1.2. 骨粗鬆症と大腿骨近位部骨折

　ロコモの随伴症状は，①骨，②関節軟骨・椎間板，③筋・靱帯と神経系の機能低下の 3 つから生まれる（**図VII-1**）．

　骨粗鬆症は，骨密度（bone mineral density：BMD）が若年成人平均値（young adult mean：YAM）の 70％以下となる病態と定義されている（BMD は成人に達するまで増加し，20〜44 歳でピークとなる）（**図VII-2**）．骨は重力に抗して身体を支え，筋肉と協調して運動

1. ロコモティブシンドローム（Locomotive Syndrome）とは？　481

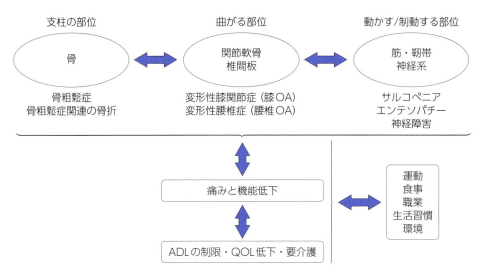

サルコペニア：身体的な障害やQOLの低下及び死などの有害な転帰のリスクを伴うものであり，進行性及び全身性の骨格筋量，骨格筋力の低下を特徴とする症候群．
エンテソパチー：腱・靱帯が骨に付着する部分をエンテーシス（enthesis）と呼び，そこが引っ張られることで生じる障害．

図Ⅶ-1　ロコモティブシンドロームの3要素[4]

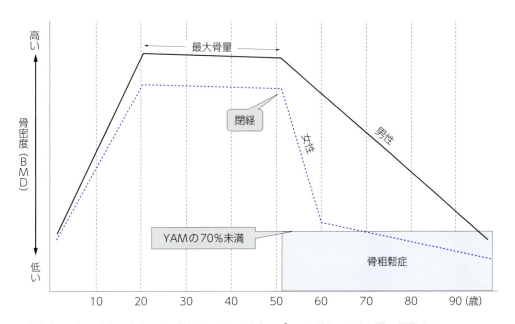

※骨密度（BMD）は成人に達するまで増加して20〜40歳でピークに達し，それ以降は下降する．
※BMDが若年成人（20〜44歳）の平均骨密度（YAM）の70〜80％で骨量減少，70％未満で骨粗鬆症とされる．

図Ⅶ-2　加齢による骨密度の変化と骨粗鬆症[5]

機能の維持を図っている．また，骨では，劣化・損傷部分を破骨細胞が吸収し，骨芽細胞がメカニカルストレス（力学的負荷）の強さに応じて骨形成をするリモデリング・バランスを行っており（骨の自律能），これによって骨は生活に必要十分な強度を保つことができる．
　骨の強度が低下し，骨折しやすくなる状態が「骨粗鬆症」である．腰椎・大腿骨頸部のい

ずれかで骨粗鬆症と判断されたものを「骨粗鬆症あり」とすると，その患者数は1,280万人（男性：300万人，女性：980万人）とされ，骨粗鬆症の主要な危険因子には，女性・高年齢，低骨密度，既存骨折が挙げられる．また，骨粗鬆症は，寝たきり要因の1つであるが，早期発見・早期治療が予防と治療の重要な鍵となる疾患でもある．しかし，腰・背骨部の圧迫骨折のように，自覚症状がなく気づかない場合も多く，実際に治療を受けている患者数は，200万人程度にとどまっている[4]．

大腿骨近位部骨折は高齢者に多く，骨粗鬆症が原因で起きる．その発生率については，厚生労働省の研究班の20年にわたる調査研究（「大腿骨頚部骨折の発生頻度及び受傷状況に関する全国調査」）があり，2007年の結果によると，発生数148,100人のうち，男性は31,300人，女性は116,800人となっている[6]．

大腿骨近位部骨折は，股関節の内側で折れる場合（大腿骨頚部骨折）と，股関節の外側で折れる場合（大腿骨転子部骨折）に分類される．大腿骨頚部骨折では，骨折時に大腿骨頚部・骨頭部を栄養する回旋動脈が損傷を受けて血液循環が悪くなるために，骨癒合が得られにくい．また，大腿骨転子部骨折では，骨癒合は得やすいものの，受傷時の外力が大きく，内出血もあるため，全身状態に影響が出やすい．

また，大腿骨近位部骨折は，骨粗鬆症が原因で起きる骨折のなかでも，椎体骨折とともに寝たきりや死亡率への影響が大きく，発生数も全国で約15万人を超えると推定されている．したがって，骨折予防は社会的にもきわめて大きな課題であり，主に転倒と骨粗鬆症の2つの観点から対策が進められている（図Ⅶ-3）．

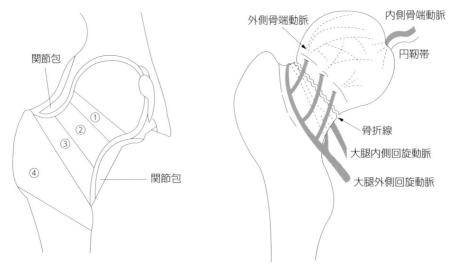

大腿骨近位部骨折：太ももの骨（大腿骨）の脚の付け根に近い部分の骨折で，股関節の関節包の内側で骨折する大腿骨頚部骨折（上図①・②）と，外側で骨折する大腿骨転子部骨折（上図③・④）に分けられる．
関節包：関節を包む生体膜で，関節包の内側を「関節の中」，外側を「関節の外」と区別する．
大腿骨頚部骨折：大腿骨の血流の80％は大腿外側・内側回旋動脈に依存しているので，内側骨折では主血流が断絶するため，骨折の治癒は遅延する．

図Ⅶ-3 大腿骨近位部骨折の骨折線と大腿骨頭の栄養動脈[7]

1.3. 膝OAと腰椎OA

骨格が曲がるための要素は，四肢では可動関節，脊柱では椎間板が大きな役割を担ってい

る．さらに，これらの機能を保つ働きを，関節では軟骨が，脊椎では椎間板が担っている．関節軟骨と脊椎の椎間板にはⅡ型コラーゲンを中心とする網目構造で包まれる空間に，多量の水を含んでいる．そのために，運動による圧が軟骨・椎間板に加わると網目構造は変形し，内部の水の流れによって応力が分散され，衝撃が吸収される．そのため，可動関節軟骨のⅡ型コラーゲンやプロテオグリカン複合体が減少すると，軟骨の弾力性が低下し，軟骨の摩耗破損が進行して変形性関節症の発症に至ると考えられている（**図Ⅶ-4**）．腰椎 OA などの「変性障害」は，退行性の変性障害に伴う症状を訴えるが，その症状は，まず，①椎間板の高さの減少，②クリープ変形と呼ばれる状態によって，椎間関節にくり返し過剰な負荷がかかることで生じると考えられている．

また，関節軟骨と椎間板の髄核には血管がなく，組織への栄養補給，組織の老廃物の排出は水分の出入りによってなされるため，障害が起きると通常の組織修復が期待できない構造となっている．

「曲がる部位」からロコモを考えると，膝 OA と腰椎 OA に絞られる．膝 OA の男女比は 1：4 で女性に多く，高年齢になるほど罹患率は高くなる．主な症状は，膝の痛みや膝に水がたまることで，初期～進行期では次のような特徴がある（**表Ⅶ-1**，**図Ⅶ-5**）．

- 初期：立ち上がり，歩き初めなどの動作開始時に痛みを感じる（休めば痛みはとれる）．
- 中期：歩行すると痛みを生じ，正座や階段の昇降が困難になる．

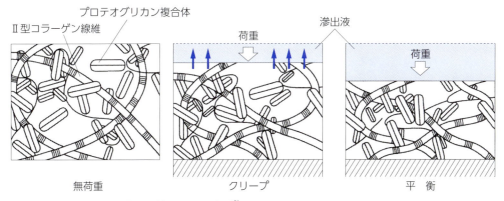

図Ⅶ-4 関節軟骨の模式図と荷重による変形[8]

表Ⅶ-1 膝 OA の正常期と初期～進行期の病態変化

正常期	・膝関節の表面は弾力性に富んだ組織からなる軟骨に覆われ，衝撃を和らげるショックアブソーバーの役割を担っている． ・滑膜からは軟骨成分のヒアルロン酸を含んだ関節液が分泌され，膝関節がスムーズに動くための潤滑油としての役割と，軟骨の栄養としての役割を果たしている．
初期～中期	・初期の膝 OA：関節軟骨には軽度の摩耗が生じるが，自覚症状はほとんどない． ・中期の膝 OA：軟骨の摩耗が進み，膝の曲げ伸ばし・立ち上がりが不自由になり，歩行時の膝にかかる負担の増加，軟骨・半月板の変性による関節炎が生じてくる． ・関節炎：膝の曲げ伸ばしに伴う痛み（動作時痛）と，曲げ伸ばしの制限（可動域制限）が生じる． ・関節水腫：関節内のヒアルロン酸が減少してくる．
進行期	・関節軟骨の摩耗：軟骨が失われると，関節の土台の骨（軟骨下骨）の露出，骨棘と呼ばれる骨の変形が生じてくる．この状態では，膝の曲げ伸ばし制限も高度となり，日常生活動作（ADL）に大きな制限がかかる．

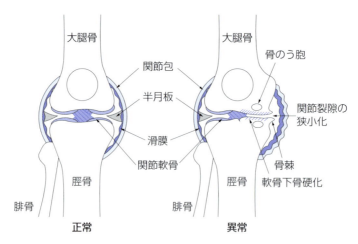

関節軟骨：大腿骨と脛骨が擦れ合う部分を保護するとともに，体重の負荷等に対して十分な強度を保っている．また，表面はガラス軟骨に覆われており，これによって関節を滑らかに動かすことができる．
関節包：関節を袋状に包んでいる線維性組織．関節の保護と，滑らかな運動に寄与している．
滑膜：関節包を裏打ちし，関節腔内にある骨のうちで関節軟骨に覆われていない部分を覆っている膜（加重を受けないすべての関節内構造物を覆っている）．関節液（滑液）を分泌することによって関節をスムーズに動かしたり，関節軟骨に栄養を与える働きをもつ．

図Ⅶ-5 正常な膝関節と器質的変化を伴う膝関節症[9]

- **進行期**：骨の変形が進み，安静時にも痛みがとれない．また，膝の曲げ伸ばしが制限され，歩行が困難になる．

腰椎 OA の有病率は，男性 81.5％，女性 65.5％であり，有病者は 3,790 万人（男性 1,890 万人，女性 1,900 万人）と推定されている．なお，腰椎 OA は，lumbar（腰部），spondylosis（脊椎症）の頭文字をとって，LS と略すことがある[10]．

腰椎 OA では，腰の重さ，だるさ，鈍い痛みが中心症状となる．特に起床時・疲労時，動き始めに症状が現れ，かがむ姿勢を長時間続ける家事労働や農作業では，「腰が伸びない」といった身体の不調を訴える．また，背筋の伸展や胸を張るなど，腰を後ろに反らす姿勢をとると，鈍痛を感じることがある．

入浴中には症状緩和がみられるのも特徴で，逆に腰を冷やすと腰痛がひどくなることがある．女性では，更年期障害の一症状として起こる場合があり，また，骨粗鬆症・循環障害を伴っている例も多くみられる．

これらの症状は軽症から中等症で現れるが，重症化するにつれて，足にしびれ・痛み・冷感が生じ，間欠跛行（休憩しながら歩くこと）がみられるようになる．こうした症状が現れた場合，腰の部分の椎間板間隙が狭くなる腰部脊柱管狭窄症になっている可能性があり，受診勧奨する必要がある（**図Ⅶ-6**）．

腰椎 OA は男性に多いのが特徴で，22 世紀医療センターが実施しているロコモのコホート研究（Research on Osteoporosis/osteoarthritis Against Disability：ROAD）では，40 歳代以上から急激に増加するとの報告がある（**図Ⅶ-7**）．

腰椎 OA の適応探しでは，特に，①長年にわたって腰に負担をかけてきた人（重労働従事者，肥満者，腰を使うアスリート，青年期から腰痛症の病歴がある人），②更年期障害のある中高年期の女性といったハイリスク要因に留意する必要がある．

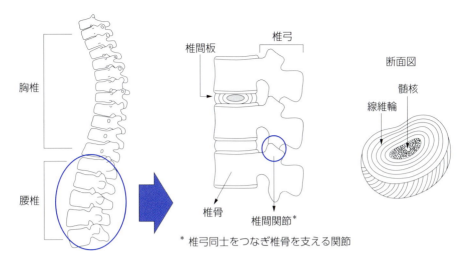

- 中高年の慢性的な腰痛症（腰椎OA・腰部椎間板症）は，腰椎の椎骨や椎間板などに変性が起こることによって生じる．
- 椎間板変性に陥ると椎間板間隙は狭くなり，同時に椎間関節の噛み合わせも悪くなる．
- 変性が進むと，椎骨の一部に骨棘ができ，椎間関節も塊状に変形肥大する．この変化は，脊柱を安定化させるための身体的な適応であるが，脊柱管は狭くなり，脊柱管狭窄を伴う．

図Ⅶ-6 腰椎の構造（椎骨・椎間板・椎間関節）[11]

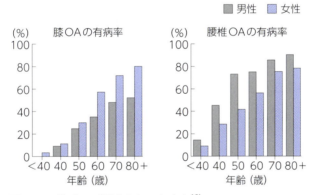

図Ⅶ-7 膝OA・腰椎OAの有病率[12]

1.4．サルコペニア・エンテソパチー

　関節・脊柱の安定性に対して，筋肉は動的に，靱帯は静的に寄与している．したがって，高齢化に伴う筋力・筋量の減少は，関節軟骨への負担の増加につながる．

　近年，ロコモとの関連から，サルコペニア（筋肉減弱症）という概念が知られるようになった．サルコペニアとは，加齢や疾患による筋肉・骨格筋（sarx）量の喪失（penia）に伴って現れる次のような状態のことをいう．
①握力をはじめとした全身の筋力の低下．
②歩くスピードが遅くなる，杖や手すりが必要になるなどの身体機能の低下．

　サルコペニアの診断基準は，握力や歩行速度の低下など，ADLの面から定義・評価を行う．サルコペニアが進行すると転倒や活動性の低下が生じやすくなり，要介護状態になる可能性が高くなる（**図Ⅶ-8**）．

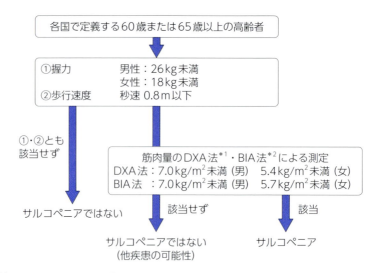

図Ⅶ-8 サルコペニアの診断基準[13]

　エンテソパチー(enthesopathy)とは，腱・靱帯と骨の付着部（エンテーシス(enthesis)）が，筋収縮によって繰り返し牽引されることで生じる炎症である．

　エンテソパチーの主な疾患には，①上腕骨外側上顆炎・上腕骨内側上顆炎，②大腿四頭筋付着部炎，③膝蓋靱帯炎，④鵞足炎，⑤足底腱膜炎がある．

　特に，上腕骨外側上顆炎は肘外側部痛を特徴とする疾患で，腱と骨の付着部への慢性的運動の繰り返しが原因となる．代表的な因子としてテニスが挙げられるが，家事・仕事・生活習慣によっても起こる．

　上腕骨外側上顆炎の症状は，手を使う際の肘・橈骨側（肘外側から前腕にかけて）の痛みである．例えば，ドアのノブを回す，タオルを絞る，回内位（内側に回す向き）でものを持ち上げる，掃き掃除をするなどで痛みを感じるが，多くの場合，安静時には疼痛はない．

　したがって，上腕骨外側上顆炎の適応探しは，疼痛誘発テストによって進める．肘の外側上顆に圧痛がある者に対して疼痛誘発テストを実施し，陽性が得られた場合は，上腕骨外側上顆炎と判断する．なお，疼痛誘発テストは，肘・手関節の伸展位で実施し，肘関節の外側（上腕骨の外側の上顆部）に痛みが誘発されれば陽性と判断される（**図Ⅶ-9**）．

　上腕骨外側上顆炎と上腕骨内側上顆炎の鑑別についても，基本的に疼痛誘発テストで行う．これについては，上腕骨外側上顆炎では手の甲を上にして物を持ち上げる動作で痛みが誘発されるのに対し，上腕骨内側上顆炎では手のひらを上にして物を持ち上げる動作で痛みが誘発される．

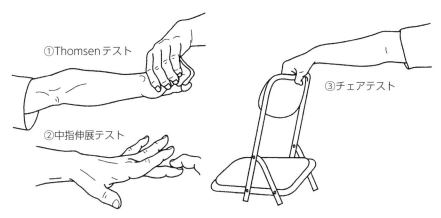

【疼痛誘発テストによる上腕骨外側上顆炎の臨床診断】
肘外側（外側上顆）周辺に圧痛があり，①〜③の疼痛テスト結果が陽性（肘外側（外側上顆）に痛みを感じる）であれば，上腕骨外側上顆炎と診断できる．
①Thomsen（トムゼン）テスト：手関節の抵抗下伸展テスト．握り拳を作ってもらい，大中手骨を掌屈するように力を加える（屈曲位の手関節に抵抗を加えつつ，背屈を強制）．
②中指伸展テスト：肘・手関節伸展・前腕回内位で伸展させた中指に抵抗を加える．
③チェアテスト：肘・手関節伸展・前腕回内位で椅子を持ち上げてもらう．

図Ⅶ-9 上腕骨外側上顆炎の疼痛誘発テスト[14]

2. ロコモ度の評価とロコトレの継続

2.1.「ロコモパンフレット 2015 年度版」

　日本整形外科学会では，「いつまでも自分の足で歩くために」をテーマに，「ロコモパンフレット 2015 年度版」を公開しており，「人生の最後まで自分の足で歩く」ことの実現が健康寿命の延伸につながるとの考えを示している．また，骨や筋肉の量のピークはおよそ20〜30代だということをふまえ，適度な運動や生活活動で刺激を与えるとともに，適切な栄養を摂ることで強く丈夫な運動器を維持することができるとしている（**図Ⅶ-10**）．

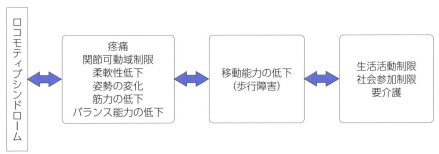

※人生の最後まで自分の足で歩くことは，健康寿命を最大限に活かすことにつながる．そのためには，20〜30歳代からの運動習慣・食習慣が重要であるが，弱った骨・筋肉で衰えを感じる40歳代・50歳代（以降）においても，運動や生活活動によって適正な負荷をかける必要がある．
※過度なスポーツ・過体重により，過剰な負荷をかけることは，軟骨・椎間板の損傷を招き，痩せすぎは，筋肉・骨の脆弱さを誘発する．

図Ⅶ-10 ロコモが与えるヒトの健康への影響[15]

2.2. ロコチェックとロコモ度テスト

　ロコチェックとは，日本整形外科学会が提唱するロコモのセルフチェックの基準である（「7つのロコチェック」と呼ばれている）．ただし，これはロコモの要因となる特定疾病のチェックシートではなく，運動器全体のバランスがとれていないケースについてもロコモ予備軍として捉え，ロコモーション・トレーニング（ロコトレ）なども含めて対処していくことを目標としている（**図VII-11**）．

　日本整形外科学会では，この「7つのロコチェック」に続いて，ロコモ疑診例の移動機能を評価する「ロコモ度テスト」を提唱している．移動機能とは，立つ・歩く・走る・座るなどの日常生活に必要な「身体の移動に関わる機能」のことである．ロコモ度テストは，①立ち上がりテスト，②2ステップテスト，③ロコモ25から成り立っており，①と②の実施は，介護者のもとで行うことが望ましいとしている（**表VII-2**）．

　ロコモ度テストでは，①及び②の2つのテストと，③のロコモ25と呼ばれる25の自記式問診票によって評価を行い，「ロコモ度1」あるいは「ロコモ度2」のいずれにも該当していないことを判定する必要がある．

　「ロコモ度1」は，移動機能の低下が始まっている状態を示し，「ロコトレ」をはじめとする運動を習慣づける必要があることを示している．また，十分なたんぱく質とカルシウムを含んだバランスの良い食事を摂るよう留意しなければならない．「ロコモ度2」は，移動機能の低下が進行しており，自律した生活ができなくなるリスクが高くなっている状態を示している．特に，痛みを伴う場合は，何らかの運動器疾患が発症しているおそれがあるので，整形外科医の受診が必要であると考えられる（**表VII-3**）．

> **"7つのロコチェック"**
> こんな状態は要注意！
> □ ①片足立ちで靴下がはけない．
> □ ②家の中でつまずいたり，すべったりする．
> □ ③階段を上がるのに手すりが必要である．
> □ ④家のやや重い仕事が困難である．
> □ ⑤2kg程度の買い物をして持ち歩くのが困難である．
> □ ⑥15分くらい続けて歩くのが困難である．
> □ ⑦横断信号を青信号で渡りきれない．
>
> 　　　該当する項目「0」を目指して，ロコトレを始めましょう．
>
> ・腰・関節の痛み，筋肉の衰え，ふらつきといった症状が悪化してきている場合は，まず，整形外科医師の診断を受けましょう．
> ・まず，自分の状況を知ることから！チェックは40歳から始めましょう．
> ・7つの項目は，すべて，運動器が衰えているサインです．1つでも当てはまれば，ロコモの心配があります．

図VII-11　ロコチェックのチェック項目[16]

2. ロコモ度の評価とロコトレの継続　489

表Ⅶ-2　ロコモ度テスト[17]

立ち上がりテスト	・下肢筋力を測ることが目的 ・両脚または片脚で，10・20・30・40cm の決まった高さから立ち上がれるかどうかで判断する． ・40cm・両脚から始め，立ち上がれたら同じ高さで片脚のテスト（40cm・片脚）をする． ・テストの方法 　両脚の場合：台（40cm）に両腕を組んで腰掛け（両脚は肩幅くらいに広げる），床に対して脛が約 70°になるような姿勢をとって反動をつけずに立ち上がり，そのまま 3 秒間保持する． 　片脚の場合：両脚の時と同じ姿勢から，左右のどちらかの脚を上げ（上げた方の脚の膝は軽く曲げる），その状態のまま反動をつけずに立ち上がり，そのまま 3 秒間保持する ・台の高さの難易度（参考） 　両脚 40cm＜両脚 30cm＜両脚 20cm＜両脚 10cm＜片脚 40cm＜片脚 30cm＜片脚 20cm＜片脚 10cm
2 ステップテスト	・歩幅の測定と同時に下肢の筋力，バランス能力，柔軟性などを含めた歩行能力を総合的に評価する． ・スタートラインからできる限り大股で 2 歩歩き，両足を揃える．これを 2 回繰り返し，測定値が良い方の「2 ステップ値」を計算する． 　※2 ステップ値＝2 歩幅（cm）÷身長（cm）
ロコモ 25*	・25 の問診からなり，Q1〜4 がこの 1 ヵ月の体の痛み，Q5〜25 は ADL を評価する具体的で詳細な事項となっている． ・Q5〜25 には，ロコチェックの 6 項目が含まれる． ・Q5〜25 には，「友人と会う」，「家族と出かける」などに対する困難度についての設問があり，自宅等への引きこもりのリスクも評価している．

* ロコモ 25

※厚生労働科学研究費補助金長寿科学総合研究事業「運動機能不全の早期発見ツールの開発」により策定されたロコモ診断ツールである（信頼性・妥当性の評価は終了している）．

※自記式問診票で，25 の設問はいずれも 5 段階評価となっている．各段階で 0〜4 点の評価がなされ，障害なしの 0 点から最重症の 100 点までの評価ができるよう設計されている．

※2011 年 3 月時点において，16 点以上がロコモと判定されるカットオフ値となっている．

表Ⅶ-3　ロコモ度の判定方法[18]

ロコモ度テスト	立ち上がりテスト結果		2 ステップ値	ロコモ 25 の結果
	片脚 40cm	両脚 20cm		
ロコモ度 1	×	—	1.3 未満	7 点以上
ロコモ度 2	—	×	1.1 未満	16 点以上

※ロコモ度の判定方法

「①立ち上がりテスト」，「②2 ステップテスト」，「③ロコモ 25」の各テストの結果から確認する．

次の 3 項目のうち，いずれか 1 つでも当てはまれば「ロコモ度 1」と判定される．

①どちらか一方の片脚で 40cm の高さから立ち上がれない．

②2 ステップ値が 1.3 未満．

③ロコモ 25 の結果が 7 点以上．

また，同様に次の 3 項目のうち，いずれか 1 つでも当てはまれば「ロコモ度 2」と判定される．

①両脚で 20cm の高さから立ち上がれない．

②2 ステップ値が 1.1 未満．

③ロコモ 25 の結果が 16 点以上．

※ロコモ度 1

移動機能の低下が始まっており，筋力や筋腱バランスが落ちてきている状態にあるため，「ロコトレ」をはじめとした運動を習慣づける必要があることを示している．また，十分なたんぱく質とカルシウムを含んだバランスの良い食事を摂るよう留意しなければならない．

※ロコモ度 2

移動機能の低下が進行している状態と解釈できる．これは，自律した生活ができなくなるリスクが高くなっている状態と言い換えても良い．特に，痛みを伴う場合は，何らかの運動器疾患が発症しているおそれもあるので，整形外科医への受診が必要と考えられる．

2.3. ロコモーション・トレーニング（ロコトレ）

　ロコチェックによって骨・関節・筋肉などの運動器の衰えをチェックし，さらにロコモ度テストによって得られた結果から「ロコモ度1」と評価された相談者については，SCS として運動療法，食事療法に関するアドバイスを行う．また，「ロコモ度2」と評価された相談者については，整形外科医への受診を勧奨する．なお，「ロコモ度1」の相談者については，ロコトレ（「ロコモパンフレット2015年度版」に掲載）の基本メニューである「片脚立ち」と「スクワット」を中心に実地指導を行う（**図Ⅶ-12**，**図Ⅶ-13**）．

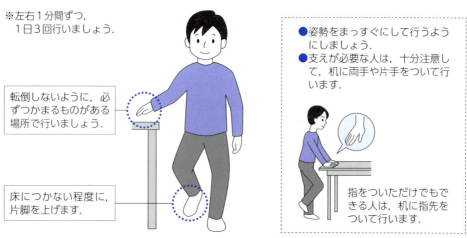

図Ⅶ-12 バランス能力をつけるロコトレ「片脚立ち」[19]

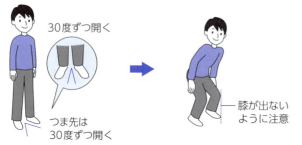

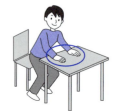

※深呼吸をするペースで，5〜6回繰り返します．1日3回行いましょう．

ポイント	・動作中は息を止めないようにします． ・膝に負担がかかり過ぎないように，膝は90度以上曲げないようにします． ・太ももの前や後ろの筋肉にしっかり力が入っているか，意識しながらゆっくり行いましょう． ・支えが必要な人は，十分注意して，机に手をついて行います．

図Ⅶ-13 下肢筋力をつけるロコトレ「スクワット」[20]

3. ロコモの SCS

3.1. 骨折予防と運動療法

ロコモの要因として，加齢に伴うバランスと筋力の低下が挙げられている．現在，さまざまな骨粗鬆症の治療薬が開発されているが，大腿骨近位部骨折の発症件数は増加傾向にある．そこで，ロコモの SCS にとって重要とされるのは，まず，骨折の要因を知り，その要因ごとに予防対策を立て，これを確実に実行することである（図Ⅶ-14）．

転倒予防については，長寿科学振興財団による「視線行動に着眼した転倒・骨折予防プログラム（MTS（Multi Target Stepping）トレーニング）」がある．これについては，要支援高齢者 264 名を対象に無作為化対象試験（トレーニングマットの上を歩く訓練で，週に 2 回，1 回について 10m を 2 往復するというもの．なお，開始から 6 週ごとにトレーニング用マットのターゲットを増やして難易度を上げる）が実施されており，試験終了後 1 年間における介入群の転倒発生率は 12％，骨折発生率は 3％で，コントロール群（転倒発生率 33％，骨折率 12％）との間に有意差が認められた（図Ⅶ-15）．

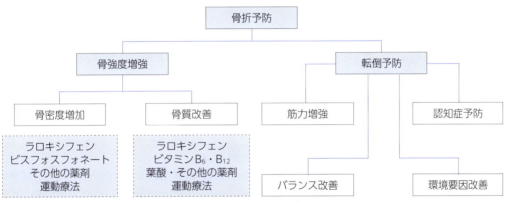

図Ⅶ-14 骨折予防のために考慮しなければならない要因[21]

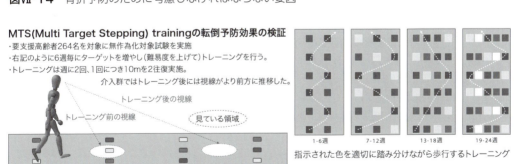

※MTS トレーニングは要支援高齢者 264 名に実施され，①転倒発生率，②骨折発生率の軽減に有用性が認められている．被験者となったコントロール群は 1 年に 33％が転倒し，11％が骨折を経験している．一方，トレーニング終了後 1 年間における介入群の転倒発生率は 12％，骨折発生率は 3％にまで減少し，有意差が認められている．
※MTS トレーニング後は，視線が検査前に比較して前方となり，それによって転倒の原因となる障害物を早めに認識し，危険回避ができるようになったと考えられる．
※MTS トレーニングは週に 2 回，1 回について 10m を 2 往復というもので，上図のように 6 週ごとにターゲットを増やし，難易度を上げていく．

図Ⅶ-15 MTS トレーニングの有用性[22]

3.2. 食生活の留意点

過体重と低栄養（食欲不振）は，腰・膝に負担を掛け，ロコモの原因となる．

瓜谷らは，膝OA群78名と対照群67名の比較により，膝OA群のBMI（25.5±3.5）と，対照群のBMI（21.7±2.6）に有意差を認めている[23]．また，鈴川らによれば，低栄養と膝OAとの関係について，膝OA患者298名を年齢階級で比較すると，高齢である群が低栄養，虚弱とは判定されない程度の値であっても，筋力とともに栄養状態の確認を行う必要性があると報告している[24]．

なお，低アルブミン血症や低栄養の高齢者は，骨粗鬆症，サルコペニアが起こりやすいため，食品摂取多様性スコアに基づいた食生活の指導を行うことが望ましい（**図Ⅶ-16**）．

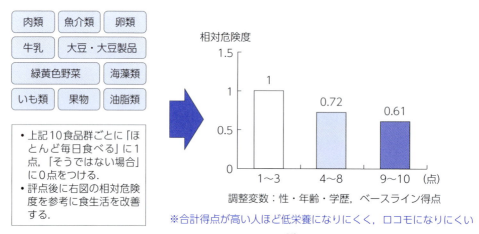

図Ⅶ-16 食品摂取多様性スコアとロコモの相対危険度[25]

3.3. 骨を強くする食生活・カルシウム製剤

健康人を対象にした厚生労働省の「『日本人の食事摂取基準』（2015年版）」では，70歳以上のカルシウムの推奨摂取量は，男性で700 mg/日，女性で650 mg/日とされ，骨粗鬆症の治療のためには，1日700〜800 mgのカルシウム摂取が勧められている．また，骨粗鬆症の治療には，ビタミンD，ビタミンKが不可欠であり，食事で十分な摂取が望めない場合には，医薬品や栄養機能食品等の服薬・摂取も考慮する必要がある（**表Ⅶ-4**）．

特にビタミンDは，高齢者で不足状態にある例が多いことが報告されており，食事の際は，ビタミンDを豊富に含む鮭やキノコ類等の摂取を意識する必要がある．なお，肉，魚，牛乳，大豆などのアミノ酸バランスが良質なたんぱく源や，マグネシウム，ビタミンB_6，ビタミンB_{12}，葉酸などの摂取も必要である．

3.4. 筋肉を強くする食生活・必須アミノ酸製剤

先述したように，サルコペニアは，筋肉・骨格筋が失われることによって出現する（**図Ⅶ-8**，**図Ⅶ-17**）．これまで，高齢化に伴う筋肉量の減少は避けられないことと考えられてきたが，筋肉の減少量が一定レベル以上になると，「ふらつき→転倒→介護重症度の進展」が懸念されるようになった．

サルコペニアの予防には，バランスの良い食事と運動が重要である．特に，たんぱく質不足は筋肉量の減少につながることから，食事はもちろん，必要であればサプリメントの摂取

も視野に入れなければならない．また，たんぱく質だけではなく，筋肉を動かすエネルギー源となる脂質・糖質，たんぱく質の合成に関わるビタミンB_6，たんぱく質・糖分の補助をするミネラルなども欠かせない．

適切なSCSが得られず，低栄養が持続するとサルコペニアにつながることとなる．それにより，活力・筋力及び身体機能が低下するとともに，活動度・消費エネルギー量が減少して

表Ⅶ-4 カルシウム製剤（医薬品・栄養機能食品）

製品名/（リスク）分類等	配合成分（1日量）	製品の特徴・効能・効果等
ワダカルシュームエース/第2類医薬品	沈降炭酸カルシウム：1,525mg,炭酸マグネシウム：118.4mg,コレカルシフェロール：10μg（400IU）	〔効能・効果〕虚弱体質等による骨歯の発育促進，妊婦・授乳婦の骨歯の脆弱防止. ・1日4錠：600mgのカルシウムが補給できる. ・ビタミンD_3とカルシウム代謝に必要なマグネシウムを配合. ・加齢に伴うカルシウム吸収が衰えがちな例に適している.
新ササカール/第3類医薬品	ボレイ末：1,500mg，グルコン酸カルシウム水和物：800mg,乳酸カルシウム水和物：500mg,乾燥酵母：300mg	〔効能・効果〕ワダカルシュームエースと同じ. ・1日量600mgのカルシウム摂取ができる. ・ボレイは漢方方剤にカルシウム補給目的で使われてきた. ・乾燥酵母はエルゴステリン・アミノ酸の補給に役立つ.
ワダカルシューム錠/第3類医薬品	リン酸水素カルシウム水和物：2,550mg，乳酸カルシウム水和物：150mg，クエン酸カルシウム：150mg	〔効能・効果〕ワダカルシュームエースと同じ. ・骨歯の脆弱性を防ぎ，骨歯の発育を促す. ・加齢に伴うカルシウム吸収不足の例に適している.
カルシチュウ〈チュアブル錠〉/指定医薬部外品	沈降炭酸カルシウム：1,500mg,炭酸マグネシウム：118.4mg,コレカルシフェロール：100IU	〔効能・効果〕中高年期等へのカルシウム補給 ・1日1回2錠でカルシウム600mgを補給できる. ・マグネシウム・コレカルシフェロールを配合している.
大正カルシウム・コラーゲンMBP/栄養機能食品	未焼成カルシウム：300mg，酸化マグネシウム：150mg，MBP*：40mg，コラーゲン：300mg	・骨の健康をサポートする. ・1日分で，カルシウム摂取推奨量の半分を補う. ・MBPを配合.
カルシウム&マグネシウム/栄養機能食品	卵殻カルシウム：300mg，マグネシウム：150mg，ビタミンK：10μg，ビタミンD：25μg，キシロオリゴ糖：400mg	・カルシウムが摂取しやすく，「吸収力・骨の形成力」に役立つ. ・卵殻カルシウムは多孔性で吸収されやすい. ・カルシウムの吸収力を高める牛乳由来成分キシロオリゴ糖とビタミンDを配合. ・マグネシウムとビタミンKの配合で骨形成を助ける.

* MBP：ミルク・ベーシック・プロテイン

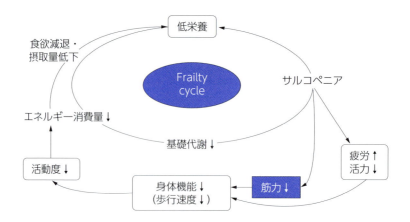

※低栄養があると，サルコペニアにつながり，活力低下，筋力低下，身体機能低下を誘導して活動度，消費エネルギー量の減少，食欲低下をもたらし，さらに栄養不良状態を促進させるというフレイルティ（frailty）・サイクルに陥る．
※フレイルティとは，①体重減少，②疲労感，③ADL低下，④歩行速度の減弱，⑤視力の低下の5項目のうち，3項目以上に該当する状態をいう．

図VII-17 フレイルティ・サイクルの引き金になる筋力の低下[26]

食欲低下をもたらし，栄養状態を悪化させる「フレイルティ・サイクル」に陥る（図VII-17）．

フレイルティ・サイクルに陥った高齢者では，1日の体重1kg当たりのたんぱく質摂取量が減少しており，70歳以上の1日当たりのたんぱく質摂取推奨量（60g）に達していない．一方，たんぱく質の摂取量と筋量の変化に関する3年間の調査研究によると，日本人のたんぱく質摂取推奨量に近いグループにおいても，筋量の減少傾向に歯止めがかからなかったことが分かっている（図VII-18）．

近年，低栄養からフレイルティ・サイクルに陥る高齢者に対して，食事・ロコトレに加え，アミノ酸サプリメント（アミノエール：ロイシン高配合必須アミノ酸製剤）が上市され，消費者がアミノエールの推奨度を判定（評価）する自記式問診票が示されている．問診票は5つのCQからなり，2つのCQはロコチェックの「②家の中で，つまずいたり，すべったりする」，「④家のやや重い仕事が，困難である」，「⑤2kg程度の買い物をして，持ち歩くのが困難である」に相当し（図VII-11），残りの3つは，低栄養を示唆する項目と，「前かがみ姿勢」に関する項目となっている．ロイシン高配合必須アミノ酸は，ホエイたんぱく質※組成必須アミノ酸と比較して骨格筋たんぱく質の同化促進作用が優れており，低栄養状態にある高齢者に対し，運動とアミノエールによる複合介入の効果が期待されている（図VII-19）．

3.5. 膝OAのSCS（漢方製剤・軟骨成分）

ROADプロジェクトによれば，わが国には50歳以上で痛みを伴う膝OA患者が820万人，痛みを伴う腰椎OA患者は1,020万人いると推定されている．

日本整形外科学会の「腰痛診療ガイドライン2012」によると，腰痛の薬物療法について，①急性・慢性腰痛に対する第1選択薬は抗炎症薬，②急性腰痛に対する第2選択薬は筋弛緩剤，③慢性腰痛に対する第2選択薬は抗不安薬・抗うつ薬であるとしている．また，腰痛の原因として，中年男性では腰部椎間板ヘルニア，高齢者では腰部脊柱管狭窄症，閉経後

※ 乳清タンパク質．サプリメントに利用される．

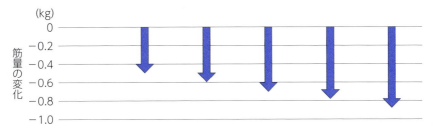

	グループ1	グループ2	グループ3	グループ4	グループ5
1日の体重あたりのたんぱく質摂取量	1.1g/kg/日	0.9g/kg/日	0.8g/kg/日	0.7g/kg/日	0.7g/kg/日
全食事に占めるたんぱく質の割合	18.2%	15.8%	14.1%	12.7%	11.2%

※高齢者（70～79歳）2,066人を対象とした，3年間の除脂肪体重（筋量）を調査したコホート研究．
※対象者を1日の体重あたりの蛋白摂取量と全食事に占めるたんぱく質の割合によって5群に分け，筋量の変化を調べたところ，たんぱく質の摂取が低くなるほど筋量も減少していた．
※日本人のたんぱく質摂取推奨量に近いグループ1においても，筋量の減少傾向に歯止めがかからないことから，高齢者は，食生活でたんぱく質の摂取に留意しても，筋量の減少は避けられないことが分かる．

図Ⅶ-18 たんぱく質の摂取量と筋量の変化[27]

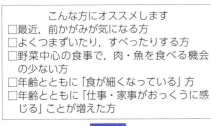

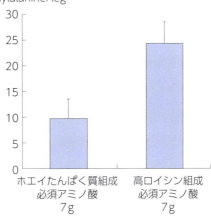

※上記右図の研究では，必須アミノ酸の中で最もたんぱく質同化作用が強いことが知られている分子鎖アミノ酸（BCAA），特にロイシンの含量を41％に高めた必須アミノ酸混合物7gと，ホエイたんぱく質と同じ組成の必須アミノ酸混合物（ロイシン含量26％）7gの比較を行っている．その結果，高齢者では，ロイシン含量41％のアミノ酸混合物の方が，より効果的に「筋たんぱく質」の合成を促進していたことが分かった．

図Ⅶ-19 アミノエール（ロイシン高配合必須アミノ酸）の骨格筋たんぱく質同化の促進[28]

の女性では骨粗鬆症が多いとしている．このように，腰痛の原因は広範囲であるため，薬物療法も病態依存型にならざるを得ない．

一方，膝 OA の薬物療法は，OARSI (Osteoarthritis Research Society International) のガイドラインを基に作成された日本整形外科学会の「膝 OA ガイドライン」が参考にされている（**表VII-5**）．

膝 OA の保存治療は，①生活指導・教育，②薬物療法，③装具療法，④運動療法に分けられている．膝 OA の保存療法を「OARSI ガイドライン」と「膝 OA ガイドライン」で比較すると，①ヒアルロン酸の関節腔内注射投与で双方の推奨度 (strength of recommendation) は 64% (OARSI ガイドライン)/87% (膝 OA ガイドライン) で，わが国の方が 23% 上回っている．また，②グルコサミン・コンドロイチン硫酸の推奨度は，63% (OARSI ガイドライン)/41% (膝 OA ガイドライン) であることも印象的である．

膝 OA の薬物療法には，①非ステロイド性消炎鎮痛剤 (主に外用剤となるが，急性期には内服薬を選択することがある)，②漢方製剤が選択される．また，関節腔内への直接投与が重要な位置を占めているものに③ヒアルロン酸ナトリウムがある．ヒアルロン酸は関節液の主要な成分であり，その適正な濃度の維持は関節機能を維持するうえで極めて重要であると考えられている．さらに軟骨成分として④グルコサミン・コンドロイチン硫酸・ヒアルロン酸の経口剤 (サプリメント) が選択されることがある（**表VII-6**）．

非ステロイド性消炎鎮痛剤の外用剤 (貼付薬) は皮膚炎の原因となり，急性期に選択される非ステロイド性消炎鎮痛剤の内服薬 (経口薬) は胃腸障害 (薬物性潰瘍) の原因となる．

漢方製剤は適応となる「証」の適合性選びに十分な注意が必要であり，また，効果発現が緩やかであることにも配慮しなければならない．膝 OA に対しては防已黄耆湯が基本であり，中間証の第 1 選択薬になる．実証の場合には「越婢加朮湯エキス顆粒 2」等を選択し，虚証の場合には「ツムラ漢方桂枝加朮附湯エキス顆粒」等を選択する．また，膝 OA のうち，関節部位に熱感があり，痛みを伴う例には「再春痛散湯エキス顆粒」等を選択することができる（**表VII-7**）．

表VII-5 膝 OA の保存療法（「OARSI ガイドライン」と「膝 OA ガイドライン」との比較）[29]

OARSI ガイドライン (一部抜粋)
• ヒアルロン酸関節腔内注射の SOR (推奨度) は 64% である．
• ヒアルロン酸の関節腔内注射は，膝 OA について有用な場合がある．
• グルコサミン・コンドロイチン硫酸の投与は，膝 OA の症状緩和に有効な場合がある．
• アセトアミノフェンは軽度・中等度の膝 OA に有効であり，最大使用量は 4,000 mg とされている．効果が得られない例では，併用薬，併存疾患を考慮して投与薬物を変更する．
• 膝 OA では NSAIDs 外用剤，経口剤が追加あるいは代替薬として有効である．
• 運動療法・患者教育・COX-2 阻害薬，NSAIDs＋PPI (併用) が挙げられている．
• 薬物療法と非薬物療法の併用が必要である．

膝 OA ガイドライン (一部抜粋)
• ヒアルロン酸関節腔内注射の SOR (推奨度) は 87% である．
• 膝 OA の至適管理には非薬物療法と薬物療法の併用が必要である．
• 定期的な有酸素運動・筋力強化訓練・関節可動域訓練を実施し，継続を奨励する．
• 体重過多の膝 OA には減量し，体重をより低く維持することを奨励する．
• 膝 OA 患者には，履物について適切な助言を与える．
• 症候性の膝 OA では，NSAIDs を最小有効量使用すべきであるが，長期投与は避ける．

表Ⅶ-6 医療機関における膝 ◯A の保存療法[30]

①生活指導と教育
②薬物療法
 ❶非ステロイド性消炎鎮痛剤（外用薬・内服薬・坐薬）
 ❷関節腔内注射（ヒアルロン酸・ステロイド剤）
 ❸グルコサミン・コンドロイチン硫酸・ヒアルロン酸の経口剤
  ※ただし，これらは医学的に有効性が証明されていないため，サプリメントとして販売されているのが現状である．
③装具療法：膝サポーター，足底板など
④運動療法：大腿四頭筋訓練など

表Ⅶ-7 膝 ◯A に選択される漢方製剤

製品名 / リスク分類	生薬成分（1 日量）	製品の特徴・効能・効果等
ロコフィット GL/第2 類医薬品 ※防已黄耆湯製剤	防已黄耆湯エキス：1,600 mg（ボウイ：2,508 mg，オウギ：2,580 mg，ソウジュツ：1,505 mg，タイソウ：1,505 mg，カンゾウ：752 mg，ショウキョウ：502 mg）	〔効能・効果〕体力中等度以下で，疲れやすく汗のかきやすい傾向があるものの次の諸症：肥満に伴う関節の腫れや痛み，むくみ，多汗症，肥満症（筋肉にしまりのない，いわゆる水肥り）※体力中等度の患者では，越婢加朮湯と半量ずつ併用すると良い．
越婢加朮湯エキス顆粒 2/第2 類医薬品	越婢加朮湯エキス：4.6 g（マオウ：4.5 g，セッコウ：6 g，ショウキョウ：0.75 g，タイソウ：2.25 g，カンゾウ：1.5 g，ビャクジュツ：3 g）	〔効能・効果〕体力中等度以上で，むくみがあり，のどが渇き，汗が出て，ときに尿量が減少するものの次の諸症：むくみ，関節の腫れや痛み，関節炎，湿疹・皮膚炎，夜尿症，目のかゆみ・痛み※鎮痛効果は比較的強く，早期に発現する．マオウを含むので，胃腸虚弱，高齢者，心疾患の患者には副作用の発現に注意が必要である．
ツムラ漢方桂枝加朮附湯エキス顆粒/第2 類医薬品	次の割合の混合生薬の乾燥エキス：1.875 g（ケイヒ：2.0 g，シャクヤク：2.0 g，ソウジュツ：2.0 g，タイソウ：2.0 g，カンゾウ：1.0 g，ショウキョウ：0.5 g，ブシ末：0.25 g）	〔効能・効果〕体力虚弱で，汗をかき，手足が冷えてこわばり，ときに尿量が少ないものの次の諸症：関節痛，神経痛※鎮痛効果は比較的弱く，効果発現に比較的時間がかかるが，副作用は少ない．
再春痛散湯エキス顆粒/指定第 2 類医薬品	痛散湯水製乾燥エキス：0.5 g（マオウ 0.7 g，キョウニン 0.5 g，ヨクイニン 1.3 g，カンゾウ 0.5 g，ボウイ 2.0 g，動物胆 0.1 g より製したエキス），マオウ：0.6 g，カンゾウ末：0.4 g，ヨクイニン末：1.4 g，ボウイ末：1.6 g	〔効能・効果〕発熱して，諸関節や各所の筋肉が腫れて痛むものの次の諸症：神経痛，リウマチ，肩痛，筋肉痛，関節炎※次の人は服用前に医師，薬剤師等に相談する．①体が虚弱な人，胃腸の弱い人，発汗傾向の著しい人．②薬などへのアレルギー，発疹・発赤の既往歴のある人．③むくみ・排尿困難，高血圧・心疾患・腎臓病がある人．

3.6. 関節痛を適応にもつ OTC 薬

関節痛を効能・効果にもつ OTC 薬は，関節成分を含むサプリメントとは異なり，製造販売承認申請によって，厚生労働省から関節痛に効能・効果があることが認められている．現在のところ「関節痛」，「神経痛」を適応にもつ OTC 薬には，コンドロイチン硫酸，ビタミン B_1，B_{12} 等を配合したもののほか，防已黄耆湯の構成生薬で，「鎮痛・消炎作用」がある「ボウイ乾燥エキス」を配合したものがある（製品①）．なお，製品①〜⑤の配合成分のうち，軟骨成分であるコンドロイチン硫酸の 1 日用量については，200〜1,560 mg の範囲となっている（**表Ⅶ-8**）．

「OARSI ガイドライン」によれば，変形性関節症のプライマリ・ケアでは，非薬物療法と薬物療法の併用が重要であるとしている．これについては，ランダム化比較試験（RCT）に基づくものではなく，エキスパートの意見であるため，LoE（Level of Evidence）はⅣ（Ⅳの位置づけがもっとも低い）とされているが，既存ガイドライン等においては 100% のコンセンサスがあり（臨床現場では高頻度で実施されている），「OARSI ガイドライン」における推奨度でも 96% となっている．

なお，「OARSI ガイドライン」には，「グルコサミン・コンドロイチン硫酸の投与は，膝 OA の症状緩和に有効な場合がある．ただし，6ヵ月以内に効果が認められなければ投与を中止する」と記載されている（先述したように，「OARSI ガイドライン」における推奨度は 63% である）．

表Ⅶ-8　関節痛を適応にもつ OTC 薬

製品番号・製品名/リスク分類	配合成分（1 日量）	効能・効果等
①キューピーコーワコンドロイザー/第2 類医薬品	ボウイ乾燥エキス：240 mg，コンドロイチン硫酸エステルナトリウム：800 mg，ベンフォチアミン：41.49 mg，シアノコバラミン：60.0 μg，トコフェロールコハク酸エステルカルシウム：51.79 mg	・関節痛・筋肉痛（腰痛・肩こり・五十肩），神経痛，手足のしびれ，便秘，眼精疲労 ※ボウイ乾燥エキスは防已黄耆湯などにも配合され，鎮痛・消炎作用がある．
②コンドロイチン ZS 錠/第3 類医薬品	コンドロイチン硫酸エステルナトリウム：1,560 mg	関節痛・神経痛・腰痛・五十肩・神経性難聴，音響外傷性難聴，疲労回復
③フレックスパワーEX 錠/第3 類医薬品	硝酸チアミン：30 mg，コンドロイチン硫酸ナトリウム：800 mg，アスパラギン酸カリウム・マグネシウム等量混合物：200 mg	❶神経痛・筋肉痛・関節痛（腰痛・肩こり・五十肩など），手足のしびれ，便秘，眼精疲労 ❷脚気 ❸次の場合のビタミン B_1 補給：肉体疲労時，妊娠・授乳期，病中病後の体力低下時 ※ただし，❶及び❷については，1ヵ月ほど服用しても改善がみられない場合は，医師，薬剤師等に相談する．
④アクテージ AN 錠/第3 類医薬品	フルスルチアミン：100 mg，ピリドキシン塩酸塩：20 mg，シアノコバラミン：60 μg，コンドロイチン硫酸エステルナトリウム：800 mg	
⑤グルコン EX 錠/第3 類医薬品	チアミン硝化物：30 mg，コンドロイチン硫酸エステルナトリウム：200 mg，γ-オリザノール：10 mg	

参考文献

1) ロコモチャレンジ！推進協議会：「2014年度ロコモティブシンドローム生活者意識全国調査」
https://locomo-joa.jp/news/upload_images/locomo_survey140526.pdf

2) 厚生労働省：「平成25年国民生活基礎調査の概況」（第14表　要介護度別にみた介護が必要となった主な原因の構成割合）.

3) Yoshimura N, Muraki S, Oka H, et al.："Prevalence of knee osteoarthritis, lumber spondylosis, and osteoporosis in Japanese men and women：the research on osteoarthritis/osteoporosis against disability study.", J Bone Miner Metab 27 (5), p. 620-628, 2009.

4) 中村耕三：「ロコモティブシンドローム（運動器症候群）」，日本老年医学会雑誌49 (4)，p.393-401（図2），2012. を引用改変.

5) 廣田憲二，廣田孝子：「改訂新版　専門のお医者さんが語るQ&A　骨粗しょう症」，保健同人社，2007.

6) Orimo H, Yaegashi Y, Onda T et al.：Arch Osteoporos 4, p.71-77, 2009.

7) http://www9.plala.or.jp/sophie_f/referene/daitaikotu1.html

8) 中村耕三　監修，織田弘美，高取吉雄　編：「整形外科クルズス　改訂第4版」，南江堂，p.44, 2003.

9) 日本整形外科学会：患者向けパンフレット「整形外科シリーズ」（変形性膝関節症）.
https://www.joa.or.jp/public/publication/pdf/joa_003.pdf

10) 東京大学医学部附属病院22世紀医療センター：平成25年度活動報告書.

11) 「腰痛の痛み」全解説HP：「『変形性腰椎症』の詳細-症状・原因・治療法」
http://yo-tsu.org/henkeiyoutsui.html

12) 東京大学医学部附属病院22世紀医療センター関節疾患総合研究講座臨床運動器医学講座：「高齢者のQOLを低下させるロコモティブシンドロームの原因疾患の疫学的側面～大規模住民コホート研究ROADの進展～」，2009.
http://www.h.u-tokyo.ac.jp/vcms_lf/r20100422174331.pdf

13) Geriatrics & Gerontology International 14 (Suppl. 1), p.1-7, 2014.

14) 三木健司：「リウマチとその痛み　いまさら聞けない慢性運動器疼痛」（第5回　肘関節周囲の疾患の鑑別について），日本リウマチ財団ニュース129，2015年3月号.

15) 日本整形外科学会：「ロコモパンフレット2015年度版」，p.2, 2015.

16) 日本整形外科学会：「ロコモパンフレット2015年度版」，p.4, 2015.

17) 日本整形外科学会：「ロコモパンフレット2015年度版」，p.5～8, 2015.

18) 日本整形外科学会：「ロコモパンフレット2015年度版」，p.9～10, 2015.

19) 日本整形外科学会：「ロコモパンフレット2015年度版」，p.11, 2015.

20) 日本整形外科学会：「ロコモパンフレット2015年度版」，p.12, 2015.

21) 石橋英明：「ロコモティブシンドロームの考え方と対策～運動器の健康を普及することの重要性～」（図2），骨粗鬆症財団第54回教育ゼミナール記録集，2010.

22) 長寿科学振興財団：平成25年度厚生労働科学研究費補助金事業（長寿科学総合研究），「視線行動に着眼した転倒・骨折予防プログラム（MTSトレーニング）の開発に関する研究」（京都大学大学院医学研究科山田実），2013.
https://www.tyojyu.or.jp/zaidan/about-jigyo/koueki1/t-25_suisin_panfu.pdf

23) 瓜谷大輔　他：「変形性膝関節症と足趾握力との関係」，理学療法学41 (Suppl. 2), 2014.

24) 鈴川芽久美　他：「後期高齢者における変形性膝関節症に関連する要因について」，理学療法学42 (Suppl. 2), 2015.

25) 熊谷修　他：「地域在宅高齢者における食品摂取の多様性と高次生活機能低下の関連」，日本公衆衛生雑誌50 (12), p.1117-1124, 2003.

26) 厚生労働省：「日本人の食事摂取基準（2015年版）策定検討会報告書」，p.378（図1），2014.

27) Houston DK, et al.："Dietary protein intake is associated with lean mass change in older, community-dwelling adults：the Health, Aging, and Body Composition (Health ABC) Study.", Am J Clin Nutr 87 (1), p. 150-155, 2008.

28) Katsanos CS, Kobayashi H, et al.："A high proportion of leucine is required for optimal stimulation of the rate of muscle protein synthesis by essential amino acids in the elderly.", Am J Physiol Endocrinol Metab 291 (2), E381-387, 2006.

29) 津村弘：「変形性膝関節症の管理に関するOARSI勧告　OARSIによるエビデンスに基づくエキスパートコンセンサスガイドライン（日本整形外科学会変形性膝関節症診療ガイドライン策定委員会による適合化終了版）」，日本内科学会雑誌106 (1), p.75-83, 2017.

30) KOMPAS（慶應義塾大学病院　医療・健康情報サイト）：「病気を知る」（骨・関節・せぼねの病気（変形性関節症（変形性膝関節症）））.
http://kompas.hosp.keio.ac.jp/contents/000190.html

薬剤索引

数字・欧文

3A マグネシア　475
γ-オリザノール　462, 498

D

dl-カンフル　376
dl-メチルエフェドリン　122
dl-メチルエフェドリン塩酸塩
　123, 124, 163-165, 169, 180,
　200-202, 225, 227, 238, 333,
　347
dl-メチルエフェドリン塩酸塩散
　10%「三和」　238
dl-メントール　464
d-カンフル　462
d-クロルフェニラミンマレイン酸
　塩　149, 150, 161, 163-165

H

HP ローション　463

J

JPS かぜ薬 1 号 N　121, 126
JPS 桂枝加朮附湯エキス錠 N　367
JPS 麻子仁丸料エキス錠 N　476

L

LDA　298, 300, 301
L-dopa　478
L-アスパラギン酸　338
L-アスパラギン酸カリウム　337,
　338, 339, 340
L-カルボシステイン　220, 222,
　224, 230, 236
l-メントール　31, 32, 279, 358

M

MOP パノア U 軟膏　376
MS コンチン　477

N

NEW エージーノーズモイスト
　　　　　　　165, 179
NF カロヤンアポジカΣ　51

NF カロヤンガッシュ　51

S・T

S・M 配合散　34
TM　12, 14, 15, 17, 60, 74, 75,
　268, 277
t-フラバノン　51

V

V. ロートクール　338

和文

あ

アイフリーコーワ AL　330
アイブルー AGⅡ　165
アイブルー S40　337
アイブルーピュア　338
アイリス 40　337
アイリス AG ガード　161, 170,
　330
アイリス CL-Ⅰネオ　341
アイリスガード P　339
アイルビー・40E　337
アカメガシワ　32, 277
アカメガシワエキス　30-32, 34
アクテージ AN 錠　498
アクリノール水和物　297
アコチアミド　310
アコチアミド塩酸塩水和物　61,
　277, 286
アコファイド錠　61, 269, 273,
　275, 277, 286
浅田飴ガードドロップ AC　237
アシタザノラスト水和物　330
アシノン Z　55, 56, 288
アスクロン　226
アスゲン錠 EX　226
アスゲン点眼薬 AG　329
アスコルビン酸　126
アストフィリン　238
アストフィリン S　225

アスパラギン酸カリウム・マグネ
　シウム等量混合物　498
アスピリン　158, 298, 318, 412,
　436
アスミン鼻炎薬　161, 169
アズレンスルホン酸　329
アズレンスルホン酸ナトリウム
　　　　　163, 165, 288, 333
アズレンスルホン酸ナトリウム水
　和物　237
アセチルサリチル酸　298, 299,
　309, 318, 355, 357
アセトアミノフェン　120-124,
　126, 129, 140, 148, 149,
　309-311, 318, 319, 355, 357,
　359, 496
アセモタミー　376
アゼラスチン塩酸塩　161, 163,
　167, 169, 180, 230
アタラックス P　477
アットノン cEX クリーム　463
アデノシン　51
アーテン　477
アドレニンエース錠　226
アトロピン硫酸塩　477
アナフラニール　477
アナロンせき止めシロップ　227
アネトンアルメディ鼻炎錠　167,
　179
アネトンせき止め Z 液　227
アネトンせき止め Z 錠　224
アバロン　288
アマンタジン　441
アマンタジン塩酸塩　140
アミトリプチリン　478
アミノ安息香酸エチル　347, 350,
　376
アミノエチルスルホン酸　339
アミノエール　494, 495
アラントイネート　376
アラントイン　333, 335, 337,
　338, 347, 348
アリルイソプロピルアセチル尿素
　　　　101, 309, 319, 356, 357
アルガード鼻炎内服薬 ZⅡ　179

アルガード鼻炎クールアップEX　161, 169, 180
アルガードプレテクト　330
アルジオキサ　279
アルドステロン拮抗薬　473
アルプロスタジル　436
アルペンFこども鼻炎シロップ　165, 180
アルペンSこどもかぜシロップ　123
アルペンSこどもせきどめシロップ　227
アルペンゴールドカプセル　121, 124
アルミニウムクロロヒドロキシアラントイネート　348, 376
アルミノプロフェン　298-300
アレギサール鼻炎　164
アレグラFX　161, 168
アレジオン10　161, 168, 330
アレルギールSK　464
アレルギールクリーム　376
安息香酸ナトリウムカフェイン　224
安中散　73, 279, 281, 289
アンブロキソール　124
アンブロキソール塩酸塩　218
アンペック　477
アンメルシン1%ヨコヨコ　358, 359

い

イコサペント酸エチル　4, 35, 65, 411, 412, 419
イソプロピルアンチピリン　121, 124, 129, 318, 319
イソプロピルメチルフェノール　347, 376, 384, 464
イドメシンコーワパップ70mg　358
イトラコナゾール　382, 386
イナビル　140, 143
イノセアワンブロック　278, 281, 288
イノパンM1錠　288
イブ　318
イブA錠EX　309, 319, 357
イブクイック頭痛薬　99, 101
イブクイック頭痛薬DX　299

イプシロンアミノカプロン酸　333, 335, 339
イブプロフェン　40, 99, 101, 121, 122, 124, 129, 298, 299, 309, 318, 319, 355, 357
イブプロフェンソフトカプセル200「キョーワ」　318
イミプラミン　478
インサイドパップ70mg　358
インドメタシン　355, 356, 358, 367, 412

う

ウイキョウ　34, 279
ウイキョウ末　32, 279
ウイキョウ油　31
ヴイメディカルドロップR　237
ウィンタミン　477
ウエストン・S　475
宇津こども鼻炎シロップA　165, 180
ウナコーワα　376
ウフェナマート　376
ウルソデオキシコール酸　30, 31
ウレコート　462
ウレパールプラスクリーム　462
温経湯　317, 321

え

液状フェノール　376
エキセドリンLOX　356
エクトール　297
エージーアイズアレルカットC　165, 329
エージーアイズアレルカットM　165, 329
エージーノーズアレルカットM　165, 179
エスエスブロン　229
エスエスブロン液L　40, 56, 223
エスエスブロン錠　229
エスエスブロン錠Z　226
エスタックSR錠　123
エスタック総合感冒　121, 123
エスタック鼻炎カプセル12　166, 179
エーゼットアルファ　165, 329
エソメプラゾール　284
越婢加朮湯　367, 497

越婢加朮湯エキス　497
越婢加朮湯エキス顆粒　497
越婢加朮湯エキス顆粒2　367, 496
エテンザミド　123, 126, 318, 319
エバスチン　161, 163, 164, 168
エバステルAL　161, 164, 168
エパデールT　4, 245, 390, 391, 392, 411-414, 417
エピアマートS　376
エピナスチン塩酸塩　161, 163, 168, 330
エピネフリン　333
エピネフリン塩酸塩　333
エフェドリン　150
エフェドリン塩酸塩　212, 333
エマゼン軟膏　376, 464
エルゴカルシフェロール　376
エルペインコーワ　40
塩化カリウム　341
塩化カルシウム　341
塩化ナトリウム　341
塩化リゾチーム　333
エンゴサク　279
塩酸テトラヒドロゾリン　163, 170

お

オイラックスA　376
オイラックスPZリペア軟膏　464
オイラックス湿潤液　462
オウギ　497
オウゴン　348
オウバク　34, 279, 348
オウバク乾燥エキス　294
オウバク末　32, 279
オウヒ抽出物　227
オウレン　34
太田胃散A〈錠剤〉　29, 31
太田胃散整腸薬　294
オキサミド　56
オキシコナゾール硝酸塩　383, 384
オキシコンチン　477, 478
オキシブチニン塩酸塩　473
オキシベンゾン　359
オキシメタゾリン塩酸塩　163, 171, 178, 179

薬剤索引　503

オキセサゼイン　278
オクトクリレン　359
オズマリン酸　442
オセルタミビルリン酸塩　140
乙字湯　348
オピオイド　75, 359, 477
オプソ　477
オムニードケトプロフェンパップ
　　358, 359, 367
オムニン鼻炎カプセルS　166,
　179
オメプラゾール　284
オリゴ糖　470, 471
オンジ流エキス　219, 226

か

カイカ　348
改源　121, 123
カイゲン感冒カリュー　121, 123
花王サクセス　51
カコナールカゼブロックUP錠
　　121, 124
カコナールゴールドUP錠　121,
　124
カコナール・内服液　121, 126
ガジュツ末　279
ガスター10S錠　288
ガスター10内服液　278, 281
ガストール錠　278, 281, 288
カゼコール　121, 126
カゼコールハイA　121, 126
カゼホワイトカプセル　148
葛根湯　22, 121, 122, 125, 126,
　129, 146, 147, 149, 222
葛根湯エキス　125
葛根湯加川芎辛夷　161, 172, 173,
　197, 198
葛根湯加川芎辛夷エキス［細粒］77
　　121, 126
葛根湯加川芎辛夷エキス顆粒
　　200, 202
ガッセリ菌　294
カディアン　477
カテコールアミン　150
カトレップテープ70mg　358
カフェイン　304, 318
カフェー酸　442
カフコデN配合錠　238
加味逍遥散　322

カルシウム＆マグネシウム　493
カルシチュウ　493
カルビノキサミンマレイン酸塩
　　166, 166, 167, 200-202, 220,
　222, 226, 227, 229, 230
カルプロニウム塩化物水和物　51
カロナール錠　310, 355, 357
カロヤン21　51
カロヤンS　51
カンキョウ　232
カンゾウ　31, 34, 68, 123, 148,
　221, 222, 229, 232, 237, 277,
　279, 348, 434, 475, 497
カンゾウエキス　219, 225, 226,
　335, 475
カンゾウエキス末　124
カンゾウ乾燥エキス　229
乾燥酵母　493
乾燥水酸化アルミニウムゲル
　　319, 356
カンゾウ粗エキス　220, 226, 229,
　230
カンゾウ末　32, 60, 123, 167,
　277, 310, 497
カンゾウ流エキス　219, 226
漢方せき止めトローチS　237
カンポンコール感冒内服液葛根湯
　　121, 126
眼涼アルファーストEX　329

き

キキョウエキス　219, 223, 225
キキョウ乾燥エキス　220, 229
キキョウ流エキス　219, 220, 223,
　227-229
キサンチン　150
キジツ　279
キシロオリゴ糖　493
キッズバファリン鼻炎シロップS
　　165, 180
キュウメタシンパップH　358,
　359
キューピーコーワコンドロイザー
　　498
キョウニン　148, 221, 222, 497
キョウニンエキス　219, 226
強力ポステリザン軟膏　348
ギルメサゾンS　376

く

グアイフェネシン　40, 148, 218,
　220, 222, 223-230
クアゼパム　478
グアヤコールスルホン酸カリウム
　123, 125, 126, 148, 149, 220,
　222, 223, 226, 227, 237
クエン酸カルシウム　493
クラシエ漢方柴胡桂枝湯エキス顆
　粒A　149
「クラシエ」漢方竹茹温胆湯エキ
　ス顆粒i　149
クラシエ漢方麻黄湯エキス顆粒
　　148
クラリスロマイシン　209
クリア　475
グリチルリチン酸　163, 165-167,
　329, 330, 434, 461
グリチルリチン酸二カリウム　125,
　163, 165-167, 169, 170, 329,
　333, 335, 338, 340, 376, 462
グリチルリチン酸モノアンモニウ
　ム　376, 462
グリチルレチン酸　348, 376, 384,
　459, 462
グルカゴン　478
グルコサミン　366, 496, 497,
　498
グルコンEX錠　498
グルコン酸カルシウム水和物　493
クールワン去たんソフトカプセル
　　224
グレカA軟膏　376
クレマスチンフマル酸塩　122,
　123, 161, 166, 167, 229
クレマスチンマレイン酸塩　220,
　222
クロタミトン　376, 384, 459,
　462, 464
クロトリマゾール　383, 384
クロペラスチン　120
クロミプラミン　478
クロモグリク酸ナトリウム　161,
　163-165, 167, 168, 200-202,
　328, 329, 337, 339
クロルジアゼポキシド　478
クロールトリメトン　477

クロルフェニラミンマレイン酸塩　40, 123-126, 148, 165-168, 200-202, 218, 220, 222-224, 226-230, 236, 328, 329, 333, 335, 337-340, 347, 348, 376, 384
クロルプロマジン　478
クロルヘキシジン塩酸塩　347, 348, 376, 384

け

ケイガイ流エキス　163-165
荊芥連翹湯　161
ケイ酸アルミン酸マグネシウム　32, 279, 288
桂枝加朮附湯　367
桂枝茯苓丸　317, 321, 322
ケイヒ　34, 148, 232, 279, 497
ケイヒ末　32, 123, 279
ケイヒ油　31, 279
ケイヒ流エキス　226
ケトコナゾール　51
ケトチフェンフマル酸塩　59, 161, 163, 167-170, 200-202, 329, 330
ケトプロフェン　358, 367
ケラチナミンコーワ W クリーム　462
ケラチナミンコーワ乳状液 10　462
ケンゴシ末　475
ゲンチアナ　34
ゲンチアナ末　279
ゲンノショウコエキス　297
ゲンノショウコ乾燥エキス　297
ゲンノショウコ末　294

こ

合成ヒドロタルサイト　31, 32, 279, 288, 309, 318
コウベイ　232, 237
コウボク　288, 442
コウボク末　475
コザックコート W　384
呉茱萸湯　309
呉茱萸湯エキス顆粒　310
コデインリン酸塩　120, 220, 222, 224

コデインリン酸塩水和物　220, 227
こどもアイリス　340
こどもサンテ　340
こどもストナサット　123
こどもノアール　340
こどもパブロンせき止め液　227
こどもパブロン鼻炎液 S　165
こどもロビンアイ A　340
コフクリアせき止め液　228
コフハイドリン液　228
ゴミシ　221-232
ゴミシエキス　219, 226
ゴミシ流エキス　218, 226
コラーゲン　493
コーラック　475
コーラックⅡ　268, 475
コーラックソフト　268
コーラックハーブ　475
コリオパン　477
コルゲンコーワ IB 錠 TX　121, 124
コルゲンせき止め液　227
コールタイジン点鼻液 a　161, 170, 180
コルヒチン　292
五苓散　452, 454
コレカルシフェロール　493
コンク・アシドフィルス菌末　294
コンク・ビフィズス菌末　294
コンク・フェカーリス菌末　294
コンタックせき止め ST　223
コンタック鼻炎 Z　161, 168
コンタック鼻炎スプレー　161, 170
コントミン　477
コンドロイチン　329, 341
コンドロイチン 4-硫酸　453
コンドロイチン ZS 錠　498
コンドロイチン硫酸　366, 461, 496-498
コンドロイチン硫酸エステル　336, 337
コンドロイチン硫酸エステルナトリウム　163, 165, 329, 338, 339, 498

さ

サイコ　279, 348

柴胡桂枝湯　125, 143, 147-149, 218
柴胡桂枝湯エキス　123
再春痛散湯エキス顆粒　496, 497
サイシン　221, 232
サイシンエキス　163, 167
サイシン乾燥エキス　163, 166
サイシン流エキス　226
サイトプリン・ペンタデカン　51
柴朴湯　57
酢酸トコフェロール　462
サクロン Q　278, 281
ザジテン AL 点眼薬　330
ザジテン AL 鼻炎カプセル　330
ザジテン AL 鼻炎スプレーα　59, 161, 170, 330
サトウ葛根湯エキス顆粒　121, 126
サトラックス　475
サトラックスビオファイブ　475
ザナミビル水和物　140
サノーラ A 坐剤　347
サリチル酸メチル　376
サリドン Wi　319
酸化亜鉛　347, 348, 376, 384
酸化マグネシウム　99, 101, 268, 288, 292, 309, 319, 356, 475, 478, 493
サンキライエキス　475
サンショウ　34
サンテ 40　337
サンテ CL　341
サンテうるおいコンタクト a　341

し

ジアスメン SS　279
ジアゼパム　478
シアノコバラミン　498
ジオクチルソジウムスルホサクシネート　475
シオノギ D 軟膏　376
シガノン　256, 258, 259
シガノン CQ1 透明パッチ　256
シガノン CQ2 透明パッチ　258
四逆散　279
シグナル胃腸薬「顆粒」　279, 281
シクロピロクスオラミン　383, 384

ジクロフェナクナトリウム　356, 358, 367
シコン水製エキス　348
ジソピラミド　478
痔に光　348
シノメニン　366
ジヒドロコデインリン酸塩　120, 122-124, 126, 148, 149, 218, 220, 222, 224, 226-230, 234, 237, 238
ジフェニルピラリン塩酸塩　148
ジフェンヒドラミン　123, 376, 459, 461
ジフェンヒドラミン塩酸塩　218, 220, 222, 223, 225, 227, 236, 238, 333, 347, 348, 384, 462-464
ジーフォーL　347
ジーフォーL注入軟膏　347
ジーフォーL軟膏　347
ジブカイン　350
ジブカイン塩酸塩　347, 348, 376, 384
ジプロフィリン　218, 220, 222-226
シメチジン　55, 284
ジメチルイソプロピルアズレン　376
ジメモルファン塩酸塩　223
ジメモルファンリン酸塩　120, 220, 222
シャクヤク　232, 279, 434, 497
シャクヤクエキス　297
芍薬甘草湯　279, 433-436
芍薬甘草湯エキス末　279
シャクヤク抽出エキス　348
シュクシャ　279
ショウキョウ　34, 68, 279, 348, 442, 497
ショウキョウエキス　163, 165
ショウキョウ末　32, 123, 167, 279
ショウキョウ流エキス　226
小柴胡湯　149, 222
錠剤ミルマグLX　475
硝酸チアミン　498
小青竜湯　57, 146, 149, 161, 172, 173, 196-198, 222, 230-232
小青竜湯エキス顆粒　200, 202

小児用エスエスブロン液エース　226, 227
ショウマ　348
シロスタゾール　412, 436, 437, 441
シロップAアスゲン　226
シンイエキス　167
辛夷清肺湯　161
シンイ流エキス　163-165
新ウィズワンα　475
新エスエスブロン錠エース　230
新エスタック顆粒　121, 126
新エフレチン　348
新エフレチン軟膏　348
新オイラックスHクリーム　376
新コルゲンコーワトローチ　121, 125
新コルゲン咳止め透明カプセル　224
新コンタック600プラス　121, 122, 125, 166, 179
新ササカール　493
新サニアD軟膏　376
新スキンセーフ　376
新パブロンせき止め液　223
新ビオフェルミンS錠　294
新フステノン　230
新ブロン液エース　230
新ラスター目薬　338
新ルルAゴールド　121, 123
新ルルAゴールドカプレット　121, 123

す

水酸化アルミナマグネシウム　288
水酸化マグネシウム　32, 288
スカイナーAL錠　161, 169, 180, 230
スクラート胃腸薬　288
スクラルファート水和物　288
スコルバEX　384
スタディー40　337
ステロイド　48, 161-163, 168, 170, 196, 202, 208, 212-214, 346, 347, 350, 354, 366, 369, 374, 375-378, 460, 497
ストッパ下痢止めEX　268
ストナ漢方かぜフルー　149
ストナ去たんカプセル　224

ストナシロップA「小児用」　148
ストナシロップA小児用　148
ストナリニS　167, 180
ストナリニZ　161, 168
ストナリニ・ガード　161, 168, 180
ストパン　268, 270
スプロフェン　359
スマリンCG　165
スメクタテスミン　297
スラーリア便秘内服薬　268
スルーシア　475
スルファジアジン　376
スルーラックS　475
スルーラックデルジェンヌ　99, 101
スルーラックプラス　475

せ

清肺湯　57
セイヨウトチノキ種子エキス　347, 348
セイロガン糖衣A　294
セチリジン塩酸塩　161, 163, 168
セチルピリジニウム塩化物　129, 347
セチルピリジニウム塩化物水和物　125, 237
セッコウ　497
セデスキュア　319
セネガエキス　219, 220, 225, 229, 230
セネガ乾燥エキス　125, 229
セネガ流エキス　219, 220, 223, 224, 227-229
セノレックスS　5, 12, 16, 71
セラスターテープ70　358
セルベール整胃錠　288
セレキノンS　5, 12, 14-17, 25, 42, 60, 61, 65-67, 70-74, 99, 245, 263-265, 268-270, 277, 281
セレキノン細粒20％　66
セレキノン錠100mg　66, 67, 74
セレギリン塩酸塩　170, 172
セロナソフト　463
セロナ軟膏　376
センナ　348
センナ実　475

センナ末　475
センノサイド・カルシウム　475
センノシド　475
センブリ　31

そ

ソウジュツ　68, 279, 288, 497
ゾピクロン　478
ソファルコン　288
ソヨウ　442
ゾルピデム　478

た

第一三共胃腸薬グリーン錠　34
第一三共胃腸薬［細粒］a　30, 32, 34
第一三共胃腸薬プラス細粒　279, 281
ダイオウ　348, 475
ダイオウエキス　475
大黄甘草湯　474
大黄甘草湯エキス散　475
ダイオウ末　475
大建中湯　476
大正カルシウム・コラーゲン　493
大正漢方胃腸薬　279, 281
大正漢方胃腸薬「爽和」錠剤　279, 281
タイソウ　68, 232, 237, 279, 497
タイムコール去たん錠　224
タイレノールA　310, 318, 357
タウリン　163, 170, 330, 337, 338, 340, 341
タカヂアスターゼN1　32, 279
タケダ漢方便秘薬　475
脱グリチルリチン酸エキス　31, 277
ダツラエキス　167
タナベ胃腸薬〈調律〉　15, 16, 60, 71, 268, 270, 276, 309, 310
タナベ胃腸薬〈調律〉顆粒　277, 281
ダマリンS液　384
ダマリングランデアイススプレー　384
タミフル　140, 141, 143
タムチンキパウダースプレーC　384

タムチンキパウダースプレーZ　384
炭酸水素ナトリウム　31, 277-279, 288, 310
炭酸マグネシウム　493
タンドスピロン　478
タンニン酸ベルベリン　297

ち

チアプロフェン酸　359
チアミン硝化物　126, 149, 498
チキジウム臭化物　54
竹茹温胆湯　125, 126, 143, 147-149
竹茹温胆湯エキス顆粒87　149
チクロピジン　436
チクロピジン塩酸塩　412
チャンピックス錠　255, 256
チョウジ　34
チョウジ末　32, 279
チョウジ油　279
地竜エキス　121, 126
沈降炭酸カルシウム　31, 277, 279, 288, 310, 493
チンピ　68, 279

つ

痛散湯水製乾燥エキス　497
ツムラ漢方安中散料エキス顆粒　279
ツムラ漢方乙字湯エキス顆粒　348
ツムラ漢方葛根湯エキス錠A　121, 126
ツムラ漢方桂枝加朮附湯エキス顆粒　496, 497
ツムラ漢方柴胡桂枝湯エキス錠A　149
ツムラ漢方小青竜湯エキス顆粒　232
ツムラ漢方大黄甘草湯エキス顆粒　476
ツムラ漢方麦門冬湯エキス顆粒　232
ツムラ漢方防已黄耆湯エキス顆粒　367
ツムラ漢方麻黄湯エキス顆粒　148
ツムラ漢方六君子湯エキス顆粒　279
ツムラ柴胡桂枝湯エキス顆粒　148

ツムラ竹茹温胆湯エキス顆粒　148
ツムラ麻黄湯エキス顆粒　148
ツムラ六君子湯エキス顆粒　71

て

低用量アスピリン　298
テオフィリン　220, 222, 225
デキサメタゾン　375
デキサメタゾン酢酸エステル　376, 461, 464
デキストロメトルファン　56, 120
デキストロメトルファン臭化水素酸塩　124, 126
デキストロメトルファン臭化水素酸塩水和物　40, 123, 218, 220, 222, 223, 236-238
デキストロメトルファンフェノールフタリン塩　125, 237
テトラヒドロゾリン塩酸塩　168, 171, 333-335, 338, 339, 347, 348
デトルシトール　477
テプレノン　288
デュロテップ　477
テルビナフィン　384, 386
テルビナフィン塩酸塩　382, 383
デルマパール軟膏　463
テレスHi軟膏　464
天然型ビタミンE　337, 339
天然ケイ酸アルミニウム　297

と

桃核承気湯　317, 321, 322
トウガラシエキス　356, 358
トウキ　348
当帰建中湯　322
当帰四逆加呉茱萸生姜湯　436
当帰芍薬散　317, 321, 322
トウニン抽出エキス　348
ドコサヘキサエン酸　419
トコフェロールコハク酸エステルカルシウム　498
トコフェロール酢酸エステル　51, 347, 348, 376, 461, 462, 464
トフラニール　477
トメダインコーワフィルム　294
トラニラスト　161-164, 168, 200-202, 330

薬剤索引　507

トラネキサム酸　123, 124, 218, 220, 222-224, 234
ドラマ　338
トリアゾラム　478
トリグリセライド　398
トリクロロカルバニリド　376
トリプタノール　477
トリヘキシフェニジル　478
トリメブチンマレイン酸塩　5, 12, 60, 61, 65, 74, 263, 268, 276, 277, 309-311
トルナフタート　383, 384
ドルマイン H 坐剤　347
ドルマイン H 軟膏　347
トレーネ鼻炎薬　166, 179
ドンペリドン　276, 277, 310

な

内服ボラギノール EP　348
ナザール AR　161, 170
ナシビン M スプレー　171, 179
ナシビン点鼻・点眼液　171
ナファゾリン塩酸塩　163-165, 167, 170, 171, 178, 179, 200-202, 333-335, 338, 339, 347
ナファゾリン硝酸塩　178, 333
ナボールパップ　356, 358
ナロンエース　319
ナンテンジツエキス　219, 223, 226, 227
ナンテンジツ流エキス　218
ナンテン流エキス　228

に

ニコチネル　256
ニコチネル TTS　256
ニコチネルパッチ　256
ニコレット　256, 257
ニザチジン　55, 56, 64, 284, 286-288
ニゾラールローション　51
ニッドせきどめ B 液　228
乳酸亜鉛　333
乳酸カルシウム水和物　493
乳酸菌　30, 470, 471, 473, 475
ニュータムシチンキゴールド a　384
尿素　376, 459-462

ニンジン　68, 232, 237, 279
ニンジン乾燥エキス　124
ニンジン軟エキス　227

ね

ネオスチグミンメチル硫酸塩　333, 335, 337-340
ネチコナゾール　65

の

ノアール N アルファ　338
ノアール P ガード点眼液　164
ノアール UV　339
ノアールアレジークール SH　329
ノアールクール　338
ノアールワン N　338
ノーシンピュア　319
ノスカピン塩酸塩　123, 218, 220, 222-226, 228-230, 237
ノバミン　477

は

バイアスピリン錠 100 mg　299
バイエルアスピリン　299, 318
バイシン UV　339
パイロン MX　148
白色ワセリン軟膏　459-461, 465
バクモンドウ　221, 222, 228, 232, 237
麦門冬湯　56, 57, 102, 209, 212, 214, 218, 221, 222, 225, 230-232, 236, 237, 452, 454
バクモンドウ軟エキス　218, 219, 226
パシーフ　477
パスタロン M20%　462
パスタロン SE クリーム　462
八味地黄丸　452, 454
バファリン A　309, 318, 357
バファリン EX　356
バファリンプレミアム　319
パブロン 50　121, 123
パブロン SC 錠　121, 123
パブロン S せき止め　230
パブロンエース AX 錠　121, 124
パブロンせき止め　229
パブロン点鼻クイック　161, 170, 178, 179
パブロン鼻炎液 S　180

パブロン鼻炎カプセル S　167, 179
パブロン鼻炎カプセル S 小児用　166, 179
パブロン鼻炎カプセル Z　161, 169
パラブチルアミノ安息香酸ジエチルアミノエチル塩酸塩　350
ハリー V せき止め液　228
ハリー鼻炎カプセル MP　161, 169, 179
ハリープラス錠 SK　149
バレニクリン酒石酸塩　256
ハロキサゾラム　478
ハンゲ　68, 221, 222, 232, 237, 279, 442
ハンゲエキス　226
半夏厚朴湯　222, 441-443
半夏厚朴湯エキス顆粒　442
半夏瀉心湯　68, 72, 289
パンシロン H₂ ベスト　54, 55
パンシロンキュア　288
パンシロントリム　277, 281
パンテノール　337
バンテリンコーワパップ S　358, 359, 367
パントテニールエチルエーテル　51

ひ

ピアソン HP ローション　463
ヒアルロン酸　366, 452, 453, 483, 496, 497
鼻炎薬 A「クニヒロ」　166, 179
ビオヂアスターゼ 1000　31, 279
ビオヂアスターゼ 2000　277, 278, 288, 310
ビオピコ錠　475
ビオフェルミン下痢止め　268, 297
ビオフェルミン健胃消化薬錠　30
ピコスルファートナトリウム水和物　268, 475
ピコラックス　475
ピコスジル　475
ヒストミンせき止めシロップ　227
ピーゼットシー　477
ビソルボンせき止め液　228
ビタミン A 油　376, 461-463
ビタミン B　498

ビタミン B$_1$ 硝酸塩　148
ビタミン B$_2$ リン酸エステル　148
ビタミン B$_6$　338-340, 492, 493
ビタミン B$_{12}$　338, 492, 498
ビタミン C　123
ビタミン D　492, 493
ビタミン D$_3$　493
ビタミン E　132, 462
ビタミン K　492, 493
ヒドロコルチゾン　375
ヒドロコルチゾン酢酸エステル　347, 376, 461, 463
ビフィズス菌　294, 297, 470, 471, 473
ヒプロメロース　341
ビホナゾール　383
ビャクジュツ　497
白虎加人参湯　452-455
ビューラック A　475
ピリドキシン塩酸塩　498
ピレチア　477
ピレンゼピン塩酸塩水和物　277, 278, 288
ピロエース W 軟膏　384
ピロエース Z クリーム　384
ピロエース Z 軟膏　384
ピロールニトリン　383, 384

ふ

ファモチジン　278, 284, 286-288
ファルチロン AL　161, 170
フィナステリド　50, 51
フェイタス Z　358, 359
フェイタス Zα ジクサス　367
フェキソフェナジン塩酸塩　161, 163, 168
フェニレフリン塩酸塩　163, 167, 169, 178, 180, 333, 347
フェノフィブラート　359
フェリア　318
フェルゼア DX20 クリーム　462
フェルゼアレチノバイタルクリーム　462
フェンジゾ酸クロペラスチン　124
フェンタニル　477
副腎皮質ステロイド　59, 198, 461, 463, 464
副腎皮質ホルモン　350
ブクリョウ　68, 279, 442

ブクリョウ抽出エキス　348
ブシ末　497
フスコデ配合錠　227, 228
ブスコパン　270, 477
ブスコパン M カプセル　268, 270
フスコン Z 液　226
プソイドエフェドリン塩酸塩　121, 122, 124, 125, 129, 163, 166, 167, 169, 173, 174, 178, 179, 197, 198, 200-202
ブチルスコポラミン　40, 275, 478
ブチルスコポラミン臭化物　54, 273, 322
ブテナフィン塩酸塩　383-385
ブテナロック Vα クリーム　384
ブラダロン　477
プラノプロフェン　329, 334-337, 339
フラビンアデニンジヌクレオチドナトリウム　333, 337
プランタゴ・オバタ種子　475
プリザ S 坐剤　347
プリザ S 軟膏　347
プリザエース坐剤 T　347
プリザエース注入軟膏 T　347
プリザエース軟膏　347
プリザ漢方内服薬　348
プリザクールジェル　348
プリビナ液 0.05%　178
フルスルチアミン　498
ブルフェン錠 200　299
フルラゼパム　478
プレコールエース顆粒　121, 126
プレコール感冒カプセル　123
プレコール持続性カプセル　121, 124
プレコール持続性せき止めカプセル　223
プレコール持続性鼻炎カプセル　166, 179
プレコールせき止め錠　230
フレックスパワーEX 錠　498
プレドニゾロン　161, 163, 168, 170, 200, 202, 346, 347, 375
プレドニゾロン吉草酸エステル　376
プレドニゾロン吉草酸エステル酢酸エステル　461, 463, 464

プレドニゾロン酢酸エステル　347, 376
プレバリン α 軟膏　464
ブロコデせき止め液　227
プロザイム 6　31, 279
プロスタグランジン E1　436
プロパンテリン　478
プロペシア　51
ブロムバレリル尿素　319
ブロムヘキシン塩酸塩　123, 218, 220-224, 227-230, 236, 239, 240

へ

ペオニフロリン　434
ベクロメタゾンプロピオン酸エステル　161, 163, 168, 170, 196
ベゲタミン　477
ベシケア　477
ヘスペリジン　123
ヘパリペア　463
ヘパリン類似物質　461, 463
ペミロラストカリウム　161-164, 168, 200-202
ベラドンナ総アルカロイド　122, 123, 125, 129, 163, 165, 166, 167, 169
ペラミビル　140
ペラミビル水和物　143
ベリコン S　224
ヘルベッサー　477
ベルベリン塩化物水和物　297
ベルベリン塩酸塩　333
ヘルミチン S　348
ペロット下痢止め　294
ベロナ・コーチゾン軟膏　376
ベンザブロック IP　121, 124
ベンザブロック L 錠　121, 124
ベンザブロック S　121, 123
ベンザブロックせき止め液　224
ベンザブロックせき止め液 1 回量のみ切りタイプ　224
ベンザブロックせき止め錠　224
ベンザブロックトローチ　121, 125, 237
ベンザルコニウム塩化物　348, 376, 384
ベンゼトニウム塩化物　163, 165
ベンフォチアミン　498

薬剤索引　509

ほ

ボウイ　366, 497
防已黄耆湯　362, 366-368, 496-498
防已黄耆湯エキス　497
ボウイ乾燥エキス　498
ボウイ末　497
ホエイたんぱく質組成必須アミノ酸　494
ボグリボース口腔内崩壊錠　402, 407-409
ポステリザン軟膏　348
ボタンピエキス　348
ボタンピ抽出エキス　348
ポビドン　340, 341
ポラキス　477
ボラギノールA坐剤　347
ボラギノールA注入軟膏　347
ボラギノールA軟膏　347
ボラギノールM坐剤　348
ボラギノールM軟膏　348
ボラザG坐剤　348
ポララミン錠2mg　229, 230
ポリフェノール　125, 132, 303, 304
ポリベビー　376
ボルタレンACゲル　358, 359, 367
ボルタレンACローション　367
ボルタレンEXゲル　358, 359
ボルタレンEXテープ　367
ボルタレンEXテープL　367
ボルタレンゲル1%　356
ボレイ　279, 493
ボレイ末　493

ま

マイティアアイテクト　339
マイティアアイテクトアルピタット　329
マイティアフレッシュ40　337
マオウ　148, 150, 221, 222, 232, 497
マオウエキス　226
マオウ乾燥エキス　219, 226
麻黄湯　11, 125, 140, 143, 145-150, 152, 222
麻黄湯エキス　148

麻黄附子細辛湯　57, 172, 173, 197, 198, 212, 215, 222, 228, 234
麻杏甘石湯　57, 212
マレイン酸カルビノキサミン　123

み

ミコナゾール　383, 384
未焼成カルシウム　493
ミソプロストール　292
ミノキシジル　50, 51
ミルク・ベーシック・プロテイン　493
ミルコデ錠A　225

む・め

無水カフェイン　40, 101, 121-126, 148, 149, 163, 166, 167, 169, 218, 220, 221, 223, 224, 226-230, 309, 319, 356, 357
メキシレチン　478
メキタジン　161, 163, 167, 168, 169, 180
メジコン錠15mg　237, 238
メタケイ酸アルミン酸マグネシウム　277-279, 288, 310, 319, 356
メチルエフェドリン塩酸塩　123, 218, 220, 222-224, 226-230, 234, 237
メトカルバモール　478
メトキシフェナミン塩酸塩　218, 220, 222, 226
メトクロプラミド　277, 310
メペンゾラート臭化物　74
メンソレータムADクリーム20　376
メンソレータム皮フ軟化クリーム　462
メンソレータムヘパソフトクリーム　463
メントール　51, 358, 367, 376

も

木クレオソート　293, 294, 297
モサプリドクエン酸塩　441
モルヒネ　477

や

薬用アデノゲン　51
薬用毛髪力ZZ　51
薬用毛髪力イノベート　51

ゆ

有胞子性乳酸菌　279
ユトラ鼻炎カプセルS　167, 179

よ

ヨウ化イソプロパミド　123, 124
ヨクイニン　497
ヨクイニンエキス　101
ヨクイニン末　497

ら

酪酸菌　294
ラクチュロース　471
ラクティオンパップ70mg　358
ラクトミン　30, 475
ラクボン原末　279
ラックル速溶錠　310, 357
ラニチジン　284
ラニチジン塩酸塩　299
ラニラミビル　140
ラノコナゾール　383-385
ラピアクタ　140, 143
ラフチジン　284
ラブトッピ　376
ラベプラゾール　284
ラマストンクリーム　384
卵殻カルシウム　493
ランソプラゾール　284, 292

り

リアップ　51
リアップX5　51
リアッププラス　51
リアップレディ　51
リオリダジン　478
リシーナ注入軟膏　347
リシーナ軟膏　347
リゾチーム塩酸塩　122, 123, 125, 163, 166, 167, 218, 220, 222-224, 227, 229, 233, 239
六君子湯　36, 65, 67, 68, 70-73, 269, 270, 272, 275, 276, 278, 279, 281, 286, 289

リドカイン　350, 384, 462, 464
リドカイン塩酸塩　347, 348, 376
リパーゼAP12　32, 279
リパーゼAP6　31, 277, 279, 310
リビメックスコーワクリーム　376
リビメックスコーワ軟膏　376, 463
リボフラビン　124, 126
龍角散せき止め錠　229
龍角散鼻炎朝夕カプセル　167
龍角散鼻炎カプセル　161, 180
硫酸亜鉛　333
硫酸亜鉛七水和物　338, 339
苓甘姜味辛夏仁湯　172, 173, 197, 198
リョウキョウ　279
リレンザ　140, 143
リン酸水素カルシウム水和物　493

る

ルキノン錠AZ　161, 169, 180
ルミフェン　299, 300
ルルせき止めミニカプセル　223
ルルのどスプレー　237
ルルメディカルドロップ　237

れ

レチノールパルミチン酸エステル　376, 464

レックH坐剤　348
レックH軟膏　348
レビューせき止め液S　229
レボメプロマジン　478
レンケイ　348
レンシン　348

ろ

ロイシン高配合必須アミノ酸　494, 495
ロートアルガードプレテクト　164
ロキサチジン　284, 286-288
ロキサチジン酢酸エステル塩酸塩　278
ロキソニンS　299, 309, 318, 319, 356, 367
ロキソニンSテープ　367
ロキソニンSテープL　367
ロキソニンSパップ　367
ロキソニンSプラス　309, 319, 356
ロキソニンSプレミアム　319, 356
ロキソニン錠　299, 318, 356
ロキソプロフェン　65, 318, 368
ロキソプロフェンナトリウム水和物　298, 299, 309, 319, 355, 356, 367
ロコフィットGL　497

六活鼻炎ソフトカプセルP　166, 179
ロートCキューブクール　341
ロートUVキュア　339
ロートアルガードST鼻炎スプレー　165, 179
ロートアルガードクリアブロックEX　329
ロートアルガード鼻炎内服薬ZⅡ　161, 169
ロートエキス　15, 32, 61, 277, 279, 288, 297, 310
ロートクリア　339
ロートこどもソフト　340
ロバックHi　463
ロペラマックサット　268, 294
ロペラミド塩酸塩　293, 294
ロラタジン　65

わ

ワカ末止瀉薬錠　297
ワソラン　477
ワダカルシュームエース　493
ワダカルシューム錠　493
ワルファリン　412

事項索引

数字・欧文

1 finger tip unit　377
Ⅰ型アレルギー　59, 154, 176, 177, 182, 188, 189, 195, 22, 324, 326, 369
1型糖尿病　403
Ⅰ群診療機関　88
Ⅱ型コラーゲン　483
2型糖尿病　403, 407, 408
Ⅱ群診療機関　88
2次感染症　133, 210
2週以上続く咳嗽　133, 134
4つの警告症状　22, 64
5Aアプローチ　251, 252
7つの健康目標　390, 395
75gOGTT　403, 406
9つの警告症状　303, 306, 309
10文字キャッチコピー　334, 338
14, 15員環マクロライド系抗菌薬　209
α_1刺激薬　334, 335, 339
α_1受容体作動薬　166, 174
α-グルコシダーゼ阻害薬　473
β_2刺激薬　213
β刺激薬　225

A

ACD　59, 324
ACD診療ガイドライン　328, 329
ACDの自覚症状　324-326
ACDの重症度の評価　325
ACDの治療　328
ACDの適応探し　324, 326
ACDの適剤探し　328, 329
ACDの分類　325
ACDの臨床像　324
ACE処方　318
ACE阻害薬　207, 208, 211, 218, 221, 441
AD　48, 49, 369
AD重症度簡易基準　49
ADL　302, 304, 324, 361, 467, 469, 483, 485
AGA　50-52

AGAガイドライン　50-52
AKC　59, 327-329
AR　154
AR-GL・2016　161, 162
ASO　436, 437
AX　457
AXの臨床診断　457
A群β溶血性連鎖球菌　112
A群β溶連菌　114, 117

B

BMD　480
BMI　105, 363, 397-400, 492
BPSD　87

C

CAM　407
CDCガイドライン　430
CDH　47
CHS　218
Clinical Question　14, 24, 40, 71, 72, 220, 221
Common Disease　5, 12, 36, 38, 39, 42, 54, 67, 112, 137, 183, 186, 207, 208, 231, 343, 375, 439
compromised host　115
COPD　26, 45, 57, 207, 213, 215, 228, 243-247, 252, 392, 395
COPD疑診例　247, 252, 253
COPD診断と治療のためのガイドライン　245
COPD診療のエッセンス　245
COPD発症リスク　245
COPD問診票　245, 252
COX　146, 298
COX-1　298
COX-2　298
COX-2選択的阻害薬　299
COX-2阻害薬　496
COX阻害作用　298, 318

CQ　14, 15, 22, 24, 27, 30, 40, 46, 56, 57, 65, 71, 72, 99, 157, 273, 284, 286, 322, 414, 426, 477, 494
CYP2A6　254, 255

D

DBT　72
DLSO　381

E

EBH　10-12, 38, 42
EBM　10, 27, 409
EBMの新モデル　24
EE　275, 282-284, 286, 287
EPS　35, 36, 64, 67, 271-273, 277, 278

F

FAGA　51, 52
FD　16, 30, 36, 61, 63, 67, 271, 273, 275, 278, 280, 288, 310
FD診断基準　64
FD診療ガイドライン　271, 273, 275, 276, 278
FD治療薬　269, 276-278, 280, 281
FDの自記式問診票　273
FDの適応探し　22, 24, 272, 273, 275
FDの病態　272, 278
FGIDs　16, 17, 25, 30, 60, 61, 63, 69, 70, 265, 269, 273, 275, 285, 289
Fontaine分類　436, 437
FSSG　273, 284
FTNDスコア　258, 260
Fスケール　62-64, 284

G

GAHBS　117
GERD　16, 61, 67, 207, 208, 215, 265, 273, 282, 289, 439
GERD-Q問診票　284
GERD-TEST　284

GERD 診療ガイドライン　284-
　　286
GERD による慢性咳嗽　213
GERD の適応探し　283-285
GERD の適剤探し　286
GERD の薬物療法　286
Goligher 分類　345
GPC　327
GSRS　62-64, 273
GSRS-IBS　17, 266

H

H$_2$RA　276, 277, 281, 284,
　　286-289, 299, 300
HA ワクチン　141
Hamilton Norwood 分類　50
HbA1c　103, 397-399, 403,
　　406, 418, 420
HIT-6　306, 307

I

IADL　324, 364
IBS　5, 16, 61, 63, 263, 269,
　　273, 280, 467
IBS・FD・GERD の薬物療法
　　　　　　　　　　　　　270
IBS-C　16, 63, 268
IBS-D　16, 63, 268, 292, 293
IBS-M　63
IBS-M/U　16, 268
IBS-QOL　266
IBS-SSS　17, 266
IBS-U　63
IBS 再発症状改善薬　269
IBS 症状を誘発する食品　267
IBS 診断基準　63
IBS 診断基準ガイドライン　13
IBS 診断フローチャート　264
IBS 診療ガイドライン　265, 266,
　　268
IBS と鑑別すべき疾患　74
IBS の 4 病型　265, 267
IBS の FD・GERD 合併例　269
IBS の合併症　265
IBS の重症度　17, 265, 267
IBS の重症度判定表　17, 67, 267
IBS の食事療法指導　267
IBS の診断基準　62, 293

IBS の適応探し　15, 17, 99, 264,
　　265
IBS の適剤探し　266, 268
IBS の病型の判定　266
ICD-11　7
ICHD-3β　303-305, 307
ICS　225
ICT　81
IDF　470, 471
IFG　406, 407
IFN-α　130
IgE 抗体　182, 189, 369
IGT　406
IL-12　130
IL-1α　146
IL-31　373
IPAG ガイドライン　245

J・K

JCS2005　247
JCS2010　247, 251
JRQLQ　184
JSH2014　103
KL 分類　361, 362, 364, 366

L

LDL-C　418
LS　484

M

M1 拮抗薬　288
M1 ブロッカー　277
MAO 阻害薬　171, 172
MAPPING　38, 41
MCI　86
Medical Question　22, 24, 71
Medicinal Product　4, 6, 7, 11,
　　27, 34-36, 38, 40, 42, 46, 54,
　　61, 64, 126, 272, 452
Medicinal Product の適応の有無
　　　　　　　　　　　　　272
Medicinal Product の非適応例
　　　　　　　　　　　272, 273
MHFA　94-96
MIDAS　306, 307
MOH　307
MQ　24, 71
MTS トレーニング　491

N

n-3 系多価不飽和脂肪酸　419
n-6 系多価不飽和脂肪酸　419
NA 阻害薬　140, 141
NCD　395
NCDs　249, 250
NERD　16, 61, 265, 275, 280,
　　282-284, 286, 288, 289
NK 活性　132, 140
NK 細胞　130, 132, 141, 151
NMF　457
NRT　255, 257
NSAIDs　54, 120, 129, 221, 296,
　　298-301, 309, 311, 316-318,
　　322, 329, 339, 355, 356, 358,
　　359, 362, 366, 367, 374, 376,
　　496
NSAIDs 潰瘍　292, 298, 299,
　　301, 366
NSAIDs 過敏症　128

O

O-157　296
OARSI ガイドライン　496, 498
OAS　183, 186, 428, 430, 431
ORT　430
OTC 薬需要の代替性　112, 185
OTC 薬の需要　38, 39
OTC 薬の適正使用　21

P

PAC　59, 60, 188, 189, 325,
　　326, 329-331
PAF・ロイコトリエン遊離抑制作
　　用　330
Patient Question　24, 40, 71, 73
PDCA サイクル　83
PDS　30, 35, 36, 64, 67, 68,
　　271-273, 277, 278, 314, 322
PG 製剤　299, 300
POUNDing　307
PPI　218, 284-287, 289, 292,
　　299, 300, 496
PPI 代謝酵素　285
PPI 抵抗性　289
PPI テスト　285
PQ　24, 27, 40, 71, 73
PU　275

事項索引　513

Q

QOL　11, 42, 45, 62-64, 70, 82, 122, 154, 159, 173, 174, 177, 183, 184, 195, 198, 218, 233, 265, 266, 285, 286, 293, 308, 368, 397, 405, 433, 464, 475
QUEST スコアー　284

R

Research Question　24, 30, 40, 71, 75
RNA ウイルス　137
ROAD　484, 494
RomeⅢ・IBS 診断基準　13-15, 26, 35, 43, 44, 73, 99, 263
RomeⅣ　13
RQ　24, 27, 30, 40, 71, 75
RS ウイルス　112, 117

S

SAC　59, 188, 189, 195, 324-326, 329, 330
SCS　17
SDF　470, 471
SF-8　62-64
SF-36　42, 43, 266, 368
Sick Day　115
SJS　125, 128, 239, 240
SMS　4
SMS の 3 段階　19, 26, 39, 40, 121
SMS 薬局　84
SX　457, 459-461
SX の適応探し　457
SX の適剤探し　460, 464, 465
SX の予防と治療　458
SX の臨床診断　458

T

TACs　303
TDS　247, 248
TEN　125, 239, 240
TEWL　461
TG　411, 420
Th2 サイトカイン阻害薬　161, 162, 193, 194
Th2 細胞　373
TNF-α　130

V

VAS 法　451
VDT 症候群　338
VKC　59, 325, 327-329

W・Y

WBGT　428, 429
WHO　4
YAM　480

和文

あ

悪性新生物　5, 392
足の血管病　436
足白癬　379, 381, 382, 384-386
足白癬の鑑別疾患　381
足白癬の予防　382
アスピリン喘息　359
アセチルコリンエステラーゼ阻害作用　61
悪化要因　231, 371
暑さ指数　428
アデニルシクラーゼ受容体阻害薬　436
アデノウイルス　117
アドヒアランス　377, 390, 402
アトピー咳嗽　44, 45, 57, 58, 207-209, 211, 213-215, 21, 221-223, 228-231, 234
アトピー咳嗽の簡易診断基準　213
アトピー性角結膜炎　59, 327
アトピー性眼瞼炎　59, 60
アトピー性乾皮症　457
アトピー性皮膚炎　48, 59, 154, 157, 164, 174, 175, 186, 327, 369, 370, 372, 373, 377, 463
アトピー性皮膚炎から除外すべき 8 疾患　373
アトピー性皮膚炎診療ガイドライン　48
アトピー性皮膚炎治療ガイドライン　48, 371, 372
アトピー性皮膚炎治療の 3 本柱　374
アトピー性皮膚炎の治療目標　374

アトピー性皮膚炎の適応探し　371, 372, 375
アトピー性皮膚炎の適剤探し　374
アトピー性皮膚炎の発症要因　369, 370
アトピー素因　57, 208, 212-215, 369, 370
アトピー皮膚　372
アナフィラキシー　125, 128, 227, 234, 239, 240
アナフィラキシー・ショック　229
アナフィラキシーの重症度評価　240
アラキドン酸カスケード　298
アレルギー3 主徴　183
アレルギー炎症　373
アレルギー疾患　154, 176, 324
アレルギー症状　166, 175, 176, 182, 183, 195, 225, 234, 239, 240, 320, 339
アレルギー性結膜炎　157, 189, 195
アレルギー性結膜疾患　59, 60, 18-189, 324, 330
アレルギー性結膜疾患診療ガイドライン　187, 195, 196
アレルギー性疾患　175, 202, 212, 213, 341
アレルギー性疾患の診断・治療ガイドライン　158
アレルギー性素因　324, 326
アレルギー性鼻炎　48, 115, 154-156, 159-163, 167, 171, 172, 175-178, 186, 187, 215, 230, 231, 330, 369
アレルギー性鼻炎 3 徴候　197
アレルギー性鼻炎ガイド　187
アレルギー性鼻炎の 3 主徴　158, 159
アレルギー性鼻炎の鑑別診断　200
アレルギー性鼻炎の重症度判定　159
アレルギー性鼻炎の生活指導　175
アレルギー性鼻炎の適応探し　156
アレルギー性鼻炎の適剤探し　161, 173
アレルギー性鼻炎の適剤探し 10 の基準　174
アレルギー日記　159, 174, 175

アレルギー反応　100, 175, 186, 329, 370
アレルギー用点眼薬　328, 330
アレルゲン　157, 160, 175-177, 183, 187, 239, 325, 326, 331, 340, 369, 457
アレルゲン免疫療法　162
安全性確保　46, 435
安全性情報　21, 27, 99, 299

い

医学的判断　38
胃上皮増殖促進作用　277
胃食道逆流　284
胃食道逆流症　207, 282, 284, 439
維持療法　195, 198, 208, 218
出雲スケール　273, 274
痛み閾値　317
一次性頭痛　46, 303, 307-309, 311
一次性頭痛と二次性頭痛　303
一次性肺炎　146
一次予防　300, 395, 418
胃貯留能　278
一般症状　317
一般点眼薬　330, 334, 338
一般点眼薬の適剤探し　336
一般用医薬品販売の手引き　21
一般用眼科用薬　332, 333
一般用眼科用薬の適応探し　332
遺伝子多型　247
胃粘膜修復薬　279, 289, 290
胃粘膜障害　298
胃粘膜保護薬　289, 290, 319
胃粘膜保護薬・修復薬　288
胃排出能　278
異物感　188, 325-327, 335, 337, 339
イブプロフェン配合製剤　101
イミダゾール系抗真菌薬　383
医薬品医療機器法　4, 100, 102, 340
医療行動　5
医療受診　38, 39, 112, 184, 185, 313, 351
医療受診とOTC薬の代替性　184
医療面接　6, 22, 24, 56, 71, 157, 187, 269

インキンタムシ　380
インスリン感受性　420
インスリン抵抗性増大型　406
インスリン分泌障害型　406
インタビューフォーム　66, 67, 71, 98, 178, 238, 359
咽頭アレルギー　44, 45, 207, 208, 212-215, 221-223, 228-231, 234
咽頭アレルギーの簡易診断基準　212
咽頭炎　115, 122
インドメタシン配合パップ剤　355
インフルエンザ　115, 137
インフルエンザ（A/H1N1）2009　137
インフルエンザウイルス（A・B）　117
インフルエンザ桿菌　118
インフルエンザ患者の外出許可基準　151
インフルエンザ患者の重症度分類　142, 143
インフルエンザ疑診例　142, 145, 148
インフルエンザ迅速診断　139, 146
インフルエンザ診療GL　142, 143
インフルエンザ治療GL　142, 143, 147
インフルエンザの重症化リスク群　144
インフルエンザの生活指導　150
インフルエンザの適応探し　142
インフルエンザの適剤探し　146, 147
インフルエンザのトリアージ　142, 144
インフルエンザの服薬指導　150
インフルエンザ発症の確認基準　142
インヘラー　256

う

ウイルス感染　212
ウイルス感染症　117, 133
ウイルス性結膜炎　325
ウイルス性結膜炎ガイドライン　333, 335

ウイルス性上気道炎　223, 226, 234
ウイルス性上気道感染症　215
ウイルス性肺炎　146, 147
運動器症候群　480
運動機能改善薬　269, 272
運動不全型NUD　72
運動療法　267, 355, 359, 362, 365, 419, 435-437, 490, 491, 496, 497

え

栄養機能食品　7, 104, 492, 493
液性免疫　130
エコーウイルス　117
エスタブリッシュ医薬品　38
遠位側縁爪甲下爪真菌症　381
嚥下機能障害　444
嚥下障害　283, 447
嚥下反射　439, 440, 442, 444
炎症症状　224, 326, 346, 375, 457
炎症性サイトカイン　125
炎症性疾患　188, 324, 339
炎症性充血　178
炎症性組織損傷　338
炎症性白癬　379
炎症性物質　130
炎症性変化　188, 324, 326, 460, 461
炎症性メディエーター　329, 335
炎症反応　330
エンテソパチー　485, 486
塩類下剤　475

お

瘀血　312, 317
オーダーメイド医療　230

か

外因性抗原　225
外痔核　344, 346-348
疥癬　373
階層化　390, 397, 399, 400
咳嗽に関するガイドライン　44, 46, 210, 225, 230
咳嗽日記　233
咳嗽の適応探し　210, 217
咳嗽治療薬　217, 218

事項索引　515

ガイドライン準拠型　11, 42, 50
外用抗真菌剤の臨床評価　383, 385
外用痔疾用薬　344
外用湿疹・皮膚炎用薬の適剤探し　377
外用鎮痛消炎薬　359
化学的刺激　207, 272
過活動膀胱治療薬　473
かかりつけ機能　103
かかりつけ薬局　6, 26, 80-82, 84, 102, 351, 408, 409
鍵の質問　56
架橋形成　182
角結膜炎　327
角質増殖型　381
喀痰排出　236
カクテル療法　212
角膜炎　335
角膜損傷　330
角膜病変　326
角膜保護作用　336
荷重関節　363
かぜ症候群　112, 222, 231, 430
かぜ症候群4臨床型　114
かぜ症候群後咳嗽　56, 102, 122, 210, 212, 213, 215, 221, 223, 228-231, 234, 236
かぜ症候群後咳嗽の簡易診断基準　102, 212
かぜ症候群の適応探し　115, 116
かぜ症候群の適剤探し　119, 127
かぜの後の遷延性咳嗽の簡易診断基準　56
過体重　363, 492
語りかけ技法　95
家庭血圧　102
家庭治療　27, 176, 177, 236
可動域制限　361, 483
痂疲　372
過敏性腸症候群　5, 11, 263, 467
下腹部症状　16, 61, 62
下部消化管　344
花粉カレンダー　176
花粉抗原　182, 183, 188, 202, 203
花粉症　157, 161, 162, 164, 165, 173-175, 182-184, 186, 188, 190, 192, 194-198, 203, 324

花粉症の維持療法　195
花粉症の重症度　190
花粉症の受診勧奨基準　188
花粉症の初期療法　193, 194
花粉症の生活指導　199
花粉症の治療ポイント　183
花粉症の適応探し　187, 190, 193
花粉症の適剤探し　196
花粉性結膜炎　188
花粉の除去・回避　202, 203
花粉曝露　176, 186
花粉飛散期　158, 164, 176
花粉飛散時期　156, 165, 188, 330
ガム試験　454
痒みの閾値　457
仮の診断　38, 39, 54
過量服薬　93
過量服薬ハイリスク患者　93
過量服用　229
カルシウム拮抗剤　454
カルシウム拮抗薬　479
カルシウム製剤　492, 493
眼圧上昇　167, 174, 233
簡易禁煙治療　249, 251
簡易禁煙治療プログラム　250
簡易診断アルゴリズム　47, 48
簡易診断基準　45
眼炎　332, 333, 336, 338
環境因子　303, 369, 370
環境要因　157, 403
緩下剤　104, 268, 270, 475
間欠性跛行　436, 437
間欠跛行　484
眼瞼炎　332, 333, 335, 338, 339
眼瞼皮膚炎　327
眼瞼浮腫　333
肝硬変　435, 436
眼脂　188, 189, 324-327, 330
患者教育　365, 417, 496
患者指導　49, 83, 394
患者調査　9, 38, 112, 243
患者背景　115, 116, 368, 435
患者背景基準　147
患者用セルフチェックシート　414
感受性亢進　461, 464
汗疹　373
乾性咳嗽　45, 56, 57, 212, 213, 215, 218, 221, 231, 233

乾性咳　207, 208, 213, 215, 228
眼精疲労　332, 333, 336-338
関節水腫　366-368
感染後咳嗽　207-209, 211, 212, 221, 222, 224, 229, 234
感染症　44, 56, 117, 118, 207, 303, 333, 341, 379, 381
感染性胃腸炎　295, 297, 430
感染性咳嗽　45, 56, 210
感染性腸炎　296
感染巣　117, 133
感染部位　380, 381, 383, 385, 386
感染防御免疫　129, 130
感染免疫　115, 131, 151
感染免疫能　119
感染予防策　151
乾燥性皮膚用薬　459
眼掻痒感　187-189, 326, 327
眼痛　326, 333, 339
眼病予防　332, 333, 336, 338
カンピロバクター　295, 296
鑑別疾患　38, 40, 45, 73, 99, 113, 115
鑑別診断基準　43
汗疱　381
がん由来症状改善薬　477

起因薬　292, 296
起炎菌　117, 133, 379
機械的刺激　207, 327
気管支炎　133
気管支拡張剤　57
気管支拡張作用　230
気管支拡張症　244
気管支拡張薬　120, 208, 212-215, 218, 220-222, 225, 226, 237, 454
気管支ぜんそく　57, 157, 164, 174, 183, 207
気管支喘息　213, 215, 225, 228, 369
疑義照会　94, 98, 100, 479
危険因子　245, 249, 252, 300, 406, 417, 418
キサンチン誘導体　213, 319
器質性月経困難症　313-315

器質的疾患　13, 22, 36, 43, 64, 66, 69, 263, 266, 271, 272
器質的疾患の鑑別　70
季節性アレルギー性結膜炎　59, 188, 189, 195, 196, 198, 324, 326
季節性アレルギー性鼻炎　155, 157, 159, 167, 168, 182, 196
季節性インフルエンザ　137
季節性感冒　150
基礎疾患　26, 114, 118, 149, 160, 249, 300, 343, 397, 428, 433, 435, 436
喫煙感受性　247
ぎっくり腰　353, 354
気道アレルギー　48
気道炎症　45, 212
気道過敏性亢進　212
気道感染症　44, 112, 137, 215
気道粘液溶解薬　224
気道分泌促進薬　224, 236
機能診断　38
機能性胃腸症　16, 30
機能性月経困難症　313-320, 322
機能性月経困難症の適剤探し　317
機能性下痢　292, 293
機能性下痢の一般的治療法　293
機能性下痢の適応探し　292
機能性消化管障害　16, 30, 60, 265
機能性腸疾患　263
機能性ディスペプシア　35, 271, 275, 310
機能性腹部膨満症　267
機能性便秘　99, 104, 292, 467, 469-471
機能性便秘の4分類　467, 468
機能性便秘の治療　469
機能性便秘の治療薬　474
機能性便秘の適応探し　467, 468
機能性便秘の適剤探し　474, 476
機能性便秘の病型診断　473, 474
稀発反復性緊張型頭痛　305
基本チェックリスト　88, 90
基本的健診項目　397, 398
偽膜性大腸炎　296
逆流性食道炎　275, 282
救急疾患　115
丘疹　369, 372, 373, 375

吸収促進薬　375, 376
急性咽頭炎　113, 114, 117, 125
急性咳嗽　44, 56, 57, 207, 210, 211, 215, 223
急性気管支炎　113-118, 228
急性気道感染症　116
急性期腰痛　355
急性下痢症　296, 297
急性喉頭蓋炎　115, 133, 134
急性上気道炎　116
急性上気道感染症　9, 112, 115, 119
急性上気道感染症ガイドライン　115
急性上気道感染症治療法ガイドライン　116, 119, 120-123, 125, 128
急性鼻炎　155, 158, 159, 167, 171, 172, 177
急性鼻・副鼻腔炎　113, 114, 117
急性病変　373
急性副鼻腔炎　115, 117, 133, 172
急性扁桃炎　125
急性腰痛　351, 494
吸入・内用ステロイド薬　56
吸入抗コリン薬　56
吸入ステロイド薬　225
吸入ステロイド療法　208
吸入副交感神経遮断薬　119, 120
境界型　403, 406
境界型糖尿病　26, 390, 391, 402, 405-408
強膜炎　335
局所刺激薬　356
局所適用　329
局所麻酔薬　347, 348, 375, 376, 383-385
局所療法　202
虚血性心疾患　5, 172, 298, 301, 390, 395, 417
虚血性大腸炎　296
巨大乳頭結膜炎　327
去痰薬　120, 121, 123, 129, 209, 213, 218, 220-222, 226, 229, 230, 23, 237, 350
魚鱗癬　373
近位爪甲下爪真菌症　381
禁煙アドバイス　250

禁煙ガイドライン　247
禁煙支援　249-252
禁煙支援マニュアル　249-251
禁煙指導　247, 251
禁煙治療　247-253, 258, 259
禁煙の薬物療法　254
禁煙補助剤　245, 250, 252, 254
禁煙補助薬　243, 255, 257
緊急安全性情報　98
緊張型頭痛　46, 302-305, 309-311
緊張型頭痛の診断基準　305
筋肉減弱症　485
筋力低下　361

く

グアーガム　471
空腹時血糖　103, 397-399, 403, 406
空腹時血糖異常　406
駆瘀血剤　316, 317, 321
くしゃみ・鼻水型　157, 160, 173, 183, 193, 197
口呼吸　157, 159, 160, 177, 231, 236, 455
くも膜下出血　303
クラミジア　118, 315
グレリン　67, 276

け

軽医療　7, 9, 10, 27, 78, 112, 185, 280
経口禁煙補助薬　255
経口補水液　295, 428, 430
経口補水療法　430
警告症状　24, 26, 35, 43, 54, 62-64, 272, 333
軽疾患　9, 10, 42
軽疾患の適応探しの類型化　11
継続使用　178, 366, 381, 385, 386
継続治療患者　350
傾聴技法　95
軽度高中性脂肪血症　390, 417, 419, 420
軽度腰痛　356
経皮吸収薬　256
経表皮水分喪失　461
外科的治療　328

血液循環改善作用　348
結核　215
血管拡張作用　304
血管拡張薬　436
血管作動作用　304
血管収縮作用　171, 304, 335
血管収縮薬　164, 167, 169, 171, 173, 177, 178, 180, 197, 198
月経困難症　312, 313, 317, 321, 322
月経困難症疑診例の受診勧奨を考える7つのケース　323
月経困難症の適応探し　315
月経痛　313, 316, 322
月経痛と月経困難症　312
血栓形成外痔核　344
血中Na異常　428
血糖管理目標　390, 402, 403
血糖コントロール　403, 405
血糖値　406
血糖値上昇　407, 408
血便　343, 344
結膜炎　186, 330, 332, 333, 335, 338, 339
結膜刺激　333
結膜充血　188, 324-327, 332, 333, 336, 337-340
結膜腫瘍　333
結膜浮腫　188, 189, 326, 327
結膜濾胞　188, 189, 326
ゲートキーパー　8, 86, 93, 249
解熱作用　128, 140, 141, 146, 150
解熱鎮痛薬　46, 99, 119, 121, 124, 125, 128, 134, 312, 317-320, 359, 412
ケミカルメディエーター　330
ケミカルメディエーター受容体拮抗薬　161, 162
ケミカルメディエーター遊離抑制薬　161-163, 173, 197, 198
下痢型・混合型IBS　11
下痢型IBS　63, 268, 292
健胃生薬　30, 31, 34, 276-279, 294
原因・悪化因子　49, 374
原因アレルゲン　183
原因ウイルス　112, 133

原因疾患　57, 66, 96, 207-209, 211, 215, 218, 220, 221, 231, 296, 315, 440
原因診断　38
原因物質　175, 183
原因薬　128, 298, 454, 455, 473, 477
減感作療法　202
健康格差　390, 395
健康サポート機能　82, 83
健康障害　471
健康情報拠点薬局　82, 83
健康食品　83, 104, 105, 391, 408, 409
健康づくり支援薬局　83, 84
健康寿命　78, 79, 394, 395, 487
顕性誤嚥　439

高LDL-C血症　419
抗PAF（血小板活性化因子）作用　330
抗SRS-A作用　330
高TG血症　419
抗アナフィラキシー　330
抗アレルギー作用　169, 329, 330
抗アレルギー点眼薬　59, 60, 329
抗アレルギー薬　49, 59, 60, 154, 169, 195, 198, 328, 454, 459, 460
抗インフルエンザ薬　139, 142, 143, 146, 151
抗インフルエンザ薬の治療指針　143
抗ウイルス性肺炎作用　146, 147
抗うつ薬　73, 454, 494
抗炎症作用　298, 318, 329, 366
抗炎症薬　335, 338-340, 348, 383-385, 494
効果発現の基準　98
高カリウム血症　105
交感神経刺激作用　340
抗がん薬　292
抗菌性点眼薬　330
抗菌薬　112, 113, 117, 118, 120, 121, 133, 208, 292, 296
抗菌力　383
口腔アレルギー性症候群　183, 186

口腔感染症　452
口腔乾燥感　447, 448, 453
口腔乾燥症　450-455
口腔乾燥症の臨床診断　451
口腔ケア　441, 442, 445, 446, 455
口腔疾患　447
口腔リハビリテーション　455
高血圧　5, 105, 303, 390-392, 395-397, 399, 406, 407, 412, 418, 428
高血圧治療ガイドライン　103
抗血小板凝集抑制薬　436
抗血小板薬　412, 436, 441
抗血小板療法　298, 300
抗血栓薬　436
抗原抗体反応　330
抗コリン作用　122, 167, 174, 180, 230, 233, 273, 340, 459, 478
抗コリン薬　16, 54, 73, 121, 123, 129, 212, 214, 268, 270, 454, 473
好酸球　182, 189, 212, 213
好酸球増多性鼻炎　155
高脂血症　411, 412
抗真菌薬　381
向精神薬による口渇　454, 455
光線過敏症　359
高中性脂肪血症　4
高張性脱水　426-428, 433
行動変容　396
高度管理医療機器　340
高尿酸血症　392
更年期障害　321, 484
抗パーキンソン病治療薬　454
抗パーキンソン病薬　477, 478
抗白癬菌用薬　382-386
紅斑　369, 372, 373, 375
抗ヒスタミン作用　330
抗ヒスタミン薬　49, 56, 57, 60, 119-125, 128, 129, 162-166, 169, 173, 176, 194, 197, 201, 208, 209, 212, 213, 215, 220-223, 225, 226, 228-230, 234, 236, 237, 239, 329, 335, 337-340, 347, 348, 350, 373-377, 383-385, 454, 460, 477

後鼻漏　207, 213, 215
抗不安薬　73, 454, 494
項部硬直　303
抗不整脈薬　478
抗プラスミン薬　218, 22-222, 335
抗プロスタグランジン D₂・トロンボキサン A₂ 薬　162, 193, 194
高分子重合体　15, 73, 268, 270
高マグネシウム血症　99, 478, 479
肛門衛生　346, 347, 349, 343
肛門疾患診療ガイドライン　343
肛門疾患の適応探し　344
高力価ステロイド点眼薬　328
高齢者に対して特に慎重な投与を要する薬物のリスト　478
高齢者の安全な薬物療法ガイドライン　442, 476, 477
抗ロイコトリエン受容体拮抗薬　202
抗ロイコトリエン薬　162, 193, 194
誤嚥　207, 215, 439, 440, 442, 444, 445
誤嚥性肺炎　439-444, 447
誤嚥性肺炎の危険因子　439
誤嚥性肺炎の受診勧奨基準　443
誤嚥性肺炎の臨床診断基準　443
誤嚥性肺炎ハイリスク患者　445
誤嚥性肺炎予防効果　445
呼吸器疾患治療用医薬品の適正使用を目的としたガイドライン　442
呼吸抑制　227, 228
コクサッキーウイルス　117
国民皆保険制度　9
コチニン　254
骨格筋弛緩薬　478
骨格筋たんぱく質　494, 495
骨芽細胞　481
骨粗鬆症　351, 480-482, 484, 491, 492, 496
骨盤内炎症　315
骨密度　480, 481
骨癒合　482
股部白癬　380, 385, 386
こむら返り　433, 435-437
こむら返りの病態　433

コリンエステラーゼ阻害薬　335, 337-340
コロナウイルス　112, 117
混合型/分類不能型 IBS　268
混合型 IBS　63
コンタクトレンズ（CL）装着液　332
コンプライアンスの維持　384, 385
コンプライアンス評価　21

細菌感染症　117, 133, 134
細菌性結膜炎　325
再増悪　377
在宅患者薬剤管理指導　20
再発回避　384, 385
再発傾向　209
細胞性免疫　146
細胞保護（cytoprotective）作用　31, 277
細胞保護作用　34, 278
サイリウム種皮　471
殺菌消毒薬　237, 383-385
殺菌薬　347, 348, 375, 376
サブスタンス P　439
サプリメント　83, 104, 366, 391, 408, 409, 492, 494, 496-498
左右対側性　373
作用機序　34, 75, 140, 147, 198, 297, 330, 434, 454
サルコペニア　485, 486, 492, 493
三環系抗うつ薬　473, 477, 478
三叉神経・自律神経性頭痛　303
酸性 NSAIDs　120
酸性非ステロイド系抗炎症薬　121
産婦人科診療ガイドライン　322
酸分泌抑制作用　289
酸分泌抑制薬　36, 269, 270, 272, 275, 287
残薬確認　100
残薬原因　100

し

シェーグレン症候群　450
痔核　343-345

自覚症状　188, 269, 283, 287, 324-326, 331, 351, 385, 403, 428, 451, 453, 482
趾間型　381
弛緩性便秘　473, 474
子宮筋腫　315
子宮腺筋症　315
子宮内膜症　315
シクロオキシゲナーゼ（COX-2）選択的阻害薬　355
シクロオキシゲナーゼ阻害薬　436
シクロゲンオキシゲナーゼ　298
止血薬　347, 348
脂質異常症　26, 390-392, 395-397, 399, 406, 407, 411, 412, 417-419
脂質異常症治療ガイド　412
脂質異常症治療のエッセンス　419
痔疾患　343, 344, 346, 347, 349
痔疾患 5 つのタイプ　345
脂質管理目標値　418
痔疾患者の生活指導　349
痔疾用薬の適剤探し　346, 349
歯周病　252, 441
歯状線　346
自然軽快　45, 56, 210, 212, 213, 215
視線行動に着眼した転倒・骨折予防プログラム　491
自然治癒　117, 137, 212, 215, 234, 339, 385
持続的効果　208
自宅療法　144, 147, 150, 151
自宅療養　142, 190
疾患特異的尺度　266
湿疹　369, 372, 373, 381, 459
湿疹化　458, 459
湿疹三角　369, 372
湿疹性病変　457, 460
湿性咳嗽　45, 56, 57, 207, 221, 222, 225
湿性咳　207, 209, 215
してはいけないこと　13, 14, 27, 66, 73, 122, 128, 129, 150, 164, 166, 168, 170-172, 178, 179, 196, 200, 201, 236, 239, 240, 264-266, 273, 280, 281, 317, 320, 339, 350, 359, 378, 391, 412, 435, 459, 461-464

事項索引　519

社会的支障度　302
しゃがみ姿勢の回避　363
瀉下薬　469, 474, 475, 477, 478
若年成人平均値　480
充血　326, 330, 333, 337
重症度診断型　11, 42, 48
重症度評価　49, 70, 73, 157, 159, 184, 185, 192, 195, 239, 283, 324, 372, 374, 375
重症度別薬剤選択基準　195
自由診療　249
充全型　157, 160, 161, 173, 193, 197
充全型花粉症　194
重篤な脊椎病変　353, 354
重篤副作用疾患別対応マニュアル　26, 27, 128, 300
羞明　326, 333
宿主　115, 130, 138, 151
手術療法　202
受診が必要な警告症状　35, 61, 272
受診勧奨　14, 24, 25, 27, 35, 36, 46, 54, 57, 59, 60, 66, 69, 73, 82, 83, 84, 94, 96, 99, 115, 117, 120, 133, 134, 137, 173, 180, 186, 188, 190, 195, 196, 198, 202, 209–211, 225, 231, 234, 245, 272, 295, 309, 315, 316, 322, 326, 327, 330, 333, 340, 341, 343, 344, 350, 353, 354, 379, 381, 382, 386, 412, 417, 444, 445, 452, 459, 465, 474, 478, 484
受診勧奨基準　115, 190
受診勧奨の問診ルート　451
手段的日常生活動作　324, 364
受動喫煙　57, 104, 176, 215, 236
循環器疾患　392
循環障害　484
春季カタル　59, 327
消炎・アレルギー症状　335
消炎・抗アレルギー作用　335
消炎鎮痛薬　436
消炎薬　375–377
消化管運動　75, 277, 473
消化管運動調整薬　475
消化管運動調節薬　15, 36
消化管運動亢進薬　441

消化管運動機能調節薬　268
消化管運動賦活薬　276
消化管機能調節薬　15, 16, 73, 75, 268
消化器官用薬の製造承認基準　31
消化器症状　61, 63, 74, 75, 142, 272, 277, 366
消化性潰瘍　271, 272, 275, 277, 278, 298, 300
上気道炎症状　139-142
上気道感染症　207
小丘疹　457
詳細な健診項目　397, 398
止痒作用　459
症状持続期間　44, 45, 56
症状診断型　11, 42, 43, 46
症状発現部位　186
症状別改善度　74, 75
小水疱型　381
掌蹠角化症　381
掌蹠膿疱症　381
小児アレルギー性鼻炎　164, 165
小児用アレルギー性鼻炎用薬　199
小児の花粉症　199, 202
小児の急性・慢性咳嗽　215
小児の急性上気道炎　226
上皮細胞障害　182
上腹部症状　16, 30, 32, 61, 62, 265, 271, 276
上部消化管症状　67, 278
止痒薬　375–377
除外基準　43
初期治療　183, 195, 202, 272
初期療法　197
職業性腰痛　351
食後過血糖　407
食後過血糖改善薬　407
食後愁訴症候群　30, 35, 271, 272
食事指導　208, 267
食事性因子　303
食習慣の改善　469
食事療法　267, 280, 419, 431, 490
食中毒　292, 295-297
食中毒と食あたり　295
食中毒の受診勧奨基準　296
食中毒のセルフケア　295
食中毒の適応探し　295
食道クリアランス　67, 278, 286

食品摂取多様性スコア　492
食物起因性　292
食物繊維　268, 270, 349, 419, 470, 471, 473
食物繊維摂取目標量　471
処方変更　100, 101, 455
シラクモ　380
視力低下　333
止痢薬　268, 270
脂漏性皮膚炎　373
新EBHモデル　71
新EBM　22, 30, 39
新EBMモデル　65
心因性咳嗽　208, 213, 215
心因性・習慣性咳嗽　208, 211
心因性要因　314
心因的要因　65, 70, 317, 319
新オレンジプラン　86, 87
新型インフルエンザ　11, 137, 139, 142
心窩部痛症候群　35, 271, 272
神経学的異常　46
神経根性疼痛　353, 354
神経脱落症状　303
人工透析　394
人工膝関節全置換術　363
人工涙液　332
深在性皮膚真菌症　379
診察室血圧　102
心疾患　115, 392
浸潤性下剤　475
迅速診断　139, 142, 145, 147
浸透圧下剤　478
診断基準　62, 99, 269, 390, 444
診断的観察　58
診断的治療　54-57, 216, 218, 285
診断的投与　45, 69
診断フローチャート　58
伸展刺激　207
進展リスク　363, 391, 407
じんましん　183
心抑制型Ca拮抗薬　477
心理・社会的因子　61

推奨薬　15, 70, 72, 121
水性鼻汁　155, 159
スイッチ直後品目　26

髄膜炎　303
髄膜刺激症状　303
水溶性食物繊維　470
スギ花粉　324
スギ花粉症　156, 182, 183, 195
スギ抗原　182
スキンケア　49, 374, 458, 460, 461, 464
スキンケアの4つのポイント　458, 459
頭痛　302
頭痛患者のスクリーニング　306, 307
頭痛診療のアルゴリズム　308
頭痛ダイアリー　303, 304, 309
頭痛の疫学　302
頭痛の適応探し　306
頭痛の適剤探し　309
スティーブンス・ジョンソン症候群　125, 128, 239, 240
ステロイド外用剤　49, 458
ステロイド外用薬　49, 375
ステロイド瞼結膜下注射　328
ステロイド点眼薬　60, 195, 329, 330
ステロイド性抗炎症成分　329
ステロイド内服薬　328
ステロイド配合痔疾用薬　349
ステロイド非配合剤　49
スーパー便秘　474

せ

生活指導　24, 25, 128, 130, 133, 150, 173, 174, 196, 198, 200, 231, 233, 236, 280, 349, 359, 365, 409, 474, 496, 497
生活習慣の改善　36, 42, 267, 390, 391, 400, 407, 418, 419, 469
生活習慣病　4, 26, 27, 36, 42, 84, 103, 104, 131, 249, 363, 389, 390, 392, 395, 396, 402, 417, 480
生活習慣病5疾患　5
生活習慣病予備群　35
生活習慣を改善する鍵　419
生活療法　65, 173, 198, 226, 234, 281, 293, 365
整形外科領域疾病　298, 301

制酸薬　15, 30, 34, 61, 126, 269, 270, 276-279, 287, 288, 294
正常型　403
成人気道感染症　115
成人気道感染症診療の基本的な考え方　190
精神的因子　303
生体防御機構　218
生体防御反応　206, 207
製品安全性情報　359
製品プロファイリング　334
生理学的因子　61
世界大衆薬協会　4
咳感受性亢進　207
咳受容体感受性亢進状態　218
咳症状　206, 207, 213, 215, 225, 234
咳喘息　44, 45, 57, 58, 207, 208, 211-215, 218, 221, 222, 224-226, 231, 234
咳喘息の簡易診断基準　213
咳治療の原則　207
咳止めの適剤探し　231
咳止めの適剤探し10の基準　231
咳止めの服薬指導　236
咳の診断基準　214
咳の分類　207
咳反射　207, 208, 218, 439, 440, 442, 443
舌下錠　256
積極的傾聴　36, 306
積極的支援　399, 400
摂取目安量　105
摂食嚥下障害　447
接触皮膚炎　373, 381
絶対的リスク　417
ゼニタムシ　380
セラミド　457, 459
セルフケア・ガイダンス　69
セルフケアサポート　17
セルフ・ヘルプ　96
セルフメディケーション　6, 7, 9, 10, 35, 42, 45, 67, 78, 81, 113, 119, 190, 452
セルフメディケーション・サポート　4
全異栄養性爪真菌症　381
遷延化（遅発相反応）　182

遷延性咳嗽　44, 45, 56, 57, 207-209, 211, 213-215
遷延性・慢性咳嗽　207, 209-211, 213, 214
前駆症状　183
洗口剤　453
浅在性白癬　380
潜在的皮膚炎　464
潜在的皮膚炎症　461
全身症状　137, 139, 140, 142, 172, 183, 333
全人的医療　230
喘息　48, 129, 154, 186, 213, 225, 320
喘息様症状　225, 234, 283
前兆のある片頭痛　47, 304, 307
前兆のない片頭痛　47, 304, 307
全般改善度　74
線毛運動　207, 236, 244

そ

装具療法　365, 496, 497
総合胃腸薬　31, 34, 277
総合感冒薬　122, 125
総合的症状調査票　17, 266
相互作用　100, 409
相談すること　14, 15, 27, 73, 101, 128, 150, 178, 196, 200, 227, 229, 230, 232, 239, 240, 265, 273, 280, 281, 317, 320, 334, 340, 391, 412, 413, 461, 464, 474, 477
搔破　370, 373, 375, 459, 460
搔破部位　458
搔痒　240, 369, 372, 373
搔痒感　188, 215, 324, 325, 326, 458, 460
阻害要因　361
即時相反応　182
組織再生促進作用　329
組織修復薬　347, 348
組織浸透性　383
ソリブジン事件　19

た

第1世代H₁受容体拮抗薬　473
第1世代抗ヒスタミン薬　162, 164, 166, 174, 233

第2世代抗ヒスタミン薬　59, 162, 166, 167, 193-195, 199, 202
第2世代ニコチン製剤　256
第3世代ニコチン製剤　256
体重コントロール　362
体重の適正化　363
対症療法　45, 115, 133, 140, 199, 207, 208, 221, 333, 377, 459
大腿骨近位部骨折　480, 482, 491
大腿骨頚部骨折　482
大腿骨転子部骨折　482
大腿四頭筋の鍛錬　364
代替治療薬　236, 366
代替薬　199, 455, 477, 478, 496
大腸がん　343
大腸刺激性下剤　475
耐糖能異常　406-408
耐糖能検査　406
大脳基底核　439
体部白癬　380, 381, 385, 386
対面販売　26, 66
多因子疾患　272, 289
唾液嚥下　447
唾液減少症　450
唾液腺賦活療法　453
唾液不足の補充作用　453
唾液分泌増加作用　453
唾液分泌能　450, 451, 452, 454
唾液分泌量　450, 454, 455
他覚所見　188, 324, 326, 331, 467
脱水　426
脱水症状　295, 296
脱水状態　66, 426, 430, 431
脱水予防　430, 431
ターンオーバー時間　457
短時間支援　249-251
短時間持続性頭痛　47
単純性痒疹　373
単独療法　225, 436, 459
単味製剤　166, 339, 385, 461

ち

地域包括ケアシステム　80, 82, 83, 87, 94, 100, 363, 365
遅発反応　329
中枢性鎮咳薬　56, 102, 120, 123, 213, 214, 218, 221, 237, 239

中枢性非麻薬性鎮咳薬　212, 225
中枢性変性疾患　440, 441
中性脂肪値　4, 390, 411
中毒性表皮壊死融解症　125, 239, 240
腸炎ビブリオ　296
腸管鎮痙薬　478
長期連用　162, 164, 165-180, 201, 229, 281, 320, 350, 359, 461, 463, 464
腸内細菌叢　61, 471-473
腸内細菌のバランス　472
腸内フローラ　471
腸脳相関　61
重複投与　100, 150
直接的曝露　186
直腸がん　343
直腸性便秘　473, 474
治療計画　195
治療後診断基準　56, 102
治療選択肢　162, 209
治療的診断　207-209, 218, 233
治療前診断基準　56, 102
治療目標症状　70, 119-121, 128, 172, 174, 184
鎮咳去痰薬　122, 124, 129, 236, 239
鎮痛消炎薬　412
鎮咳薬　45, 57, 99, 121-124, 129, 212, 213, 227, 228, 237
鎮痙薬　36, 316, 477
鎮痛薬　309, 355
鎮痒薬　383-385

つ

椎間板ヘルニア　353, 354, 494
通年性アレルギー性結膜炎　59, 188, 189, 326
通年性アレルギー性鼻炎　155-157, 159, 161, 162, 172, 173, 175, 190, 192, 196, 198, 455
通年性アレルギー性鼻炎の適応探し　158
爪白癬　379, 381, 382, 386

て

低HDL-C血症　419
低アルブミン血症　492
低栄養　492-494

定型抗精神病薬　477
定型症状　283, 285, 289
低張性脱水　426, 427
低力価ステロイド点眼薬　328
適応探し　26
適応探しのSMS　34
適応探しのあり方　42
適応探しの類型化　42
適応性弛緩反応障害　272
適剤探し　26
適剤探し12の課題　221
適剤探しの課題　220
適正使用　19-21, 26, 38, 56, 83, 217, 334-336, 358, 359, 414, 478
適正使用情報　99
適正使用調査　414
手湿疹　373, 381
手白癬　381, 386
電解質　426, 428, 430, 431
天然保湿因子　457, 458
点鼻血管収縮薬　119, 120, 128
点鼻用血管収縮剤　168
点鼻用血管収縮薬　158
癜風　379

と

同化促進作用　494
動機づけ支援　399, 400
糖代謝異常　403, 405
糖代謝の型　391, 403, 407
等張性脱水　426
疼痛緩和　363
疼痛緩和作用　366
疼痛誘発テスト　486, 487
導入療法　208, 209, 218
糖尿病　5, 79, 115, 252, 390-392, 394-397, 399, 402, 403, 405-407, 409, 412, 417, 418, 428, 433, 435
糖尿病型　403, 404, 406, 407
糖尿病教室　402
糖尿病性合併症　435
糖尿病性神経障害　435, 436, 473
糖尿病性腎症　79, 394, 395, 402
糖尿病性細小血管合併症　405
糖尿病性網膜症　403, 406
糖尿病治療ガイド　405, 409
糖尿病の診断基準　402

糖尿病の臨床診断　405
糖尿病予備群　408
糖尿病連携手帳　403, 405
頭部白癬　379, 380, 386
動脈硬化性疾患　405, 406
動脈硬化性疾患予防ガイドラン
　　　　　　　　　　417
同名性の視野障害　307
特異的所見　216, 225
特異的治療薬　218
特異的免疫　130
特異的腰痛　351
特定健康診査　78, 390, 392, 396
特定健診　78, 102, 390-392,
　396-400, 407
特定健診・保健指導　392, 394,
　395, 408, 412
特定保健指導　390, 392, 396,
　397, 399, 400
特定保健用食品　7, 104, 391
トクホ　7, 35, 102, 104, 105,
　268, 391, 407-409, 469, 471
ドーパミン作動薬　441
ドライアイ　60, 333, 336, 452
ドライスキン　461, 464
ドライマウス　447, 450
ドライマウス外来　447, 450
ドライマウスの Oral Care
　Support　455
ドライマウスの初期症状～増悪期
　の症状　447, 449
ドライマウスの新分類　447, 448
ドライマウスの適応探し　451,
　452
トランス-3′-水酸化コチニン　254
トランス脂肪酸　419
トリアージ　21, 24, 25, 353
トリグリセライド　411
トリグリセリド　457
トロンボキサン A$_2$　329
呑酸　283
頓用使用　128

な

内因性因子　303
内痔核　344-348
内視鏡所見　283
内臓脂肪型肥満　363, 392, 396
内臓脂肪症候群　392

ナチュラルキラー細胞　130
難消化性デキストリン　407, 408,
　471
軟便化剤　475

に

肉眼所見　382
ニコチン依存症のスクリーニング
　テスト　247, 248, 252
ニコチン依存度　254, 255, 258
ニコチン依存度簡易判定法　260
ニコチンガム　255-259
ニコチン製剤　256, 258
ニコチン代謝活性　254, 255
ニコチン代謝酵素　254, 255
ニコチン代替療法　252, 255, 257,
　260
ニコチン置換療法　255
ニコチンパッチ　255, 256
二次充血（反応性充血）　178
二次性頭痛　46, 303, 306, 309
二次性肺炎　146
二次治療　272
二次予防　298, 301, 412, 418,
　419
日常生活動作　302, 324, 467,
　483
日本アレルギー性鼻炎標準 QOL
　調査票（JRQLQ）　184
乳酸菌製剤　15
乳酸菌整腸薬　293
乳汁移行成分　238
乳糖不耐性　267, 292
尿素クリーム剤　460-462, 465
尿素軟膏　459, 460
認知機能障害　166, 174, 233
認知行動療法　355

ね

熱中症　426, 431
熱中症診療ガイドライン　426,
　427
熱中症の診断基準　426
熱中症の新分類　426, 427
熱中症の治療　428
熱中症の予防　428
粘膜障害　277, 284, 285, 287,
　296, 300

の

ノイラミニダーゼ　137, 138
脳血管疾患　5, 392, 395
脳血管障害　208, 298, 301, 435,
　439, 441
脳血管性障害　440, 442
脳腫瘍　303
脳の健康チェックリスト　88, 91
ノロウイルス　295, 430

は

肺炎　115, 118, 160, 208, 212,
　228, 283, 439, 445, 446
肺炎球菌　118
肺炎クラミジア　208, 212
肺炎マイコプラズマ　112, 212
バイオマーカー　266
肺気腫　244
肺結核　244
バイタルサイン　251
排痰機能　236, 244
排尿改善薬　477
排尿困難　166-169, 180, 229,
　230
排尿障害　166, 174, 233, 460
排尿のメカニズム　467
ハイブリッド型運動療法　420
排便コントロール　346, 348, 349
排便習慣　349, 469
排便のメカニズム　468
ハウスダスト　157, 162, 175,
　176, 188, 325, 326, 339
パーキンソン病　440, 442
パーキンソン病治療薬　473
白癬　379
白癬菌　379, 380, 382, 383, 385,
　386
白癬の治療期間とフォローアップ
　期間　386
白癬の薬物療法　383
白内障　330, 452
破骨細胞　481
発症頻度　114, 212, 238, 306,
　381
発症要因　392
発症リスク　48, 419
鼻アレルギー症状　162

鼻アレルギー診療ガイドライン　161, 172, 174, 187, 193-196, 199

鼻過敏症状　157

鼻茸副鼻腔炎　128

鼻づまり型　157, 160, 173, 180, 183, 197

鼻づまり対策　177

鼻づまりに伴う咳嗽　231

鼻噴霧用ステロイド薬　162, 193, 194

パラインフルエンザウイルス　112, 117

バリア機能　373, 457, 458, 461, 464

パルス療法　382, 386

販売認定薬剤師　414

反復性緊張型頭痛　308

ひ

非アレルギー要因　370

非イミダゾール系抗白癬菌用薬　383

鼻炎の分類　155

鼻炎用内服薬　125, 129, 227

非感染性疾患　249, 250, 252, 395

被疑薬　473, 474, 477-479

鼻腔スプレー　256

肥厚性鼻炎　166, 172, 174

膝 OA　298, 301, 361, 363, 365, 366-368, 452, 480, 482, 483, 485, 492, 494, 496, 498

膝 OA ガイドライン　366, 496

膝 OA の疫学　361

膝 OA の重症度判定　361

膝 OA の症状　361

膝 OA の生活療法　365

膝 OA の保存療法　363, 365, 496, 497

膝 OA の薬物療法　366, 496

膝痛対策プログラム　364

皮脂欠乏性湿疹　373, 457-459

皮疹　369, 372-375, 457, 464

皮疹の臨床診断　457

ヒスタミン　182, 325, 329, 325, 335, 373

ヒスタミン H$_1$ 受容体拮抗薬　56, 59, 102, 198, 209, 218

ヒスタミン H$_2$ 受容体拮抗薬　54, 55, 218, 276-278, 287

ヒスタミン遊離抑制作用　330

ヒスタミン様物質　303, 329

非ステロイド抗炎症薬　322

非ステロイド性抗炎症薬　298, 316, 335

非ステロイド性消炎鎮痛剤　496, 497

非ステロイド性消炎薬　158

非ステロイド抗炎症薬　322

非ステロイド性抗炎症薬　298, 316, 335

非ステロイド性消炎鎮痛剤　496, 497

非ステロイド性消炎薬　158

必須アミノ酸製剤　492

非定型症状　283, 285

非特異的上気道炎　23, 113, 114, 117, 122, 133

非特異的治療薬　217, 218, 223

非特異的免疫　130, 132, 140, 151

非特異的腰痛　351, 353

非ニコチン製剤　255, 256

ヒノキ花粉症　182

非びらん性胃食道逆流症　265, 282

非びらん性逆流性食道炎　275

非ピリン系　318

皮膚潰瘍治療薬　375-377

皮膚過敏症　373

皮膚カンジダ症　379

皮膚糸状菌　379-381

皮膚真菌症　379

皮膚掻痒症　457

皮膚粘膜所見　317

皮膚粘膜眼症候群　125, 128, 239, 240

皮膚のターンオーバー　386

皮膚バリア　373

鼻閉型　193

非麻薬性鎮咳薬　120, 218, 220-223, 225, 236, 237

肥満細胞　182, 325, 329, 330

肥満細胞安定化薬　161

百日咳　115, 208, 215

百日咳菌　112

非薬物療法　309, 359, 365, 469, 473, 496, 498

病型判断　185

病原微生物　112, 224, 457

表在性真菌症　383

表在性白色爪真菌症　381

表在性皮膚真菌症　379

病識　384, 385

標準的支援　249-251

標準的治療　119

病態依存型　496

病態鑑別型　11, 42, 44, 46

病態的診断　207

病態判断　45

病態評価　69, 70

病態変化　140, 269, 483

病脳期間　272

病理解剖学的診断　38

微量アルブミン　394

ピリン系　318

敏感肌　461

頻発反復性緊張型頭痛　305

ふ

フェノチアジン系抗精神病薬　478

不可逆的な器質障害　245

複合介入　494

複合鑑別型　11, 42, 46

副作用　26, 51, 67, 98, 100, 122, 128, 162, 167, 175, 217, 218, 224, 233, 238, 240, 268, 299, 300, 318, 320, 340, 366, 409, 412, 417, 454, 461, 473, 497

腹症所見　317

副腎皮質ステロイド点眼薬　328

副鼻腔炎　135, 164, 167, 171

副鼻腔気管支症候群　57, 207-209, 211, 213, 218

服薬コンプライアンス　20

服薬指導　26, 128, 196, 231

服薬制限因子　10, 14, 15, 21, 27, 39, 69, 99, 180, 218, 229, 238, 377

服薬年齢　164, 219, 222, 223, 225-227, 229

不顕性誤嚥　208, 439-441

不正出血　315

物理機械的防御　130

不溶性食物繊維　470

プライマリ・ケア　7, 10, 12, 14, 25, 26, 34, 35, 38, 39, 40, 44, 45, 48-50, 54, 61, 68, 69, 78, 81, 103, 104, 113, 121, 128, 130, 133, 134, 173, 174, 182, 196, 218, 231, 233, 265, 272, 280, 295, 306, 343, 352, 408, 428, 444, 455, 464, 465, 473, 498
ブリストル便形状　17, 267, 293
ブリストル便形状スケール　18
ブリンクマン指数　247, 252
フレイルティ・サイクル　363, 494
プレバイオティクス　470-472
プロアクティブ治療　377
プロスタグランジン　298, 314, 318, 322, 335
プロトンポンプインヒビター　285
プロテオグリカン複合体　483
プロバイオティクス　15, 268, 270, 293, 295, 470, 471-473
分類不能型 IBS　63

へ

平滑筋弛緩薬　478
閉塞性動脈硬化症　436
併用配合成分　349
併用療法　56, 269, 346, 366-368, 437
ヘバーデン結節　361
ヘパリノイド製剤　459-461, 463, 465
ヘマグルチニン　137
ヘルスリテラシー　5-7, 390
ヘルペスウイルス　117
変形性関節症　300, 356-358, 366, 480, 483, 498
変形性脊椎症　351
変形性膝関節症　298, 301, 361, 452, 480
変形性腰椎症　298, 301, 480
片頭痛　46-48, 302-311
片頭痛の急性期治療　309
片頭痛の診断基準　304
変性障害　483
便潜血反応　344
片側性の感覚症状　307
ベンゾジアゼピン系抗不安薬　478

ベンゾジアゼピン系睡眠薬　478
便通異常　16, 17, 62, 74, 75, 263, 266, 277, 343, 349
扁桃炎　115, 223
便秘型 IBS　63, 268
便秘の重症度　475

ほ

防御因子増強薬　300
防護作用　457
補完代替医療　407
保健機能食品　104
保健機能成分　104
歩行障害　361, 436
保湿剤　452, 453, 458-461
ホスホジエステラーゼ PDEⅢ阻害薬　436
保存療法　346, 347, 349, 362, 363, 365
骨の自律能　481
ポリデキストロース　471
ポリファーマシー　473

ま

マイコプラズマ　118, 208
マイルド副腎皮質ステロイド外用剤　460, 461, 465
マグネシウム含有制酸薬　292
マクロライド系抗菌薬　218
マクロファージ　130
末梢血管拡張作用　158
末梢血管収縮薬　338
末梢性鎮咳薬　120, 218
守りの医療　230
麻薬性・非麻薬性鎮咳薬　223, 224
麻薬性鎮咳薬　122, 218, 220-222, 226, 227, 233
マラセチア　373, 379
慢性咳嗽　44, 56, 57, 207, 208, 211, 213, 215, 283
慢性気管支炎　218, 228, 244
慢性気管支炎・肺気腫のセルフケア・ガイド　245
慢性機能性便秘　467
慢性緊張型頭痛　307
慢性呼吸器疾患　115
慢性頭痛ガイドライン　306, 308

慢性頭痛の診療ガイドライン　46, 306
慢性的高血糖　405
慢性鼻炎　155
慢性病変　373
慢性便通異常症　296
慢性腰痛　355, 356, 494
慢性腰痛の運動療法　355
慢性連日性頭痛　47, 306

み

味覚性鼻漏　159
水飲み試験　444, 445
水虫　379, 380, 383-385

む

ムスカリン受容体拮抗薬　473, 477, 479
胸やけ・逆流症状　265

め

メタボ　78, 390
メタボリックシンドローム　78, 392, 396-399, 406, 480
メディエーター　329, 373
メディエーター遊離抑制薬　59, 60, 329
メディカルドロップ・トローチ　236, 237
免疫能　128, 131, 132
免疫抑制点眼薬　328, 329
免疫抑制薬　292, 296
メンタルヘルスケア　97
メンタルヘルス・ファーストエイド　94, 95

も

木本原因植物　182
モノアミン酸化酵素　172
モラキセラ・カタラーリス　118
問診計画　39, 42, 233

や

薬学的管理　69, 71, 88, 98, 100
薬剤性腸炎　296
薬剤性便秘　473, 474, 477
薬剤選択基準　15, 16, 25, 73, 194, 195, 197, 198, 268
薬剤耐性菌　113

薬物起因性 292
薬物性潰瘍 292, 298, 496
薬物性口渇 452, 454
薬物性口腔乾燥症 454-456
薬物治療の推奨度 119
薬物乱用性頭痛 47, 303, 307
薬物療法 36, 49, 50, 73, 82, 88,
　98, 160, 173, 174, 183, 194,
　198, 202, 233, 236, 251, 252,
　293, 308, 323, 346, 349, 353,
　359, 365, 366, 374, 419, 436,
　437, 441, 477, 478, 496-498
薬物療法の適正化を図る7つの
　視点 99
薬理作用 67

ゆ

有害反応 26, 100, 217, 229, 412
有酸素運動 104, 105, 420, 496
有痛性筋けいれん 433, 436, 437
遊離抑制薬 162-164, 173,
　193-195, 197, 198

よ

要指導医薬品の3要件 66
腰椎OA 298, 301, 480, 482-
　485, 494
腰痛 351
腰痛診療ガイドライン 352, 355,
　359, 494
腰痛治療薬の推奨基準 359

腰痛の疫学 351
腰痛の適応探し 352, 353
腰痛の薬物療法 355, 494
要特定保健指導者 396
腰部脊柱管狭窄 435, 436
腰部脊柱管狭窄症 351, 354,
　484, 494
予防医学的観点 48

ら・り

ライノウイルス 112, 117
リスク基準 43
リスクファクター 36, 115, 116
リスク要因 65, 361, 363, 390,
　393, 399
利尿薬 144, 473
流行性角結膜炎 333
流涙 188, 324, 326, 330, 333,
　338, 339
緑内障 167-169, 180, 223, 229,
　230, 333, 334, 340, 460
臨床効果 55, 56, 140, 172, 278,
　362, 435, 436
臨床症状 119, 126, 142, 167,
　185, 188, 189, 239, 240, 269,
　326, 444
臨床診断 38, 43, 54, 115, 117,
　137, 139, 142, 143, 158, 159,
　182, 185, 188-190, 202, 208,
　209, 213, 215, 295, 326, 444,
　464

臨床診断4基準 147
臨床的指導 82
鱗屑 372, 373, 375, 381, 457,
　461, 464

る・れ

ループ系利尿薬 454
裂肛 343, 344, 346-348

ろ

ロイコトリエン 182, 329, 330
老人性乾皮症 457, 458
老人性皮膚掻痒症 458-460
老人性鼻漏 159
ロコチェック 488, 489, 490,
　494
ロコトレ 487, 488, 490, 494
ロコモ 78, 88, 480, 483-485,
　488, 491, 492
ロコモ25 489
ロコモーション・トレーニング
　　　　　　　488, 490
ロコモティブシンドローム 78,
　298, 480
ロコモティブシンドロームの3要
　素 481
ロコモ度 487, 489, 490
ロコモ度テスト 488, 489
ロコモパンフレット 364, 487
ロタウイルス 295, 430
ロードブロック 95, 96

編著者略歴

宮田　満男 (みやた　みつお)

NPO セルフメディケーション推進協議会理事

ファーマ人材開発研究所所長

元北海道大学薬学研究科非常勤講師

　1957 年千葉大学薬学部卒，1957 年山之内製薬株式会社入社 (医薬品営業部)，1973 年日本ロシュ株式会社 (東京営業所長，医薬品研修部長)，1989 年日本メジフィジックス株式会社 (常勤監査役，理事)，1998 年東京エグゼクティブ・サーチ株式会社，2011 年より株式会社テイク・グッド・ケア/ファーマストリーム (担当講師) など.

　主な著書に「MR 資格試験対応　疾病病態と薬物療法」(シーエムシー出版)，「薬剤師国試問題　精選 200 問詳解 (医療薬学 II)」(フロンティア出版)，「OTC 薬とセルフメディケーション―症状からの適剤探し―」(金原出版) などがある.

石井　文由 (いしい　ふみよし)

明治薬科大学セルフメディケーション学教授

明治薬科大学名誉教授

NPO セルフメディケーション推進協議会理事

NPO 法人 Health Vigilance (ヘルスヴィジランス) 研究会理事

　東京理科大学薬学部製薬学科卒，東京理科大学大学院修士課程修了，薬学博士. 1979 年より明治薬科大学助手，講師，助教授，教授 (医療製剤学) を歴任. 明治薬科大学附属薬局薬局長を併任. 東京理科大学客員教授を兼任.

　主な著書に「Liposome Technology, 2nd ed, Vol.I, CRC Press」，「Liposome Technology, 3rd ed, Vol.1, Informa Healthcare USA Inc.」，「Advances in Planar Lipid Bilayers and Liposomes, Vol. 5, Academic Press」，「Colloid and Interface Science in Pharmaceutical Research and Development, Elsevier」，「Encyclopedia of Biocolloid and Biointerface Science, 1st ed, John Wiley & Sons, Inc.」など多数.

　専門は製剤学，物理薬剤学，臨床栄養学，地域医療学及びセルフメディケーション学で，基礎から臨床までをカバーした教育・研究に従事. 産官学連携による地域医療におけるセルフケア (健康維持・改善・予防法) ならびに健康増進法を教育研究の視点から提案，提示および提供している.

小原　公一 (おはら　こういち)

OBC 研究所設立代表
AC メディカル株式会社顧問
株式会社アエタスファルマ顧問

　1965 年法政大学経済学部卒，1965 年三共株式会社入社，1974 年医療法人社団温和会間中病院入職，1974 年日本ロシュ株式会社 (医薬品本部学術企画部長)，1994 年ローヌ・プーランローラー株式会社 (専務取締役営業本部長) などを歴任し，1999 年株式会社グローバル・アイ (代表取締役社長)，2002 年アポプラスステーション株式会社 (執行役員 CSO 事業本部長)，2007 年より平塚市の民生委員 (2018 年現在).

　「医薬品の安全確保システム　FDA 薬事規制改革への 25 の提言」(じほう (翻訳書)) の他，連載に「MR のキモチ」(日経メディカル)，「MR 生態学」(ミクス社) 等がある.

村上　泰興 (むらかみ　やすおき)

東邦大学名誉教授

　1961 年千葉大学薬学部卒，東京大学大学院修士・博士課程修了，薬学博士. 千葉大学薬学部講師，東邦大学薬学部教授，同学部長，同大学理事. 2004 年より千葉科学大学薬学部教授，特任教授. 厚生労働省薬剤師試験委員，日本薬学会ファルマシア編集委員，千葉県製薬協会理事，イオン株式会社ドラッグ事業政策チームスタッフなどを歴任.

　著書に「薬学生のための有機合成化学」(廣川書店)，「生体成分の化学」(南江堂)，「局方有機医薬品化学」(廣川書店)，「ヘテロ環の化学—医薬品の基礎」(化学同人) など (いずれも分担執筆). 受賞歴に宮田専治学術振興会学術賞，日本薬学会学術貢献賞.

渡辺　和夫 (わたなべ　かずお)

千葉大学名誉教授

　1958 年千葉大学薬学部卒，東京大学大学院修士・博士課程修了，薬学博士. 東京大学薬学部助手，名古屋市立大学薬学部助教授，富山大学薬学部教授，富山医科薬科大学薬学部教授，同大学和漢薬研究所所長，千葉大学薬学部教授，同学部長. 厚生省，文部省，日本薬剤師研修センター，MR 研修センターなどの各委員を務める.

　著書に「薬理学」(南江堂)，「生薬学」(南江堂)，「漢方薬理学」(南山堂)，「Magnolia」(Taylor & Francis (分担執筆)). 受賞歴に日本薬学会学術貢献賞，和漢医薬学会賞.

OTC薬とセルフケアサポート　-症状からの適剤探し-

2018年5月25日　第1刷発行

編　　著　宮田満男　石井文由　小原公一
　　　　　　村上泰興　渡辺和夫

発　　行　株式会社薬事日報社　http://www.yakuji.co.jp
　　　　　　[本社]東京都千代田区神田和泉町1番地　電話03-3862-2141
　　　　　　[支社]大阪市中央区道修町2-1-10　　　電話06-6203-4191

デザイン・印刷　永和印刷株式会社

ISBN978-4-8408-1434-8